"十二五"普通高等教育本科国家级规划教材

江苏省高等学校重点教材

江苏"十四五"普通高等教育本科省级规划教材

工业和信息化部"十四五"规划教材

生物材料与组织工程

（第三版）

熊党生　编著

科学出版社

北京

内 容 简 介

本书是江苏省高等学校重点教材(编号:2021-1-119)。本书共14章。其中,第1~7章主要介绍生物医用材料的特点、要求、结构与性能、评价方法及其在医学中的应用,分别就医用金属材料、医用陶瓷材料、医用高分子材料、生物材料表面改性和纳米生物材料进行详细论述;第8~13章从组织工程三要素介绍开始,重点论述细胞分子生物学、组织工程化皮肤、骨组织工程、肌腱和韧带组织工程及其他组织工程化组织;第14章为生物3D打印,重点介绍生物3D打印墨水及生物打印的组织和器官。本书在系统性、科学性的基础上力求反映相关方面新的研究进展。

本书可作为材料科学与工程和生物医学工程学科本科生和研究生学习用书,也可供相关专业的科技人员参考使用。

图书在版编目(CIP)数据

生物材料与组织工程 / 熊党生编著. —3 版. —北京:科学出版社,2025.1

"十二五"普通高等教育本科国家级规划教材 江苏省高等学校重点教材 江苏"十四五"普通高等教育本科省级规划教材 工业和信息化部"十四五"规划教材

ISBN 978-7-03-077888-8

Ⅰ.①生… Ⅱ.①熊… Ⅲ.①生物材料-高等学校-教材②人体组织学-高等学校-教材 Ⅳ.①R318.08②R329

中国国家版本馆 CIP 数据核字(2023)第 249663 号

责任编辑:邓 静/ 责任校对:王 瑞
责任印制:师艳茹 / 封面设计:迷底书装

*斜 学 出 版 社*出版
北京东黄城根北街 16 号
邮政编码:100717
http://www.sciencep.com
北京九州迅驰传媒文化有限公司印刷
科学出版社发行 各地新华书店经销
*
2010 年 2 月第 一 版 开本:787×1092 1/16
2025 年 1 月第 三 版 印张:22 1/2
2025 年 1 月第 18 次印刷 字数:576 000
定价:89.00 元
(如有印装质量问题,我社负责调换)

第三版前言

本书作为普通高等教育"十一五"国家级规划教材、"十二五"普通高等教育本科国家级规划教材，分别在 2010 年、2018 年出版了第一版、第二版。

2022 年 10 月，党的二十大报告指出："推动战略性新兴产业融合集群发展，构建新一代信息技术、人工智能、生物技术、新能源、新材料、高端装备、绿色环保等一批新的增长引擎。"在党的二十大精神引领下，为反映近年来生物材料相关领域基础研究进展与创新，作为江苏省高等学校重点教材，编者对第二版进行了以下修订。

（1）第 1 章：增加 1.5 节，介绍近年来国际和国内在生物材料与组织工程学领域研究新进展，包括中国海洋大学在组织工程人角膜方面、浙江大学在组织工程化软骨方面的研究成果。

（2）第 5 章：全面修订 5.5 节，添加并详细介绍药用天然、合成高分子材料，简要介绍药用高分子材料研究进展。删除 5.3 节中人工肺和人工胃部分内容。

（3）第 6 章：生物材料表面覆盖内皮细胞层是改善血液相容性的理想方法和重要发展方向，因此增补材料表面内皮化的设计、构建及研究进展等内容。删除离子束技术表面改性和电化学沉积技术等陈旧内容，删除表面肝素化的离子键合法与共价键合法等内容。

（4）第 7 章：删除气相法中的具体制备方法和一些与纳米生物材料相关性小的磁共振原理等内容；删除聚合物纳米载体、载体材料部分，其中有些内容被整合到第 5 章中；删除陶瓷纳米生物材料中的纳米药物载体、纳米 TiO_2 颗粒及其应用、纳米氧化硅微粒在细胞分离中的应用、基于碳纳米管的纳米生物材料及磁性纳米生物复合材料等和本章相关性不强或需要整合到第 5 章的内容。

（5）第 8 章：增加组织工程技术在皮肤、软骨、管状结构及整形外科等领域的新进展和新成果的介绍。

（6）第 10 章：增加 10.4 节，从组织工程化皮肤的构建着手，系统介绍工程化皮肤组织的基本组分——种子细胞、支架材料和生长因子；增加近年来国际和国内在组织工程皮肤领域的研究成果与进展。

（7）生物 3D 打印使用生物材料和细胞，结合信息技术快速精准的特点，制造出满足不同个性化需求的组织、器官等，将能够大大缓解组织器官紧缺的问题。生物 3D 打印具有巨大的临床需求和科学意义。本书增加第 14 章，介绍生物 3D 打印，重点阐述生物 3D 打印的原理、种类与墨水，着重介绍生物 3D 打印组织和器官，最后对生物 3D 打印技术进行展望。

（8）对第二版的其他章节也进行了局部修订，在每章后均增加了习题与思考题，帮助学生巩固吸收书上所学内容。

全书由熊党生负责编著和修订，课题组博士研究生巩晨阳参与了第 5～7 章的修订及第 14 章的编写，博士研究生崔玲玲参与了第 8 章和第 10 章的修订及第 14 章的编写。

在编著与修订过程中，编者参考和引用了一些国内外相关作者的论文、著作和其他成果，在此表示衷心感谢。感谢国家自然科学基金(51975296)对编者从事相关研究的资助。

由于编者水平有限，书中难免有不当之处，敬请读者批评指正。

熊党生

2023 年 11 月

第二版前言

本书入选普通高等教育"十一五"国家级规划教材,自 2010 年出版以来受到读者青睐。现作为"十二五"普通高等教育本科国家级规划教材和"十二五"江苏省高等学校重点教材(编号:2014-1-160),编者结合多年来的教学实践、生物材料的最新进展和广大读者的宝贵建议,对第一版进行了以下修订,使本书章节安排更加合理、内容更加完善。

(1)第 3 章:针对植入材料腐蚀与微动磨损的重要性,增加医用金属材料的腐蚀磨损和医用金属材料的微动磨损内容,对腐蚀与微动磨损概念、原理、试验方法、研究进展和控制方法进行阐述;在医用金属材料研究进展部分,改写医用镁合金材料,补充医用多孔非晶合金的内容。

(2)第 5 章:全面修订人工器官部分,增补人工胃的内容,对人工心脏、人工肺、人工肾、人工肝、人工耳蜗等进行详细论述,增加人工器官的发展历史、工作原理及其实物图和结构示意图,使生物材料与医学应用更加紧密结合;改写超高分子量聚乙烯改性与摩擦磨损性能部分,补充近年来相关研究进展;扩充近年来发展迅速的水凝胶内容,从水凝胶的结构、性能、制备、改性和医学应用等方面进行介绍。

(3)第 6 章:在聚合物刷的主要合成方法部分,修订光引发接枝聚合物内容;改写聚合物刷的应用部分,补充一些聚合物刷在人工关节摩擦副方面的研究进展;把材料表面肝素化作为材料表面生物化内容的一部分进行整合、改写,增补表面固定尿激酶,改善表面的亲/疏水性能和表面电荷分布及接枝两性离子聚合物/生物大分子的内容;改写表面修饰的内容。

(4)第 7 章:修订高分子纳米生物材料部分,增补磁共振造影剂中使用的高分子纳米生物材料。

(5)第 11 章:改写组织工程化骨部分;全面修订组织工程化软骨部分,增补微凝胶、可注射水凝胶和水凝胶填充多孔支架在软骨组织工程中的应用等内容,丰富骨组织工程内容,反映软骨组织工程的前沿进展。

(6)对第一版的其他章节进行局部修订。本书的内容更加系统、丰富、生动和完整,不仅便于读者了解生物材料与组织工程的整体框架、掌握基本概念和方法,也能使读者获得生物材料与组织工程各主要方面深入系统的专业知识,了解目前发展前沿和动态。

为使读者更好地阅读,本书对基本概念和重点内容进行了蓝色处理,重要的彩色图片采用了二维码数字化关联技术。

本书由南京理工大学熊党生编著。课题组博士研究生刘昀彤参与了第 3、第 5、第 11 章的修订,博士研究生王琨和曹翼分别参与了第 6 和第 7 章的修订。

　　在本书的编写过程中，编者参考并引用了一些国内外相关编者的论文、著作和其他成果，在此表示衷心感谢。感谢国家自然科学基金(51575278；51711530228)对编者从事相关研究的资助。

　　由于编者水平有限，书中难免有不足之处，敬请广大读者批评指正。

熊党生

2017 年 9 月

第一版前言

生物材料是用于生物系统疾病的诊断、治疗、修复或置换生物体病损组织与器官,增进或重建其功能的一类天然及人工合成的医用功能材料。

随着材料科学与医学的发展,生物医用材料已作为除大脑和一些内分泌器官外所有人工器官的代用品。随着人们生活水平的提高,关爱生命、提高生命质量已成为人类的广泛共识,人们对生物医用材料及其制品的需求也越来越高。近年来,全球生物医用材料及其制品的产值以每年5%~8%的速度增长,2005年的产值约为2100亿美元,是药品产值的7/10,而且比值还在增大。生物材料将成为21世纪的支柱性产业。

生物材料是材料科学研究中最活跃的领域之一,近十年来发展迅速,其研究涉及材料学、医学、化学与物理学及生命科学等学科。本书是编者多年来在从事生物材料教学与相关研究基础上,参考国内外相关教材、论文与论著的最新研究成果编著而成的。本书主要包括生物相容性及生物学评价、医用金属材料、医用陶瓷材料、医用高分子材料、生物材料表面改性、纳米生物材料、组织工程学、细胞分子生物学、组织工程化皮肤、骨组织工程、肌腱和韧带组织工程和其他组织工程化组织等内容。本书作为普通高等教育"十一五"国家级规划教材,在编写过程中努力体现以下特色:①内容尽可能全面和系统。全书从传统的医用金属材料、医用陶瓷材料等到近年来得到迅速发展的纳米生物材料和组织工程,力图囊括生物材料的基本知识和基本概念。②紧跟学科研究前沿。介绍所涉及的国内外相关研究成果与动态,并附有参考文献以利于读者追踪。③生物材料作为材料科学的一个重要分支,本书在生物材料制备、组织结构、性能及其在生物医学中应用及相互关系等方面尽可能进行详细论述。全书力求通俗易懂,并具有资料可查阅性和实用性。本书可作为大、中专院校材料科学与生物医学工程等相关专业学生和相关专业研究生学习用书,也可供从事相关工作的企事业单位技术人员、研究人员参考阅读。

本书由南京理工大学熊党生编著,课题组博士研究生马如银、熊华超、熊磊和颜廷亭及硕士研究生金加波和彭艳参加了本书的编写。

在编著过程中,编者参考和引用了一些国内外相关作者的论文、著作和其他成果,在此表示衷心感谢。感谢东南大学材料学院董寅生教授对本书部分章节安排提出的宝贵意见。感谢王天驰、黄洁雯和高亚丽博士研究生对本书部分章节进行的校对。感谢国家自然科学基金(50575106、50975145)对编者从事相关研究的资助,本书也是基金资助的成果之一。

由于编者水平有限,书中难免有不足之处,敬请广大读者批评指正。

编　者

2009 年 12 月

目　　录

第1章

1.1　生物材料发展背景

生物材料是一种与生物体组织接触，用以评估、治疗、置换生物体任何组织、器官，增进和恢复其功能的材料[1,2]。生物材料主要应用于医用领域，很少单独使用，通常被制成医疗器械[3]。尽管本书主要讨论的是材料学方面的知识，但是都是通过讨论材料在医用器械方面的应用而展开的。事实上，生物材料通常是一种经过加工、消毒后被使用的材料。例如，当聚氨酯合成橡胶由溶液状态浇注到模具中而制成心脏辅助器械时，这种材料同样可以制成与血液接触的生物仪器。一台血液透析系统提供的人工肾是一种与患者血液相容、可渗透的及能够传递物质的功能材料[4]。

应用某些特殊材料作为植入体已经有很长的历史。早在公元前，就有采用青铜或黄铜作为骨取代物将断裂的骨连接起来的先例。2000多年前的罗马人、中国人就会把金应用在牙齿的修补上。1846年，赛璐珞的问世使得透析膜能够制备成人工肾。19世纪中期以后，随着医学的逐渐发展，形成了相应的科学体系。研究人员尝试利用各种外来材料修复人体的损伤部件，整形外科获得巨大的发展，研究出新的植入材料，这些材料丰富了植入材料的应用范畴。特别是新型高分子材料的研发，为生物材料的研究和应用创造了极大的机会。在具有良好的生物相容性这一研究路线指导下，人们采用象牙假体做成植入体，成功地进行了骨移植手术。

1884年，Pean首次用金属插补术进行髋关节置换，此后植入体与机体组织的相容性研究迅速发展，异体移植的研究同样迅速发展，出现了新的研究理念，要获得成功的移植需要采用化学上更惰性、更稳定的材料。

1923年，Peterson研究发现，某种明胶具有很强的组织相容性，与当时所使用的材料相比，表现出更好的力学性能和化学惰性，成为当时这一领域的首选材料。

1936年，在有机玻璃发明后迅速被制成假牙及人工骨而应用于临床。随后的有机硅聚合物促进了生物材料和人工器官的发展。各种功能高分子材料的相继问世为研制人工器官扩大了材料的来源。

1938年，Bives-Wills制备出活合金假体；1939年，Bursth也制备出这种活合金假体，并采用自发聚合的甲基丙烯酸甲酯固定。此后，研究者逐渐认识到植入后期金属的腐蚀现象，这会导致金属与金属之间接触的危害性[5]。

随后，对植入体的几何形状、定位及材料的选择的研究取得了很大的进步。聚乙烯在20世纪60年代得到了广泛的应用。但是聚乙烯的致癌作用引起了人们对这种材料在整形外科中普遍应用的长久生物相容性的质疑。之后的研究集中到生物陶瓷材料。随后的一系列试验证明：虽然玻璃陶瓷表现出比其他使用过的材料更好的性能，但是使用骨水泥作为假体与骨部分的黏结引起的有害反应也是非常显著的，并且会对细胞产生一定的毒性。因此，研究人员不再采用骨水泥固定技术，而是引入一种非惰性、具有生物活性且适合诱发自然固定的材料，如羟基磷灰石或一些对有机体产生良性反应的生物活性玻璃。现在研究人员对这种材料的组成进行了调节，作为金属材料表面的涂层，目的是诱导植入体自然固定而不损失金属材料良好的力学性能[6]。

近年来研究人员已经应用改性的生物材料研制出人工器官，来替代和修复机体受损的组织和器官，发挥各项生理作用，已获得了较好的治疗效果；但是仍然存在一定的问题，未能完全满足人们的要求，如材料与组织的相容性差、引发炎症反应或组织坏死、引发免疫反应等。有些材料的短期植入效果好，但是长期植入效果不佳，甚至导致移植失败。这些都是因为生物材料的化学结构和物理特性与人体组织器官相差甚远，因此必须用自身的细胞作为生物替代材料，修复缺损的组织器官。由此，产生了组织工程学。它的核心是构建细胞与生物材料的三维空间复合体，促使种子细胞增殖分化[7]。生物材料在人类科学史上的发展是具有一定必然性的。

1.2　生物材料的分类

生物材料主要有两种分类方法[8]。

1. 按应用性质分类

生物材料主要有抗凝血材料(心血管材料)、齿科材料、骨科材料、眼科材料、吸附解毒材料(血液灌流用)、假体材料、缓释材料、黏合材料、透析及超滤用膜材料、一次性医用材料等。

2. 按生物材料的属性分类

(1)天然高分子生物材料，如再生纤维、胶原、透明质酸、甲壳素等。

(2)合成高分子生物材料，如硅橡胶、聚氨酯及其嵌段共聚物、涤纶、尼龙、聚丙烯腈、聚烯烃。

(3)医用金属材料，如不锈钢、钛及钛合金、钛镍记忆合金等。

(4)无机生物医学材料，如碳素材料、生物活性陶瓷、生物玻璃。

(5)杂化生物材料，如来自活体的天然材料与合成材料的杂化，如胶原与聚乙烯醇的交联杂化等。

(6)复合生物材料，如用碳纤维增强的塑料，用碳纤维或玻璃纤维增强的生物陶瓷、玻璃等。

1.3　生物材料的使用性能

生物材料这门学科研究更多的是材料的生物学性能，主要是材料与生物体组织间的相互作用。生物材料科学的一个分支是研究材料的生物相容性，这可推动相关学科的发展。通过对这些相互作用的了解，一些旧的、偶然发现的生物材料被淘汰，发展出了新的(至少是改良的)、设计合理的材料。更重要的是，这些材料已经被应用于相关领域，医疗器械已经不再是唯一应用生物材料的地方。随着生物材料在制药工程、再生医学和组织工程上的应用，应用生物技术出现并得到发展。生物材料科学以惊人的速度发展成熟，成为联结材料科学、先进医疗方法及分子和细胞科学的桥梁。

生物材料是研制人工器官及发展一些重要医疗技术的物质基础，每一种新型生物材料的发现都引起了人工器官及医疗技术的飞跃。不同的生物材料具有不同的使用性能[9]。一般而言，临床医学对生物医学材料有以下基本的要求：①无毒性，不致癌，不致畸，不引起人体细胞的突变和组织细胞的反应；②与人体组织相容性好，不引起中毒、溶血凝血、发热和过敏等现象；③化学性质稳定，抗体液、血液及酶的作用；④具有与天然组织相适应的物理机械特性；⑤针对不同的使用目的具有特定的功能。

图 1-1 形象具体地表示了应用于人体各部位的生物材料，包括医用金属材料、医用陶瓷材料、医用高分子材料等。

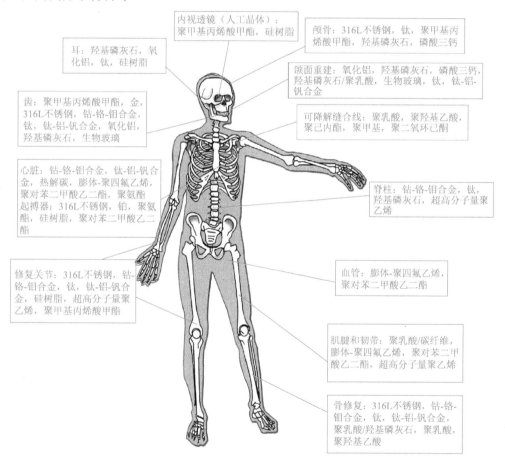

图 1-1　生物材料在人体各部位的具体应用

医用金属材料是一类用作生物材料的金属或合金，又称外科用金属材料。它是一类生物惰性材料，除具有较高的机械强度和抗疲劳性能、良好的生物力学性能及相关的物理性质外，还具有优良的抗生理腐蚀性、生物相容性、无毒性和简易可行及确切的手术操作技术，已成为骨和牙齿等硬组织修复和替换、心血管和软组织修复及人工器官制造的主要材料。它主要有钴合金(如 Co-Cr-Mo)、钛合金(如 Ti-6Al-4V)和不锈钢的人工关节和人工骨。镍钛形状记忆合金具有形状记忆的智能特性，能够用于矫形外科、心血管外科。另外，形状记忆合金具有奇特的形状记忆功能，并且有质轻、磁性微弱、强度较高、耐疲劳、高回弹性和生物相容性好等特点，在骨科、口腔科和血管外科得到广泛的应用，图 1-2 为 Ti 合金牙齿植入体。

高分子生物材料有天然的和合成的两种。天然高分子生物材料具有优越的血液和组织相容性，不易引起抗体产生，植入人体后无刺激性、无毒性反应，能促进细胞增殖，加快创口愈合并具有可降解性，可被人体吸收，降解产物也无毒副作用。它主要用于伤口敷料、药物缓释剂、止血棉、止血剂等。

合成高分子生物材料发展迅猛，它是指利用聚合方法制备的一类生物材料。通过分子设计，可以获得很多具有良好物理性能和生物相容性的生物材料。其中，合成的软性材料常用来作为人体软组织，如血管、食管和指关节等的代用品；合成的

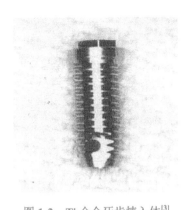

图 1-2　Ti 合金牙齿植入体[3]
(照片版权属于布鲁克代尔医院医疗中心)

硬材料可以用来制作人工硬脑膜、笼架球形的人工心脏瓣膜的球形阀等；液态的合成材料(如室温硫化硅橡胶)可以用作注入式组织修补材料。合成高分子可以通过组成和结构控制而具有多种多样的物理和化学性质。合成高分子生物材料有可能导致毒性反应，低弹性模量常使其不能用于承受较大负荷器官组织的修复。目前合成高分子生物材料主要用作防噪声耳塞、人工血管、人工晶状体、鼓膜修补片等[10]；表 1-1 中列举了几种合成材料和改性的天然材料的医学应用。

表 1-1　合成材料和改性的天然材料的医学应用

	应用	材料种类
骨骼	关节置换体(髋关节、膝关节)	钛、钛-铝-钒合金、不锈钢、聚乙烯
	固定骨折部位的骨板	不锈钢、钴-铬钼合金
	骨水泥	聚甲基丙烯酸甲酯
	骨缺损修复	羟基磷灰石
	人工肌腱和韧带	聚四氟乙烯、涤纶
	用于补牙的牙科植入体	钛、铝、钙、磷酸盐
心血管系统	血管弥补	涤纶、聚四氟乙烯、聚氨酯
	心脏瓣膜	再生组织、不锈钢、碳
	导尿管	硅橡胶、聚四氟乙烯、聚氨酯
心、肺、肾、皮肤等器官	人工心脏	聚氨酯
	心-肺机	硅橡胶
	人工肾	纤维素、聚丙烯腈
	皮肤修复	硅-胶原质复合材料
感觉器官	耳蜗置换	铂电极
	眼内镜	聚甲基丙烯酸甲酯、硅橡胶、水凝胶
	角膜接触镜	硅-丙烯酸树脂、水凝胶
	角膜绷带	胶原质、水凝胶

注：聚四氟乙烯(polytetrafluoroethylene，PTFE)

近年来，凝胶型高分子材料已经成为一种极具发展前途的修复型生物材料。由于这种材料具有特殊的三维网络结构，它具有一系列优良的力学性能，如可承受较大形变、生物相容性好、化学性能稳定及可成形性好，广泛应用于关节软骨、椎间盘髓核缺损的修复和角膜接

触镜等的研制。

无机生物医学材料无毒、与生物体组织有良好的生物相容性、耐蚀[11]，包括生物陶瓷、生物玻璃和碳素材料三大类，主要用于齿科、骨科修复和植入材料。惰性生物陶瓷(如氧化铝、碳素材料等)分子中的键力较强，具有较高的强度、良好的耐磨性能。活性生物陶瓷(如羟基磷灰石和生物活性玻璃等)具有能在生理环境中逐步降解和吸收或与生物机体形成稳定的化学键结合的特性，因而具有极为广阔的发展前景。但是无机生物医学材料基本都是脆性材料，容易破裂，其发展应向开发复合生物材料及在金属基体上加涂无机生物涂层(薄膜)材料的方面引导。

生物医学复合材料(biomedical composites)是由两种或两种以上不同材料复合而成的生物医学材料，主要用于修复或替换人体组织、器官或增进其功能，以及人工器官的制造。其中，钴合金和聚乙烯组织的假体常用作关节材料；碳-钛合成材料是临床应用良好的人工股骨；高分子材料与生物高分子(如酶、抗原、抗体和激素等)结合可以作为生物传感器。

生物医学衍生材料(biomedical derived materials)是经过特殊处理的天然生物组织形成的生物医学材料。生物医学衍生材料是无生物活力的材料，但是由于具有类似天然组织的构型和功能，在人体组织的修复和替换中具有重要作用，主要用作皮肤掩膜、血液透析膜、人工心脏瓣膜(图1-3)等。

杂化生物材料是由活体材料和非活体材料组成的复合体。它主要包括合成材料与生物体高分子材料或细胞的杂化。杂化生物材料主要用于人工胰、人工肝、人工胸腺、人工肾、人工皮肤和人工血管等[12]。

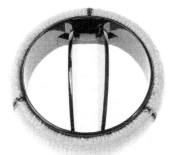

图1-3 人工心脏瓣膜

1.4 组织工程学

1984年，华人学者冯元桢首次提出了组织工程这一术语，美国化学工程师 Robert Langer 教授和麻省理工学院医学院的临床医生 Joseph P. Vcanti 首先提出组织工程研究探索，并在美国《科学》撰文发表其研究成果。1987年，美国国家科学基金会(National Science Foundation，NSF)在加利福尼亚州的 Lake Tahoe 举行的专家讨论会上明确了组织工程的定义，"组织工程是运用工程科学和生命科学的原理及方法，从根本上认识正常和病理的哺乳动物组织和结构功能的关系，并研究生物学的替代物，以恢复、维持和改进组织的生物替代物"[13]。

组织工程学是以细胞生物学和材料科学相结合进行体外或体内构建组织或器官的学科，它融合了材料学、工程学和生命科学的基本原理、基本理论、基本技术和基本方法，在体外构建一个有生物活性的植入体，植入体内修复组织缺损、替代器官功能；或作为一种体外装置，暂时替代器官功能，达到提高生存质量、延长生命的目的。它的科学意义不仅在于为解除患者痛苦而提供了一种新的治疗方法，更重要的是提出了"复制"组织、器官的新思想，它标志着"生物科技人体时代"的到来，是"再生医学的新时代"，是"一场深远的医学革命"[14]。

美国在组织工程研究方面起步早，相当数量的研究机构、许多相关大学及公司参与了组织工程研究，部分研究成果已趋于商品化，形成了价值60亿美元的产业，并以每年25%的速度递增。培育的骨骼、软骨、血管、皮肤及神经组织正在进行体内实验；再造的肝脏、胰脏、乳房、心脏、手指、角膜等正在实验室里生长成形；组织工程化皮肤产品已经实现商品化，正式进入临床应用[15,16]；软骨组织工程产品已进入临床试验，临时的助肝装置正在进行临床试验；个别器官再造研究领域已经取得了明显进展。我国对组织工程的研究起步相对较晚，但在许多方面取得了重大进展。我国科技部早在 1999 年就将组织工程的基本科学问题列入国家重点基础研究发展计划项目(973 计划项目)。上海第九人民医院曹谊林教授在裸鼠体内再造出人耳廓样软骨，达到国际领先水平。另外，中国人民解放军军事医学科学院的基础医学研究所已经掌握了构建人体软骨和骨组织的关键技术，在动物体内成功构建了气管软骨、关节软骨等工程组织[17]。

1.5　生物材料与组织工程学的进展与发展趋势

　　近年来，生物材料与组织工程研究和技术的创新得到了迅速发展，特别是在皮肤、肝脏、脊髓、血管等领域。皮肤是人类最大的器官，也是与周围环境接触的第一个界面，在保护、感觉、排汗、绝缘和热调节方面发挥着重要作用。斯坦福大学鲍哲南教授团队研制出一种"有感觉的人工皮肤"，它具有单片集成、低电压和柔软等优良特性，可以模仿手指、脚趾或四肢在被戳或烫伤时的感觉[18]。生物皮肤与仿生皮肤的示意图如 1-4 所示。它是第一个将人类皮肤的传感和所有所需的电气和机械特征结合在一起的柔性、耐用的仿生皮肤形式，可用于下一代假肢皮肤和创新的人机界面，以提供类似人体的触觉，使截肢者或皮肤受损的人重新拥有触觉、痛觉和温度感知，触摸世界、感受世界。斯坦福大学崔屹教授团队提出了一种用于人工排汗皮肤的一体化三维亲/疏水设计[19]。在普通纤维芯材料的基础上，采用聚二甲基硅氧烷进行梯度选择性表面改性，从而在横向和纵向上形成亲/疏水性对比。在底层亲水尼龙 6 纳米纤维的额外帮助下，构建的人工排汗皮肤能够定向输送"汗液"，而不会捕获多余的水分，并在顶部表面实现均匀的汗滴"分泌"，很好地模拟了人类排汗的情况。

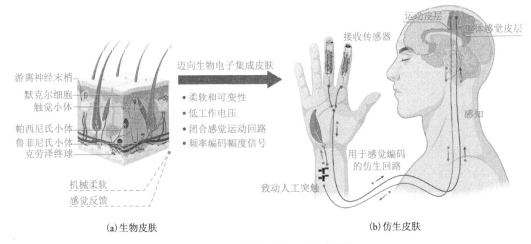

(a)生物皮肤　　　　　　　　　　(b)仿生皮肤

图 1-4　生物皮肤与仿生皮肤[18]

　　美国康奈尔大学和威尔康奈尔医学院的研究人员合作，利用三维(three-dimensional，3D)打印技术和含有牛耳活细胞的凝胶制造出一种新型人工耳朵，无论在外观还是在功能上均可与真耳朵相媲美。这一策略具有巨大的应用潜力,可以帮助天生小耳畸形患儿和那些因其他原因失去部分或全部耳廓的人[20]。之后,普林斯顿大学的研究人员也利用三维打印机成功地制造了全功能仿生耳朵。他们首次尝试将电子元件和生物材料融合在一起,所研制的仿生耳朵可以检测到远远超过正常人接收范围的无线电频率[21]。中国海洋大学角膜组织工程实验室研制的组织工程人角膜内皮在新西兰兔角膜内皮移植成功后,又在家猫和猕猴角膜内皮移植中获得成功。所移植的组织工程人角膜内皮已使新西兰兔角膜维持透明 380 天、家猫角膜维持透明 198 天、猕猴角膜维持透明 108 天,这在国际上尚属首次。中国海洋大学角膜组织工程实验室所研制组织工程人角膜内皮动物移植实验的成功为组织工程人角膜内皮的临床试验奠定了基础,也为组织工程人角膜内皮的产业化及众多角膜内皮盲患者和白内障术后角膜内皮细胞失代偿患者早日重建光明创造了条件[22-24]。浙江大学研制的组织工程化软骨已走向临床应用。作为治疗软骨组织缺损的临床新技术,组织工程化软骨移植具有阻断病变、功能恢复、创伤小、术后恢复迅速的特点,比现有临床治疗方案常用的清除病变以暂缓恶化的策略具有组织功能再生的优势。2021 年苏州同心医疗的创新产品第三代人工心脏已获批上市,这是我国首个获得国家药品监督管理局(National Medical Products Administration,NMPA)批准的具备自主知识产权的国产人工心脏,也是全球范围内首个获得 NMPA 批准的全磁悬浮人工心脏。此外,心血管疾病也是人类健康的杀手之一,介入治疗的心血管器械是制作难度很高的生物材料产品。目前,冠脉支架为生物材料类医疗器械市场中单件最大的产品。

生物材料与组织工程学的发展从简单的结构模仿到组织诱导再生,使生物材料从单一性能逐渐向综合性能发展。目前,生物材料与组织工程学向智能化仿生方向发展,促进生物材料与现代医疗技术的结合。对智能生物材料日益增长的需求主要是由于人们对针对患者个人需求量身定制的精准药物兴趣的日益增长、基因和免疫疗法的出现,以及 3D 打印技术的进步[25]。组织工程学的最新研究集中在细胞系统(细胞和组织微环境)中对外界刺激作出反应的智能材料的开发[26, 27]。在组织工程中,智能材料不仅应该能够模拟细胞外基质,还应该能够与促进黏附或按需崩解的组织和细胞相互作用。用于组织工程的智能生物材料的设计方法侧重于将特定的官能团结合到生物材料中,从而允许控制其物理、化学和生物特性[28]。由于其可以提供尽可能接近理想的支架材料所需的性能(生物降解性、生物相容性、足够的力学性能、孔径、骨传导和诱导性等),因此,目前天然生物材料和合成生物材料的组合常被用于植入物的制造[29]。例如,理想的植入材料应该能够模拟待修复的天然组织,通过释放生物活性物质或生长因子,促进细胞的黏附、增殖、迁移和分化。未来的研究应该侧重于更好地了解生物材料与人体的相互作用,以开发更好的免疫保护性的生物相容材料。

与传统医疗产品相比,组织工程化医疗产品为受损或病变组织或器官的修复和再生提供了独特的优势。尽管生物材料与组织工程已取得了重大的进展,其临床应用还面临着巨大的挑战,如支架与细胞的相互作用、可控降解、应力响应和适应性,以及在抗降解性和降低免疫原性之间找到适当平衡的同时保持自然机械特性和其他物理化学特征等。尽管大量研究已表明不少仿生组织工程产品在体外或动物模型中具有最佳的性能,但目前尚不清楚这些材料中有多少将为患者真正使用。随着材料科学的发展及制造技术和研究的突破,我们相信将有更多的组织工程化产品进入临床和商业化,从而造福人类的健康。

习题与思考题

1-1 解释生物材料的概念。

1-2 生物材料及其研究涉及领域简介。

1-3 简述生物材料的发展历史。

1-4 简述生物材料的两种主要分类方法，生物材料按其属性可以分为几类？并根据每一类列举几种材料。

1-5 简述组织工程及其三要素。

参 考 文 献

[1] RATNER B D, HOFFMAN A S, SCHOEN F J, et al. Biomaterials science: an introduction to materials in medicine[M]. San Diego: Academic press, 2000.

[2] STUPP S I, BAUN P V. Molecular manipulation of microstructures: biomaterials, ceramics and semiconductors[J]. Science, 1977, 277(5330): 1242-1248.

[3] PARK J B, BRONZINO J D. Biomaterials: principles and applications[M]. Boca Raton: CRC press, 2003.

[4] RATNER B D, HOFFMAN A S, SCHOEN F J, et al. Biomaterials science: host reactions to biomaterials and their evaluation[M]. San Diego: Academic press, 2000.

[5] 顾汉卿. 生物材料的现状及发展(三)[J]. 中国医疗器械, 2001, 7(4): 45-48.

[6] BORETOS J W, EDEN M. Contemporary biomaterials: introduction[M]. New York: Noyes publications, 1984.

[7] BLACK J. Biological performance of materials: fundamentals of biocompatibility[M]. 2nd ed. New York: Marcel dekker, inc., 1992.

[8] YAMAMURO T, HENCH L L, WILSON J. CRC handbook of bioactive ceramics[M]. Boca Raton: CRC press, 1990.

[9] 顾汉卿, 徐国风. 生物医学材料学[M]. 天津: 天津科技翻译出版公司, 1993.

[10] 徐晓宙. 生物材料学[M]. 北京: 科学出版社, 2006.

[11] TADIC D, PETERS F, EPPLE M. Continuous synthesis of amorphous carbonated apatites[J]. Biomaterials, 2002, 23(12): 2553-2559.

[12] CHO H J, WEI W J, KAO H C, et al. Wear behavior of UHMWPE sliding on artificial hip arthroplasty materials[J]. Materials chemistry and physics, 2004, 88(1): 9-16.

[13] 姚康德, 尹玉姬. 组织工程相关生物材料[M]. 北京: 化学工业出版社, 2003.

[14] SCHULZ R M, BADER A. Cartilage tissue engineering and bioreactor systems for the cultivation and stimulation of chondrocytes[J]. European biophysics journal, 2007, 36: 539-568.

[15] 时东陆. 生物材料与组织工程[M]. 北京: 清华大学出版社, 2004.

[16] SKALAK R, FOX C F. Tissue engineering[M]. New York: Liss, 1998.

[17] 胡江, 陶祖莱. 组织工程研究进展[J]. 生物医学工程学杂志, 2000, 17(1): 75-79.

[18] WANG W C, JIANG Y W, ZHONG D L, et al. Neuromorphic sensorimotor loop embodied by monolithically integrated, low-voltage, soft e-skin[J]. Science, 2023, 380(6646): 735-742.

[19] PENG Y C, ZHOU J W, YANG Y F, et al. Integrated three-dimensional hydrophilicity/hydrophobicity design for artificial sweating

skin（i-TRANS）mimicking human body perspiration[J]. Advanced materials, 2022, 34（44）: 2204168.

[20] REIFFEL A J, KAFKA C, HERNANDEZ K A, et al. High-fidelity tissue engineering of patient-specific auricles for reconstruction of pediatric microtia and other auricular deformities[J]. PLoS one, 2013, 8（2）: e56506.

[21] MANNOOR M S, JIANG Z, JAMES T, et al. 3D printed bionic ears[J]. Nano letters, 2013, 13（6）: 2634-2639.

[22] FAN T J, ZHAO J, HU X Z, et al. Therapeutic efficiency of tissue-engineered human corneal endothelium transplants on rabbit primary corneal endotheliopathy[J]. Journal of Zhejiang university science B, biomedicine & biotechnology, 2011, 12（6）: 492-498.

[23] ZHAO J, TIAN M, LI Y, et al. Construction of tissue-engineered human corneal endothelium for corneal endothelial regeneration using a crosslinked amniotic membrane scaffold[J]. Acta biomaterialia, 2022, 147: 185-197.

[24] LIANG Y, LIU W S, HAN B Q, et al. An in situ formed biodegradable hydrogel for reconstruction of the corneal endothelium[J]. Colloids and surfaces B: biointerfaces, 2011, 82（1）: 1-7.

[25] AGUADO B A, GRIM J C, ROSALES A M, et al. Engineering precision biomaterials for personalized medicine[J]. Science translational medicine, 2018, 10（424）: eaam8645.

[26] LEE S J, YOO J J, ATALA A. Biomaterials and tissue engineering[M]. Singapore: Springer, 2018.

[27] KOWALSKI P S, BHATTACHARYA C, AFEWERKI S, et al. Smart biomaterials: recent advances and future directions[J]. ACS biomaterials science & engineering, 2018, 4（11）: 3809-3817.

[28] RUSKOWITZ E R, DEFOREST C A. Photoresponsive biomaterials for targeted drug delivery and 4D cell culture[J]. Nature reviews materials, 2018, 3（2）: 1612-1619.

[29] SILVA-LÓPEZ M S, ALCÁNTARA-QUINTANA L E. The era of biomaterials: smart implants?[J]. ACS applied biomaterials, 2023, 6: 2982-2994.

第2章

生物相容性及生物学评价

2.1 人体生理环境

生物学环境是指处于生物系统中的生物医用材料周围的情况或条件，其中包括体液、有机大分子、酶、自由基、细胞等多种因素[1]。人体的内环境基本上是建立在全部或部分还原的有机材料(分子和组织)之上的。大多数内环境的变化来自具有不同时间常数的多重平行系统和广泛的系统间相互作用产生的化学能。虽然物质的化学成分和结构极其复杂，但是的确只由几种元素(如碳、氧、氢和氮)造成了这种复杂性。这些元素被广泛应用，通过不同的结构表现出最优化设计的最高效率。生理环境受到化学(无机)和热学条件的控制[2]。

研制生物材料的关键在于对机体特殊环境的化学条件做深入了解。但是，每一个活器官的环境都是完全不同的。成年人体重的 60%为体液，大约 2/3 的体液存在于细胞内，为细胞内液；其余大约 1/3 的体液是细胞外液，细胞外液包括分布于心血管系统内的血浆和分布于细胞间隙的组织液。由于血浆和组织液之间可以通过毛细血管不断地进行物质交换，而血浆又在全身不断地进行流动，所以机体的大多数细胞生活于细胞外液这样的环境中，细胞与外环境之间的物质交换只能通过细胞外液间接地进行。因此，细胞外液就是生物体细胞直接生活的环境，相对于机体的外环境而言，它就是机体的内环境。内环境中的各种理化特性，如温度、pH、渗透压、各种物质浓度等必须保持相对的稳定，只能在很小的范围内波动，否则会干扰细胞的正常生理功能。内环境的稳定是维持细胞正常生理功能和机体正常生命活动的必要条件，而细胞、器官、系统正常稳定的功能活动及其调整的过程又是维持内环境的根本保证。

人体的生理环境可以描述成体温为 37℃，由水、电解质、血糖、蛋白质等构成的相对稳定的内环境。4/5 的细胞外液存在于血管外，构成组织液；1/5 的细胞外液在血管内，即血浆。正常人全血的相对密度为 1.050~1.060，黏度为 4~5(通常以水的黏度为 1 作为标准进行计算)。血浆的渗透压为 280~320mmol/L，pH 为 7.35~7.45。研究人员用包含有机酸、蛋白质、酯、电解质、溶解氧、氮化合物及可溶性碳酸盐的 NaCl 水溶液(浓度约为 0.1mol/L，pH 为 5.5(±0.2))模拟人体生理环境。除了这种由许多物质构成的复杂混合物，还必须考虑经历连续变化的各种溶解性物质的活动，才能模拟出正常的人体生理环境[3]。

对放置在生理环境中的材料经受变化过程的研究需要考虑许多因素，人体能"消化"许多聚合物，然而使材料降解的人体成分所起的作用机制依然不清楚。聚合物对环境变化特别敏感，这也是由于聚合物本身是分子结构重排的结果，这一重排导致此后易被化学降解。

2.2　生物相容性

生物材料除必须满足一定的力学性能外,还需满足生物相容性[4]。只有当生物材料与生物体相互适应,才能保证制成的人工器官植入人体不被免疫系统所排斥,不出现毒性反应,不致畸,不致癌,为机体所接受,并能替代机体某一受损的组织器官,发挥其生理作用。

生物相容性是指生物材料在宿主的特定环境和部位,与宿主直接或间接接触时所产生相互反应的能力。生物相容性是材料在生物体内处于动态变化过程中,能耐受宿主各系统作用而保持相对稳定、不被排斥和破坏的生物学特性,又称生物适应性或生物可接受性。材料与宿主产生相互作用涉及生物化学、生物力学和生物电学三个反应系统。

生物相容性包括组织相容性和血液相容性,具体体现为生物体对材料产生反应的一种能力。

2.2.1　组织相容性

组织相容性是指材料与组织器官接触时,不能被组织所侵蚀,材料与组织之间应有一种亲和能力[5]。组织相容性主要取决于材料结构的稳定性。材料结构的稳定性不仅与高聚物主链的结构有关,而且与其侧链的基团关系密切。一般来说,相对分子质量大,分布窄或有交联结构的材料的组织相容性较好,其顺序由好到差依次为:硅橡胶、聚四氟乙烯、聚乙烯醇、聚丙烯腈、聚酰胺、酚醛树脂、环氧树脂等。具体表现为生物材料和生物体结缔组织中的胶原纤维结合成为一体,并能保持长时间稳定牢固结合。但应当指出,某些材料长期植入机体仍然会对组织细胞产生影响,甚至诱发肿瘤,只是不同的生物材料制成的人工器官植入体内诱发肿瘤的潜伏期有所不同而已。如果高聚物结构的稳定性较差,存在于材料中的小分子物质(如残余单体、中间产物和添加剂等)易析出,它们都可作为抗原刺激机体产生反应。材料中残留的有毒性或刺激性的小分子物质不仅可刺激组织产生反应,甚至可诱导肿瘤的发生。

生物材料的组织相容性还与高聚物的形状和表面粗糙程度有关。有动物实验证明:高聚物呈海绵状、纤维状等形状时不易诱发恶性肿瘤,而片状高聚物容易诱发恶性肿瘤。表面平整光滑的材料与组织接触一段时间,其材料的周围可形成一层与材料无明显结合的、由纤维细胞平行排列而成的包裹组织,易引起炎症,使得肿瘤发生的潜伏期缩短。若材料表面粗糙,可促使组织细胞与材料表面的黏附和结合,肿瘤发生的潜伏期延长[6]。

为了提高生物材料的组织相容性,在材料的研制过程中必须注重材料结构的稳定性。在高聚物聚合过程中,为了满足和改善材料的性能,总要加入一些小分子物质,这些小分子物质会在一定程度上影响材料结构的稳定性,在某特定条件下,这些小分子物质析出又可作为抗原作用于机体,产生不良反应。因此,在选择添加剂时要特别慎重。为了避免小分子物质在高聚物体系中存在,可选用高分子增塑剂,聚合之后,材料结构仍可保持原有的稳定性,同时又提高了材料的柔性[7]。

2.2.2　血液相容性

血液相容性是生物相容性的一个方面,它是生物材料与血液循环之间的一种特殊联系。人体是由一些相互关联且有规律的系统组成的。这些系统相互协同来保证人体伤口愈合,不受外来有机体系的干扰，它们处于动态平衡。在植入的生物材料与血液接触后的数秒中，在材料的表面首先吸附血浆蛋白，包括白蛋白、球蛋白、纤维蛋白原等，继而血小板在材料表面黏附、聚集、变形，同时血液内一系列凝血因子被激活，从而引起血栓。这一过程的实质是生物材料的界面现象[8]。除此之外，材料的血液相容性还包含溶血、白细胞减少等细胞水平的反映；凝血系统、纤溶系统激活等血浆蛋白水平的反映；免疫成分的改变、补体的激活，以及血小板受体、腺苷二磷酸(adenosine diphosphate，ADP)和前列腺素的释放等分子水平的反映。

1. 生物材料表面与血液成分的相互作用

凝血过程在血栓形成过程中起到重要作用，凝血过程的启动是通过组织因子途径，但由于组织因子途径抑制物的存在，只能生成少量凝血酶；通过组织因子途径正反馈作用进一步放大，生成足够的凝血酶以完成凝血过程。生物材料与血液接触，可以激活凝血因子，启动凝血系统形成血栓，经内源性凝血系统实现。内源性凝血一般从凝血因子XII激活为XIIa开始，随后相继激活其他凝血因子，形成凝血。

当材料与血液接触时，血浆蛋白首先吸附于高聚物表面。高聚物对各种血浆蛋白的吸附量不仅与蛋白质在血液中的浓度有关，更重要的是取决于蛋白质的种类和材料表面的性质。一般来说，容易吸附蛋白质的材料表面不利于血小板的吸附，材料的抗凝血性能较好；容易吸附γ-球蛋白和纤维蛋白原的材料表面则能加速凝血过程。另外，生物材料的表面性质不同，其对血液蛋白成分的黏附也不相同。疏水性高聚物对血浆蛋白的吸附量较大，而且以吸附胶原蛋白原为最多，γ-球蛋白次之，白蛋白最少，对蛋白质的吸附呈不可逆性，易引起蛋白的表达。抗凝血性较好的嵌段共聚物聚氨酯对血浆蛋白的吸附量最大，同时它能选择性地快速吸附白蛋白，呈可逆性，吸附始终保持着动态平衡。

血小板的黏附和凝集不仅与血管带电情况有关，可能还与材料表面吸附蛋白质的种类有关。当血小板吸附在γ-球蛋白和纤维蛋白原的材料表面时，可加速血小板在材料表面的黏附和凝集，随后血小板被激活，发生变形，释放血小板因子和ADP等物质，这些又将激活内源性凝血系统，而ADP可以进一步促进血小板的黏附、凝集和变形，引起凝血。相反，如果材料表面吸附白蛋白，则不利于血小板的黏附和凝集。由此可见，材料可以通过吸附不同种类的蛋白质控制血小板的黏附和凝集。

血液成分与材料表面的接触和相互作用是否会造成红细胞受损而引起溶血主要与材料表面积、化学结构、材料表面的黏附性、血液参数、凝血变化等因素有关。另外，红细胞内含有大量的ADP和腺苷三磷酸(adenosine triphosphate，ATP)，只要红细胞有轻微的损伤，就会使凝血因子和ADP释放进入血浆，ADP可以引起血小板黏附、变形和聚集，从而导致凝血。

几乎所有的生物材料都能激活中性粒细胞和单核细胞。白细胞在生物材料表面形成血栓起着直接的作用，主要是由于白细胞具有内源性前凝血质活性和前聚集体活性，它们均可影响血小板聚集。

高聚物表面与血液接触时，可以激活补体系统。补体是存在于血液中的一类参与免疫效应的蛋白分子，由20多种血清蛋白组成。补体组分在血液中通常以非活化的分子形式存在，当血液与外来刺激物接触时，这些非活化的分子就会裂解成生物活性的蛋白质和多肽，从而发挥其防御和免疫调节功能。当生物材料与血液接触之后，可以通过两条途径激活补体系统。生物材料可以直接通过表面吸附的免疫球蛋白引起经典途径的补体系统激活，也可通过旁路途径激活补体系统。

组织细胞存在于细胞外液中。水分子可能形成一种类似有机物的结构，这种水称为似有机结构水。血液相容性可能与大分子链的溶解及材料结构和似有机结构水之间复杂的相互作用有关[9]。

2. 生物材料表面特性对血液相容性的影响

一种生物材料血液相容性的优劣主要取决于本体材料的形态结构，也与生物材料的表面性能密切相关。因为当一种生物材料制成人工器官被植入机体或与血液直接接触时，首先表现为生物体与生物材料表面的接触，它们之间的初级反应必然依赖于生物材料表面的性能，如材料表面的物理性能、表面电荷、亲水性、表面自由能等，所以生物材料的表面性能在生物学反应中起着至关重要的作用[10]。

生物材料表面粗糙度是影响血液相容性的一个重要因素。越粗糙的表面暴露在血液中的面积越大，因此，粗糙的表面比玻璃、聚甲基丙烯酸甲酯、聚乙烯和不锈钢的光洁表面使血液凝结的速度更快。有时粗糙表面的凝血酶原促进血液在孔隙处形成凝血，阻止血液的渗出且允许组织通过植入生物材料的孔隙向内生长。

生物材料表面的润湿性即材料亲水性或疏水性是影响血液相容性的另一个重要因素。大量研究表明：亲水性的材料表面比疏水性的材料表面更有利于细胞生长。亲水性的表面吸附作用较弱，并且是可逆的，这有利于调整材料的结构以适合细胞的生长；疏水性的表面吸附作用强，又不可逆，不易形成材料结构的重建。如果高聚物的侧链含有亲水性基团，如—OH、—COOH、—CONH$_2$、—NH$_2$、—SO$_3$Na、—SO$_3$H 等，则材料的生物相容性有所改善，尤其体现在抗凝血性能的提高方面。这主要是因为亲水性基团所构成的亲水区容易黏附白蛋白，对血小板的黏附有阻碍作用，不易形成血小板在材料表面的黏附、聚集和凝血系统的激活，而且阻碍了血小板血栓的形成；疏水区则有选择性地吸附γ-球蛋白和纤维蛋白原，吸附之后所引起的蛋白质构象改变比亲水性表面吸附的蛋白质大。应当指出，并不是亲水性越强，抗凝血性能越好，而是要求材料的亲水区和疏水区有一个适宜的比例，具体体现微相分离结构的特点，才能反映材料具有较好的抗凝血性能[11]。

人们利用血液相容性与材料表面亲水性之间的这种关系，研制和开发了许多水凝胶高聚物材料。水凝胶是一种亲水性的材料，具有良好的血液相容性，但它们的力学性能较差，可通过化学或物理的方法将其接枝到力学性能较好的材料表面，这样既保持了原有的力学性能，又在材料表面形成了具有抗凝血性能的表面层，从而提高了材料的血液相容性。

相对于外壁，血管的内壁带有 1～5mV 的负电荷。因此，血液与血管内壁的表面相互排斥。血管与血液的这种特性已被抗凝血材料铜管代替动脉管试验所证明。使用带负电的铜管，血栓和血块不易形成。

与血液接触的材料表面化学性质与材料表面电学性质紧密相关。这是因为高分子官能团的种类决定了表面电荷的种类和数量。陶瓷和聚合物可以被制成压电生物材料，但金属和陶瓷并不存在特征表面电荷。血管内壁表面和具有负曲率半径的组织表面常带有大量的负电荷，这是由于多糖蛋白的存在而更加表现出电负性。只有在适当的电荷密度下，材料的抗凝血性能才最好，如果材料表面的电荷密度较大，同样能影响血小板的功能。另外，如果材料表面带有负电荷，会引起某种蛋白质的吸附并形成钝化层，材料对血液的毒性减小，从而使材料具有更好的血液相容性。如果材料表面带有正电荷，会与带负电的细胞静电吸引，有利于细胞黏附；带负电的材料表面与带负电荷的细胞由于静电排斥，不利于细胞黏附。为了增加黏附细胞的数量、增强细胞的黏附力，可以通过在材料表面固定带有丰富正电荷基团的氨基酸，以提高材料表面电荷密度。

2.3　材料在生物体内的反应

　　大部分的医疗植入体在很长的一段时间内都能很好地服务于它的受体，从而减轻病症，提高生活质量和存活率。然而，也有一些医用植入体和器械在植入患者体内后会产生不良反应，最终导致置换失败，引起患者极大的痛苦甚至死亡。从某种程度上来讲，所有的植入体都会与其被植入部位的组织环境发生反应，表 2-1 中列出了最常见的生物材料与组织的反应。医疗器械的复杂性主要取决于植入体对宿主的影响及宿主对植入体的影响这两方面的因素。图 2-1 是几种植入材料的表面在生物环境下发生变化的常见形式，有些变化(如降解)是对人体有用的，在组织工程材料或药物释放中有所应用，大部分变化对生物体有不利的影响。本节主要讨论在临床和试验研究上重要的几种反应机制。

表 2-1　生物材料与组织的反应

A. 植入体对宿主的影响	B. 宿主对植入体的影响
1. 局部	1. 物理机制的反应
a. 血液-材料的反应	a. 摩擦磨损
b. 蛋白质的吸收	b. 疲劳损伤
c. 凝结	c. 应力腐蚀引起断裂
d. 纤维蛋白溶解	d. 腐蚀
e. 血小板的黏着，活化，释放	e. 降解及分解
f. 补体活化	
g. 白细胞的黏着，活化	
h. 溶血现象	
i. 毒性	
j. 影响伤口正常的愈合	
k. 包成囊状	
l. 外来体的反应	
m. 形成血管翳	
n. 感染	
o. 形成肿瘤	
2. 全身反应与补体系统	2. 生理反应
a. 形成血栓	a. 吸收组织物质
b. 植入体元素在血液中数量增加	b. 酶的降解
c. 高度过敏症	c. 钙化
d. 淋巴颗粒的传输	

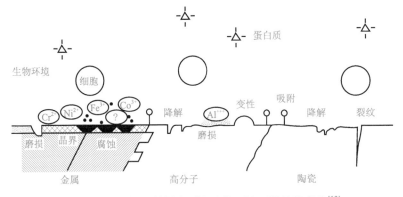

图 2-1　几种植入材料表面在生物环境下常见的变化[12]

2.3.1　膨胀与浸析

生物材料与生物环境间最简单的相互作用形式是：在不发生反应的条件下，材料通过界面转移。如果物质（主要是指液体物质）从组织进入生物材料，那么致密的材料就会因体积增大而发生膨胀。就算不存在液体物质的吸收，生物材料也会从周围的液相介质中吸附某些成分或溶质。当液体进入材料的内部，或生物材料的某种成分溶解在组织的液体相中时，将产生材料的孔隙，这种过程称为浸析。虽然没有外加机械应力和明显的形状改变，但这两种效应对材料的性能均有深刻的影响。

膨胀与浸析都是扩散的结果。造成膨胀最简单的情况是从固定的浓度、完全均匀的混合液体到无限大介质的扩散。这是在任何几何条件下初始吸收阶段的扩散形式，扩散材料与表面接近时几何因素的影响可以忽略。吸收造成的影响可以总结为：颜色的变化、体积的变化，可能还有力学性能的变化。一般情况下，作为吸收的次级效应，力学性能的变化包括弹性模量的降低、内部黏度的增加和延展性的增加。如果生物材料与被吸收的物质发生反应，延展性也可能降低，并且导致摩擦系数的变化及抗磨损性能的降低。导致浸析最简单的情况是扩散物质以恒定的速率离开材料的表面。例如，血液流动造成的冲刷作用基本上就属于这种情况，非常类似实验室环境的表面蒸发[13]。

膨胀与浸析引起的材料变形有不少有害的影响。材料中应力可能超过蠕变应力，这将造成持续的膨胀变形和吸收，而达不到溶质浓度的平衡状态。另外，膨胀也会降低材料的弹性极限，而且会导致一种静态疲劳或裂纹的失效形式，这对脆性材料危害更大。由微裂纹合并而形成大裂纹并最终导致破坏。作为膨胀的相反作用，浸析对性能的影响一般不会太显著。可能发生的问题是对浸析产物的局部和系统整体的生物反应。过度浸析（如金属晶间浸析）会导致断裂强度的降低。浸析造成的缺陷可以聚合成孔洞。对刚性材料来说，如果孔洞的体积分数大到一定值，就会造成弹性模量的降低，其降低量与孔洞体积分数的平方成正比。

2.3.2　腐蚀与溶解

医用金属材料在机体内的重要反应之一是腐蚀与溶解。金属的一般腐蚀规律已经为人们所了解，特别是其化学过程控制和研究方法已经成熟。有水参与的反应和溶解腐蚀过程称为水溶液腐蚀。高分子材料和陶瓷的腐蚀一般不是很显著，但是也存在问题[14]。

金属在腐蚀时发生阳极溶解反应，阳极金属溶解越多，失去的电子数越多，则由阳极输出的电量越大。根据法拉第定律和腐蚀速率的概念可知，金属的腐蚀速率与金属阳极溶解的电流成比例。只要已知金属阳极溶解的电流（或电流密度），就可以确定相应的腐蚀速率。

研究表明，大多数整形外科骨折内固定器件在治疗结束回收后发现了被腐蚀的迹象，这些装置均发生了不同程度的均匀腐蚀破坏。基本的物理证据表明，缝隙腐蚀和点蚀是两种最重要的腐蚀形式。缝隙腐蚀常发生在螺栓板材装配结构的接合间隙内。腐蚀痕迹大多在板上的孔洞处。缝隙腐蚀偶尔也发生在螺栓与板接合的部分。由于孔洞板的截面积减小，这些部件存在高度的应力集中。显微分析表明，板材沿螺孔的断裂往往与缝隙腐蚀有关。

在板与螺栓之间也可能发生电化学腐蚀。由于板和螺栓的制造工艺不同，如果热处理不当，它们之间就会有微小的电位差，产生电化学腐蚀的趋势。混用不同厂家提供的螺栓和板也会产生电化学腐蚀，这是因为每个厂家采用的热处理工艺都有差别。当然，使用成分与板材不同的螺栓也会引起电化学腐蚀问题，这类腐蚀通常是由手术区域持续疼痛而被发现的，然而腐蚀开始发生时并没有任何明显的感觉。在拆除装置的常规手术中经常可以观察到组织变色的现象，据此可以判断发生了电化学腐蚀。电化学腐蚀常使螺栓与板的接触区域变色，留下"烧焦"或"熏黑"的痕迹。

应力腐蚀也有可能发生，但是非常少见，在现代整形手术多元件装置的实际应用中，已经看不到晶间腐蚀、浸析腐蚀和冲刷腐蚀。如果板材松动或固定不牢，会发生一种固态冲刷腐蚀。板和螺栓的相对运动导致材料的脱落或磨损，这会破坏钝化膜而加速腐蚀，就像冲刷腐蚀发生时的情况一样，这种现象与简单磨损很难区别，称为磨损腐蚀。

对单一元件装置，如颅骨板、骨髓内杆、内部修补物、锁钉和骨折端环扎线等，腐蚀轻微。均匀腐蚀仍不可避免。应力腐蚀，或者更一般地说，应力增高或破裂失效(疲劳腐蚀)，大概是最重要的破坏形式。总的来说，替代物因应力腐蚀而失效的例子不多，但在用于连接骨折的高应力环扎线中应力腐蚀的出现率并不低。晶间腐蚀偶尔也会出现，并且大多与替代物铸造元件的表面夹杂物或铸造缺陷有关。

在不存在循环载荷的情况下，一般不会发生机械断裂。与血液接触的区域发生的腐蚀极为复杂。过量的氧和连续流动的电解质为各种腐蚀提供了高度的活性。另外，血液中存在的许多有机小分子也会影响腐蚀速率。胱氨酸等含硫分子可以加速腐蚀，而丙氨酸等中性分子能阻碍腐蚀，其作用就像工程应用中的阻锈剂。更重要的是，腐蚀会从根本上影响表面性能，从而影响凝血酶原的行为。

腐蚀通常是有害的。然而，对有些植入物来说，人们正是应用了其腐蚀溶解效应。例如，利用宿主对腐蚀产物局部富集的反应而发挥效能。铜制宫内节育器的避孕性能就取决于腐蚀过程中铜离子的释放。为了获取合金的某种特殊性能，人们希望它有较高的腐蚀速率。在外科植入手术中，用于大脑颅动脉瘤修复的不锈钢夹子是特意用 301 号、416 号和 420 号合金钢制作的，这些合金的腐蚀速率比在植入物中常用的 316L 不锈钢大得多，适于制造这种特殊用途的弹簧。一方面，人体对这些腐蚀产物局部反应的特点是显著的纤维增生，因此可以导致更快和更好的愈合过程；另一方面，它们有足够的耐久性。

除了上面讨论过的因素，在植入区的有机分子也会影响腐蚀速率。因此，可以从以下四个方面考虑它们的作用。

(1)有机金属络合物的形成。如果在所考虑的电位-pH 图中任何一点的条件有利于有机金属络合物的形成，那么这些络合物中的金属成分会加速腐蚀。

(2)腐蚀产物电荷的改变。许多有机分子是强氧化剂，它们在电位-pH 图所预言的范围之外能出现不同的离子价态。例如，在存在血清蛋白的情况下，合金中会析出大量的六价铬，而不是三价铬。

(3)钝化膜的变化。不论是在钝化区域还是在邻近的亚稳区(有较低的钝化膜分解速率)，有机物和钝化膜的合成反应都会改变钝化物的性质。这些变化可能会增加或降低膜的稳定性，或者改变它的电导率。Suare 等指出，虽然丙氨酸对铜的腐蚀速率影响甚微，但在标准渗透压浓度的溶液中，胱氨酸的生理学浓度(17.5mg/L)可以把腐蚀速率降低两个数量级。另外，镍本来通过生成碳酸镍表面膜而钝化，但在这种溶液中(在适于钝化的 pH 和一定的氧压下)完全丧失了钝态，腐蚀速率也随之增大了两个数量级。

(4)磨损条件的改变。虽然血清蛋白通常会提高腐蚀速率，但在体外试验中，它可以显著地降低不锈钢的腐蚀磨损速率。

总之，腐蚀导致所有的金属植入物释放出阳离子，其中有一些是体内环境的一部分，如三价铁离子或二价铁离子；有一些是具有已知生物功能的微量元素，如三价铬离子；其他离子在自然界中十分稀少，因此并不清楚它们在代谢过程中的作用，然而这些元素即使在没有非正常腐蚀过程的情况下也会被释放进入体内，其浓度比正常人体内的标准高几个数量级。

2.3.3　生物分子与材料表面的反应

生物材料一旦植入体内用来连接、修复损伤的组织、器官等，人体的组织即将对植入体产生反应。这种反应通常只在材料与生物体接触的界面上进行。反应的方式取决于植入的位置，反应的过程与材料的结构和性质有关，包括生物结合、毒性反应、排异与吸收。

物质或具有活性的代谢产物与生物体的细胞大分子发生共价结合，从而改变核酸、蛋白质、酶等生物大分子的化学结构及其生物学功能。这是主要的细胞损害机制之一，可解释某些化学毒物的中毒作用。吞噬作用是指细胞吞噬感染的病毒、细菌或其他一些颗粒的过程，固体颗粒状生物材料进入细胞是由于其与细胞膜接触以后，可改变膜的表面张力，引起细胞膜外包或内凹，将异物包围进入细胞。吸收是指从生物材料接触部位，通常是机体的外表面或内表面的生物膜转运至血液循环的过程。

免疫系统中不同的免疫细胞和细胞因子的协同作用产生免疫应答，识别和清除异物，对机体进行防御和保护。不同的生物材料可直接损伤免疫细胞的形态和功能，或者经吸收干扰神经内分泌网络等，使机体免疫功能降低，导致个体易受感染因素或肿瘤的攻击，也可影响免疫细胞的抗原识别能力或过敏性，引起病理性免疫应答，表现为过敏反应或自身的免疫性疾病。化学物对免疫系统的作用具有双向性，即化学物可在不同的条件下分别表现为对机体的免疫抑制或致敏。

2.3.4　高分子材料的水解与降解

高分子与水反应而引起的分解称为水解。它可以发生在高分子的侧链上，也可以发生在主链上。前者聚合度不变，但高分子链结构单元组成发生了变化；后者使聚合度下降。高分子的水解反应和小分子的水解有很多相似之处，它们都能被酸、碱或酶所催化。但也有不同之处。例如，聚甲基丙烯酰胺的碱性水解开始时(转化率在 50%以下)速率高，随着酰胺基水解程度的增大，主链上聚集了越来越多的负电荷，阻止了带负电性的羟基对酯基的进攻，使反应难以进行。但甲基丙烯酰胺的水解是很顺利的。这说明高分子链上基团之间的相互作用对水解反应有很大影响。

高分子降解通常泛指高分子在物理因素(如热、紫外线、高能辐射、机械力)和化学因素(如氧、臭氧、腐蚀性介质和化学药物)作用下的变性，其中包括分子链的断裂。高分子降解方式可分为无规断链和链式解聚两种。无规断链指断裂发生于沿高分子主链的任一弱点上，反应产物的平均聚合度低于原始样品。链式解聚可看成链式聚合反应的逆过程，它指分子链的某一处或两端一经断裂，即按负增长反应方式不断释出单体。在物理因素影响下发生的降解往往属于链式解聚，如聚甲基丙烯酸甲酯的热解聚；而在化学因素作用下的降解多属于无规断链，如各种不饱和橡胶的臭氧分解。显然，这两种降解方式究竟是单独发生还是同时存在，主要取决于高分子链的结构、性质及降解的条件。

如果材料的降解仅仅是由水造成的，其过程很容易通过简单的实验室试验模拟确定。如果在体内的降解比在 37℃ 的缓冲盐溶液 (pH=7.4) 中进行得快，那很显然是因为生理环境更有活性，使高分子材料降解，整个过程称为生物降解。酶和自由基是两个应该考虑的主要因素。

酶是生物化学反应的催化剂，预期会参与高分子材料在体内的降解。酶在体外条件下能够影响各种各样的易降解的聚酯、聚酰胺、聚氨基酸和聚氨酯等高分子材料的降解。酶通常只是加快了水解的过程，而不是产生一种全新的降解机制。在植入高分子材料的周围不可避免地会有各种各样的酶，尤其是在宿主反应的早期，这些酶会产生和释放各种各样的自由基，吞噬和消化外来微粒和物体且酶会被吸引到受刺激的部位并被活化。

为了克服骨折时金属内固定材料的缺点，从 20 世纪 60 年代起国外就开始研究可降解内固定材料。一般的降解材料是一种合成高分子材料，或天然高分子材料，其在体内经水解、氧化反应，最终代谢产物为 CO_2 和 H_2O，通过呼吸系统或泌尿系统排出体外，不在体内蓄积，几乎没有毒性作用，也不需要二次手术取出。常用的降解材料有聚乙交酯、聚丙交酯、聚酰胺及某些自增强材料等。

目前，各种可降解材料存在的主要问题是可降解聚合物的力学性能差。金属对骨骼来说强度太大，而可降解聚合物的强度太小。高相对分子质量的聚 L-乳酸是 20 世纪 90 年代最硬和机械强度最高的可降解聚合物，它的抗拉强度为 50MPa，仅与松质骨相近。在用于松质骨骨折的内固定时，随着骨折的愈合强度逐渐衰弱，骨折端可得到正常的应力刺激，不会产生金属内固定材料的应力遮挡效应和对骨折愈合物的抑制作用。另外，可降解材料在体内的降解还存在强度衰减过快的问题，在骨折尚未完全愈合时，就已达不到骨折内固定的要求。

2.4　宿 主 反 应

2.4.1　伤口愈合过程

一旦组织或器官被损伤或损坏，邻近细胞的反应就是将它们修复。任何伤口最直接的反应就是发炎。创伤形成后，伤口处的毛细血管收缩，阻碍血液的流失，起凝血、止血的作用，同时，毛细血管的内皮细胞的活性增加。不久，受损的毛细血管被邻近的白细胞、红细胞和血小板覆盖，同时血管舒张，血浆从毛细血管中渗出。渗出的液体由白细胞和坏死的组织组成，形成渗出物。细胞一旦溶解，并且有足够的细胞聚集，渗出物就变成脓液。

由于淋巴管比毛细血管更脆弱，毛细血管被破坏的同时，淋巴管也被破坏。然而，液体从毛细血管中渗出提供了血凝素，与血液中的其他有机物质一起迅速堵住被损坏的淋巴管，因此只产生局部的炎症。在 3～5 天内如果伤口处严重的炎症没有被治愈，那么将导致慢性炎症。这时吞噬细胞或巨噬细胞开始作用，在细胞因子的调节作用下，巨噬细胞联合多核巨细胞对坏死的组织进行清除。在慢性发炎过程中，淋巴细胞在淋巴结聚集，如果体外的蛋白质没有被身体的保护系统处理，这些细胞将被激活，它们是主要的免疫细胞[15]。

生物材料的植入形成伤口，不久，间质细胞与纤维细胞移动到伤口处的组织，坏死的组织残骸、血块等被粒细胞和巨噬细胞移走，移走的成纤维细胞利用纤维素构成的支架分化胶原，形成新的毛细血管，内皮细胞和成纤维细胞都能够释放胶原酶，使伤口处的胶原蛋白含量达到平衡。2～4 周后，伤口处逐渐恢复，发生组织再建。其间，伤口处组织的蛋白聚糖和多糖将会减少，成纤维细胞的增殖速率也会变得缓慢，达到胶原合成和溶解的新平衡，伤口开始愈合。在伤口修复期间，伤口的愈合过程将随着组织的变化而变化。

图 2-2 表示机体对生物材料植入体在急性炎症反应、慢性炎症反应、粒状组织的形成和外来体响应等状态下随时间的变化。强度随时间的变化主要取决于植入体大小、形状、植入位置，以及材料的物理化学性质不同导致的伤口区域不同。

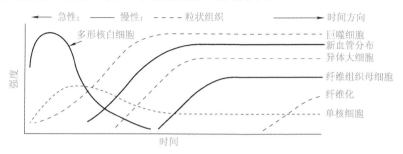

图 2-2　生物材料在体内的反应随时间的变化[3]

图 2-3 为急性炎症反应，在 PTFE 血管植入物外表面发生的流脓和附着多形态的白细胞。（苏木精和曙红着色，放大 140 倍。）

图 2-4 为局部慢性炎症反应。肘部补体周围存在淋巴细胞和单核白细胞，在外来大细胞周围的裂口处能观察到聚乙烯磨损的碎屑。这种磨屑是存在的，但在这种组织学药剂中它是透明的。（苏木精和曙红着色，放大 88 倍。）

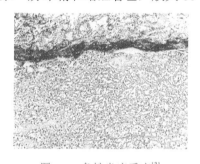

图 2-3　急性炎症反应[3]

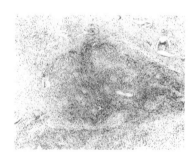

图 2-4　局部慢性炎症反应[3]

图 2-5 为机体对完整的膝关节置换体滑膜下关节囊(articular capsule)的聚乙烯磨屑的反应。在磨屑小的碎片表面存在外来巨噬细胞和腹腔巨噬细胞。金属磨屑包含在腹腔巨噬细胞中。（苏木精和曙红着色，放大 56 倍。）

图 2-6 为硅橡胶乳房补体界面上纤维囊的密度。纤维囊内部没有血管。图 2-6 中乳房补体开裂，显微照片顶部的椭圆形小块代表了组织与生物材料界面的硅凝胶。（苏木精和曙红着色，放大 88 倍。）

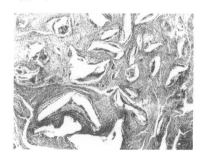

图 2-5　磨屑反应[2]

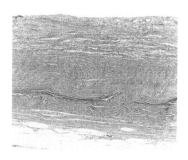

图 2-6　硅橡胶乳房补体界面上纤维囊的密度[2]

2.4.2　免疫反应与补体系统

免疫反应是指人体免疫系统对病原体或异物作出的防御反应。当病原体或异物侵入人体后，激活人体内的淋巴细胞产生体液免疫和细胞免疫。体液免疫是指体内的 B 细胞被抗原刺激后产生全身或局部性的抗体，其免疫反应实质上就是抗原抗体反应。细胞免疫是指体内的 T 细胞被抗原刺激后产生细胞毒作用。对于两种免疫，前者能消灭病原体，后者可中和毒素[16]。免疫学是为研究预防传染病而兴起的，如种痘使身体产生抗体，可以预防天花，接种伤寒菌苗可以预防伤寒等。许多物质可以作为特异性抗原，由于某种因素激活机体的免疫系统而发生免疫反应，免疫反应几乎可以发生在全身各个系统。

如图 2-7 所示，骨髓中的干细胞生成免疫细胞，这些细胞(包括中性粒细胞、单核细胞等)进入血液和淋巴，被传输到各自所应发挥功能的器官和组织。很多细胞(B 细胞、T 细胞、单核细胞)分泌蛋白质(抗体、细胞因子、补体蛋白质)，以此构成了体液的响应。这些元素一起保护宿主不受病原体的侵害。19 世纪末，在发现体液免疫后不久，Bordet 就证明，新鲜血清中存在一种不耐热的成分，可辅助特异性抗体介导溶菌作用。这种成分是抗体发挥溶细胞作用的必要补充条件，故称为补体(complement, C)。补体并非单一分子，而是存在于血清、组织液和细胞膜表面的一组经活化后具有酶活性的蛋白质，包括 30 余种可溶性蛋白和膜结合蛋白，故称为补体系统。补体系统广泛参与机体抗微生物防御反应及免疫调节，也可介导免疫病理的损伤性反应，是体内具有重要生物学作用的效应系统和效应放大系统。

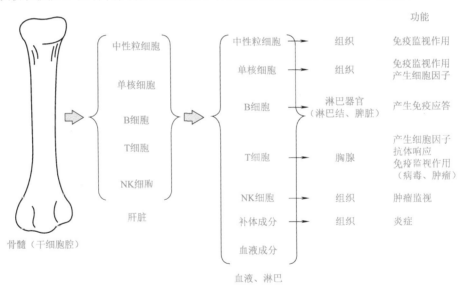

图 2-7　免疫系统的功能元素[2]

近 10 年来，随着分子生物学技术的飞跃发展，几乎所有补体成分的编码 DNA 已克隆成功，并已获得多种补体成分的基因工程产物。这些成果有力地促进了分子和基因水平上对补体结构与功能的研究。

2.4.3　全身反应

系统毒性可以很宽泛地定义为在原始刺激的一定范围内的毒性[17]。物质具有毒性的机制是多变且复杂的。系统的毒性是随着生物材料植入体内后，宿主对材料降解或产生磨粒磨损而造成的。

　　生物材料毒性在植入体内之前必须经过严格的研究和评估。由生物材料引起的非免疫系统毒性反应通常是非常剧烈的。每一种生物材料的毒性常常有一个门槛值，低于这个值则说明生物材料不具有毒性。重复使用同种材料的反应与第一次使用这种材料的反应是相似的。

　　相反，由生物材料引起的免疫反应或材料的降解和磨损引起的系统毒性常常具有很低的门槛值。尽管增加生物材料的使用量可能不会引起反应的恶化，但是重复使用材料时门槛值会降低或引起毒性增加。例如，高剂量的交联甲醛-谷氨酰胺会引起非免疫系统毒性，造成灼伤，破坏细胞核蛋白质；然而，有些个体对这些化学物质非常敏感，在很低的剂量下就表现出免疫性的过敏反应。

　　系统的毒性由免疫反应引起。当宿主受到外来物质入侵时，免疫系统发出响应保护机体。高度敏感的免疫响应指的是那些不正常的、多余的、不受控制的反应。细胞内部化学物质的释放和炎症反应的刺激会导致机体损坏。一般由免疫反应或材料降解和磨损引起的系统毒性是不可能被预测的，因为免疫响应取决于各个机体的基因、材料的剂量、植入的位置等。因此，一些材料可能不会产生宿主反应，而另外一些材料则产生剧烈宿主反应。另外，个体的免疫系统千差万别，可能与用来试验的动物差异很大，因此，动物实验模型虽然可以显示一些问题，但并不包括所有的潜在问题。高度敏感反应可以分成以下四种类型。

　　第一种反应如图 2-8 所示，抗原与 IgE 的反应。IgE 黏附于宿主皮肤或其他组织的细胞上（柱状细胞、嗜碱性粒细胞、血小板、嗜酸性粒细胞）。细胞质的释放包括活化的分子，如组胺、肝素、血清素及其他的血管活化物质。随后在几分钟或几小时内导致局部或体系的毒性症状。

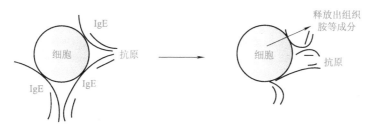

图 2-8　全身反应类型 1[2]

　　第二种反应如图 2-9 所示，它的临床表现与第一种反应相同，但是它们具有不同的机制。在第二种反应中，抗体是 IgG 或 IgM。抗原黏附于血小板上，形成半抗原。药物与血小板的结合刺激了免疫系统，产生抗体。抗体与血小板的反应激活了补体系统，造成血小板细胞膜破坏，细胞质被释放出来，其中包括血管活化物质。植入生物材料引起的第二种反应极为罕见。

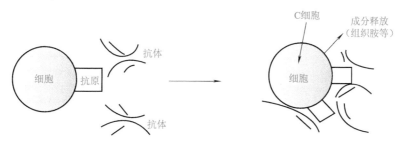

图 2-9　全身反应类型 2

第三种反应如图 2-10 所示，这种高度的敏感症状被归类为复杂性的免疫反应，是复杂的免疫性破坏引起的炎症响应刺激的结果。病症的征兆或症状通常发生在抗原和抗体产生反应的几天或几周后。当抗原和抗体同时出现在机体循环中时，在血管壁上形成了复杂的免疫反应。这种反应通常只发生在药物缓释或生物降解系统中。

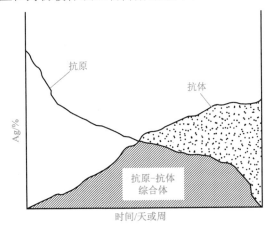

图 2-10　全身反应类型 3

第四种反应如图 2-11 所示，这种高度敏感反应与抗体的产物没有联系，但是与一种同抗原反应的 T 细胞关系密切。这个复杂的反应体系包括 T 细胞、巨噬细胞和可溶性介质。通常第四种反应是剧烈的，在 24～48h 内会出现皮疹之类的症状，也可能出现整个体系的反应。这种反应是伴随着有毒植入体和工业化学物质而出现的，如金属盐和光化学反应，或金属饰品(如首饰或纽扣等)。有记录表明，深层组织的第四种反应是使用各种生物材料(如金属、硅橡胶、丙烯酸树脂等)引起的。

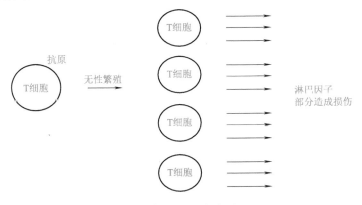

图 2-11　全身反应类型 4

由于生物材料在人体内降解或磨损会引起体系反应，生物材料释放的有毒物质可能会损坏特定的器官。这通常可以通过生物材料化学分析和材料在组织内的降解和磨损产物等分析被测试出来。磨损产物的生物学反应很重要且具有争议。很多生物材料包含几种复合物，磨损作用也受几种物质共同的影响，正如全关节置换器的磨损颗粒有金属、高分子和陶瓷材料。另外，材料的实际形状、尺寸和化学成分对全身的超敏反应的影响还是未知的。

2.4.4　材料与肿瘤的产生

肿瘤是机体在各种致瘤因子长期协同作用下，某些易感细胞群体逐渐发生的、过度的异常反应性增殖，往往持续增长，且与整体不相协调。即使这些致瘤因子已经停止作用，细胞的增殖仍继续进行。这种肿瘤细胞增殖应与以下几种正常细胞增殖相区别[18]：①与儿童生长分裂细胞、皮肤和造血骨髓细胞的增殖分化相区别；②与炎症性和修复性增殖相区别，如外伤引起的成纤维细胞和胶原细胞增殖；③与局部组织受刺激或内分泌紊乱引起的细胞增殖相区别。上述这些细胞增殖在刺激除去后就停顿了，并可能在一定程度上消退。肿瘤形成也要同错构瘤形成相区别。错构瘤发生在先天发育障碍的基础上，局部细胞增殖过剩形成肿块，但其生长往往有限度，在机体成熟或成熟前就停止。肿瘤对机体的影响极为多样，可引起各种各样的局部和全身性征候。根据肿瘤在机体内的生长模式可分为良性肿瘤与恶性肿瘤。

一般来说，良性肿瘤是指肿瘤块一直在它们的原发部位扩大生长，同周围邻近的正常组织有明显边界区分。经合理而完善的外科手术切除是可治愈的，对机体危害较轻。除非它们生长在机体要害部位，如生长在脑或脊柱的肿瘤，压迫了神经中枢，或引起内分泌紊乱，如增生性良性肾上腺肿瘤促使某些激素分泌亢进而影响了心血管系统，造成对机体的危害，否则良性肿瘤一般是不会对生命构成威胁的。

恶性肿瘤则可通过浸润与扩散方式进行生长、发展，如图 2-12 所示。恶性肿瘤细胞不仅

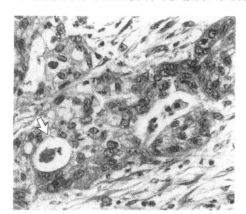

(a)腺癌（箭头所指为肿瘤细胞产生的腺体）

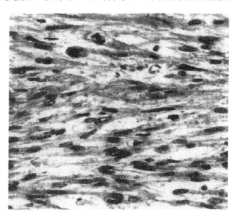

(b)肉瘤（由纺锤细胞组成）

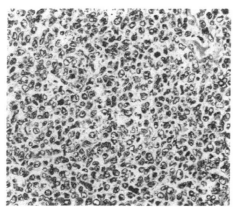

(c)淋巴瘤（由恶性淋巴细胞组成）

图 2-12　恶性肿瘤的类型[3]

可以在原发部位继续生长和蔓延，还可以通过血液、淋巴和其他体液途径扩散到与原发部位无关的身体其他部位，形成与原发肿瘤同样类型的肿瘤。在到达身体其他部位前，多数的肿瘤细胞可能死亡。但有些肿瘤细胞最终会形成新的肿瘤细胞团，造成肿瘤的继发或转移，如肿瘤细胞侵入淋巴管，随淋巴液流到淋巴结，再由淋巴结或胸导管进入血液进行转移。同时肿瘤转移的大小差异很大，从微小结节到较大的团块。一旦恶性肿瘤转移到远处的器官或骨内，外科切除手术治疗就常常不能彻底根治，故而恶性肿瘤对机体的危险性很大。图 2-12 为常见的恶性肿瘤类型。

当前基于生物材料在医学上的广泛应用，材料进入机体内是否会引起恶性肿瘤及由此而产生的严重并发症成为人们十分关注的问题。为此不少科学家进行了大量的动物实验研究，并对人体应用生物材料的致癌可能性进行了探讨。多数学者认为材料植入机体引起肿瘤的原因同病毒、激素无直接的关系，可能同物理、化学性的因素有关，对植入物带来的辐射致瘤的可能性目前了解不多。

在讨论分析植入物引起肿瘤的原因时，必然涉及材料的化学与物理性质，以及在各种应用情况下它们所起的作用和可能引起的反应。例如，作为一种溶液，或作为分散粒子，或作为一种单一结构的固体(棒状或板状)应用于生物体中。对于粒子，必须考虑粒子的实际大小和形态。试验研究发现，植入材料的一些几何图形和物理性状与肿瘤形成有关，但是否与化学性质无关；植入物在机体内活动引起组织慢性刺激，与肿瘤形成的关系又如何，这些问题都有待进一步的研究。材料植入人体后，其化学性质与物理性状都可能发生改变。例如，金属或塑料植入时具有完整的表面，一旦在机体内磨损和降解就要释放出粒子，如钴-铬合金和钛，因此必须研究各种材料植入机体后诱发肿瘤的可能性与各自的特点。

Heath 等认为，钴-铬合金微粒引起的恶性肿瘤不是由于微粒的物理因素，而是由它们释放出金属离子的化学活性所导致的。在体内，钴-铬合金微粒可释放金属于细胞外，或被吞噬后存在于细胞内。较小的微粒(粒径为 $0.1\sim0.5\mu m$)比同等重量的大微粒(粒径为 $100\sim250\mu m$)更易引起肿瘤，这是因为释放的金属离子总面积更大，也有人认为较小的微粒更易被吞噬而更具有致瘤活性。因此，致瘤可能是因为微粒在细胞内具有释放金属离子的能力，也可能是物理因素的作用。

Turmer 指出，在大鼠皮下植入苯酚甲醛树脂圆形片，两年后在植入处有肿瘤形成。经重复试验证实，大约 50%的动物在植入 20 个月或 20 个月以后，在苯酚甲醛树脂圆形片植入处周围形成肿瘤。这是圆形片材料植入动物体内引起组织的恶性病变的最早报告。Oppenherimefs 和他的同事将玻璃薄膜植入大鼠体内也观察到同样的结果。其后，Nothdurft、Hueper 和其他人的试验也证实了在大鼠和小鼠皮下植入不同化学物质材料，如塑料、硅、陶瓷和金属等，在皮下植入部位形成分化不良的一些肉瘤。这些肉瘤起源于原始细胞，而分化较好的肉瘤多数是纤维肉瘤，又称纺锤细胞肉瘤。肿瘤最初生长的部位是在材料植入机体的部位，但这并不影响植入可能引起远距离器官肿瘤的形成，如在肺部形成原发性恶性肿瘤。通过各方面的资料分析，远距离器官肿瘤可能是试验动物并发的或自发的肿瘤。不过，还需做进一步的试验证明。

目前人们对植入材料诱发肿瘤的机制尚不完全了解。一种固体材料植入后，早期在材料周围出现肉芽组织与巨噬细胞，接着渐渐形成含大量胶原纤维的包囊，巨噬细胞形成连续的单层细胞并紧贴于光滑材料的表面。如果植入物是一种海绵状或多孔结构物，胶原纤维进入空隙内。粉末、微粒主要刺激成纤维细胞、巨噬细胞反应，有时也能出现多核巨细胞，有的学者认为，材料植入引起肿瘤的生长是材料植入后压迫了植入处的组织、中断了组织的连续性，产生了新的界面。此外还有细胞的吸附、静电或电子动力学等因素，从而影响营养物质的供应。Qppenheimer 及其他学者认为，材料植入处肿瘤的形成是纤维囊内层细胞增生改变所致。Brand 等的研究表明，肿瘤生长的关键因素是吸附于植入物表面的细胞变化。把植入物纤维囊的碎片转移，分别植入新的受体动物中形成肿瘤，从而得以证实这种见解。此外，Brand 和他的同事通过进一步研究发现，许多肿瘤发生前，母细胞是由一定大小的塑料植入物引起的。

由于人和大型动物的临床试验报告结果与啮齿类动物的试验结果有差异，特别是植入物引发肿瘤尚有待更多的病例报告，但这并不意味着人比试验动物对植入物诱发的肿瘤更不敏感。要将实验室的试验结果推广到人，必须谨慎行事。同时应当估计到材料在人体内引起肉瘤需较长的潜伏期，例如，做髋骨人工关节的患者预期的生存年龄比肿瘤形成的潜伏期要短，所以要选择年轻的患者观察分析，方可得出确切的结论。

2.4.5　植入感染

材料植入体内发生的最初变化与组织的酶活性有很大的关系。人们已经知道，任何异物植入体内都将引起组织反应，反应的程度基本上取决于材料的性质。对植入材料的炎症反应最初为各种细胞的移动和增殖。这些细胞都具有不同的功能，目的在于消除炎症的起因。这些功能包括对异物的吞噬和消化，释放组胺和 5-羟色胺类物质，后者对防御机能是极其重要的。在整个炎症反应过程中，酶被这些细胞合成、利用和释放。同时由于细胞的数量在变化，酶的含量也是变化的。

在炎症反应中，最重要的酶是溶酶体酶，它们由炎症细胞内的溶酶体释放。初级溶酶体中含有大量的这种酶，这些酶在核糖体中合成后，被转运到内质网，然后集中到高尔基复合体内，在溶酶体内发现的降解酶包括作用于蛋白质的酶，如胶原酶，组织蛋白酶A、B、C、D 和 E；作用于碳水化合物质的酶，如溶菌酶、α-葡萄糖苷酶和 β-葡萄糖苷酶、透明质酸酶和一些混合酶(酸性核糖核酸酶和酸性磷酸酶)。事实上，炎症细胞可合成不同的溶酶体酶，而且合成量是可变的，这取决于炎症细胞的起源和其他因素。

粒细胞早期酶活性和巨噬细胞相同，巨噬细胞后期酶活性发生变化。如果酶对植入聚合物有影响，聚合物的降解动力学应按组织的生物化学性质变化，而不遵循零级反应动力学。这是因为炎症反应经历了急性、亚急性和慢性阶段，所以水解率发生了改变。

在临床应用中，生物材料被用于(直接或间接)取代人体某一部位的功能。不像天然材料或天然器官的异种移植，合成材料是无生命力的，因此免疫效应物的作用过程可能会引起免疫反应，或者作为一种半抗原，在和其他成分结合后引起免疫反应。后者几乎肯定是一些金属，如铬、镍和钴，也可见于塑料，特别是当塑料中含有单体时。在决定免疫反应是否将被启动时，释放或暴露于植入物表面的免疫原量是比较重要的。一个观察到的明显例子是铬引起的接触性皮炎，这在皮革工人中比较常见。建筑工人接触的铬盐在水泥中几乎是微量的，而皮革工人会接触高浓度的这种盐类。将钴-铬合金制成的髋关节金属支撑器械移植给患者后，发现患者出现的过敏症与钴有关。相反，植入钴-铬合金制成的金属关节的患者出现的金属过敏与镍有关。在这两种情况下，镍是合金中较少的成分。与后者相比，在前者关节部位有大量的磨损产物。使用不锈钢假体的患者中，尽管镍的含量比钴-铬合金中镍的含量高得多，但对镍的过敏是罕见的。因此，对免疫反应的启动来说，适当的抗原(或半抗原)是最重要的。

目前已经清楚在使用某种生物材料时，可能会刺激机体产生对抗它某种成分的免疫反应。也有某种猜疑，这样的免疫反应可导致组织-植入物界面完整性的破坏。然而，这仍需进行进一步的确立和深入的研究，直到人们能采用适当方式，来避免个体对特殊材料的反应。

2.5　植入物的病理学反应

生物材料必须是无毒的，除非它是为了满足某种特殊需要而设计的。由于处理的标准要求处理必须安全、无毒，植入材料的病理学成为一门非常重要的研究学科。

当人体的某一组织损坏后，最为理想的治疗方式是更换一个完全相同的活组织，这是人类有史以来就梦想且一直努力争取的目标。对于绝大多数的组织缺损的治疗方式，目前乃至今后相当长的一段时间内只能用传统的金属、陶瓷、高分子等人造材料的植入体替代损坏的组织。一种新型生物材料的研制成功往往可以使大批人恢复健康。植入物的病理学反应主要包括两方面的内容。

首先是材料的反应，即材料在生物活体中的响应。主要包括材料在生物环境中被腐蚀、吸收、降解、磨损和失效的情况。腐蚀是体液对材料的化学侵蚀作用，体液对金属植入体有很大的影响；吸收会改变材料的功能特性，使材料的弹性模量降低，屈服应力升高；降解会使材料的理化性质变化，使材料解体而失效，这对高分子和陶瓷材料影响较大。生物系统也会对材料产生积极作用，如新骨长入多孔陶瓷中的孔隙而对其补强增韧。

其次是宿主反应，即生物材料所引起的活体系统对材料的反应，包括材料的植入部位的邻近组织对材料的局部反应，以及远离材料植入部位的组织和器官乃至整个活体系统对材料的全身反应。宿主反应是由构成材料的元素或者分子或其他的降解产物(如微料、碎片等)，在生理环境的作用下，进入邻近组织乃至整个活体系统而造成的；或是来源于材料制品对组织的机械、电化学及其他的一些刺激作用。可能发生的宿主反应包括局部反应、全身毒性反应、致突反应、致敏反应、致畸反应、致癌反应等。按反应的时间长短可将宿主反应分为近期反应和远期反应。宿主反应可能是消极的反应，如细胞毒性、溶血、凝血、刺激性、全身毒性、致敏、致癌、诱变性、致畸及免疫等反应，其将导致组织的、机体的毒副作用和机体对材料的排斥反应；当然宿主反应也有可能是积极的反应，例如，心血管的内膜在人工动脉的表面生长，韧带对软组织的附着，组织长入多孔材料的孔隙，以及硬组织依托植入物重建等，积极反应的结果有利于组织的生长和重建。一种生物材料成功与否主要依据这种材料的试验结果与参照材料的试验结果的对比来判断。参照材料就是指通过标准试验方法确定为合格并重复试验结果的材料。

2.6　生物材料的生物相容性评价

评价生物相容性应从微观至宏观、从局部至整体、从静态至动态等反应过程的规律和结果进行综合性评价。

2.6.1 生物学评价项目的选择

国际标准 ISO 10993-1 是由国际标准化组织医疗器械生物学评价技术委员会(ISO/TC 194)制定的。ISO 10993 的总题目是医疗器械生物学评价，由 18 个部分组成，分别是：实验选择指南、动物福利要求、遗传毒性致癌性和生殖毒性试验、与血液相互作用试验选择、细胞毒性试验体外法、植入后局部反应试验、环氧乙烷灭菌残留量、临床应用、与生物实验有关的材料降解、刺激与致敏试验、全身毒性试验、样品制备与标准样品等[19]。

我国的生物相容性评价内容包括以下方面。

(1)溶血试验评价。利用生物材料或其浸提液进行体外试验，测定细胞溶解和血红蛋白游离的程度，对生物材料的体外溶血性能进行评价。

(2)细胞毒性试验评价。利用体外细胞培养的方法来评价生物材料的潜在细胞毒性。通过琼脂覆盖法、分子过滤法或细胞生长抵制法进行细胞毒性的评价。

(3)急性全身毒性评价。急性全身毒性评价是一种非特异急性毒性试验。将生物材料或其浸提液通过动物静脉或腹腔注入动物体内，观察不同时间动物的一般状态、毒性表现，从而进行评价。

(4)过敏试验评价。将生物材料或其浸提液与豚鼠皮肤接触，检测有无皮肤过敏的潜在可能性，可采用粗制天花粉或血清作为阳性对照组。该试验较为实用。

(5)刺激试验评价。利用生物材料或其浸提液与完整的皮肤、眼结膜、黏膜在一定的时间内接触，评价这种生物材料对皮肤、眼结膜和黏膜的刺激作用，即对皮肤、眼结膜和口腔黏膜的刺激作用。

(6)植入试验评价。将生物材料植入体内的皮下、肌肉、骨骼内，通过肉眼、光学显微镜或电子显微镜观察组织反应，即局部的毒性反应。观察 90 天为短期试验，观察 180 天、360 天为长期试验，可作为亚慢性、慢性试验评价。

(7)热原试验评价。将一定量的生物材料或其浸提液注入兔子体内，在规定的时间内观察其体温变化，以确定浸提液中的含热原量是否符合人体应用要求。

(8)血液相容性试验评价。将生物材料与血液接触，以观察溶血、血栓形成和血浆蛋白组分、补体系统酶与血液有形成分的作用。观察方法包括蛋白吸附测定、血小板黏附测定、凝血酶原时间测定、血浆复钙时间试验、白细胞免疫功能测定和末梢静脉血栓形成试验等。

(9)皮内反应试验。评价组织对生物材料浸提液的局部反应，适用于不宜进行表皮或黏膜试验的情况，还适用于亲水性浸提液。

(10)生物降解试验。生物材料存在潜在的吸收或降解时，该试验可测定材料或其浸提液的可沥滤物和降解产物的吸收、分布、生物转化和消除的过程。

(11)遗传毒性试验评价。利用哺乳动物或非哺乳动物体外细胞培养技术，测定材料引起的基因突变、染色体畸变或对 DNA 的影响，也可通过动物体内的微核试验、哺乳类骨髓遗传毒性试验、哺乳动物生殖细胞遗传测验等技术测定遗传毒性。

(12)致癌性试验评价。通过测试可用于 Ames 试验的标准试验菌株的突变率来考查生物材料的致癌性。

(13)生殖和发育毒性试验。检测生物材料或其浸提液对试验动物的生殖功能，包括不育、流产、死胎、胚胎生长发育和出生后的初期生长发育等的潜在影响。

（14）亚急性毒性试验。将生物材料或其浸提液植入动物体内，观察动物寿命的 10%时间内的毒性反应。方法同急性全身毒性评价。

（15）慢性毒性试验。将生物材料或其浸提液植入动物体内，观察动物寿命的 10%时间以上的毒性反应。

（16）药物动力学试验评价。测定生物材料或其浸提液在生物体内的吸收代谢过程、分布、生物转化、产物降解和有毒的可浸提成分。

2.6.2　生物学评价与新材料研究

新材料是指最近发展或正在发展中的具有比传统材料更为优异性能的材料。目前世界上的传统材料已有几十万种，而新材料种类正以每年大约 5%的速度增长。新材料研究的前沿和杰出代表是组织工程的生物新材料。

随着生物材料和医疗器械在疾病预防、诊断和治疗过程中的地位越来越重要，人们对其应用后的安全性也日趋关注。与人体直接或间接接触的医疗器械和生物材料在用于人体之前都必须进行生物学评价，以减少可能的不安全因素。生物学评价试验的目的是在材料或器械应用于人体之前提供最基本的安全性方面的数据。

生物学评价不仅要对决定不用进行生物学试验说明理由，而且要对确定要进行生物学试验以及进行什么试验有科学的依据。对于生物学评价试验数据的分析，应结合器械预期的应用部位、使用时间、接触途径，以及器械本身的特性，综合分析判断。

生物学评价在新材料的研制和开发上具有一定的指导和规范作用。

2.6.3　生物学评价试验方法及特点

生物学评价的目的是判定由生物材料引起的任何生物学危害，评价其使用可能产生的风险，并尽量将这种风险控制在一个可接受的范围内[20]。然而，在毒理学风险控制中，绝对安全是达不到的，也很难有一种生物材料能保证具有完美的生物相容性。首先，许多被评价的材料与机体相互作用的机制还存在未知性。某种生物材料在体内与生物体会互相产生何种影响，以及它们之间的相互作用机制目前还不能完全了解。另外，生物学评价试验本身因现有技术水平有限而无法达到准确无误的预测效果。其次，生物学评价试验体系本身存在不确定性。生物学评价试验通常包括体外和体内两大试验体系，无论是由体外试验结果来推断体内应用情况，还是由体内动物实验的结果来外推到人，其中存在着许多非等同性因素，所以其推断的结果必定带有一定风险。最后，生物学评价试验的现行标准不完善。生物学评价试验的方法和评判依据主要参照现行标准，而标准推荐的方法并非一定代表当今生物学和医学领域中最先进、最有效和最适合的检测手段。因此，生物学评价应该是建立在一种科学、合理、有效的风险分析基础上的评价，应该以最简单、最直接、最有效的数据来减少评价过程中的不确定性，使生物学评价达到相对安全的水平，即经过生物学评价程序使材料的生物学风险控制在可接受的限度内。

2.7　生物相容性研究及评价展望

了解和评价生物材料的相容性是生物材料科学的热门课题之一。但是，目前对生物相容性既没有确切的定义，也没有精确的测量方法。通常，生物相容性被解释成生物材料在履行一项具体任务时的成效。例如，一位患者体内很多年前植入的人工血管一直使用良好，没有发生堵塞，患者非常健康，临床上就认为这种人工血管是具有良好的生物相容性的。在软组织、硬组织和心血管系统中使用的生物材料的生物相容性必须根据其应用范围给出明确的定义。

生物材料科学评价体系考虑很多道德伦理的因素。例如，如何保障动物实验的有效性？怎样保证接受移植的患者的生命安全？如何协调患者的需要和企业追求更高利润的矛盾？如何减少投资者对生物材料开发应用时的各种偏见？政府和立法机关怎样采取切实可行的措施规范生物材料的生产以及与其相关的试验？

患者需要的是安全长效的生物医疗器械，为了防止未经充分测试的生物材料进入市场，核查不具备生产资格的个人生产生物医疗器械，美国政府通过了食品和药品管理局制定的复杂管理办法。国际标准化组织(International Organization for Standardization，ISO)也在全世界范围内推行了国际化的标准。中国的国家药品监督管理局基本上采用了这些标准，生物材料的主要特征就是这些标准的一个具体体现。这些标准需要同时满足材料学、生物学和临床医学的要求，因此，这方面的花费是巨大的。有关生物材料的法规与标准是否解决了安全性能方面的争议；怎样看待相关规定使医疗费用增加和阻碍医疗仪器的改进；在相关法规的规定下，怎样正确看待与生物材料领域相关的政府、企业、道德和基础研究之间的层层关系，都是今后值得研究的课题。

习题与思考题

2-1　简述生物相容性及其主要种类。

2-2　简述人体生理环境及其模拟。

2-3　材料反应是材料对生物机体作用产生的反应，其结果可导致材料结构破坏和性质改变。其主要包括哪些部分？

2-4　简述高分子材料的水解和降解。

2-5　简述免疫反应及其作用。

2-6　用画图说明金属、高分子和陶瓷植入表面在生物环境下常见的变化。

2-7　试述人类主要组织相容性抗原的主要功能。

2-8　阐述植入区的有机分子对腐蚀速率的影响。

2-9　简述膨胀与浸析对材料性能的影响及其异同点。

2-10　论述我国的生物相容性评价内容并介绍其中的 4 种。

2-11　论述影响血液相容性的因素和改善血液相容性的方法。

参 考 文 献

[1]　BLACK J. Biomaterial performance of materials[M]. New York: Marcel dekker, inc., 1992.

[2]　RATNER B D, HOFFMAN A S, SCHOEN F J, et al. Biomaterials science: host reactions to biomaterials and their evaluation[M]. San Diego: Academic press, 2000.

[3]　吴增树, 李国光, 王定国. 生物材料毒理学以及应用[M]. 成都: 成都科技大学出版社, 1998.

[4]　杨晓芳, 奚廷斐. 生物材料生物相容性评价研究进展[J]. 生物医学工程学杂志, 2001, 18(1): 123-128.

[5]   STANLEY H R. Biological evaluation of dental materials[J]. International dental journal, 1992, 42(1): 37-46.

[6]   SONG Z, FENG H F. Microspheres of biodegradable block copotroceptives[J]. Polymer journal, 1987, 9: 486-489.

[7]   CALLEGARO L, DENTI E. Applications of bioreactors in medicine[J].The international journal of artificial organs, 1983, 6(Suppl 1): 107-110.

[8]   CARR P, BOWERS L. Immobilized enzymes in analytical and clinical chemistry: fundamentals and applications[M]. New York: Wiley, 1980.

[9]   DEAN P D G, JOHNSON W S, MIDDLE F A. Affinity chromatography: a practical approach[M]. Oxford.: IRL press, 1985.

[10]   PARK T G, HOFFMAN A S. Immobilization of arthrobacter simplex in a thermally reversible hydrogel: effect of temperature cycling on steroid conversion[J]. Biotechnology and bioengineering, 1990, 35(2): 152-159.

[11]   GOMBOTZ W R, HOFFMAN A S. In critical reviews in biocompatibility(Vol. 4)[M]. Boca Raton: CRC press, 1987.

[12]   崔福斋, 冯庆玲. 生物材料学[M]. 2版. 北京: 清华大学出版社, 2004.

[13]   TOMLINSON E, DAVIS S S. Site-specific drug delivery: cell biology, medical and pharmaceutical aspects[M]. New York: Wiley, 1986.

[14]   PISSIS P, KYRITSIS A, GALLEGO FERRER G, et al. Water in hydrogels studied by dielectric, thermal and water sorption/diffusion techniques[J]. Subsurface sensing technologies and applications, 2000, 1(4): 417-439.

[15]   CHOWDHURY M N K, ALAM A K M M, DAFADER N C, et al. Radiation processed hydrogel of poly(vinyl alcohol)with biodegradable polysaccharides[J]. Bio-medical materials and engineering, 2006, 16(3): 223-228.

[16]   BRITTBERG M, LINDAHL A, NILSSON A, et al. Treatment of deep cartilage defects in the knee with autologous chondrocyte transplantation[J]. The new England journal of medicine, 1994, 331(14): 889-895.

[17]   GOODFELLOW J. Malignancy and joint replacement[J]. Journal of bone and joint surgery British volume, 1992, 74-B(5): 645.

[18]   SPECTOR M. Anorganic bovine bone and ceramic analogs of bone mineral as implants to facilitate bone regeneration[J]. Clinics in plastic surgery, 1994, 21(3): 437-444.

[19]   张真. 生物材料有效性和安全性评价的现状与趋势[J]. 生物医用工程学杂志, 2002, 19(1): 117-121.

[20]   王欣. 纳米羟基磷灰石-聚乙烯醇复合水凝胶的生物安全性评价[D]. 成都: 四川大学, 2005.

第3章

医用金属材料

3.1 概　述

金属植入材料是用作生物医用材料的合金或纯金属，又称为外科用金属材料或医用金属材料，它是一类生物惰性材料。

金属材料在医学中的应用已有很长的历史，公元前 400～前 300 年，腓尼基人就将金属丝用于修复牙缺失[1]；在中国唐代(618～907 年)，有用银膏补齿的记载[2]，银膏的成分是银、汞和锡，与现代的银汞合金很相似。最先广泛应用于临床治疗的金属材料是具有良好化学稳定性及加工性能的金、银、铂等贵金属，但以修补为主，直到 20 世纪初，不锈钢的开发应用才使得金属材料在生物医疗器材上的应用发展更为广阔[3]。

近 20 年来，与发展迅速的医用高分子材料、医用陶瓷材料、生物医学复合材料以及杂化生物材料和生物医学衍生材料相比，金属植入材料的发展较为缓慢，但由于金属植入材料除了具有其他材料不可比拟的高强度、耐疲劳和易加工等优良性能，一些材料还具有一定的韧性，所以目前在临床应用上仍占有重要地位。金属植入材料通常用于整形外科、牙科等领域，具有治疗、修复固定和置换人体硬组织系统的功能。目前临床应用的金属植入材料主要包括医用贵金属，医用钛、钽、铌、锆等单质金属，以及不锈钢、钴合金、钛合金、镍钛形状记忆合金、磁性合金等。

目前，金属植入材料应用中的主要问题是生理环境的腐蚀所造成的金属离子向周围组织扩散及植入材料自身性质的退变，前者可能导致毒副作用，后者可能导致植入失效。为了改善这些材料表面的生物性能，近代表面改性技术已广泛用于材料的表面处理，使金属植入材料得到了极大的发展，成为当今整形外科等临床医学中不可或缺的材料之一。

3.2　医用金属材料的特性与要求

医用金属材料在服役期内处于人体生理环境中。尽管使用目的各异，具体要求存在一定差异，但均有可能出现如感染、松动、过载、疲劳断裂、磨损、致敏或致癌等问题，必须考虑几个相互关联的因素，即材料性能及其对人体影响等方面，具体包括材料性质、材料加工工艺、器件体内承受的应力和有关组织反应等。因此，要求材料必须具有良好的生物相容性，在体内不产生有害影响，具备适当的力学和理化性能，符合生物力学结构，可行和确切的手术操作技术，以及材料来源广、价格低且加工简易等特点。

3.2.1　金属材料的生物相容性

医用金属材料首先应具有的性能就是生物相容性，即必须使引起的生物学反应最小，无不良刺激、无毒害，不引起毒性反应、免疫反应，或干扰免疫机制，不致癌、不致畸，无炎症反应，不引起感染，不引起排异反应[4]。若植入后需较长时间存在，材料要能有助于愈合和附着。

医用金属材料最重要的性能是金属材料是否有毒性。医用金属材料植入人体后，一般希望能在体内永久或半永久地发挥生理功能，半永久要求金属人工关节至少工作 15 年，在这样一个相当长的时间内，金属表面或多或少会有离子或原子因腐蚀或磨损进入周围生物组织，因此，材料是否对生物组织有毒就成为选择材料的必要条件。当然，某些有毒金属单质与其他金属元素形成合金后，可以减小甚至消除毒性。例如，不锈钢中存在有毒的铁、钴、镍，加入 2%有毒的铍可以减小毒性；加入 20%的铬则可消除毒性并增强耐蚀性。因此，合金的研制对开发新型生物医用材料具有重要意义[5]。

毒性反应与材料释放的化学物质的种类和浓度有关。因此，若在材料中需引入有毒元素来提高其他性能，首先考虑采用合金化来减小或消除毒性，并提高耐蚀性能；其次采用表面保护层和提高光洁度等方法来提高耐蚀性能。

3.2.2 金属材料的力学性能

医用金属材料通常作为受力器件在人体内服役，作为人工关节、人工椎体、骨折内固定钢板、螺钉、骨钉、骨针、牙植入体等。其某些受力状态是相当恶劣的，如人工髋关节，每年要经受约 3.6×10^6 次(以每日一万步计算)可能数倍于人体体重的载荷冲击和磨损。若要使人工髋关节的使用寿命保持在 15 年以上，则材料必须具有优良的力学性能和耐磨性。

1. 强度与弹性模量

人体骨的力学性能因年龄、部位而异，评价骨和材料的力学性能最重要的指标有抗压强度、抗拉强度、屈服强度、弹性模量、疲劳强度和断裂韧性等。人体骨的强度并不是很高，如股骨的抗压强度为 143MPa，具有较低的弹性模量；股骨的纵向弹性模量约为 13.8GPa，径向弹性模量为纵向的 1/3，因此，允许较大的应变，其断裂韧性较高[4]。此外，健康骨骼还具有自行调节能力，不易损坏或断裂。与人体骨相反，医用金属材料通常具有较高的弹性模量，一般高出人体骨一个数量级，即使模量较低的钛合金也高出人体骨 4～5 倍，加之材料不能自行调节状态，因此，材料可能在冲击载荷下发生断裂，如人工髋关节柄部折断。为避免断裂发生，通常要求材料的强度高于人体骨的 3 倍以上。此外，还应有较高的疲劳强度和断裂韧性。表 3-1 为常用金属材料的力学性能。为了保证材料的安全可靠性，在长期临床经验基础上，人们提出用于制作人工髋关节的医用金属材料力学性能的基本要求：屈服强度不低于 450MPa，抗拉强度不低于 800MPa，疲劳强度高于 400MPa，伸长率高于 8%。

表 3-1 常用金属材料力学性能[6]

金属	弹性模量/GPa	抗拉强度/MPa	屈服强度/MPa	伸长率/%	疲劳强度/MPa	硬度(HV)
316 不锈钢	200	600～700	240～300	35～65	260～280	170～200
316L 不锈钢	200	540～620	200～250	50～60	260～280	170～200
铸钴合金	200	655	450	8	316	300
锻钴合金	230	900～1540	380～1050	8～60	24～483	265～450
纯钛	110	405～550	345～485	15～18	310	240
Ti-6Al-4V	124	896	830	10～11	551	380

2. 耐磨性

用于摩擦部件的医用金属材料，*其耐磨性直接影响植入器件的寿命*，如金属人工髋关节与股骨磨损会产生有害的金属微粒或碎屑，这些微粒或碎屑有较高的能量状态，容易与体液发生化学反应，导致磨损局部周围组织的炎症、毒性反应等。金属易于磨损的原因之一是金属内部的滑移系较多，在应力作用下滑移不易受到阻碍。

材料的硬度可以反映材料的耐磨性。硬度是材料抵抗其他物体刻划或压入其表面的能力，也可理解为在固体表面产生局部变形所需的能量。因此，可以通过提高材料的硬度来改善耐磨性。如果提高材料的整体硬度，则可能有损材料的其他特性，如韧性等，通常采用表面处理的方法来使材料表面晶化，使滑移受到阻碍，从而提高材料的表面硬度。在某些场合，还可以考虑选择较为合适的摩擦副，以减少摩擦。例如，采用高密度聚乙烯与钴合金和钛合金配伍，但近来又有聚乙烯磨屑对人体有害的报道。总之，应尽量避免有害磨损产物的出现，并把磨损产物控制在较低量水平。目前，金属的耐磨性还没有得到突破性的改善。因此，人们又把目光集中于陶瓷材料，用金属做关节柄、陶瓷（Al_2O_3、ZTA、Si_3N_4 等）做股骨的人工关节应运而生。

3.2.3　金属材料的腐蚀性能

金属材料的缺点主要是腐蚀问题[7]。植入体内的金属材料浸泡在人体体液，如血液、间质液、淋巴和关节滑液中，人体体液均含有蛋白质、有机酸、碱金属和无机盐，其中 Na^+、K^+、Cl^- 等均是电解质离子，可使金属产生均匀腐蚀。

金属材料的腐蚀，除均匀腐蚀外，还可由成分的不纯（点蚀）、组织的不均匀性（晶间腐蚀）、材料的混用（电偶腐蚀）、应力集中或疲劳断裂（应力腐蚀和疲劳腐蚀）及矫形物如接骨板与钉间作用（缝隙腐蚀）等因素引起。

腐蚀不仅降低或破坏金属材料的力学性能，导致断裂，还产生腐蚀产物，对人体有刺激性和毒性。

3.3　常用医用金属材料

3.3.1　不锈钢

医用不锈钢是一种铁基耐蚀合金，是最早开发的医用合金之一，它以其易加工、价格低廉等优点而得到广泛的应用[3,8]。

1. 分类、组成和性能

最早用于植入的 18-8 不锈钢的强度与耐蚀性能均优于钒钢。随后引入 316 不锈钢，因其含 Mo，能够改善在电解液中的耐蚀性能。20 世纪 50 年代，316 不锈钢的碳含量（质量分数）由 0.08%降低为 0.03%，进一步提高了其在含 Cl 溶液体系中的耐蚀性能，降低了材料致敏性，这就是常见的 316L 不锈钢[9]。

不锈钢一般可分为铁素体不锈钢、马氏体不锈钢、奥氏体不锈钢和沉淀硬化不锈钢四种类型，它们都是基于铁和铬的二元系[9]。

铁素体不锈钢铬含量为 13%～30%（质量分数），碳含量低于 0.25%（质量分数），有时也加入其他合金元素，这种钢不能用热处理来提高强度，一般用于耐蚀性高而强度较低的构件，所以不适于作为生物材料应用。马氏体不锈钢铬含量为 12%～15%(质量分数)，并加入 0.15%～1.0%(质量分数)的碳，由于马氏体不锈钢内碳含量增加，可经热处理提高其硬度和强度，但易引起晶间腐蚀，耐蚀性不如铁素体不锈钢和奥氏体不锈钢，故作为生物材料应用受到一定的限制。奥氏体不锈钢是在铁-铬系统中再加入 8%以上的镍形成铁-铬-镍三元合金，随着碳含量的增加，强度大幅度提高，耐蚀性能优异，常作为生物材料应用。沉淀硬化不锈钢是含有多种元素(如铝、铜、钛、钼等)的合金[9]。

铬(Cr)在不锈钢耐蚀性中起着重要的作用，当钢中铬含量达到 12%左右时，由于钢表面形成一层极薄且致密的铬的氧化膜，阻止了钢基体被继续侵蚀，从而有效地提高了钢基体的耐蚀性能。镍(Ni)和铬起到稳定奥氏体结构的作用，当镍含量为 12%～14%时，可得到单相奥氏体组织，防止其转化为其他性能不佳的结构。钼能提高不锈钢在盐水中对孔蚀的抵抗能力。此外，降低不锈钢中的 Si、Mn 等杂质元素及非金属夹杂物含量，可进一步提高材料的耐蚀性。表 3-2 为现在常用的医用金属材料的成分[3,9,10]。

表 3-2　医用金属材料成分(以质量分数计，%)[9]

元素	316 不锈钢	316L 不锈钢	317L 不锈钢	铸钴合金	锻钴合金	1 级纯钛	Ti-6Al-4V
铁	59.00～70.00			≤0.75	≤3.00	≤0.20	≤0.25
钴	—			57.00～67.00	40.00～56.00		
铬	17.00～20.00		18.00～20.00	27.00～30.00	16.00～21.00	—	—
镍	12.00～14.00		11.00～15.00	≤2.50	9.00～11.00	—	—
钛	—		—	—	—	余量	余量
铝	—		—	—	—		5.50～6.50
钒	—		—	—	—		3.40～4.50
碳	≤0.08	≤0.03		≤0.35	0.05～0.15	—	—
锰	≤2.00			≤1.00	≤2.00	—	—
磷	≤0.03						
硫	≤0.03						
硅	≤0.75			≤0.10	≤0.10	—	—
钼	2.00～4.00		3.00～4.00	5.00～7.00			
钨	—		—	—	14.00～16.00		
氮	—		—	—	—	≤0.03	≤0.05
氢	—		—	—	—	≤0.015	≤0.0125
氧	—		—	—	—	≤0.018	≤0.13
其他							≤0.40（合计）

表 3-3 给出了 316 和 316L 不锈钢的力学性能。显然，退火态的材料硬度与强度较低，而经过冷加工后，材料可以具有更高的强度和硬度。这说明此类材料可以在大范围内调节力学性能。但是也要注意的是，即使 316L 不锈钢在体内的特定环境下也会被腐蚀。例如，在高压或缺氧区域，316L 不锈钢也会受到较大程度的腐蚀。它们适合作为临时装置，如骨折固定板、固定螺钉或销，早先 316L 不锈钢作为节育环被大量使用[9,11]。

表 3-3　316 和 316L 不锈钢材料的力学性能

材料	状态	抗拉强度/MPa	屈服强度/MPa	伸长率/%	洛氏硬度(HRB)
316 不锈钢	退火态	515	205	40	95
	冷精轧	620	310	35	—
	冷加工	860	690	12	300～350
316L 不锈钢	退火态	505	195	40	95
	冷精轧	605	295	35	—
	冷加工	860	690	12	—

2. 生物相容性

医用不锈钢的生物相容性与其在机体内的腐蚀行为及其所造成的腐蚀产物所引起的组织反应有关[8]，其腐蚀行为涉及均匀腐蚀、点蚀、缝隙腐蚀、晶间腐蚀、磨蚀和疲劳腐蚀。点蚀较为常见，一般认为由钼含量不足及外力擦伤、划伤等所致；界面腐蚀也是医用不锈钢的一种重要腐蚀现象，主要由缝隙腐蚀、磨蚀和电偶腐蚀构成，尤其前两种更为常见。常因设计不合理导致应力及磨损，如在骨折固定板与骨钉、椎体与销钉接触界面产生应力集中和磨损。腐蚀会造成金属离子或其他化合物进入周围的组织或整个机体，因此可在机体内引起某些不良组织学反应，如出现水肿、感染、组织坏死等，从而导致疼痛和过敏反应等。在多数情况下，人体只能容忍微量浓度的金属腐蚀物。因此，必须从材料的组成、制造工艺和器件设计等多方面着手，尽量避免不锈钢在人体内的腐蚀和磨损的发生。

大量的临床资料显示，医用不锈钢的腐蚀造成其长期植入的稳定性差，加之其密度和弹性模量与人体硬组织差距较大，导致力学相容性差。因其溶出的镍离子有可能诱发肿瘤的形成及本身无生物活性，难以和生物组织形成牢固结合等，故其应用比例近年呈下降趋势，但医用不锈钢，尤其是 316L 不锈钢，仍以其较好的生物相容性、综合力学性能及简便的加工工艺和低成本在骨科、口腔修复和替换中占有重要的地位。

3. 临床应用

医用不锈钢在齿科和骨科中应用得最为广泛[8,11]。

1）齿科

医用不锈钢广泛应用于镶牙、齿科矫形、牙根种植及辅助器件。例如，各种齿桥、齿冠、卡环、基托、固定支架等，各种规格的义齿、牙列矫形弓丝、嵌件和颅骨缺损修复等。

2）人工关节和骨折内固定器

医用不锈钢可制作人工肩关节、肘关节、全髋关节、半髋关节、膝关节、踝关节、腕关节及指关节，以及各种规格的皮质骨和松质骨加压螺钉、脊椎钉、骨牵引钢丝、人工椎体和颅骨板等，这些植入件可替代生物体内因关节炎或外伤损坏的关节，应用于骨折修复、骨排列错位校正、慢性脊柱矫形和颅骨缺损修复等。

3）心血管系统

医用不锈钢广泛应用于各种传感器、植入电极的外壳和合金导线，可制作人工心脏瓣膜、血管内扩张支架等。

4）其他

医用不锈钢在其他方面也获得了广泛的应用，如用于各种眼科缝线、人工眼导线、眼眶填充、固定环等。

4. 加工处理

图 3-1 是冷加工对 302 不锈钢抗拉强度、屈服强度和延伸率的影响。如果没有中间热处理过程就不能对 302 不锈钢进行冷加工。热处理的原则是不应导致合金在晶界处 Cr4C 析出，否则容易使合金产生点蚀。同理，奥氏体不锈钢植入器件的制造仅采用机械加工的方法，一般不采用焊接。这是因为一方面焊缝处易产生腐蚀；另一方面焊接过程高温作用可导致在晶界或焊缝处 Cr4C 析出，造成点蚀。

通常热处理会引起成分的变化，这个问题可通过控制加热的均匀性以及使用合理的热处理工艺加以解决。另一个在热处理过程中不希望出现的结果就是在表面形成氧化层，这必须通过化学、酸蚀或机械喷砂的方法去除。去除氧化层后，部件表面被磨光成镜面或无光泽的端面，然后清洗表面，去掉油污和在硝酸中形成表面钝化层，在包装和杀菌前需要再清洗一次表面。

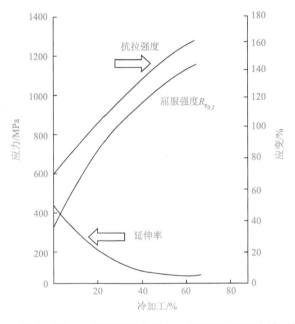

图 3-1   冷加工对 302 不锈钢抗拉强度、屈服强度及延伸率的影响

3.3.2   钴合金

钴合金通常是指 Co-Cr 合金，此合金基本上分为两类：一类是 Co-Cr-Mo 合金，一般通过铸造加工；另一类是 Co-Ni-Cr-Mo 合金，一般通过热锻加工。铸造 Co-Cr-Mo 合金已经在牙科方面应用了几十年，目前主要用于制造人工关节连接件[9]。锻造 Co-Ni-Cr-Mo 合金主要用于制造关节替换假体连接件的主干，它可承受重载荷，如膝关节和髋关节等。

1. 分类、组成和性能

钴合金是以 Co 和 Cr 为基本成分所形成的固溶体。一般含有 Cr、Ni、W 等合金元素，其组织通常为奥氏体基体和碳化物强化相。Ni 元素起稳定奥氏体相的作用。Cr 元素的主要作用为提高耐蚀性，形成碳化物。Mo 元素加入其中形成细小微粒，使其在铸造或锻造后强度增大。W 元素起固溶强化作用，C 元素使其形成碳化物[9]。

美国材料与试验协会(American Society for Testing and Materials，ASTM)推荐了四种外科

植入中使用的钴合金，它们分别是：①铸造 Co-Cr-Mo 合金(F76)；②锻造 Co-Cr-W-Ni 合金(F90)；③锻造 Co-Ni-Cr-Mo 合金(F562)；④锻造 Co-Ni-Cr-Mo-W-Fe 合金(F563)。表 3-4 给出了包括上面四种在内的常见的钴合金的成分[10]，这些合金的组成有很大差异。

表 3-4　钴合金成分(以质量分数计，%)[9]

元素	铸造 Co-Cr-Mo 合金	锻造 Co-Cr-Mo 合金	热等静压 Co-Cr-Mo 合金	锻造 Co-Cr-W-Ni 合金	锻造 Co-Ni-Cr-Mo 合金	锻造 Co-Ni-Cr-Mo-W-Fe 合金
Ni	<2.50	<1.00	0.14	9.00～11.00	33.00～37.0	15.00～25.00
Cr	26.50～30.00	26.00～28.00	27.00～30.00	19.00～21.00	19.00～21.00	18.00～22.00
Mo	4.50～7.00	5.00～7.00	5.81	—	9.00～10.50	3.00～4.00
W	—	—	—	14.00～16.00	—	3.00～4.00
Fe	<1.00	<0.75	0.15	<3.00	<1.00	4.00～6.00
Ti	—	—	—	—	<1.00	0.50～3.50
C	<0.35	<0.05	0.23	<0.05～0.15	<0.025	<0.05
Mn	<1.00	<0.10	0.40	<2.00	<0.15	<1.00
Si	<1.00	<0.10	—	<1.00	<0.15	<0.50
S	—	—	—	—	<0.01	<0.01
Co	其余	其余	其余	其余	其余	其余

锻造 Co-Ni-Cr-Mo 合金是一种最有名的钴合金，最初称为 MP35N(钢铁公司公布的标准)，它大约含有 Ni35%(质量分数)和 Co35%(质量分数)，这种合金在压力下对海水(含有 Cl⁻)有很强的耐蚀性，冷加工可大大增加它的强度。然而，在冷处理过程中存在很大的问题，特别是在制造大件如骨关节柄时，因为冷加工在提高材料力学性能的同时，也增加了材料的加工难度。因此，现在采用热锻方法制造这种合金的植入器械。

锻造 Co-Ni-Cr-Mo 合金和铸造 Co-Cr-Mo 合金具有相似的耐磨性能(在关节模拟测试中大约是每年被磨损 0.14mm)，由于耐磨性能较差，不提倡用来制作关节假体的摩擦面。锻造 Co-Ni-Cr-Mo 合金具有很高的疲劳强度和极限抗拉强度，即使植入很长时间，也很少会发生断裂，人工膝关节主体就是一个很好的例子。当植入体不得不被另外一个所代替时，这种优势就更值得重视了。要取出深埋在股骨骨髓腔中坏掉的植入体是非常困难的，而且植入体固定性较差，所以返修关节的功能通常比原来的要差[8,11]。

表 3-5 给出了典型钴合金具有的几种重要的力学性能[9,10]。事实上，如同其他合金，强度提高的同时塑性也会降低。钴合金的弹性模量不随极限抗拉强度的变化而变化。它的弹性模量为 220～234GPa。铸造和锻造钴合金都具有优良的耐蚀性能。在 37℃模拟体液中，Ni 从锻造 Co-Ni-Cr-Mo 合金和 316L 不锈钢的逸出速率试验得到非常有趣的结果，虽然最初钴合金有更多的镍离子进入溶液，但是这两种合金逸出速率大致均在 3×10^{-10}g/(cm²·d)。

医用钴合金的力学性能不仅与其成分密切相关，还与其制造工艺有关。表 3-5 中的四种钴合金中，只有 Co-Cr-Mo 合金可以在铸态下直接应用，其他三类均为锻造钴合金。医用钴合金的制造加工方法主要有精密铸造、机械变形加工和粉末冶金三种。

精密铸造多用于制造形状复杂的制品，Co-Cr-Mo 合金具有较宽的力学性能范围，在大多数情况下可满足临床的要求。在需要时也可采用固溶退火、锻造、热等静压来改善其组织缺陷，提高疲劳强度和力学性能，但后者因成本太高而很少采用。

表 3-5   典型钴合金力学性能[9]

种类	状态	屈服强度/MPa	抗拉强度/MPa	伸长率/%	疲劳强度/MPa
Co-Cr-Mo	铸造	515	725	9.0	250
	固溶退火	533	1143	15.0	280
	锻造	962	1507	28.0	897
	退火(ASTM)	450	665	8.0	—
Co-Cr-W-Ni	退火	350	862	60.0	345
	冷加工	1310	1510	12.0	586
	退火(ASTM)	310	860	10.0	—
Co-Ni-Cr-Mo	固溶退火	240~655	795~1000	50.0	—
	冷加工时效	1585	1790	8.0	—
Co-Ni-Cr-Mo-W-Fe	退火	275	600	50.0	—
	冷加工	828	1000	18.0	—
	退火(ISO)	276	600	50.0	—

机械变形加工可使合金的铸态结构破碎，并得到晶粒细微的纤维状组织，提高力学性能。常用的机械变形加工工艺有热轧、轧制、挤压和冲压。同铸造 Co-Cr-Mo 合金相比，锻造钴合金力学性能更优(表 3-5)。锻造钴合金的人工髋关节在人体内发生疲劳断裂的概率大大减小。

粉末冶金工艺是先将合金制成粉末，然后通过烧结得到相应的制品。为了提高烧结体的密度，多采用热等静压烧结工艺，但其成本高，应用受到限制。

无论采用何种工艺生产钴合金植入件，为了得到良好的光洁表面，必须对植入件进行加工、打磨和抛光。当涉及钴合金的焊接时，一般采用电子束焊或钨极氩弧焊。

2. 生物相容性

钴合金在人体内多保持钝化状态，很少有腐蚀现象，与不锈钢相比，其钝化膜更稳定，耐蚀性更好。从耐蚀性看，它也是医用金属材料中最好的，一般认为植入人体后没有明显的组织学反应。但用铸造钴合金制作的人工髋关节在体内的松动率较高，其原因是金属磨损腐蚀造成 Co、Ni 等离子溶出，在体内引起巨细胞和组织坏死，从而导致患者疼痛及关节的松动、下沉。钴、镍、铬还可以引起皮肤过敏反应，其中以钴最为严重[8,11]。

3. 临床应用

医用钴合金和医用不锈钢是医用金属材料中应用最广泛的两类材料。相对于医用不锈钢，前者更适于制造体内承载苛刻、耐蚀性要求较高的长期植入件，其品种主要有各类人工关节及整形外科植入物，在心脏外科、齿科等领域均有应用[8,11]。

4. 钴合金植入器件的制造

钴合金的制造加工方法有精密铸造、机械变形加工和粉末冶金三种[11]。

1)精密铸造

Co-Cr-Mo 合金对加工硬化特别敏感，以至于那些可用于普通金属的常用制造工艺并不适用于这种钴合金，一般可用密封铸造的方法加工，步骤如下。

(1)制造一个设计好成分的石蜡模型。

(2)在模型上涂一层耐火材料。首先涂一层薄的氧化硅的硅酸乙酯悬浊液，干燥后再覆上一层，直至达到一定厚度。

(3)石蜡在熔炉里熔化，温度为 100~150℃。

(4)将模型加热到高温，使残余石蜡燃烧或变成气态。

(5)熔化的合金在重力或离心力的作用下进入模型中，模型温度为 800～1000℃，合金溶液温度为 1350～1400℃。

(6)从铸件上去除壳型并清理表面。

2)机械变形加工

为了提高其性能，钴合金植入物也会采用机械变形加工工艺。机械变形加工可使合金的铸态结构破碎并得到晶粒细微的纤维状组织。通常采用的机械变形加工工艺有热锻、轧制、挤压和冲压。同铸造 Co-Cr-Mo 合金不同，锻造钴合金具有优异的力学性能。

3)粉末冶金

先制取钴合金粉末，然后通过烧结工艺得到相应的制品。烧结粉末内部结构组织具有均匀的极小铸粒，因此烧结后的制品组织结构和性能均匀一致。用粉末冶金方法制成的植入物具有良好的强度、韧性，并且具有较好的疲劳强度。为了提高粉末冶金的致密度，也可采用热等静压等工艺。

3.3.3　钛和钛合金

钛和钛合金作为植入材料可以追溯至 20 世纪 30 年代[8,12]。动物实验发现，钛用在猫的股骨里，与不锈钢、Co-Cr-Mo 合金一样，都具有良好的生物相容性。钛的密度小(钛的密度为 4.5g/cm^3，316 不锈钢的密度为 7.9g/cm^3)且具有良好的化学稳定性，适合作为植入材料。纯钛的力学性能较差，因此钛合金逐渐得到开发和应用。70 年代中期，力学性能更加优异、耐蚀性和生物相容性与纯钛极为相似的 Ti-6Al-4V 成功应用于临床[8,11,12]。

1. 分类、组成和性能

表 3-6 给出了在外科植入中运用的 Ti 金属材料的四个级别，它们之间的区别在于杂质含量不同[11]。O、N、C、H 与 Ti 形成间隙固溶体，Fe 与 Ti 形成置换固溶体。杂质元素的含量过大会形成脆性化合物。O、N 和 C 能提高 Ti 的强度，降低其塑性。Ti 很容易吸氢，H 含量过高会产生氢脆，降低其韧性。微量的 Fe 对 Ti 性能的影响不像 O、N、C 那样强烈。

Ti-6Al-4V 是一种广泛用于制造植入器械的钛合金，它的化学成分如表 3-6 所示，力学性能如表 3-7 所示。这种合金的主要合金元素是 Al(5.5%～6.5%，质量分数)和 V(3.5%～4.5%，质量分数)。

表 3-6　Ti 和 Ti 合金化学成分组成(以质量分数计，%)[13,14]

元素	I	II	III	IV	Ti-6Al-4V
氮	0.03	0.03	0.05	0.05	0.05
碳	0.10	0.10	0.10	0.10	0.08
氢	0.015	0.015	0.015	0.015	0.0125
铁	0.20	0.30	0.30	0.50	0.25
氧	0.18	0.25	0.35	0.40	0.13
钛	—	—	余量	—	—

表 3-7　Ti 及 Ti 合金的力学性能[14]

性能	Ⅰ	Ⅱ	Ⅲ	Ⅳ	Ti-6Al-4V
抗拉强度/MPa	240	345	450	550	860
屈服强度/MPa	170	275	380	485	795
伸长率/%	24	20	18	15	10
断面收缩率/%	30	30	30	25	25

　　纯 Ti 是银白色的，属于轻金属，熔点为 1668℃，强度高，约为 Al 的 6 倍，弹性模量较低，导热性差，膨胀系数较小。Ti 有两种同素异构结构。在 882℃以下为密排六方结构(α 相)，高于 882℃时为体心立方结构(β 相)。合金元素的加入使钛合金的性能在较大范围内发生变化。Al 倾向于使 α 相稳定，即提高了 β 相到 α 相的转变温度(图 3-2)。V 降低 α 相到 β 相的转变温度而使 β 相稳定。α 合金的显微结构是单相 α，具有良好的焊接性能。高的 Al 含量提高了合金的稳定性，使合金具有高的强度和高温(300~600℃)抗氧化性能。这几种合金都是单相的，所以它们不能通过热处理来提高强度。加入适量 β 相稳定元素，使强度更高的 β 相在转变温度以下存在，致使出现两相组织。在固溶温度下通过热处理会出现 β 相沉淀物，然后淬火，在较低温度下进行时效处理后出现 β 相沉淀物，促使一些细小的 α 相粒子从 α 相分离的亚稳态 β 相中析出，这比退火态 $\alpha+\beta$ 结构的强度要高。增加 β 相稳定元素的含量(在 Ti-13V-11Cr-3Al 中 V 的质量分数为 13%)会导致形成更多的 β 相结构，β 相可经热处理得到强化[12]。

　　商业用纯 Ti 和 Ti-6Al-4V 的力学性能如表 3-7 所示，它们的弹性模量约为 110GPa，大约是钴合金的 1/2。钛是目前已知的生物亲和性最好的金属之一，钛易与氧反应形成致密氧化钛(TiO_2)钝化膜，植入后引起的组织反应轻微。凝胶状态的 TiO_2 膜甚至具有诱导体液中钙离子、磷离子沉积生成磷灰石的能力，表现出一定的生物活性和骨结合能力，尤其适合骨内埋植。

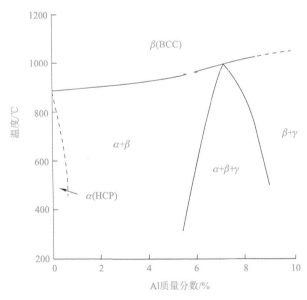

图 3-2　Ti-6Al-4V 的部分相图

钛合金的研制始于宇航结构材料开发，随后转入医学应用，现在最常用的钛合金为 TC4 (Ti-6Al-4V)[12]。从表 3-7 中可以发现，随着杂质含量的增多，材料的强度增高，其延展性降低。材料的强度从远低于 316 不锈钢或钴合金到与铸造 Co-Cr-Mo 合金或退火态 316 不锈钢大致相等。然而，当考虑材料的比强度(单位质量的强度)时，钛合金就优于其他金属植入材料。不过，钛的抗剪强度很差，使之在作为内固定螺钉、内固定板或类似应用中效果不是很理想。在与它们自身或其他材料发生相接触的滑动时，容易被磨损或粘住。为了进一步改善钛合金疲劳强度和断裂韧性不理想、弹性模量偏高、含有毒性元素钒(V)等问题，国内外又开发出许多具有更好生物相容性和综合力学性能的新型医用钛合金，见表 3-8[10]。

表 3-8　国内外新型医用钛合金性能比较

国家	名义成分	力学性能							说明
		σ_b/MPa	$\sigma_{0.2}$/MPa	δ/%	φ/%	σ_{-1}/MPa	K_{1c}/MPa	E/GPa	
日本	Ti-15Mo-5Zr-3Al	1284	1312	11	48			75～85	低弹性模量
日本	Ti-15Zr-4Mo-2Ta-02Pd	756	671	23	54				生物相容性好
日本	Ti-15Sn-4Nb-2Ta-02Pd	990	833	14	49				生物相容性好
德国	Ti-5Al-2.5Fe	1033	914	15	39			105	以 Fe 代 V
瑞士	Ti-6Al-7Nb	1024	921	14	42			110	高疲劳强度
德国	Ti-30Ta							60～80	低弹性模量、生物相容性好
美国	Ti-13Nb-13Zr	1030	900	15	45		53	50～79	低弹性模量、生物相容性好
美国	Ti-12Mo-6Zr-2Fe	1000	1060	18	64	418	88	74～85	低弹性模量、生物相容性好
美国	Ti-15Mo-3Nb(21SRx)	1034	1000	14				79～83	低弹性模量、生物相容性好
美国	Ti-35Zr-10Nb	1050	1020	14				80～100	低弹性模量、生物相容性好
中国	TAMZ	850	650	15	50	431	93	105	综合力学性能好、生物相容性好

2. 生物相容性

钛及钛合金的缺点是硬度较低，耐磨性差[15]。若磨损发生，首先导致 TiO_2 膜破坏，随后磨损的颗粒腐蚀产物进入生物组织，尤其是 Ti-6Al-4V 中含有毒性的钒可导致植入物的失效。为了改善钛及钛合金的耐磨性能，可将钛制品表面进行高温离子氮化及应用离子注入技术处理，通过引起晶格畸变，使制品表面呈压力状态，从而提高硬度和耐磨性。离子氮化后的纯钛及合金硬度分别提高 7 倍和 2 倍。纯钛的磨损率降低到原来的 1/6，钛合金的磨损率降低到原来的 1/2；氮化后钛及钛合金的年腐蚀率是非氮化钛及钛合金的 1/3。动物实验表明，组织对表面渗氮钛及钛合金反应轻微，材料无毒性。此外，利用离子注入技术，可在钛及钛合金表面注入氮离子，使其表面生成氮化钛陶瓷涂层，大大提高钛制品的耐磨和耐蚀性能，如 TC4 氮化前后，制品在模拟体液中的年腐蚀率降低至原来的 1/3。

3. 临床应用

钛及钛合金具有优异的使用特性，被世界公认为是生物医疗领域优异的金属材料，采用钛及钛合金制造的股骨、髋关节、肱骨、颅骨、膝关节、肘关节、肩关节、掌指关节、颌骨以及心脏瓣膜、肾瓣膜、血管扩张器、夹板、假体、紧固螺钉等上百种植入件取得了良好的效果，被医学界给予了很高的评价[8,10]。

4. 钛和钛合金植入器件的制造

钛是非常活跃的元素，在高温有氧气存在时甚至能燃烧，因此高温加工处理需在惰性气氛或真空条件下进行。氧容易扩散进入钛使材料变脆，因此，任何加热处理或锻造都应在低于 925℃ 的条件下进行。钛易磨损，在机械加工过程中易黏刀，使加工变得困难，因此可采用电化学加工方法[12]解决这一问题。

3.3.4 齿科用金属

1. 齿科汞齐

汞齐是一种含有汞的合金[16]。汞在室温下是液态，它能与其他金属(如银、锡等)反应，形成一种塑性物质，将其填入龋洞中，汞齐随着时间推移发生硬化(凝固)[17]。牙医在填补龋洞时，一般先在机械研磨器中将微粒状的固态合金和汞混合，材料变得容易变形，方便操作，然后填充进准备好的龋洞中[18,19]。固态合金的成分是：至少 65%(质量分数)的银，不超过 29%(质量分数)的锡、6%(质量分数)的铜、2%(质量分数)的锌和 3%(质量分数)的汞。固态合金与汞混合后的固化反应如下：

$$\gamma + Hg \longrightarrow \gamma + \gamma_1 + \gamma_2$$

其中，γ 相是 Ag_3Sn；γ_1 相是 Ag_2Hg_3；γ_2 相是 Sn_7Hg。银-锡二元相图如图 3-3 所示。

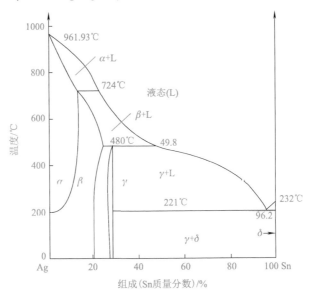

图 3-3　银-锡二元相图

Ag-Sn-Hg 三元相图[11,19]表明，在很大的组成范围内上述三种相都会存在。当完全凝固时，汞齐一般含有 45%～55%(质量分数)的汞、35%～45%(质量分数)的银及约 15%(质量分数)的锡。在凝固过程中，汞齐的强度逐渐增加，1h 后就达到了极限强度的 1/4，1 天后几乎达到了极限强度。

现在应用的汞齐的银合金粉在组成、形状及包装等方面都有了较大改变。在组成方面增加了铜含量，减少了银含量，使汞齐既提高了强度又降低了成本。传统的银合金粉制品是按比例配料后，在无氧高温条件下熔化，浇铸成锭，再用机械切削粉碎成微细粉末，因此在显微镜下为片状不规则形。如果将银合金粉在真空条件下熔化并雾化制粉，则在显微镜下观察为圆球形颗粒，又称球形银合金粉。由于球形粉末的表面积比不规则粉末的表面积小，故调和时所需汞的量也少，因此提高了汞齐的强度。另外，在包装方面使用胶囊包装取代传统的瓶装，按比例将一定量的汞和银粉末分别装于胶囊隔膜两侧，在两者调和后完成汞齐化。这样既减少了汞的污染又节约了原材料，并提高了汞齐的性能[15]。

2. 金和金合金

金和金合金的耐久性、稳定性和耐蚀性使它们在牙科上成为很有用的金属[8,11]。金填充物通过两种方法处理：锻造和锻压。铸造模型的制造过程如下：取出一个在预备的空间形成的石蜡印痕，再用一种材料(如氧化硅石膏，它可以承受高温)根据印痕制成模子，最后在模子里浇铸金的模型。患者在此期间被安上暂时的填充物。金合金具有比纯金更优越的力学性能，所以一般用模铸法制备。如果这些合金含有 75%(质量分数)或更多的金和其他贵金属，它们就能保留其良好的耐蚀性。铜与金形成的合金可显著提高其强度。铂也能改善其强度，但添加量不能超过 4%，否则合金的熔点会提高。银的加入可抵消铜的颜色。加入少量的锌可降低其熔点，并排出在熔化过程中形成的氧。不同成分的金合金各有用途。金含量超过 83%(质量分数)的合金较软，用于镶嵌，但其硬度太低而不能承受太大的压力。金含量少的较硬合金用于牙冠和尖端处，可承受较大的压力。

牙冠的修复过程如下：将金箔一层层填入牙孔洞中，除气后，在室温下通过压力焊接。在这种焊接技术中，金属层通过原子从一层到另一层的热扩散而结合在一起。在这个过程中要求有紧密的连接，所以防止污染尤其重要。纯金相对较软，牙冠修复的应用范围因其不能承受大的压力而受到限制。

3. Ni-Ti 合金

Ni-Ti 合金具有形状记忆的特性。当材料变形后再对它加热，它能迅速恢复到先前的形状，这种现象就称为形状记忆效应[20]。Ni-Ti 合金的这种效应是美国海军研究实验室的 Buehler 和 Wiley 首先发现的。微米晶态的 Ni-Ti 合金在接近室温时就展现出奇特的形状记忆效应：当温度低于转变温度时进行塑性变形，温度升高，它就会恢复到原始形状。形状记忆效应与无扩散马氏体相变有关，本质上就是热弹性。热弹性行为归因于母相和马氏体的排序。热弹性马氏体相变表现出下列普遍特点[20]。

(1)在 M_s 以下冷却材料可促使马氏体形成，M_s 定义为马氏体转变开始温度。在 M_s 以上，通过施加机械应力也可以诱发马氏体形成。

(2)在疲劳极限内施加应力会使 M_s 和 A_s(奥氏体转变开始温度)升高，升高程度与施加的应力成比例。

(3)这种材料比大部分金属材料更有弹性。

(4)转变是可逆的。

形状记忆合金的典型应用有拱形牙齿矫正、动脉血管支架、静脉过滤器、颅内抗神经衰竭钳、人工心脏的人工收缩肌肉、整形外科植入物和其他医疗装置。

为了开发这样的装置，充分地了解与马氏体相变相关的力学行为和热学行为是必要的。含 55%(质量分数)Ni 的 Ni-Ti 合金是单相组织，具有机械形状记忆的特性和其他一些特性，如阻止高频振动，诱导热能转变为机械能，良好的抗疲劳特性，低温下的高延展性等。在富 Ni 区产生的第二组合金能够通过热处理得到更高的硬度。当 Ni 含量(质量分数)接近 60%时，合金的形状记忆效应减弱，可加工性能迅速提高。55-Ni 和 66-Ni 合金具有相对较低的弹性模量，比不锈钢、Ni-Cr、Co-Cr 等合金更具韧性和弹性。

形状记忆效应在 55-Ni 合金的制备阶段通过改变最终退火温度来控制[8]。对大部分形状记忆效应来说，在 482～510℃把试样压制成设计好的形状。在形状恢复温度以下改变退火后材料的形状，如果变形没有超过晶体应变的极限（在张力方向的应变小于 8%），再加热材料将出现形状恢复。同时，Ni-Ti 合金具有良好的生物相容性和耐蚀性能。Ni-Ti 合金的力学性能对组成成分的化学计量比、热处理过程和机械加工过程尤其敏感（典型成分在表 3-9 中给出）。

表 3-9　Ni-Ti 合金化学组成

元素	组成(质量分数)/%	元素	组成(质量分数)/%
Ni	54.01	Mn	0.64
Co	0.64	Fe	0.66
Cr	0.76	Ti	余量

差示扫描量热法（differential scanning calorimetry, DSC）是测量材料热容（特征温度参数）的一种有效方法。图 3-4 给出了典型 Ni-Ti 合金的 DSC 曲线，并确定了相关参数。曲线上的两个峰分别对应冷却时马氏体的转变温度 M_s、M_f 和加热时奥氏体的转变温度 A_s、A_f，下标 s 和下标 f 分别表示转变开始和转变结束。相应地，用比热容对温度关系线与图中横线所围的区域面积来计算相转变所消耗的热量。

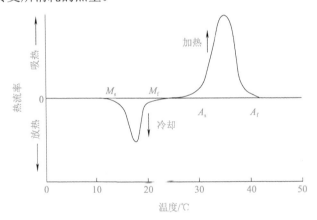

图 3-4　典型 Ni-Ti 合金的 DSC 曲线

Ni-Ti 合金的弯矩对弯折角的典型关系曲线如图 3-5 所示[11]，曲线在 0℃和室温下测得。从图 3-5 中可以看到，变形后的试样在室温时几乎完全恢复到它们的原始形状，这说明它们的转变温度接近室温。从这些曲线中，可运用直线段部分来计算合金的弹性模量。由表 3-10 中给出的结果表明，即使在较高温度时 Ni-Ti 合金的弹性模量也越高。

表 3-10　Ni-Ti 合金的弹性性能

试验温度	弹性刚度/[10^{-4}N·m/(°)]	弹性模量/GPa
0℃	1.58	31
室温	4.86	70

临床应用时，形状记忆合金显示出巨大的优越性[20]。可先在形状记忆合金发生形状记忆现象的临界转变温度下制成所需固定形状，冷却到马氏体相，记忆此固定形状。再将马氏体

相时的合金形变成易于手术操作的形状，进行植入手术，在体内达到临界转变温度时，合金就恢复到原有形状。其实，形状记忆合金可以用到很多方面的骨修复病例中，其具体操作是先将形状记忆合金做到体温时所需要的形状，然后在手术时将其张开，把所要固定的骨固定住，形状记忆合金在体温的作用下恢复到体温时的形状，将骨夹紧，这样就减少了在手术过程中螺钉的使用，从而减少了对骨的创伤。

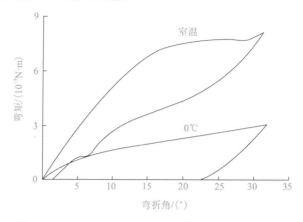

图 3-5　Ni-Ti 合金在 0℃和室温时的弯矩-弯折角曲线

3.3.5　其他金属

其他金属(如钽、铂、铌等)已应用于一些特殊的植入器械中。

1. 医用钽

钽发现于 1802 年，1903 年被用作外科植入材料。纯钽为银灰色难熔金属，熔点为 2996℃。钽的晶体结构为体心立方。钽是化学活性很高的金属，即使在生理或其他环境中，甚至在缺氧的状态下，其表面也能立即生成一层化学性能稳定的钝化膜，从而使钽具有很好的化学稳定性和抗生理腐蚀性，并具有良好的生物相容性。钽植入骨内能与周围生成的新骨直接接触。研究表明，多孔金属钽在其表面进行生物活化处理后，植入动物体内，孔内有新骨生成，即具有诱导成骨性。这表明金属钽具有优良的生物学性能[21]。

钽合金力学性能见表 3-11。钽可加工成板、带、丝材，用于制造骨板、骨钉、夹板、缝合针等外科植入器件。临床上，钽片用于修补颅盖，钽丝可缝合神经、肌腱和血管，钽板可用于修补骨缺损，钽网可用于修补肌肉组织。此外，在血管金属支架表面镀一层钽，能明显提高血管支架的抗血栓性能。通过制造工艺控制和冷加工处理，钽也可以用于承力部位的修复[21,22]。

表 3-11　钽合金力学性能[9]

性能	完全退火	冷加工
抗拉强度/MPa	205	515
屈服强度/MPa	140	345
伸长率/%	20～30	2
弹性模量/GPa	—	190

2. 医用铂

铂是一种银白色金属，俗称白金。晶体结构为面心立方。铂具有高熔点、高沸点和低蒸气压的特点，铂的化学性质稳定。铂的主要物理性能如下：密度为 21.45g/cm³（20℃），熔点为 1769℃，电阻率为 9.85μΩ·cm（0℃）[9]。

常见的铂合金有铂铱合金、铂金合金和铂银合金，它们均具有极好的耐蚀性能和物理化学稳定性。用铂及其合金制造的微探针广泛用于人体神经系统的各种植入性检测及修复用电子装置和心脏起搏器等。铂及其合金的力学性能较差且成本较高，因此限制了其在医学上的推广应用[11]。

3. 医用铌

铌为难熔金属，熔点为 2467℃，其晶体结构为体心立方。纯铌的密度为 8.5g/cm³。铌和钽的化学性质很相似，具有良好的化学稳定性和耐蚀性能。铌与很多腐蚀介质在冷态或稍热的条件下不起反应，铌在空气中只在温度高于 200℃时才明显氧化[9]。铌和 Cl、H、N 分别在 200℃、250℃、400℃时才发生反应。

铌的力学性能见表 3-12。铌可通过锻造、轧制或拉拔等工序加工成棒、板、管、丝和异型材等。铌容易磨损和黏结刀具，切削加工时宜采用油水乳化液冷却，以保持刀具刃部的锋利性。医用铌一般采用高纯铌，铌在医学方面与钽类似，如制髓内钉等。由于其来源和经济原因，医用铌的应用受到很大的限制[23,24]。

表 3-12　铌的力学性能[25]

性能	完全退火	冷加工
抗拉强度/MPa	275	300～1000
显微硬度/MPa	600～1100	1100～1800
伸长率/%	10～25	—

3.4　医用金属材料的腐蚀

材料与周围介质的化学、电化学或物理溶解作用而导致的破坏过程称为腐蚀过程，简称腐蚀。腐蚀是金属与它所处的环境之间发生的一种不希望出现的化学反应，将会导致金属形成氧化物、氢氧化物或其他化合物而持续析出[7]。

3.4.1　腐蚀的机理

金属和合金的腐蚀本质上都是电化学腐蚀。电化学腐蚀原理与原电池的工作原理类似，要形成电化学腐蚀必须满足以下三个基本条件：①有两个或两个以上的不同电极电位的物体存在或同一物体具有不同电极电位的区域，可以形成阳、阴极；②电极之间需要有导体相接或直接接触；③有电解液存在。如果这三个基本条件存在，则可形成电化学腐蚀。

腐蚀过程产生了电子的传递[11]，如图 3-6 所示，产生电子的称为阳极（发生氧化反应），消耗电子的称为阴极（发生还原反应），在任何金属表面都可产生阴极还原，而在阳极氧化产生腐蚀。

大多数金属腐蚀是通过溶液的相互作用和氧化作用产生的，溶解的金属离子和电子可形成电位，这种电位称为电极电位。电极电

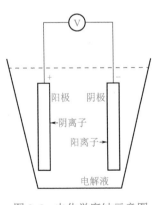

图 3-6　电化学腐蚀示意图

位与金属和溶液的性质有关。任何一种材料的电极电位都可用标准氢电极测量。如果两种金属在某一介质中进行接触，各个金属离子的电极电位不同，电极电位越高越易成为阴极，电极电位越低越易成为阳极，腐蚀在阳极产生。

从微观水平来看，硬质合金钢含有铁氧体，铁氧体为阳极，碳化物为阴极，腐蚀易在铁氧体上产生。金属材料的晶粒和晶界之间也有较高的反应性，晶粒为阴极，晶界为阳极，腐蚀在金属材料的晶界处产生，形成晶界腐蚀[7]。

当电解液中氧分压不同时，氧浓度较高的水溶液易产生电子的消耗，具体反应如下：

$$2H_2O + O_2 + 4e^- \longrightarrow 4OH^-$$

而氧浓度较低的水溶液或某物质的内部作为阳极，可以提供电子，腐蚀将在阳极产生。

另外，外应力加速腐蚀的现象称为应力腐蚀[7]。应力腐蚀在重复载荷的情况下尤为突出，可表现为疲劳腐蚀。一般来说，凡是能施加应力或产生变形的材料区域都可作为阳极，而同种材料的其他区域作为阴极，应力集中区域比非应力集中区域有较高的能级，所以在应力集中区域易形成腐蚀。大多数植入材料会出现应力腐蚀而开裂，所以在临床应用中，金属材料作为某受损组织器官的固定装置使用时，需考虑部件选材及形状，应尽量减少部件的弯曲或扭曲，这样可延缓由于应力的集中所造成的部件损失。例如，316L 不锈钢在模拟生理溶液中的裂纹扩展率明显高于在空气中的。裂纹易形成应力集中，产生缝隙腐蚀。研究表明，316L 不锈钢的缝隙腐蚀现象非常严重，钴合金和 Ti-6Al-4V 则有较强的抗缝隙腐蚀能力。

晶体的组成、能量级、电解质和环境的不同均会产生电子的传递，导致电化学腐蚀。

对于大多数活泼金属，当溶解的氧化剂增加时，腐蚀速率加快。但是也有与此相反的情况，某些金属如铬、铝、镍、钛及许多合金若暴露在浓度较高的氧化剂中，将会变得呈现更多惰性(钝化)。这些金属出现活化-钝化的转变是由于其表面形成了氧化膜，从而阻碍了阳极反应，大大降低了腐蚀速率。例如，钛金属和不锈钢的防腐蚀作用就是根据这一机理。如果将它们暴露在空气中，可形成天然的氧化层。若将它们长期暴露于含氧的水溶液中，可获得保护性更强的氧化层。但应注意的是，如果将不锈钢放置于低 pH 的卤化物溶液中，卤离子将会穿透不锈钢的表面膜使金属腐蚀。不同的金属在盐水中耐蚀的能力是不同的，这主要取决于它们的钝化程度。对于某一种金属材料，如果它的钝化膜的某一点被破坏，腐蚀将从该点发生，此时钝化膜受损的部分变为阳极，材料的其余部分为阴极。阳极区域将为所有阴极区域提供电子，并在阳极区域加速腐蚀[25]。

3.4.2 生理腐蚀

金属材料在体内与人体体液之间发生的腐蚀称为生理腐蚀[25]。生理腐蚀的机制比较复杂。这是因为人体生理系统复杂，各种蛋白质、酶或组织细胞对材料都有一定的影响；金属材料在人体环境中可以发生多种多样交织在一起的腐蚀行为，它们互相影响、互为因果。金属植入材料的腐蚀对材料的生物相容性有较大的影响。首先，在腐蚀过程中脱离金属表面的离子可形成固态的腐蚀产物或溶解深入邻近的组织甚至整个生物系统中，这可能对人体正常组织产生影响和刺激，可能引起组织非正常生长、畸变、过敏、发炎甚至致癌。其次，严重的腐蚀行为会导致金属材料力学性能改变，器件失去相应的承载能力而失效。此外，腐蚀电流可能影响细胞的生理行为，导致局部生理环境改变。因此，材料的耐蚀行为成为衡量其生物相容性的重要方面。

根据材料在体内腐蚀的特点，金属植入材料的生理腐蚀分为以下几类[7,25]。

1) 全面腐蚀

全面腐蚀又称均匀腐蚀。它是指金属材料表面各处腐蚀破坏深度差别很小，没有腐蚀破坏特别严重和特别轻微或甚至看不出腐蚀破坏的表面区域。在人体内，金属材料的均匀腐蚀速率较低，年失重率较小，一般不会对材料的结构强度造成大的破坏。但由于均匀腐蚀是大面积发生的，腐蚀产物及其金属离子进入人体的数量较多，对周围组织的生长会有不利的影响。

2) 局部腐蚀

金属材料表面不同区域的腐蚀破坏深度的差别远远超过了腐蚀破坏的平均深度。这类腐蚀对材料的结构强度影响较大。大致可以分为以下几类。

(1) 点蚀。发生在金属表面局部的腐蚀，也就是说在金属表面出现了微电池作用，作为阳极的部位要受到严重的腐蚀。临床资料证实，医用不锈钢发生点蚀的可能性较大。

(2) 晶间腐蚀。发生在材料内部晶粒边界上的腐蚀，可导致材料力学性能严重下降。一般可通过减少碳、硫、磷等杂质含量等手段来改善晶间腐蚀倾向。

(3) 缝隙腐蚀。由环境中化学成分的浓度分布不均匀引起的腐蚀，属闭塞电池腐蚀，多发生在界面部位，如接骨板和骨钉，不锈钢植入器件更为常见。

3) 磨蚀

植入器件之间切向反复的相对滑动所造成的表面磨损和受腐蚀环境作用所造成的腐蚀。不锈钢的耐磨蚀能力较差，钴合金的耐磨蚀能力优良。

4) 应力腐蚀

在应力和腐蚀介质共同作用下出现的一种加速腐蚀的行为。在裂纹尖端处可发生力学和电化学综合作用，导致裂纹迅速扩展而造成植入器件断裂失效。钛合金和不锈钢对应力腐蚀敏感，而钴合金对应力腐蚀不敏感。

5) 疲劳腐蚀

材料在腐蚀介质中承受某些应力的循环作用所产生的腐蚀，表面微裂纹和缺陷可使疲劳腐蚀加剧。因此，提高表面光洁度可改善这一性能。

6) 电偶腐蚀

发生在两个具有不同电极电位的金属配件偶上的腐蚀，多见于两种以上材料制成的组合植入器件。在加工零件过程中引入的其他工具的微粒屑，以及为患者手术所必须使用的外科器械引入的微粒屑，也可能引发电偶腐蚀。因此，临床上建议使用单一材料制作植入部件及相应的外科器械、工具。

3.4.3　常用金属材料的耐蚀性能

腐蚀对金属材料(合金和纯金属)的破坏和损耗是非常大的，是一种或多种失去控制的化学反应，所以必须采取措施控制金属工程材料腐蚀过程的发生，尽量减弱腐蚀所造成的材料破坏和损失。

提高金属材料的耐蚀性能可通过改善材料表面的保护层和光洁度来实现。材料表面保护层的形成可借助材料表面的钝化，在金属材料中铬的钝化性能最佳，所以合金的钝化程度与合金中铬含量成正比，合金中铬含量越高，合金越易钝化。金属材料表面光洁度高，则表面的活性中心出现得晚，耐蚀性也随之提高。阳极极化曲线检测表明，金属植入材料的耐蚀性为钛合金 > Co-Cr 合金(图 3-7) > 316 不锈钢[25]。

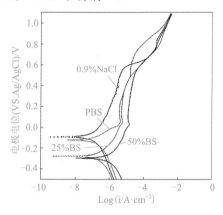

图 3-7　CoCrMo 合金在模拟体液中的电位极化曲线

为了提高不锈钢的耐蚀性能，可在不锈钢中加入铬、镍或钴，或制成 Co-Ni-Cr-Ti 合金。不锈钢中的铬可形成氧化铬钝化膜，改善耐蚀能力；镍和铬起到稳定奥氏体结构的作用；当镍含量为 12%～14%(质量分数)时，可得到单相奥氏体组织，防止转化为其他性能不佳的结构。此外，降低不锈钢中的 Si、Mn 等杂质元素及非金属夹杂物含量，可进一步提高材料的耐蚀能力。含足够铬的不锈钢虽能被钝化而产生耐蚀性，但钝化膜不如 Ti 或 Co-Cr-Mo 合金的致密坚固，仅有几种耐蚀性强的不锈钢适合作为植入材料，主要是 316 不锈钢、316L 不锈钢和 317 不锈钢，它们都含有 Mo，但是这几种不锈钢制造的固定螺钉也易产生点蚀和缝隙腐蚀。

金、银、铂等贵金属材料对腐蚀有较强的抵抗能力，如果仅考虑耐蚀性，它们是理想的植入材料。金在牙科矫正中已广泛使用，提供了优越的性能和较理想的寿命，但是，金不用作植入材料，这是因为它的相对密度高、强度低、成本高。

钛在电位序中是一种较活跃的金属，然而，钛及钛合金的表面钝化处理可使材料表面生成一层保护性的氧化膜，提高耐蚀能力，在一般的盐溶液中腐蚀电流密度是很低的，只有 10^{-8}A/cm^2。事实上，钛表现出优越的耐蚀性，但是它的硬度和强度不如不锈钢。常用的表面钝化处理有化学钝化和电化学钝化两种工艺。钝化后植入器件在生理环境下均匀腐蚀甚微。

Co-Cr-Mo 合金像钛一样，在生物体内不活泼。它们广泛用于植入器件的制造，不易出现腐蚀坑洞。钴合金在人体内多保持钝化状态，腐蚀现象很少见，与不锈钢相比，其钝化膜更稳定，耐蚀性更好。

3.5　医用金属材料的腐蚀磨损

3.5.1　常见腐蚀磨损

腐蚀磨损是指金属摩擦表面在腐蚀介质中由化学-电化学-机械过程导致的磨损现象，其中材料损失是由力学、化学和电化学因素及它们的交互作用共同影响的结果[26]。常见的腐蚀磨损有氧化磨损和特殊介质腐蚀磨损。

1. 氧化磨损

除金、铂等少数金属外，大多数金属表面都被氧化膜覆盖。纯金属瞬间即与空气中的氧起反应而生成单分子层氧化膜，且膜的厚度逐渐增长，增长的速度随时间以指数规律减小，当形成的氧化膜被磨掉以后，又很快形成新的氧化膜，因此氧化磨损是氧化和机械磨损两种作用相继进行的过程。应指出的是，一般情况下氧化膜能使金属表面免于黏着，因而氧化膜能起到保护摩擦副的作用。

2. 特殊介质腐蚀磨损

在摩擦副与酸、碱、盐等特殊介质发生化学腐蚀的情况下产生的磨损称为特殊介质腐蚀磨损，其磨损机理与氧化磨损相似，但磨损率较大，磨损痕迹较深。金属表面也可能与某些特殊介质起作用而生成耐磨性较好的保护膜。

腐蚀磨损现象是摩擦学与化学腐蚀的交互作用，可表示为

$$W = W_{corr} + W_{wear} + \Delta W \tag{3-1}$$

$$\Delta W = \Delta W_c + \Delta W_w \tag{3-2}$$

式中，W 为腐蚀磨损造成材料的总流失量；W_{corr} 为单纯的腐蚀失重（静态下腐蚀）；W_{wear} 为单纯的磨损失重；ΔW 为交互作用失重；ΔW_w 为腐蚀对磨损的加速（磨损增量）；ΔW_c 为磨损对腐蚀的加速（腐蚀增量）。或

$$W = W'_{corr} + W'_{wear} \tag{3-3}$$

式中，W'_{corr} 为腐蚀磨损条件下的腐蚀分量；W'_{wear} 为腐蚀磨损条件下的磨损分量。即

$$W'_{corr} = W_{corr} + \Delta W_c \tag{3-4}$$

$$W'_{wear} = W_{wear} + \Delta W_w \tag{3-5}$$

图 3-8～图 3-10 为腐蚀磨损交互作用分量的图解[27]。

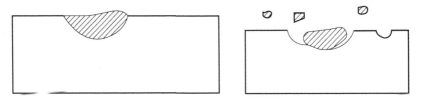

图 3-8　由腐蚀而引起的磨损

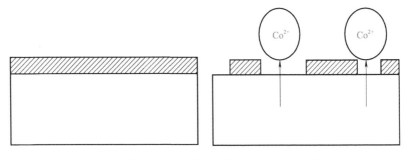

图 3-9　由磨损而引起的腐蚀（以 Co-Cr-Mo 合金为例）

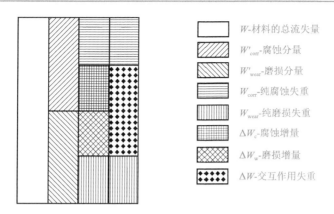

图 3-10　腐蚀磨损交互作用(磨损腐蚀)图解[27]

W-材料的总流失量

W'_{corr}-腐蚀分量

W'_{wear}-磨损分量

W_{corr}-纯腐蚀失重

W_{wear}-纯磨损失重

ΔW_c-腐蚀增量

ΔW_w-磨损增量

ΔW-交互作用失重

人工关节制品中,第一代金属-聚乙烯髋关节置换失败的主要原因是股骨对聚乙烯杯或内衬高容积磨损产生的碎屑引起骨溶解[28]。作为其替代品,金属-金属髋关节正越来越得到人们的认可[29,30],金属-金属髋关节具有优良的耐磨性[31],如 Muller 型(CoCr-CoCr)的磨损率(3.0 μm/年)远低于其他材料组合如 CoCr-UHMWPE①(100~200μm/年)[32,33]。然而,金属-金属人工关节可能产生大量金属磨损颗粒和金属离子并释放至体液,进而引起不良生物学反应如局部软组织毒性、过敏反应等[34]。

此外,金属植入物(如人工关节、人工心脏瓣膜、义齿等)经常面临腐蚀磨损的问题,而且不同材料的腐蚀磨损也各有差异,各国的专家学者对此进行了广泛而深入的研究。

3.5.2　腐蚀与磨损协同作用原理

当腐蚀与磨损同时发生时,对目标表面的破坏会显著增强。磨损对腐蚀的加速作用体现在以下方面:①磨损会破坏金属表面氧化膜或钝化膜;②塑性变形周围的电子更加活泼,导致材料更加阳极化,加速腐蚀反应[35];③磨损产生不均匀的应变区,形成微电极,增强局部电流效应;④磨损增大了暴露在腐蚀介质中的表面积,有研究表明粗糙表面腐蚀速率更高,这是因为尖峰处电子受限较少,更易参与化学反应[36];⑤磨损影响质量传递和反应动力学,即降低磨损表面镀金溶液中溶解的金属离子浓度,促进电子向阴极转移,同时增大阴极反应物的供应(如 O_2),最终加速腐蚀反应。

腐蚀对磨损的加速作用体现在以下方面:①腐蚀导致材料降解,产生腐蚀产物,而腐蚀产物的剥离过程显著降低机械强度和耐磨性;②腐蚀产生的表面缺陷(如凹点和凹槽)会导致应力集中,从而产生微裂纹,加剧磨损破坏;③腐蚀产生的氢会在材料表面扩散,提高材料脆性,导致氢脆现象。

以上因素增强了磨损和腐蚀的协同作用,对表面产生额外的损伤。

3.5.3　腐蚀磨损试验设备

腐蚀磨损测试涉及材料的力学和电化学因素[37]。腐蚀磨损试验设备在调节摩擦副的接触形式和力学参数的同时,还要监测腐蚀参数[38]。经过多年研究,腐蚀磨损试验设备研制得到很大发展,设备运行的稳定性和试验数据准确性得到提高,并且研制了很多特殊工况应用的专业设备。

---

① UHMWPE 指超高分子质量聚乙烯(ultra-high molecular weight polyethylene)

中国科学院金属研究所根据实际研究对象研制了稳态腐蚀磨损试验机和暂态腐蚀磨损试验机。稳态腐蚀磨损试验机中安装有三电极测试系统与恒电位仪，评价材料在不同电位区间的性能，以及测量动、静态极化曲线，定量计算腐蚀磨损交互作用[39]。暂态腐蚀磨损试验机可以测量瞬态信息，如电位跃阶、钝化膜破坏和修复情况，以及不同电位下的摩擦系数等，如图 3-11 所示[40]，其中包含往复式摩擦测试仪及电化学电池。该试验机以样品为工作电极，采用饱和甘汞电极作为参考电极、铂丝作为对电极，测试样品模拟体液中腐蚀电流强度和摩擦系数随时间的变化趋势，便于探究在一定载荷和电势下，腐蚀和摩擦对表面的作用机制。

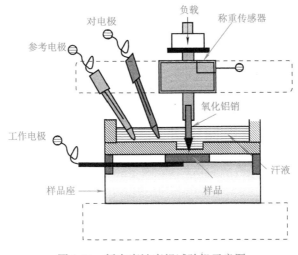

图 3-11 暂态腐蚀磨损试验机示意图

Diomidis 等[41]所研制的腐蚀磨损试验设备的特点是可以检测腐蚀磨损过程中钝化膜的破坏与修复时间，区分各控制因素在腐蚀磨损中所起的作用，明确金属表面钝化膜的破坏区域及对材料损失的影响。Iwabuchi 等[42]研制了往复腐蚀磨损试验机，通过测定电位阶跃来评价腐蚀磨损钝化膜的破坏面积及腐蚀电流密度，进而探究腐蚀磨损交互作用，该方法能够用静态腐蚀磨损试验设备模拟磨蚀过程中的腐蚀行为。Stack 等[43]采用 TE-66 微磨-腐蚀装置(图 3-12)对 Co-Cr/UHMWPE 摩擦副在体液环境中的腐蚀磨损进行了系统研究，该设备能够评价腐蚀、磨损及交互作用在材料失效中的作用，控制表面电位、载荷等因素，绘制微磨-腐蚀(micro-abrasion-corrosion)图谱，对磨蚀环境中的植入体的选材具有指导意义。

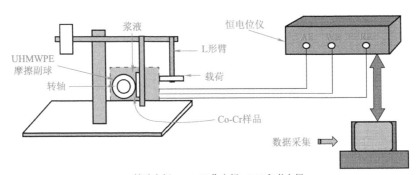

AE-辅助电极；WE-工作电极；RE-参考电极

图 3-12 微磨-腐蚀装置示意图

目前研制的腐蚀磨损试验机能够测试电化学和摩擦磨损信息，较好地模拟了实际工况条件，而且能够进行多种电化学测试，控制金属表面的腐蚀状态，丰富了电化学研究手段，更准确地评价腐蚀和磨损在材料损失过程中起到的作用。

3.5.4　各种医用金属植入物腐蚀磨损研究

目前最常用的金属植入材料有 Co-Cr-Mo 合金、钛合金和不锈钢。下面分别介绍这三种材料在体内环境和在长期摩擦作用下的腐蚀磨损特性。

1. Co-Cr-Mo 合金

在人工关节材料中钴合金具有远优于钛合金的摩擦学性能[44]。**Co-Cr-Mo 合金的耐蚀性能主要是由于其表面会形成一层氧化膜。这层氧化膜主要是 Cr 和 Co 的氧化物的混合物，它的作用是充当物理屏障和电荷转移屏障，从而为基体合金带来优良的耐蚀性能**[45-47]。Mo 元素只存在于空气形成膜中，但一旦接触电解质后很容易分散开来[48]。氧化膜的完整性与植入物的化学与力学稳定性有很大的关系。氧化膜是一层非常薄的膜，只有 1～4nm 厚，在加载中导致的划擦、凹陷及接触都比较容易使之破裂[49]。通常人工植入物(如股骨(髋关节)或股骨构件(膝关节))的承载表面都是经过高度抛光的。

图 3-13 为金属/金属(Co-Cr-Mo/Co-Cr-Mo)接触时的磨损腐蚀示意图。除了第三体 SiC 磨粒，磨损颗粒也可以是来自于第一体和第二体的掉落颗粒，它们也形成了附加的接触部分。第三体颗粒的性质和行为对摩擦腐蚀作用的影响很大。那些增加的第三体颗粒是从接触面上掉落下来的。另一种情况则是金属颗粒(磨屑)可能在金属表面形成转移膜(为了简化示意图，金属颗粒在原有表面形成转移膜的情况没有示出)。既然这些转移颗粒与第一体或第二体是电学接触，就会形成微化学电池——将负极材料嵌入阳极表面中。类似地，磨损颗粒的氧化也会改变接触力学条件。例如，如果金属磨损颗粒迅速分解，它们就不会影响接触条件；如果金属磨损颗粒表面生成一层硬脆的氧化膜，其磨粒作用则会突出地表现出来。随着磨损颗粒的产生和与电解质接触的金属电化学分解，第一体和第二体的材料逐渐流失，前者导致氧化膜的形成，后者导致金属离子的产生。这层氧化膜将承受化学分解或第三体颗粒的磨损破坏。

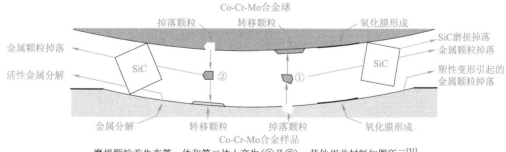

磨损颗粒首先在第一体和第二体上产生(①及②)，其他相关材料如图所示[31]

图 3-13　**Co-Cr-Mo** 合金样品(第一体)、**Co-Cr-Mo** 合金球(第二体)及
SiC 磨粒(第三体)的磨损腐蚀示意图

Sinnett-Jones 等[50]研究了 Co-Cr-Mo 合金人工关节的磨损与腐蚀之间的协同作用，并使用了电化学及质量测量的方法对 Co-Cr-Mo 合金在静态环境及第三体磨粒磨损环境下的表现进行了评价，还使用了侵蚀性的磨损浆液(SiC/Ringer 溶液)对微磨损-腐蚀作用进行研究，主要观察其逆钝化及重钝化过程。第一阶段模拟了最坏的情况：磨损颗粒、骨水泥颗粒及骨颗粒

被带入接触表面。另外，使用了原位磨损-腐蚀测量来分析植入体在长期服役中磨损和腐蚀的相互关系。试验结果显示，从阴极到阳极有较强烈的相互作用变化。试验显示相互作用的水平取决于钝化膜的完整性及重钝化动力参数。腐蚀倾向与磨痕的大小也有一定关系。Igual Muñoz 和 Casabán Julián[51]利用电化学阻抗谱（electrochemical impedance spectroscopy，EIS）方法研究了不同电位条件对高碳 Co-Cr-Mo 合金在人工体液中的腐蚀磨损性能的影响，结果表明该合金在阴极及阴极-阳极转换区电位控制时磨损量微小，而在钝化区电位控制时磨损量较大，Co-Cr-Mo 合金的耐磨性能取决于由腐蚀溶液控制的磨损表面化学状态及控制电位。Hesketh 等[52]采用带有三电极电化学电池的髋关节模拟器测试股骨和髋臼杯之间的摩擦脱钝，腐蚀电流随运动状态变化趋势如图 3-14 所示，图中 1 和 2 分别为关节模拟试验的关节头与关节臼杯的直径间隙为 98 mm 和 97mm 的试验曲线。运动阶段腐蚀电流上升，可能因为机械接触破坏合金表面钝化层，增强腐蚀作用，这与其他研究人员用不同摩擦装置测得的结果相符[53,54]；当运动状态转变为静止卸载状态时，腐蚀电流下降，腐蚀速率减缓，表面重新形成钝化层。结果表明，摩擦脱钝加快磨损的速率，随后在 450000 秒（循环）左右体系静止，磨损速率下降。

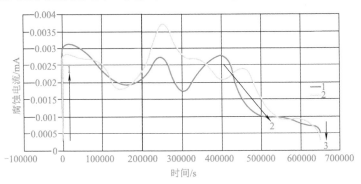

图 3-14　腐蚀电流随运动状态变化趋势

2. 钛合金

对于钛和钛合金等活性金属，其耐蚀性依赖于表面存在的一层保护性氧化膜，一旦表面氧化膜被破坏而又不能立即生成新的氧化膜，将产生严重的腐蚀。钛合金硬度低，耐磨性能差，因而在磨损和体液的共同作用下，将比不锈钢和钴合金更易遭受磨损腐蚀的破坏。图 3-15 为钛合金、不锈钢和钴合金用于髋关节置换时与高密度聚乙烯（high density poly-ethylene，HDPE）相互摩擦的磨损腐蚀试验结果。不难看出，钛合金的磨损率最大，比钴合金和不锈钢分别大 1~2 个数量级。

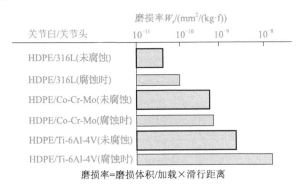

图 3-15　腐蚀对人工髋关节材料的磨损率的加速作用（润滑液为人工血浆）[55]

钛合金的腐蚀磨损机理和 Co-Cr-Mo 合金类似，图 3-16 为钛合金与氧化铝球对磨时的腐蚀磨损机理示意图[56]。

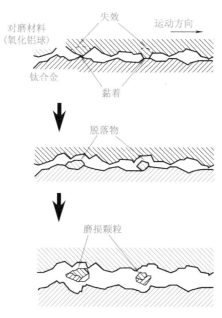

图 3-16　钛合金和氧化铝球对磨时的腐蚀磨损机理示意图[56]

由于钛合金不能像钢一样淬火硬化，人们发展了各种用以提高钛合金表面耐磨性能的硬化技术。尹振兴和罗兵辉[57]对 Ti-6Al-4V 在 850℃下进行氧化或真空扩散处理，与长时间直接氧化处理进行对比，发现真空扩散处理可促进氧向基体内扩散，从而使氧化层中的 TiO₂ 转变为 TiO，同时氧渗入基体中强化了表面层，提高了钛合金的耐磨性。Sun 等[58]采用连续波 CO₂ 激光技术在 Ti-6Al-4V 基底表面制备 TiC-NiCrBSi 复合涂层，分别测试其在真空及大气环境中的微观结构和耐磨性能。该结构在真空和大气中都表现出优异的耐磨性能，合金在大气中的磨损质量损失为 11.4%，在真空中的磨损质量损失为 47.9%。Zhang 等[59]利用放电等离子体烧结技术在 Ti 基质中引入核壳粒子，制备核壳网络结构 Ti-O 合金，改善了 Ti 合金的耐磨性能。Díaz 等[60]对比分析了 100Cr6 轴承钢球与离子注入氮、离子喷涂氧、热氧化及热氧化与离子注入混合四种改性工艺下 Ti-6Al-4V 盘的磨损性能，发现四种工艺均显著改善了钛合金的耐磨损性能，但离子注入氮和离子喷涂氧法有最低的摩擦系数和磨损率，是最佳工艺。

此外，多孔质表面技术也是一种解决磨损腐蚀导致人工关节无菌松动的有效方法，该技术就是采用溅射、粉末冶金和金属纤维烧结等手段，在关节的固定表面有意造成粗糙表面或孔洞结构，孔径从数十微米到几百微米不等[61,62]。这一处理可使骨组织长进孔洞，和假体连成一体，避免松动现象。多孔表面的缺点是使钛合金疲劳强度下降，并可能增大金属元素向周围组织的扩散。

目前广泛用于外科植入材料的钛合金主要是 $\alpha+\beta$ 型钛合金，如 Ti-6Al-4V、Ti-6Al-7Nb 和 Ti-5Al-2.5Fe 等，它们具有优秀的生物相容性、耐蚀性能和力学性能。然而，V 被认为是对生物体有毒的元素，其在生物体内聚集在骨、肝、肾、脾等器官，毒性效应与磷酸盐的生化代谢有关；Al 元素对生物体的危害是通过铝盐在体内的蓄积而导致器官的损伤，另外，Al 元素还可引起骨软化、贫血和神经紊乱等症状[63]。

Niinomi 等[56]根据 d-电子理论[64]设计研发了一种新型钛合金，它仅含有无毒元素，如 Nb、Ta、Zr、Mo 及 Sn，而且具有更低的弹性模量、更高的强度和更好的耐蚀性能。Niinomi 等将设计的合金和典型的常用医用钛合金在 Ringer 溶液中使用销盘式试验机评价其腐蚀磨损性能，分别使用了失重法和测量磨痕宽度的方法评价磨损特性。同时也对设计的 β 型医用钛合金进行了拉伸测试，并将结果和典型常用医用钛合金进行了比较。试验结果显示，设计的合金和氧化锆陶瓷配副时的磨损要比与氧化铝陶瓷配副时小得多，通过对腐蚀磨损机理的分析，可以这样解释：在腐蚀磨损条件下，材料的磨损随主要材料与配对材料之间亲和力的增加而增加，亲和力越强，黏着磨损越严重。氧化铝与钛合金的亲和力比氧化锆更大，氧化铝的脆性比氧化锆也要高，这会造成氧化铝陶瓷表面剥落现象比氧化锆更严重。黏着和剥落的综合作用使得钛合金与氧化铝陶瓷配副时磨损更为严重。

3. 不锈钢

医用不锈钢主要是奥氏体不锈钢。与钴合金、钛合金相比，奥氏体不锈钢具有适宜的力学性能、加工性能和低成本等优势。尽管奥氏体不锈钢的耐蚀性能优良，但是耐磨损腐蚀性能很差。在生理环境中磨损腐蚀复合作用的条件下，一方面高的磨损腐蚀速率造成材料本身的失效破坏，另一方面降解的磨损腐蚀产物易在人体中产生异物反应，导致不良的生物反应[65]。

为了提高医用奥氏体不锈钢耐磨损腐蚀性能，迄今国内外主要采取两种方法：一是发展新型不锈钢。然而，对钢的稳定组织结构的要求导致合金化的成分变化范围有限，使得钢的耐磨损腐蚀性能难以发生本质的改变[66,67]。二是进行离子注入、等离子体热化学扩散处理等表面改性。但是，离子注入、渗氮等改性工艺在提高耐磨损性能的同时，多以牺牲材料的耐蚀性能为代价[68-70]，而且离子注入获得较薄的改性层，承载能力有限，难以满足较大负荷下的耐磨损腐蚀要求[71]；在奥氏体不锈钢表面沉积薄膜或涂层由于改性层-基体的应力不匹配，以及改性层自身结构的不匀性，均易造成在生物环境中改性层-基体的结合失败，导致表面改性失效[72,73]。因此，目前尚缺乏适宜的医用奥氏体不锈钢耐磨损腐蚀复合改性技术。

尽管医用金属材料(特别是奥氏体不锈钢)存在磨损造成的弊病，以及近年来新型生物活性硬组织修复和替换材料(如生物陶瓷等)的研究不断取得进展[74-76]，但是从目前满足临床使用要求的综合考虑出发，在临床中已有数百万例硬组织修复和替换方面使用经验的奥氏体不锈钢仍然具有钴合金、钛合金，以及新型生物医用材料无法替代的作用，在今后一个相当长的时间里仍将是这方面应用的首选材料之一。改善奥氏体不锈钢的耐磨损腐蚀性能成为医用金属材料领域亟待解决的一个科技难题。

从 20 世纪 80 年代至今，国际上对奥氏体不锈钢表面形成的 γ_N 相的金属学问题和物理、化学、力学等性能的研究方兴未艾。等离子体低温渗氮[69]、氮离子束升温注入[71]和等离子基离子注入[77-79]等表面改性技术用于处理不同的合金，相继在不同的奥氏体不锈钢表面获得了 γ_N 相改性层。尽管对 γ_N 相的命名不尽相同，但是它们具有相近的金属学特性。

20 世纪 80 年代中期，张仲麟和 Bell 合作，找到了一种解决奥氏体不锈钢耐磨损腐蚀复合改性科技难题的途径——低温等离子体渗氮[80,81]，将渗氮温度由常规的 570℃降至 400℃。采用较低的渗氮温度，获得了完全没有铬的氮化物析出的渗氮层，因此在奥氏体不锈钢表面硬度提高的同时耐蚀性没有降低。但是该技术工艺温度较低，造成了渗氮速率缓慢、渗氮效率低，而且低温工艺的稳定性相对较差。虽然这些技术弱点导致该技术未能完全解决奥氏体不锈钢耐磨损腐蚀复合改性的科技难题，但是，为这一科技难题的攻克指明了正确的方向。

1995 年以来，人们发明了等离子体基低能离子注入技术[82]，将低能氮、碳离子束注入技术引入等离子体基离子注入（即全方位离子注入技术）中。

利用等离子体渗氮 1Cr18Ni9Ti、316L 不锈钢，制备出氮含量为 5%～35% 的高氮面心亚稳相（γ_N 相）改性层。γ_N 相是氮呈无序分布的、具有面心立方结构的间隙固溶体[83-86]。在系统地研究了 γ_N 相的成分、结构，特别是确定了其形成条件的基础上，研究了其耐磨损腐蚀性能[87-89]。在 0.2～2.8MPa 应力作用下，γ_N 相具有高的承载能力和较长的耐磨寿命，耐磨性大幅度提高。γ_N 相具有显著优于原始不锈钢的耐点蚀性能，以及相当于原始不锈钢的耐均匀腐蚀性能[79]。与原始奥氏体不锈钢相比，γ_N 相具有扩大的热力学稳定区、完全钝化区，以及缩小的不完全钝化区、孔蚀区。

值得重视的是，不同工艺方法获得的 γ_N 相的耐蚀性能往往差别很大，甚至相互矛盾[77,90]。为了弄清 γ_N 相的耐蚀性能，雷明凯等在系统地研究了 γ_N 相成分、结构变化规律的基础上，确切地证实了氮含量为 10%～35% 的 γ_N 相，较原始奥氏体不锈钢具有显著改善的耐孔蚀性能、相当的耐均匀腐蚀性能，使这一模糊的问题得以澄清。

通过等离子体基低能离子注入奥氏体不锈钢，获得具有良好生物学反应和生物相容性的工程表面。在弄清磨损腐蚀产物的金属学、形态学特性基础上，利用细胞培养法和遗传毒性体外测试法评价 γ_N 相改性层及其释放的磨损腐蚀产物的细胞毒性和致突变性。建立表面改性工艺条件，改性层的物理、力学、化学性能，以及形态学特性与生物学反应和生物相容性之间关系，提供系统的体外研究结果。

作为生物医学材料研究，在体外研究是应用基础研究的一个主要手段，通过研究周期短、系统性强的材料学和生物学效应，可快速准确地评价材料的生物医学特性[91]。γ_N 相改性层在体外研究的基础上，继续在体内研究，可研制出临床应用的表面改性医用奥氏体不锈钢。

奥氏体不锈钢耐磨损腐蚀表面改性研究的意义主要有两个方面：第一，开拓了医用金属材料表面改性应用基础研究的新领域，例如，具有创新性的等离子体基低能离子注入技术能够为奥氏体不锈钢提供一种生物学效应改善的改性表面，在弄清这类表面改性医用金属材料应用基础方面的科学问题基础上，才能最终实现这类表面改性奥氏体不锈钢的临床应用；第二，奥氏体不锈钢在硬组织修复和替换等方面量大面广的应用，以及目前尚无适宜的表面改性技术用于解决奥氏体不锈钢临床应用所面临的科技难题的矛盾现状，使本项研究不仅具有了理论和实际两方面的重要意义，而且应用前景非常明确，潜在的市场巨大。

3.6　医用金属材料的微动磨损

3.6.1　微动及微动磨损概念

微动（fretting），区别于传统的滑动和滚动，是指在机械振动、疲劳载荷、电磁振动或热循环等交变载荷作用下，名义上静止的接触表面间发生的振幅极小（通常在微米量级）的相对运动[92]，它通常存在于一个振动周期下的"近似紧固"的机械配合件中，其位移一般为微米量级。相应地，微动摩擦学是研究微动运行机理、损伤、测试、监控和预防的学科。然而，微动现象常常为大家所忽视，在失效分析中，一般只强调材料质量、强度和磨损等问题，很少将配合面的微动摩擦作为考虑因素。其实，微动在实际应用中普遍存在，它涉及机械、材料、力学、物理、化学和生物医学等领域[93]。

微动常会造成接触界面的摩擦磨损，引起构件咬合、松动等，也会加速疲劳裂纹的萌生和扩展，使构件疲劳寿命大大降低。

微动常分为以下三种模式。

(1)微动磨损(fretting wear)：在相互压紧的表面间由于小振幅振动而产生的一种复合形式的磨损。接触表面的相对位移是由外界振动引起的微动，接触构件只受局部接触载荷，或者承受固定的预应力。

(2)微动疲劳(fretting fatigue)：由于接触体承受外界交变疲劳应力引起变形产生的微动而导致材料或构件疲劳强度降低或早期断裂的现象。

(3)微动腐蚀(fretting corrosion)：由腐蚀和两固体接触面间有微小振幅的振动而引起的磨损联合作用所产生的材料破坏过程。

需要指出的是，微动磨损、微动疲劳、微动腐蚀只是微动的三种模式，不同模式下产生的破坏可通称为微动损伤。基本的破坏机制一般认为是由微动引起的表面磨损和由微动引起的疲劳(裂纹的萌生和扩展)。这两种机制在以上三种微动模式中都可能存在。

3.6.2 微动磨损机理

1. 早期理论

早在 20 世纪 50 年代，Feng 和 Rightmire[94]从传统摩擦磨损理论出发，认为颗粒脱落是由塑性变形造成的犁沟效应引起的，并进一步建议把微动破坏分为以下过程：①氧化膜保护；②由于相对滑动，氧化膜破裂；③表面颗粒脱落；④磨粒磨损和氧化磨屑层形成；⑤磨屑产生和溢出保持动态平衡。Halliday 和 Hirst[95]在微动磨损初期发现颗粒脱落是接触塑性变形导致金属表面局部黏合点的断裂引起的。

20 世纪六七十年代，Waterhouse[96]将 Suh[97]在大位移滑动磨损条件下提出的脱层理论应用于微动状态，认为颗粒的剥离与亚表面层裂纹的萌生及平行于表面扩展有密切关系，因此脱层理论适用于微动磨损。

20 世纪 80 年代后期，Berthier 等[98]提出了微动摩擦过程中接触界面的运动调节机理。他们将接触系统分解为三体(即两个接触本体和第三体——磨屑)或五个基本组成部分(即两个接触本体、依附在接触本体上的两个表面膜及其中间的磨屑第三体)。摩擦过程中，每一个基本组成部分都有可能发生弹性变形、法向断裂、剪切、滚动等四个基本运动调节方式，以实现两个接触本体的相对滑移。因此，在 5 个位置共有 20 种运动调节机理。微动磨损的运动调节机理不仅适用于干摩擦，而且可推广到润滑条件下。它的最大特点是可以更清楚地了解界面相对运动过程和微观摩擦特性。

2. 微动磨损的三体理论

微动磨损的三体理论[99]认为磨屑的产生可看成两个连续和同时发生的过程，具体如下。

1)磨屑的形成

(1)接触表面黏着和塑性变形，并伴随强烈加工硬化。

(2)加工硬化使材料脆化，同时形成白层(摩擦学白层是指摩擦表面产生的重要特征组织，通常是摩擦副表面形成的一种相对于基体不易侵蚀且在光学显微镜下无明显特征的硬化层)，随着白层的破碎，颗粒剥落。

(3)颗粒随后被碾压，并发生迁移，迁移过程取决于颗粒的尺寸、形状和机械参数(如振幅、频率、载荷等)。

2) 磨屑的演化

磨屑形成后在接触界面之间被碾压，并随之迁移，其间磨屑的粒径逐渐变小，并会不断氧化。微动第一体的磨损受磨屑的转变、磨屑床(或称第三体床)的保持和第三体磨粒的作用控制。磨屑床的保持取决于试验条件和试样形状，多数情况下，第三体床降低了黏着的有害作用，保护了金属表面，减缓了磨损。

利用三体理论可很好地解释金属材料微动摩擦系数随循环周次的变化过程(图 3-17)[99]。

(1)接触表面膜去除，摩擦系数较低。

(2)第一、第二体之间相互作用增加，发生黏着，摩擦系数上升，并伴随材料组织结构变化(如加工硬化)。

(3)磨屑剥落，第三体床形成，二体接触逐渐变成三体接触，因第三体的保护作用，黏着受抑制，摩擦系数下降。

(4)磨屑连续地不断形成和排出，其成分和接触表面随时间改变，形成和排出的磨屑达到平衡，微动磨损进入稳定阶段。

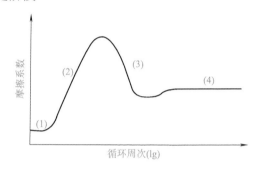

图 3-17　微动磨损的摩擦系数随循环周次变化关系示意图

3.6.3　微动磨损的试验方法

微动试验的试验方法一般分为体内试验研究和体外试验研究两种。

1) 体内试验研究

体内试验是研究金属植入体-骨界面微动的最佳试验方法，其能更真实地反映植入物的受力情况、周围环境、骨组织的生物活性作用等因素的影响而产生的结果。但体内试验存在一些缺点，如试验控制更为复杂，微动磨损过程中一些数据(摩擦系数、磨痕深度的测量及磨斑形貌的体内观察等)的采集较困难。缺少这些数据就无法分析整个微动磨损过程中的磨损机理，无法从根本上认识植入体松动的部分微动磨损机理。

2) 体外试验研究

相对于体内试验，体外试验是一种简捷有效的方法，具有周期短、价格低、参数易于控制等优点，有助于深入地研究人体骨-植入体界面的磨损机理。国内外对人体骨-植入体界面微动磨损的研究有限。目前已开展的皮质骨-植入体间的微动磨损研究均采用体外试验，包括皮质骨切向、径向及复合微动试验等。

3.6.4　纯钛及钛合金植入体的微动磨损

金属植入材料有很多。纯钛及钛合金优良的力学性能、耐蚀性和良好的生物相容性使其从 19 世纪 60 年代就用于医疗装置中，并随着其性能的不断改进而逐渐被广泛应用。纯钛或钛合金被证实为临床上最为成功的生物材料之一。骨是人体运动的主要器官，植入的钛钉在运动过程中会受到不同方向所施加的力，看似静止不动的钛钉在受到力的情况下与骨之间仍存在一定的动度，势必在骨与植入体紧配合界面上产生微米量级的相对运动(即微动)[100]，而这极易在颌骨或植入体接触表面发生接触磨损和局部疲劳，累积后必将产生植入体的松动等失效现象[101]。Pilliar 等[102]通过研究发现：在植入初期，当骨与植入材料相对位移小于 28μm 时，不影响界面结合；当相对位移达到 150μm 时，可导致骨吸收和界面结缔组织增生，使得这种植入体-骨界面客观存在的微动与以后植入体的早期松动等失效现象有了一定的关联。因此，国内外许多学者进行了 TA2 纯钛或 TC4 钛合金植入物(其部分力学性能见表 3-13)的微动磨损试验。

表 3-13　TA2 和 TC4 部分力学性能[103]

材料	密度/(g/cm³)	σ_b/MPa	弹性模量/GPa	布氏硬度(HBW)	表面粗糙度
TA2	4.50	440～620	107.9	255～341	5.6
TC4	4.45	440～620	109～112	131～163	5.4

尹晓利等[104]在高精度液压式微动试验机上，采用球面-平面接触方式，进行了纯钛(TA2/TA2)在干态、去离子水和生理盐水中的切向与径向复合微动试验，并对磨痕进行了分析研究。结果表明：在去离子水和生理盐水中，复合微动载荷-位移曲线呈现准梯形和椭圆形两阶段特征；在相同载荷条件下，两种介质中微动腐蚀的材料损失小于干态；生理盐水中摩擦耗散能比去离子水中大。在两种介质条件下，TA2 的复合微动磨损表现为腐蚀磨损、磨粒磨损和剥层共同作用的机制。

有关研究发现，TC4 钛合金在柱面-平面接触条件下进行微动摩擦时，它的微动磨损区的损伤机制以黏着磨损、磨粒磨损和接触疲劳为主，并伴有一定的氧化磨损。磨屑是基体材料脱落、破碎、氧化形成的，磨屑中的硬质氧化物颗粒促进了合金表面的磨粒磨损，加速了疲劳失效。Barril 等[105]研究了 Ti-6Al-4V 在生理盐水中的微动腐蚀行为，他们发现在不同的外加电位和振动频率下，磨损程度明显不同，而且在较高的阳极电位下，由金属塑性变形产生的第三体氧化物的明显增加是磨损程度的决定性因素。

3.6.5　不锈钢植入体的微动磨损

316L 不锈钢作为三种医用金属材料(不锈钢、钛合金和 Co-Cr 合金)之一，已经被广泛用于人工假体制造，如人工髋关节、人工膝关节、骨钉等。它也具有良好的力学性能和生物相容性。但是不锈钢植入物的微动也和钛合金植入物一样不可避免，有时发生在一开始植入或者植入一段时间之后。特别是在氯离子环境中，这种微动发生带来的危害更加严重，一部分微动可归因于聚合物与金属植入柄的弹性模量不一致，另一部分微动可能归因于开始植入时的固定问题[106]。接着微动磨损就会引发金属氧化物及聚合物磨屑的生成，直接结果是引起骨组织的反应(如骨溶解)及二次手术。微动磨损过程不但伴随植入材料的腐蚀，还有磨屑的扩散作用。组件式植入物最典型的是 Co-Cr-Mo-Ti-6Al-4V 合金髋关节，即钴合金用作关节头，Ti-6Al-4V 作为关节柄，Kawalec 等[107]、Viceconti 等[108]的研究表明，这两种金属配副对微动腐蚀是敏感的。

不锈钢表面能够形成稳定的氧化膜，所以其具有很好的耐蚀性。不锈钢/聚甲基丙烯酸甲酯(polymethylmethacrylate，PMMA)在氯化物环境下的微动磨损对金属表面产生很大的损害。当微动开始时，电势的下降就意味着氧化膜的保护开始。持续的微动磨损阻止了氧化膜的再次生成，电势基本保持不变。当微动磨损停止时，电势又回到很高的水平，但比开始值要低一些。氯化物有一定的润滑作用，可以减少表面的接触，冲走表面的磨屑。但是氯离子与金属离子的相互作用使得不锈钢表面的腐蚀电势降低，不能为不锈钢/PMMA界面提供足够的保护。金属表面的大量磨屑寿命又很短，所以不能对摩擦表面起保护作用。腐蚀微动磨损是机械和电化学相互作用的磨损，可以用电化学的机制描述不锈钢的磨损。摩擦区域为正极，相邻的表面为阴极。运动一开始，氧化膜破裂，金属裸露出来，与富氧液体的相互作用钝化。金属立即氧化，这样就减少了液体中氧气含量，界面的金属离子集中加剧，氧气全部耗尽。由于阳离子的限制，分散伴随着水解作用，OH^- 与金属离子反应而减少，H^+ 富集，为了使溶液达到电中性，氯离子也开始富集。

$$M^{n+} + nH_2O \longrightarrow M(OH)_n + nH^+ \tag{3-6}$$

$$nH^+ + nCl^- \longrightarrow nHCl \tag{3-7}$$

这时溶液局部酸化，加速腐蚀。在摩擦区域的外表面发生阴极反应，减少了氧和氢，过程如下：

$$O_2 + 2H_2O + 4e^- \longrightarrow 4OH^- \tag{3-8}$$

$$2H^+ + 2e^- \longrightarrow H_2 \tag{3-9}$$

只有溶液局部达到很高的酸度，氢含量的降低才能在热力学上发生。据试验观察，在接触区域的边缘，出现了氢气气泡，这个地方的电势为 (-380 ± 10) mV。当小于这个值时，小气泡形成并从不锈钢摩擦表面的边缘溢出。当金属离子溢出时，就会沉积在阴极区域，这时氧含量降低，反应如下：

$$O_2 + 2H_2O + 4e^- \longrightarrow 4OH^- \tag{3-10}$$

$$Fe^{2+} + 2OH^- \longrightarrow Fe(OH)_2 \tag{3-11}$$

$$4Fe(OH)_2 + O_2 \longrightarrow 2Fe_2O_3 + 4H_2O \tag{3-12}$$

这时铁的橘红色氧化物沉积在摩擦区域周围，图 3-18 显示了整个过程[109]。

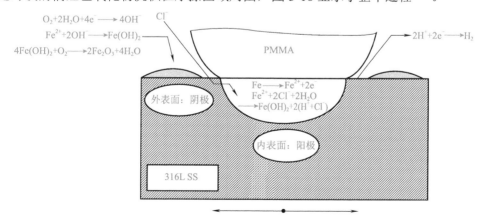

图 3-18　富氯区不锈钢/PMMA 界面微动磨损的电化学机制[110]

3.6.6　植入体表面 HAP 涂层的微动磨损

金属植入材料，尤其是纯钛及钛合金，虽然有比较优异的生物相容性，但随着医学领域科技的发展，人们对人工假体的生物活性要求也越来越高。因此，在金属植入物表面都进行表面改性处理，如等离子喷涂一层 HAP 涂层、DLC 涂层等。下面介绍在钛合金基体上沉积HAP 涂层的微动磨损。

热喷涂羟基磷灰石(hydroxyapatite，HAP)涂层已经被广泛研究且不管在体外还是体内测试中都表明有益于骨生长。但是对等离子喷涂生物陶瓷涂层的微动磨损的研究还是很有限，还需要努力研究微动对使用生物陶瓷涂层的关节植入物的影响。早先的研究工作主要集中在无润滑条件下的等离子喷涂 HAP 涂层的微动磨损行为。结果表明，HAP 涂层的片层状多孔结构、较差的自身强度及结合力等因素使得其表现出较差的抗微动磨损能力。但是，植入物很少在干环境条件下服役，它主要处在人体体液润滑的条件下。因此，有学者研究了在小牛血清溶液润滑条件下 HAP 涂层的微动磨损行为，并使用热等静压(hot isostatic pressing，HIP)处理使等离子喷涂涂层更加致密化，研究结果表明热等静压适合陶瓷涂层孔隙率的减少和物理化学性能的提高[111]。HAP 涂层在不同润滑条件下的微动区几乎都是典型的以微动磨损为特征的滑移区。随着微动周次的增加，摩擦系数并没有多大变化，这说明小牛血清可以有效润滑 HAP 涂层的微动。微动滑行幅度的减少或载荷的增加也都不会明显影响摩擦系数。

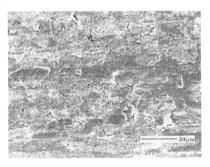

通过观察有小牛血清润滑的 HAP 涂层的磨痕[112]（图 3-19），可以发现典型的微动破坏形式——磨粒，它和无润滑条件下很相似。这可能是由于 HAP 涂层的片层状结构促使了磨粒碎片的产生。沉积涂层中存在小孔和微裂纹，这也会促使裂纹的增殖和磨粒的产生。

图 3-19　小牛血清溶液润滑下的
HAP 涂层的微动磨损形貌[112]

图 3-20 反映的是润滑条件下 HAP 涂层分别在载荷为 5N 和 10N 时微动磨损量随滑动幅度的变化关系图，其中滑动幅度分别取 50μm、100μm 和 200μm。对于同样等离子喷涂的生物陶瓷涂层，其在有润滑条件下的微动磨损量要比干摩擦条件下的少得多，尤其在高微动周次后。在润滑条件下，小牛血清是一种有效的润滑剂，并且 HAP 涂层的多孔结构能起到储存润滑剂的作用，从而能维持很低的摩擦系数。

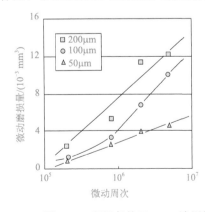
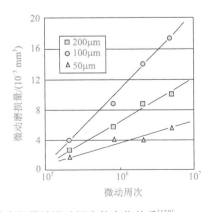

图 3-20　润滑条件下 HAP 涂层微动磨损量随滑动幅度的变化关系[110]

目前关于外科植入物长期植入的最重要的问题便是磨粒问题。如何将微动磨损中磨粒和金属离子的释放量降到最低是外科植入能长期有效的关键。等离子喷涂涂层常常有很多孔隙、裂纹和未熔的微粒,而且结合强度差,以上这些及片层状结构都对抗微动磨损十分有害。因此,要想 HAP 涂层长期有效,热喷涂涂层的后续处理就是十分必要的。选择热等静压处理的目的就是获得能减少微动磨损磨粒产生的致密化结构[113]。

Benea 等[114]在 Ti-6Al-4V 表面制备纳米多孔 TiO$_2$ 层,并在其上电镀 HAP 涂层,对样品进行微动磨损测试,研究其在生理溶液中的磨损-电化学行为。在微动磨损试验中,带有 TiO$_2$ 层和 HAP 涂层的 Ti-6Al-4V 样品的电势图像趋势平稳,无明显振荡,且表面改性层未被破坏,表明改性后样品抗磨损性能得到增强。

3.6.7 植入体表面 DLC 涂层的微动磨损

大多数人工关节(如人工髋关节和人工膝关节)是由金属部分(通常是钛、钛合金和 Co-Cr 合金)和高聚物部分(通常是 UHMWPE)组成的。通过增强表面硬度和降低接触面的摩擦系数来尽量降低界面的磨损。由于类金刚石(diamond-like carbon,DLC)涂层的表面非常光滑,而且有优异的力学性能和抗磨性能、摩擦系数低、生物相容性优异,它被广泛用于骨科、牙科、血管支架等的保护性涂层[115]。

直接观察生物环境中的磨粒和植入物表面的磨损和摩擦是很困难的,所以可以采用适当的模拟手段。DLC 涂层表面磨粒的磨损行为可以用微动磨损试验模拟。工程上常用这种试验描述两接触面的行为,这两个面被法向力压在一起并在循环剪切力的作用下做相对运动。这种运动是一种微动,且在许多接触面上存在。

Huang 等[116]采用附有纳米划擦配件的纳米压入仪测试了厚度仅有 3.5～20nm 的无定形碳涂层的抗划擦性能和抗磨损性能。他们发现仅 3.5nm 厚的涂层不能有效地抗划擦和磨损。通常厚涂层会比薄涂层表现出更明显的抗划擦/磨损行为。限制生物医用 DLC 涂层应用的关键问题是涂层与基体的结合问题。纳米划擦试验也可以用于评估涂层和基体的结合力。当负载低于 400mN 时可以依据磨痕的不同剖面形貌将试验过程分为三个阶段。初始阶段是能够完全恢复的弹性接触,中间阶段则有高达 70%的弹性恢复,最后阶段有部分涂层开始从基体上剥离脱落。

采用等离子增强化学气相沉积(plasma enhanced chemical vapor deposition,PECVD)制备厚度为 2.5μm 的 DLC 涂层,涂层表面光滑,粗糙度仅为 6.8nm。涂层的弹性模量为 200GPa,硬度高达 34GPa,并且与 Ti-6Al-4V 基体有很好的结合强度。

在 DLC 涂层中掺杂金属或非金属元素以降低内应力也是提高其与基底黏附力的有效方法。据报道,掺杂 Si 元素能够提高吸附强度,降低内应力[117]。Ronkainen 等[118]研究了不同 DLC 涂层在水润滑条件下的抗磨损性能。结果表明,非晶氢化 DLC 涂层在测试时被磨穿,而采用真空弧放电方法制备的无氢 DLC 涂层表现出最佳的抗磨损性能。另外,氢化 DLC 涂层的抗磨损性能可通过掺杂 Si、W、Cr 或界面层得到增强。

有学者认为在微动试验中获得的摩擦系数对相对湿度(relative humidity,RH)十分敏感。摩擦系数随着 RH 的提高有明显的降低。当 RH 小于 10%时,摩擦系数可达到最高值 0.4,但在水中摩擦系数低于 0.1。这种在水中的低摩擦现象对未来涂层在人体体液环境中的应用很有益处。

3.7　金属与合金表面改性

金属及合金虽然是应用最广泛的植入材料，但是金属在体内的腐蚀一直存在，特别是在应力作用下，腐蚀速率加快。改进金属材料表面化学性能的研究一直未曾停止，表面改性不仅要抑制有害金属离子的溶出，而且要促进组织的再生和加强材料与组织的结合。在经历 20 余年不懈地努力后，已经产生几种卓有成效的方法。金属植入材料的表面改性技术主要可以分为物理化学方法、形态学方法和生物化学方法三类。下面就从这三方面对金属植入材料的表面改性技术进行综合评述[8,11]。

3.7.1　物理化学方法

物理或化学手段是改善金属植入材料表面性能的主要方法，其应用广泛。下面介绍几种常见的物理化学方法。

1. 热喷涂

热喷涂是利用一种热源(如电弧、离子弧或燃烧的火焰等)将粉末状的金属或非金属喷涂材料加热熔融或软化，并用热源自身的动力或外加高速气流雾化，使喷涂材料的熔滴以一定的速度喷向经过预处理的、干净的基体表面，依靠喷涂材料的物理变化和化学反应，与基体形成结合层的工艺方法。热喷涂可分为电弧喷涂、等离子喷涂、火焰喷涂和爆炸喷涂等。热喷涂具有如下特点：①取材范围广，几乎所有金属、合金、陶瓷都可以作为喷涂材料，甚至塑料等高分子材料也可以作为喷涂材料；②可用于对各种基体(如金属、陶瓷、玻璃等几乎所有固体)材料进行喷涂；③材料的尺寸、形状不受限制，均可对其表面喷涂；④涂层的厚度可以控制；⑤工艺操作程序简单，效率高；⑥适于普及，广泛使用。

(1)氢化钛粉与氮气混合喷涂：将氢化钛粉与氮气(含 5%～15%(体积分数)H_2 的混合气体)一起等离子喷涂在钛基材上，形成孔径为 50～120μm、厚度为 0.8mm 的 Ti 与 TiO_2 的混合物层。该涂层与无涂层的钛柄分别在植入羊的股骨 14～16 周后，前者的钛柄-骨界而拉伸剪切强度是后者的 60～80 倍。

(2)氧化铝涂层：氧化铝的生物相容性极高，但与金属基材的结合强度较弱，所以对基材进行表面抛光处理较重要，将纯度 99%以上的 α-氧化铝粒子采用 40kW 的电弧等离子装置进行喷涂，可通过在液态 CO_2 中冷却钛合金(Ti-6Al-4V)，在其界面形成 γ-氧化铝，基材与氧化铝的结合强度达 20MPa 以上。

(3)金属纤维涂层：将钛合金制成长 2～3cm、直径为 50～250μm 的多孔金属纤维网，与钛或钛合金烧结复合作为涂层，使钛合金表面具有多孔性。用这种金属纤维涂层使钛合金表面的伸长率增大，弹性模量与骨(20GPa)相近，强度比骨高，且可得到连续的大孔径。

(4)HAP-BAG 复合涂层：为了改善钛及合金与骨组织的结合性，可采用等离子喷涂和烧结法在钛合金基材表面上涂多孔纯钛或 Ti-6Al-4V 涂层，有利于新骨组织长入并形成机械性结合。20 世纪 80 年代又开发了钛合金表面等离子喷涂羟基磷灰石涂层的技术，使钛合金表面具有生物活性，成功用于钛种植牙根和人工关节柄部，提高了植入物与骨组织的结合强度。利用 HAP-BAG 在钛合金上进行复合涂层，构成生物相容性好的梯度功能 HAP-BAG-Ti 复合材料时，最重要的是选择玻璃的组成，选择的玻璃应具备下列最基本的性质：①能够与钛及钛合金(Ti-6Al-4V)基材紧密结合;②在生物体内有稳定的生物化学性能,安全性高;③涂层烧结时与 HAP 基本不发生反应,且与 HAP 粉末的黏结较好。符合条件的玻璃为氧化铝硼硅酸盐系玻璃,其成分组成为 Al_2O_3-B_2O_5-SiO_2,质量分数约为 85%,玻璃修饰氧化物为 Na_2O、K_2O、Li_2O、ZrO_2 及 TiO_2,合计质量分数约为 15%。玻璃粉颗粒的平均直径粉碎至 17μm。值得注意的是,所用的含 HAP 的玻璃陶瓷即使采用相同性质的玻璃,HAP 对其影响也较大。当涂层的热膨胀系数低于钛基材时,才会使玻璃与钛的接触界面因热扩散反应而生成的中间层致密、稳定,有助于实现玻璃与钛基材的紧密结合。日本工业技术院成功开发了医用钛基复合材料,该材料是在钛合金的表层约 0.4mm 深处弥散粒度约 40μm 的 HAP 颗粒,然后在超塑性成形装置上加热到 750℃后加压成形。该复合材料中含有对于骨牙细胞足够大小的 HAP 颗粒,很适合作为人工关节和牙根。

2. 脉冲激光熔覆

脉冲激光熔覆是在低输出功率、高扫描速度的脉冲激光照射下,将 HAP 粉熔覆在基体表面的方法。激光熔覆是一个复杂的物理、化学冶金过程,熔覆过程中的参数对熔覆件的质量有很大的影响。激光熔覆过程中的参数主要有激光功率、光斑直径、离焦量、送粉速度、扫描速度和熔池温度等,它们对熔覆层的稀释率、裂纹、表面粗糙度及熔覆零件的致密性都有很大影响。这种方法可以精确控制涂覆过程中产生的相及 Ca 与 P 原子比,形成结晶态 HAP 层(厚约 10nm),降低体液中脱溶的可能性,而且整个过程中 HAP 官能团不会发生明显改变,所以性能相对稳定。它的缺点是提供的基体——HAP 层结合力不强,受力易脱落,在熔覆过程中还可能会使 HAP 层因过冷而形成非晶态,导致涂层结构不一致,甚至出现裂纹。

3. 喷砂法

用喷砂机将 HAP 粉末直接高速喷出并镶入基体表面。此法简单易行,低温操作,HAP 粉末不产生分解,成分稳定、结构一致,并且在喷涂过程中由于 HAP 粉末间高速摩擦,形成了部分化学键连接,所以 HAP 与基体间的结合强度较高。以上几种方法及其他典型的物理方法,如磁控溅射法、高速火焰喷射法等都存在一些共同的问题:①形成的羟基磷灰石层与基体之间的连接基本上为完全的物理连接,连接强度不高,受力条件下稳定性相对较弱;②绝大部分喷涂为直线喷涂,对于形状复杂的基体,容易造成喷涂层厚度不均匀。为了克服以上缺陷,又发展了 HAP 的化学和电化学沉积法。

4. 电结晶法

在研究电化学沉积 HAP 涂层的基础上,可用电结晶法在钛合金基体上形成 HAP 涂层。以含钙、磷离子(离子团)的水溶液为电解液,低温下利用外电场作用在基体上沉积获得涂层,并经蒸汽处理和真空烧结使其产生生物活性。电结晶法是非直线过程,可以用于外形复杂的基体,而且沉积过程温度低,可减少植入后涂层分解脱溶的可能性。此外,它还具有可控性高、工艺简单、成本低等优点。

5. 电化学法

电化学法就是用电化学的方法,通过调节电解液的浓度、pH、反应温度、电场强度和电流等来控制反应的制备方法,包括电泳沉积、电沉积(电结晶)、复合电镀等。电泳沉积是电泳和沉积两个过程的综合,是悬浮液中荷电的固体陶瓷微粒在电场作用下发生定向移动并在电极表面沉积的现象。

6. 离子注入

离子注入是将所需的元素在离子气化室中进行气化,通过高频放电使其离子化,以外加电场导出、聚束和加速，使形成的高能细小离子束打入作为靶的固体材料表层，从而达到改变材料表层的物理、化学、力学及生物性能的方法。离子注入技术在提高生物材料的表面硬度及其耐磨性能方面得到了成功应用。同时在提高生物材料的耐蚀性、生物相容性方面也逐渐得到应用。与其他表面改性方法相比，离子注入法具有独特的优点：①离子注入过程是非热平衡过程，不受冶金学规律的限制，可以将任何元素原子加速注入任何材料中；②离子注入过程是低温过程，不会引发金属靶材料内部结构、成分和外部形状的变化；③离子注入技术是高度可控技术，通过控制注入能量与注入剂量可以准确地控制靶材料的注入浓度、梯度和深度。对金属材料进行离子注入可以改善材料的力学性能，如硬度、耐磨性、抗疲劳性等，对金属植入材料的使用安全性和使用寿命都具有重要意义。

3.7.2 形态学方法

形态学方法是在不改变金属基体表层的化学组成的情况下，将其直接植入生物体内，从而达到对生物体组织在其上的黏附、生长产生重要影响。此方法并不在基体表面产生强化层或附加涂层，而是通过改善植入体的表面微观形貌来获得最好的植入效果。生物软组织细胞（如成纤维细胞），与基体的连接是通过在两者之间形成一层厚约 15nm 的软蛋白质膜来实现的。当细胞与基体连接时，细胞对基体的表面形貌具有反应的自然特性，细胞的排列、形状、取向、极性等都会根据基体形貌的变化而变化，这就是接触导向性。对于反应灵敏的细胞，基体表面纵深 130nm 的变化幅度就足以影响细胞接触导向的变化。因此，当基体表面呈现出粗糙微观面时，黏附在其上的细胞就会由原来的球状与基体间的"点"接触形式转变为细胞顺基体起伏而铺展开来的"面"接触形式，从而提高了细胞与基体的结合强度。当表面孔隙直径大于 140nm，即空间大小可允许毛细血管伸延入其中，为成骨细胞的生长提供养料时，这些孔隙就会优先生长出成骨细胞。它们便成了基体与骨连接的"固定销"，显著提高植入体剪切强度。形态学方法在提高结合强度的同时一般不会减损材料的生物相容性，是一种比较简单有效的表面改性方法，其具体方法有等离子喷刷、超声振荡、激光束点熔及电化学晶界腐蚀等。值得注意的是，以机械加工来调整基体表面形貌容易在加工处留下微小的金属碎屑和毛刺，如果不予彻底清除，将会在基体和黏附上的组织之间形成软组织胞类异物，从而破坏两者的结合强度。

3.7.3 生物化学方法

生物化学方法是将大分子蛋白质或酶等有机高分子物质引入基体表面，使其具有更优良的生物活性，因而具有更直接、更有效的特点。这种方法制备的材料可以促进植入处伤口的愈合，加速植入体与周围组织的结合，同时也可以提高植入体的安全性和使用寿命。大多数金属表面存在一层氧化膜，一定条件下会与[H]或 H^+ 作用，形成附于基体表面的—OH（羟基）。在这种情况下用氨丙基三乙氧基硅烷（aminopropyltriethoxysilane）对基体进行硅烷化处理，再通过戊二醛的作用将一些蛋白质或酶（如胰蛋白酶）的分子以化学键连接在基体表面上。此方法是由美国科学家 Dee 等[119]提出的，它可以将活的生物分子固定在无机、非孔状、非松散生物材料的表面，从而使材料表面活性大大提高。

3.8　医用金属材料研究进展

3.8.1　医用镁及镁合金材料的研究

由于镁及镁合金在人体环境中的腐蚀速率太快，在经历了 20 世纪 30～40 年代的短暂发展尝试后，被具有生物稳定性、良好生物相容性的不锈钢和钛合金所取代。随着镁合金冶炼、表面防护等技术的不断进步，镁合金的耐生物腐蚀能力得到提高，因此材料研究者和医疗工作者提出并相继开展了新一代可降解生物医用材料——可降解镁合金的研究开发，在合金设计、制备、力学性能、表面改性、生物相容性等研究方面取得了可喜的进展，在骨植入器件及心血管支架等临床应用方面显示出了巨大的潜力[120,121]。代表性的镁及镁合金骨科器械发展历史如图 3-21[122]所示。

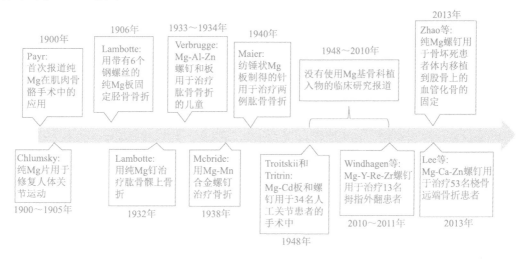

图 3-21　镁及镁合金骨科器械发展历史

镁合金引起研究兴趣的主要原因是镁合金具备作为可降解骨植入材料的多方面优点，主要包括：①镁是人体内含量最多的阳离子之一，几乎参与人体内所有的新陈代谢过程，参与蛋白质的合成，能激活体内多种酶，调节神经肌肉和中枢神经系统的活动，保障心肌正常收缩[123]，日常生活中，男性每天应摄取 2.2～5.0mmol 镁，女性则需 3.3～6.3mmol 镁[123]；②如图 3-22 所示，镁及镁合金的弹性模量约为 45GPa，更接近人体骨的弹性模量，能有效降低应力遮挡效应；镁与镁合金的密度约为 1.7g/cm^3，与人体骨密度(1.75g/cm^3)接近，远低于典型应用的 Ti-6Al-4V 的密度(4.45g/cm^3)，符合理想接骨板的要求[120]；③镁具有独特的体内降解性能(可降解高分子在体内的降解方式为体降解，降解过程中植入器件的强度会突然大幅降低，而镁合金在体内的降解方式主要为均匀腐蚀和点蚀，降解过程中植入器件的承载能力随植入时间呈线性下降关系，在体内可提供更长的力学性能维持时间)，更重要的是，可以通过表面改性处理，控制镁合金在体内的降解速率，以满足临床的不同实际需求[124]；④镁资源丰富，价格低廉[125]，镁锭的价格在 2 万元/吨以下，而钛锭的价格在 6 万元/吨以上。

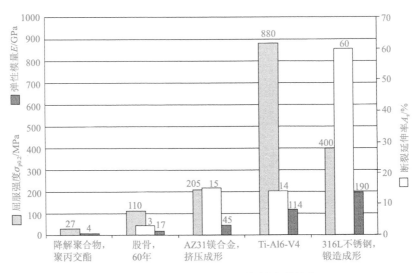

图 3-22　常用医用金属植入材料力学性能

目前，有研究者提出利用镁的易降解性能将其制成可降解心血管支架。Heublein 等[126]采用 AE21 镁合金制成支架植入鼠的心脏血管，研究发现在 6 个月内，支架降解 50%，没有炎症反应，初步证实了镁作为可降解血管支架的可行性。镁支架进入临床应用也已有报道。Zartner 等[127]将一个 ϕ3mm×10mm 可降解镁支架植入一个 6 周大的女婴体内，成功地治愈了其左肺动脉堵塞。应用表明，镁支架在 4 个月内完全降解，在降解过程中，没有对患者的生理造成任何不适影响。Eggebrecht 等[128]同样用可降解镁支架治疗一位 54 岁的冠脉血管堵塞患者，研究表明，治愈之前，镁支架能够提供与传统不锈钢支架同样的力学性能，并且在 2个月内镁支架能被完全降解吸收。为降低降解速率，通过表面添加抗增殖药物紫杉醇，改良支架设计和合金成分，Biotronic 公司推出新一代药物洗脱可降解镁合金支架(drug-eluting absorbable metallic stents，DREAMS 1.0)。2013 年欧洲五大研究中心首次在人体内对 46 名患者 47 处冠状动脉血管病变进行安全性和有效性评估，与未药物洗脱的相比，DREAMS 1.0 管径丢失显著降低，但其仍未达到目前药物洗脱支架的最佳效果。DREAMS 2.0 采用 WE43 镁合金，支架两端加入不透射线的标记物钽，提高支架植入和扩张时的准确性，抗增殖药物由紫杉醇改为更强效的西罗莫司，支架表面涂有 7μm 厚可吸收聚乳酸。与 DREAMS 1.0 相比，DREAMS 2.0 临床前试验证实炎症反应更轻，内皮化速度更快，其在冠心病治疗中的安全性和有效性经过了临床评估[129-131]。同时，在防止术后血管狭窄方面，DI Mario 等[132]的研究表明，由于镁离子具有抗微血管堵塞机制，可降解镁支架能够有效防止术后血管狭窄的发生。

镁作为骨固定材料也已有学者进行了研究。镁及镁合金能有效降低应力遮挡效应，密度与人体骨密度相接近，符合理想接骨板的要求[123]；镁降解生成的镁离子易被人体组织吸收或通过体液排出体外。因此，镁作为骨固定材料，在骨折的愈合初期能够提供稳定的力学环境，逐渐而不是突然降低其应力遮挡作用，使骨折部位承受逐步增大直至生理水平的应力刺激，从而加速骨折愈合，防止局部骨质疏松和再骨折的发生[133]。Witte 等[134]研究了镁合金作为骨植入材料的可行性。他们将不同镁合金制成的 ϕ1.5mm×20mm 小棒植入豚鼠股骨，研究发现镁植入物在 18 周内基本降解，且在降解的镁棒部位有新骨质形成。Duygulu 等[135]同样对镁作为骨固定材料进行了研究。他们把 AZ31 镁合金骨钉植入羊髋骨，试验发现镁可以引导成骨细胞在植入部位的生长。Denkena 等[136]还研究了 AZ91 镁合金骨钉的力学性能及腐蚀性能。

结果表明，镁作为可降解固定材料能够同时具有良好的生物性能与力学性能，但其耐蚀性能有待进一步提高。

近年来，德国、中国与韩国的科学家测试了镁及镁合金骨科器械或植入体治疗骨裂及骨组织瓣的效果。德国 Windhagen 等[137]首先报道了将 Mg-Y-Re-Zr 合金螺丝应用于拇指外翻手术，术后 6 个月，Mg 和 Ti 对比组之间无明显差异。基于这次成功的尝试，2015 年 Mg-Y-Re-Zr 合金螺丝在爱尔兰被用于治疗马德隆畸形[138]，并在 2016 年又被用于治疗舟状骨骨折[139]。Zhao 等[140]对按国际骨循环研究协会（Association Research Circulation Osseous，ARCO）分期的 II/III 阶段股骨坏死的患者进行了采用高纯度 Mg 螺丝固定血管化骨皮瓣的手术，12 个月后，接受高纯度 Mg 螺丝固定治疗的患者表现出非常令人满意的治疗结果。2015 年，这种高纯度 Mg 螺丝的创新性设计被国家食品药品监督管理总局（China Food and Drug Administration，CFDA）授予创新医疗设备的奖项[141]。韩国 Lee 等[142]应用 Mg-Ca-Zn 螺丝固定桡骨骨折。术后 6 个月骨折痊愈，患者都反映几乎没有疼痛且桡骨活动范围没有缩小，说明使用 Mg 植入体的患者伤愈速率正常。

综上，镁合金作为可降解植入材料，目前存在的最大问题是镁的耐蚀性能过差，满足不了植入器件服役期的要求。基于上述问题，研究者在提高镁合金的耐蚀性能方面进行了较多努力。

在提高镁及镁合金耐蚀性能方面，研究主要集中在合金化与表面涂层两方面。在可降解镁合金的材料研究方面，已经开发了 AZ91Ca[143]、Mg-Mn-Zn[144]、Mg-Zn-Y[145]、Mg-Zn-Mn-Ca[146]、Mg-Ca[147]、Mg-1X（X=Al、Ag、In、Si、Y、Zn 和 Zr）[148]、Mg-4Sb-4Si[149]、Mg-5Zn-0.2Sr[150]、Mg-Nd-Zn-Ag-Zr[151]等多种新型镁合金，但在控制降解速率方面仍没有取得突破性进展。李英等[152]研究了在保持与生理体液氯离子浓度一致的基础上，不同金属离子对医用镁合金的降解行为影响，结果表明金属离子直接影响医用镁合金的降解特性：$NaCl > KCl > CaCl_2 > MgCl_2$，其中 Na^+ 和 K^+ 比 Ca^{2+} 和 Mg^{2+} 更能促进镁合金降解。镁合金表面处理在控制基体降解速率的同时，可以赋予其表面以良好的生物活性，是镁合金可降解植入材料研究的重要内容之一。在镁合金表面处理方面，发展了 β-TCP 涂层[153]、气相沉积晶体 Si 涂层[154]、电化学沉积及仿生方法制备羟基磷灰石涂层[155]、快速微波水化学路线制备双层羟基磷灰石涂层[156]、磷化方法制备磷酸钙涂层[157]、化学转化锰酸盐涂层[158]、化学沉积法制备钙磷（Ca-P）涂层[159]等多种处理工艺，其中有些涂层可以有效控制镁合金的降解速率并提高其生物相容性，使人们看到镁合金应用于生物医学领域的希望。

综上所述，镁及其合金具有优良的综合力学性能、与人体良好的生物相容性及生物可降解吸收性等特点，作为一类新型植入材料具有巨大的优势和潜力。但镁及镁合金的耐蚀性能差，加之人体体内是一个复杂的腐蚀环境，因此对镁及镁合金在体内外的降解机理及表面改性需要进行更深入和系统的研究，这对推动医用镁金属的研究和发展具有重要意义。

3.8.2　多孔医用金属材料研究

多孔金属是指一种金属骨架里分布着大量孔洞的新型材料，是以多样化空隙为特征的广义阻尼材料。按其结构，可分为无序和有序两类，前者如泡沫材料，后者主要是点阵材料。按孔之间是否连通，可分为闭孔和通孔两类，前者含有大量独立存在的孔洞，后者则是连续畅通的三维多孔结构。

与实体结构材料相比，由于孔隙的存在，多孔金属具有一系列特殊性能，如良好的可压缩性、压缩平台应力及在变形过程中泊松比的改变等。优良的综合力学性能(主要是强度和刚度)及重量轻是其最基本的优点。此外，多孔金属可以吸收与冲击方向无关的较高冲击能量，有效地应用于声音吸收、电磁屏蔽和振动阻尼等方面。

目前，越来越多的学者相继开展多孔金属植入材料的研究。将多孔金属材料用于植入材料具有以下几个突出优点：①多孔结构利于成骨细胞的黏附、分化和生长，促使骨长入孔隙，加强植入体与骨的连接，实现生物固定；②多孔金属材料的密度、强度和弹性模量可以通过改变孔隙率来调整，达到与被替换硬组织相匹配的力学性能(力学相容性)，如减弱或消除应力遮挡效应，避免植入体周围的骨坏死、新骨畸变及其承载能力降低等；③开放的连通孔结构利于水分和养料在植入体内的传输，促进组织再生与重建，加快痊愈过程。此外，多孔金属还具有多孔聚合物和多孔陶瓷不可比拟的优良强度和塑性组合，因而作为一种新型的骨、关节和牙根等人体硬组织修复和替换材料及骨组织工程支架材料，多孔金属具有广阔的应用前景。研究的热点主要集中在以下几种多孔金属。

1. 多孔钽

多孔钽最初由美国新泽西州 Implex 公司开发，并被命名为 Hedrocel，2003 年更名为 Trabecuar metal(小梁金属)。多孔钽由商业纯钽制成，在制作过程中，以聚亚胺酯热降解得到的碳骨架为支架，该碳骨架呈十二面体，其内部为网络结构，整体遍布微孔，孔隙率可高达 98%，多孔钽形貌如图 3-23 所示[160]，再将商业纯钽通过化学气相沉积、渗透的方法结合到碳骨架上就形成了多孔金属结构。我们使用的多孔钽材料表面的钽层厚度为 40～60μm；在重量上钽约占 99%，碳骨架则占 1%左右[161]。

Bobyn 等[162]对多孔钽材料进行了相关的检测后发现：在显微镜下该材料结构如同松质骨，其空隙直径为 400～600μm，整体互连的孔隙率高达 75%～85%。多孔钽所具有的三维多孔结构更有利于成骨细胞黏附、分化和生长，促进骨长入，从而加强植入体与骨之间的连接，实现生物固定，同时它也更有利于水分和营养物质在植入体内的传输，促进骨组织再生和重建，加快愈合过程。另有研究表明，多孔钽植入物治疗早期股骨头坏死的临床效果令人满意[163]。

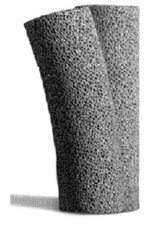

图 3-23　多孔钽形貌图[160]

多孔钽假体具有高孔隙率，有利于成骨细胞黏附、分化和生长，以及促进骨长入，实现生物学内固定等优点，因此其在髋及膝关节置换术中的应用越来越广泛；在人工关节翻修术中，多孔钽假体的高孔隙率能促进骨组织长入并与骨紧密结合，骨组织长入越多，多孔钽假体固定越牢固，有效改善传统假体因骨水泥和螺钉不能有效固定而易导致翻修术疗效不佳的问题，因此采用其进行翻修术成功率较高[164]。多孔钽目前在临床上的应用主要有髋臼假体、脊椎间融合器、缺损骨修复及软骨修复。Minoda 等[165]对 21 例采用多孔钽胫骨假体和 21 例采用钴铬钼合金胫骨假体行初次膝关节置换术的患者在术后 5 年进行双能 X 线骨密度检查，结果显示多孔钽胫骨假体组患者胫骨侧面骨密度减少 11.6%，而钴铬钼合金胫骨假体组患者胫骨侧面骨密度减少 29.6%，这表明全膝关节置换术中采用多孔钽胫骨假体可有效防止胫骨近端骨密度减少。

2. 多孔镁及镁合金

多孔镁作为一种可降解的生物材料能够给细胞提供三维生长空间，有利于养料和代谢物的运输交换，其本身具有生物活性，可诱导细胞分化生长和血管的长入[25]，多孔镁合金形貌如图 3-24 所示。在材料降解吸收的过程中，种植的细胞继续增殖生长，有望形成新的具有原来特定功能和形态的相应组织和器官，以达到修复创伤和重建功能的目的。如果通过适当的方法制备出孔隙率和孔径可调的多孔镁金属，其有望成为一类力学性能更为优异的新型骨组织工程支架材料。Witte 等[166]研究了开孔 AZ91 镁合金骨修复支架材料的生物相容性。研究表明，镁的降解对周围骨组织不造成任何有害影响，且在植入物周围的骨细胞增殖更为明显。但同时指出，镁作为骨修复材料存在降解过快的问题，在骨再生的初期不能提供足够的强度，需要进一步改善其耐蚀性能。Reifenrath 等[167]的研究同样证明了镁合金骨修复材料具有良好的生物相容性，耐蚀性能需要进一步改进。Xia 等[168]研究了多孔 AZ31 镁合金在不同浓度 NaCl 溶液内的耐蚀性能，并对其耐蚀性能和耐蚀机理进行了分析，同时建立了一种简单有效地用于计算闭孔多孔金属表面积的数学模型，证明多孔 AZ31 镁合金比商用 AZ31 镁合金拥有更高的耐蚀性能。

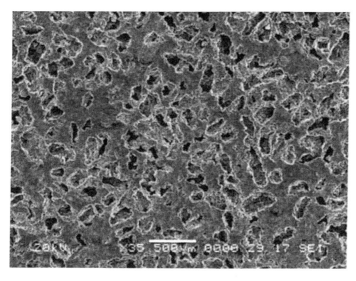

图 3-24　多孔镁合金形貌图[25]

　　目前关于制备多孔镁的研究报道不多，主要采用铸造法和粉末冶金法进行制备。日本名古屋工业技术研究所在 1999~2000 年对多孔镁的制备及部分力学性能进行了初步研究，得到了孔隙率约 90%的多孔镁样品。但试验过程中经常发生爆炸，其工艺还很不成熟。Xia 等[169]以 Ca 为增黏剂、$CaCO_3$ 为发泡剂、AZ31 镁合金为基体，用熔体发泡法制备了孔径均匀、孔隙率可控的闭孔镁合金。Yamada 等[170]采用渗流铸造方法制备开孔 AZ91 镁合金，密度为 $0.05g/cm^3$，屈服强度为 0.11MPa。Wen 等[171]采用粉末冶金技术制备开孔纯镁，孔隙率为 35%~55%，孔径为 70~400μm。当孔隙率为 35%时，弹性模量为 1.8GPa，最高抗压强度为 17MPa；当孔隙率为 45%时，弹性模量为 1.3GPa，最高抗压强度为 16MPa。在国内，沈剑等[172]采用粉末冶金法制备多孔镁，孔隙率可在 20%~55%变化，当孔隙率从 20%增加到 43%时，弹性模量从 2.11GPa 下降到 0.19GPa，而坍塌应力也从 28MPa 下降到 13MPa。徐建辉等[173]采用真空渗流铸造法制备泡沫镁合金，制备出密度为 $0.15~0.4g/cm^3$、孔径为 0.5~5mm 的泡沫镁合金。

目前多孔镁的研究还停留在实验室阶段，尚未进入临床，但鉴于镁合金的以上优势，其未来的临床应用会有广阔的前景。

3. 多孔钛

多孔钛已经广泛用于人工关节矫形、牙缺损修复、骨填充等方面[174,175]，多孔钛形貌如图 3-25 所示[176]。

多孔钛植入物的多孔结构能够提高植入材料的生物相容性：首先，多孔结构有利于成骨细胞的黏附、分化和生长，促进骨组织长入孔隙，加强植入体与骨的连接，实现生物固定；其次，通过改变多孔钛的孔隙率，可以调整其体积密度、强度和弹性模量，使其力学性能与植入部位相匹配；多孔钛连通孔结构有利于人体体液的输送，能够促进组织再生与修复，加快病变部位的痊愈。

目前，制备多孔钛的方法主要有粉末冶金法和浆料发泡法等[177]。

4. 多孔非晶合金

非晶合金由于具有较高的力学性能、良好的耐磨损性和腐蚀性，在生物医用材料方面的研究应用备受关注。然而其弹性模量比自然皮质骨高，弹性模量不匹配引起的应力遮挡现象易造成植入体松动甚至断裂[178]。多孔

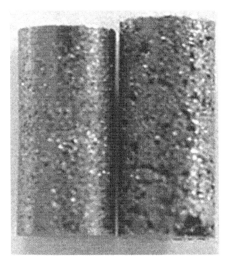

图 3-25　多孔钛形貌图[176]

处理是目前解决上述问题的热门方法之一[179]。多孔处理主要从以下几个方面改善植入体的性能[180,181]。

(1)通过调整孔隙参数(孔隙率、孔隙形态、孔隙大小等)改变材料的密度、强度和弹性模量，从而使其与被替换骨组织的力学性能相匹配，从而减轻或消除应力遮挡现象。

(2)多孔结构及粗糙内表面有利于成骨细胞的黏附、增殖和分化，促使新骨组织长入孔隙内部，使植入体同宿主骨之间形成生物固定。

(3)三维贯通孔使体液和营养物质能够在多孔植入体中传输，有利于组织再生与重建，加快愈合过程。

目前，所制备的多孔非晶合金主要集中在非晶形成能力较高的 Pd 基和 Zr 基非晶合金，其中 Pd 基非晶合金受价格限制，只能进行理论探讨。

最先见报的 Zr 基多孔非晶合金制备是 2004 年 Brothers 和 Dunand[182]采用开孔碳球为基体、商用 $Ar_{57}Nb_5Cu_{15.4}Ni_{12.6}Al_{10}$(Vit 106) 非晶合金为渗流液制备多孔块体非晶合金，然后放入冷盐水中急冷，得到闭孔非晶合金，是目前孔径最小的 Zr 基多孔非晶合金(孔径为 $25\sim50\mu m$)。2005 年 Brothers 和 Dunand[183]又采用 SrF_2(或 BaF_2)盐型渗流铸造法制备了孔径为 $212\sim250\mu m$ 的多孔 Vit 106 非晶合金。Sarac 等[184]采用 Si 片上的光刻技术和深度反应离子刻蚀技术制备出有特定孔洞结构的块体非晶合金材料。目前制备 Zr 基多孔非晶合金的方法主要有气体发泡法、渗流铸造法、粉末烧结法、快速压铸法、电化学腐蚀造孔法和放电等离子体烧结法[185]等，其中通过渗流铸造法制得的 Zr 基多孔非晶合金如图 3-26 所示。

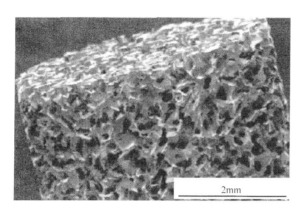

2mm

图 3-26　通过渗流铸造法采用 BaF_2 作为造孔剂得到的 Zr 基多孔非晶合金[186]

索忠源等[187]采用热挤压法制备 $Zr_{55}Cu_{30}Al_{10}Ni_5$ 多孔非晶合金，并利用动态凝血时间及溶血率分析了多孔非晶合金的血液相容性，动态凝血时间长达 40min，溶血率为 1.85%，这表明该多孔非晶合金具有良好的生物相容性，具有较好的生物医疗应用前景。多孔非晶合金还可与具有良好生物相容性的羟基磷灰石结合制成复合材料[188]，通过调整 HAP 的含量可以对复合材料的强度进行控制，进而得到力学性能与人体骨组织更匹配、促进骨组织迅速长入的骨植入材料。

3.8.3　常用金属植入材料的发展

医用不锈钢仍是生物植入材料的主体，研究开发高耐蚀性、高耐磨性、高疲劳强度和高韧性医用合金依然重要。无镍(或低镍)高氮奥氏体不锈钢具有优良的综合力学性能和耐蚀性能，在许多性能方面相当于或超过现有的医用不锈钢[189]。

从金属植入材料的研究现状来看，纯钛及钛合金具有其他材料无可比拟的优越性，特别是近些年发展起来的新型 β-钛合金[190]。β-钛合金具有以下优点[191]：①不含 Al、V 等有毒元素，添加的元素都是 Nb、Ta、Zr 等相稳定的强化元素，植入机体中不会产生过敏反应，也不会对机体造成损害，故其生物相容性优异；②人体骨的弹性模量为 10～30GPa，β-钛合金弹性模量为 55～110GPa，这使得 β-钛合金拥有较低的、最接近人体骨的弹性模量，有利于防止应力遮挡现象的出现，具有较好的骨组织相容性；③强度较高；④一些 β-钛合金(如 Ni-Ti 合金等)具有形状记忆特性。因此，开发研究更适合临床应用的新型 β-钛合金不失为人体用金属植入材料的一个主要发展方向。最新开发的医用钛合金主要如下。

(1) ($\alpha+\beta$)-钛合金，如 Ti-5Al-3Mo-4Zr、Ti-6Al-2Nb-1Ta、Ti-6Al-7Nb、Ti-15Sn-4Nb-2Ta、Ti-15Zr-4Nb-2Ta、Ti-15Zr-4Nb-4Ta。

(2) β-钛合金，如 Ti-15Mo、Ti-15Mo-5Zr-3Al、Ti-12Mo-6Zr-2Fe、Ti-15Mo-2.8Nb-0.2Si、Ti-12Mo-13Nb[192]、Ti-13Nb-13Zr、Ti-16Nb-10Nf、Ti-35Nb-5Ta-7Nb、Ti-24Nb-4Zr-7.5Sn、Ti-25Nb-2Mo-4Sn[193]、Ti-25Nb-11Sn[194]。

上述新型钛合金中减少或消除了 Al 和 V 的影响，并采用 Zr、Nb、Ta、Sn 等作为合金元素来改善钛合金的力学性能、耐蚀性和生物相容性。

瑞士的 Ti-6Al-7Nb、美国的 Ti-13Zr-13Nb、日本的 Ti-15Zr-4Nb-0.2Pd-0.2O-0.05N 和 Ti-29Nb-13Ta-4.6Zr 合金(最后一种合金经过热处理和加工后为 β-钛合金)，具有较低的弹性系数和很好的力学性能，颇适合用作骨固定手术的植入物。医用钛合金进一步的研究方向是：

深入研究合金元素对钛合金的组织和性能的影响，改善其综合力学性能和工艺性能；开展生物学相容性试验与临床试验的相关性研究；运用新工艺和新技术开展表面改性研究。例如，日本新开发的医用 β-钛合金 Ti-29Nb-13Ta-4.6Zr（简称 TNTZ），采取表面氧化处理后提高了表面耐磨性。表面碱处理的钛和钛合金具有非常好的生物相容性。化学处理在钛合金表面形成生物活性功能梯度结构，并形成梯度功能材料。对于纯钛及钛合金的表面改性除了涂层的生物相容性，还需要解决涂层的稳定性问题及涂层与基体的结合强度问题。

为了改善金属材料人工关节假体的生物活性、耐磨性、耐蚀性及假体与骨两相界面的结合强度等，国内外相关学者进行了大量的表面改性研究，主要研究与应用表现在以下几方面。

(1) 钛合金表面的离子氮化和氧扩散处理。

(2) 金属假体表面生物陶瓷涂层处理。

(3) 研制粗糙面或多孔面人工关节。

(4) 表面碱热活性处理。

Ni-Ti 合金不仅具有形状记忆效应，而且超弹性和冲击吸收性优良，很适合作为生物材料，然而由于含有大量的 Ni 限制了其作为人体植入物的应用，因此近年来开发了一系列不含 Ni 的形状记忆合金和弹性合金，如日本东北大学开发的 Ti-Nb-Sn，日本筑波大学开发的 Ti-Mo-Al(-Ca, -Ge) 和 Ti-Nb-Ga(-Ge) 超弹性合金。多孔镍钛合金具有形状记忆效应、伪弹性、生物相容性和高的力学性能，其多孔结构使植入物的固定更可靠，有利于人体体液营养成分的传输，可大大缩短患者的康复期。具有特殊性能的镍钛合金表现出较好的植入效果，必将具有更广阔的应用前景。另外，非晶合金与晶态合金相比，在耐蚀性、耐磨性、抗拉强度和疲劳强度方面都优越得多，因此，即使采用小型化的制品也能得到相当高的力学性能，可望获得比较理想的生物材料，目前正在研究 Zr 系非晶合金作为生物材料的可能性[20]。

人体用金属植入材料的研究还包括以下方面。

(1) 对开发出的各种生物医学材料进行临床试验，以取得大量有价值的第一手资料，并及时反馈给材料研究部门，以便迅速对材料进行改进。

(2) 寻求更为理想的表面处理工艺，更好地改善植入材料的表面性能，获得高质量的涂层并解决涂层与基底的结合问题，进一步提高植入材料与生物体的相容性，提高植入材料的耐磨性和耐蚀性。

(3) 进行材料的复合化和混杂化研究。

此外，许多研究表明，金属的磨屑是植入件松动的原因。因此，减少由微动引起的金属离子或碎片是优化长期植入物的关键。

人类已进入对医用金属材料高需求的时代，亟待开发出更多适用于不同植入部位的活性生物材料。目前生物医用材料正在向多种材料复合、性能互补的方向发展。

表面改性技术在生物材料上的应用有效地提高了医用金属材料的表面质量，改善了植入物的植入效果。利用表面改性来提高医用金属材料的生物相容性将会是今后医用金属材料发展的趋势。

习题与思考题

3-1　介绍医用金属材料的基本特性与要求。

3-2　简述常用医用金属材料的类型及其分类、组成、特性，生物相容性，临床应用。

3-3　阐述医用金属材料的生理腐蚀机理、腐蚀类型。解释钢钉在人体中为什么会发生腐蚀和采用什么方法可以防止腐蚀。

3-4　介绍医用金属材料的表面改性方法。

3-5　医用钴合金的制造加工方法主要有哪些？

3-6　简述钛及钛合金的特点及其在生物医学领域的应用。

3-7　简述多孔医用金属材料用于植入材料的突出优点。

参 考 文 献

[1] ROSENFELD A, DVORACHEK A, ROTSTEIN I. Bronze single crown-like prosthetic restorations of teeth from the late Roman period[J]. Journal of archaeological science, 2000, 27(7): 641-644.

[2] 朱希涛. 口腔修复学[M]. 2版. 北京: 人民卫生出版社, 1987.

[3] HUDD R C, LLEWELLYN D T. Steels: metallurgy and applications[M]. Oxford: Buterworth-heinemann, 1998.

[4] 崔福斋, 冯庆玲. 生物材料学[M]. 北京: 清华大学出版社, 2004.

[5] 唐农轩, 邹宏恩, 伍本德, 等. 医用金属材料及其应用(一)[J]. 稀有金属材料与工程, 1992, 21(3): 77-80.

[6] 张丝雨. 最新金属材料牌号、性能、用途及中外牌号对照速查实用手册[M]. 北京: 中国科技文化出版社, 2005.

[7] 浦素云. 金属植入材料及其腐蚀[M]. 北京: 北京航空航天大学出版社, 1990.

[8] PARK J, LAKES R S. Biomaterials: an introduction[M]. 3rd ed. Berlin: Springer, 2007.

[9] 师昌绪. 材料大辞典[M]. 北京: 化学工业出版社, 1994.

[10] 李世普. 生物医用材料导论[M]. 武汉: 武汉工业大学出版社, 2000.

[11] WONG J Y, BRONZINO J D. Biomaterials[M]. Boca Raton: CRC press, 2007.

[12] VAN NOORT R. Titanium: the implant material of today[J]. Journal of materials science, 1987, 22(11): 3801-3811.

[13] Standard specification for unalloyed titanium, for surgical implant applications ASTM F67-06[S]. (UNSR50250, UNS R50400, UNS R50550, UNS R50700), Published June 2006.

[14] Standard specification for wrought Ti-6Al-4V ELI (Extra Low Interstitial) alloy for surgical implant applications ASTM F136-08e1 [S]. (UNSR56401), Published December 2008.

[15] DONACHIE M J. Titanium: a technical guide[M]. Metals park: ASTM international, 1988.

[16] WHITTERS C J, STRANG R, BROWN D, et al. Dental materials: 1997 literature review[J]. Journal of dentistry, 1999, 27(6): 401-435.

[17] HERØ H, JØRGENSEN R B, LIU S P. Amalgams made from liquid Hg-In[J]. Biomaterials, 1995, 16(7): 581-584.

[18] JONES P A, HARRINGTON E, FISHER S E, et al. Wilson standards for dental amalgam[J]. Journal of dentistry, 1986, 14(6): 251-257.

[19] HILL T. Dental amalgam: a conflict of philosophies[J]. Clinical materials, 1986, 1(2): 135-138.

[20] 郑玉峰, 赵连城. 生物医用镍钛合金[M]. 北京: 科学出版社, 2004.

[21] BLACK J. Biologic performance of tantalum[J]. Clinical materials, 1994, 16(3): 167-173.

[22] LEVINE B R, SPORER S, POGGIE R A, et al. Experimental and clinical performance of porous tantalum in orthopedic surgery[J]. Biomaterials, 2006, 27(27): 4671-4681.

[23] SCHROEDER H A, BALASSA J J. Abnormal trace metals in man: niobium[J]. Journal of chronic diseases, 1965, 18(3): 229-241.

[24] JOHANSSON C B, ALBREKTSSON T. A removal torque and histomorphometric study of commercially pure niobium and titanium implants in rabbit bone[J]. Clinical oral implants research, 1991, 2(1): 24-29.

[25] 师昌绪. 材料科学与工程手册[M]. 北京: 化学工业出版社, 2004.

[26] PONTHIAUX P, WENGER F, DREES D, et al. Electrochemical techniques for studying tribocorrosion processes[J]. Wear, 2004, 256(5): 459-468.

[27] 姜晓霞, 李诗卓, 李曙. 金属的腐蚀磨损[M]. 北京: 化学工业出版社, 2003.

[28] 徐用亿, 马金忠. 金属-金属髋关节表面置换术后假体周围生物学反应[J]. 国际骨科学杂志, 2010, 31(2): 105-107.

[29] DORR L D, WAN Z, LONGJOHN D B, et al. Total hip arthroplasty with use of the metasul metal-on-metal articulation: four to seven year results[J]. The journal of bone and joint surgery American volume, 2000, 82(6): 789-798.

[30] RIEKER C B, KÖTTIG P, SCHÖN R, et al. Clinical wear performance of metal-on-metal hip arthroplasties[M]// Alternative bearing surfaces in total joint replacement. West Conshohocken: American society for testing and materials, 1998: 144-156.

[31] SIEBER H P, RIEKER C B, KÖTTIG P. Analysis of 118 second generation metal-on-metal retrieved hip implants[J]. The journal of bone and joint surgery British volume, 1999, 81-B(1): 46-50.

[32] ZICHNER L P, WILLERT H G. Comparison of alumina-polyethylene and metal-polyethylene in clinical trials[J]. Clinical orthopaedics and related research, 1992, 282: 86-94.

[33] SCHULTE K R, CALLAGHAN J J, KELLEY S S, et al. The outcome of charnley total hip arthroplasty with cement after a minimum twenty-year follow-up: the results of one surgeon[J].The journal of bone & joint surgery American volume, 1993, 75(7): 961-975.

[34] LIDGREN L. Chronic inflammation, joint replacement and malignant lymphoma[J]. The journal of bone & joint surgery British volume, 2008, 90(1): 7-10.

[35] WANG Q J, CHUNG Y W. Encyclopedia of tribology[M]. New York: Springer, 2013.

[36] LI W, LI D Y. Influence of surface morphology on corrosion and electronic behavior[J]. Acta materialia, 2006, 54(2): 445-452.

[37] 陈君, 李全安, 张清, 等. 金属腐蚀磨损的研究进展[J]. 腐蚀科学与防护技术, 2014, 26(5): 474-478.

[38] SALASI M, STACHOWIAK G B, STACHOWIAK G W. New experimental rig to investigate abrasive-corrosive characteristics of metals in aqueous media[J]. Tribology letters, 2010, 40(1): 71-84.

[39] DIOMIDIS N, CELIS J P, PONTHIAUX P, et al. Tribocorrosion of stainless steel in sulfuric acid: identification of corrosion-wear components and effect of contact area[J]. Wear, 2010, 269(1-2): 93-103.

[40] MATHEW M T, ARIZA E, ROCHA L A, et al. Tribocorrosion behaviour of TiC_xO_y thin films in bio-fluids[J]. Electrochimica acta, 2010, 56(2): 929-937.

[41] DIOMIDIS N, GÖÇKAN N, PONTHIAUX P, et al. Assessment of the surface state behaviour of $Al_{71}Cu_{10}Fe_9Cr_{10}$ and Al_3Mg_2 complex metallic alloys in sliding contacts[J]. Intermetallics, 2009, 17(11): 930-937.

[42] IWABUCHI A, LEE J W, UCHIDATE M. Synergistic effect of fretting wear and sliding wear of Co-alloy and Ti-alloy in Hank's solution[J]. Wear, 2007, 263(1-6): 492-500.

[43] STACK M M, RODLING J, MATHEW M T, et al. Micro-abrasion-corrosion of a Co-Cr/UHMWPE couple in ringer's solution: an approach to construction of mechanism and synergism maps for application to bio-implants[J]. Wear, 2010, 269(5-6): 376-382.

[44] NIINOMI M. Recent metallic materials for biomedical applications[J]. Metallurgical and materials transactions A, 2002, 33(3): 477-486.

[45] LI Y S, WANG K, HE P X, et al. Surface-enhanced Raman spectroelectrochemical studies of corrosion films on implant Co-Cr-Mo alloy in biosimulating solutions[J]. Journal of Raman spectroscopy, 1999, 30(2): 97-103.

[46] HODGSON A W E, KURZ S, VIRTANEN S, et al. Passive and transpassive behaviour of CoCrMo in simulated biological solutions[J]. Electrochimica acta, 2004, 49(13): 2167-2178.

[47] OHNSORGE J, HOLM R. Surface investigations of oxide layers on cobalt-chromium alloyed orthopaedic implants using ESCA technique[J]. Medical progress through technology, 1978, 5: 171-177.

[48] WILLIAMS D F. Biocompatibility of clinical implant materials. Vol. 1[M]. Boca Raton: CRC press, 1981.

[49] ZUPANICIC R, LEGAT A, FUNDUK N. Tensile strength and corrosion resistance of brazed and laser welded cobalt-chromium alloy joints[J].The journal of prosthetic dentistry, 2006, 96(4): 273-282.

[50] SINNETT-JONES P E, WHARTON J A, WOOD R J K. Micro-abrasion-corrosion of a CoCrMo alloy in simulated artificial hip joint environments[J]. Wear, 2005, 259(7-12): 898-909.

[51] IGUAL MUÑOZ A, CASABÁN JULIÁN L. Influence of electrochemical potential on the tribocorrosion behaviour of high carbon CoCrMo biomedical alloy in simulated body fluids by electrochemical impedance spectroscopy[J]. Electrochimica acta, 2010, 55(19): 5428-5439.

[52] HESKETH J, HU X M, YAN Y, et al. Biotribocorrosion: some electrochemical observations from an instrumented hip joint simulator[J]. Tribology international, 2013, 59: 332-338.

[53] SUN D, WHARTON J A, WOOD R J K, et al. Microabrasion-corrosion of cast CoCrMo alloy in simulated body fluids[J]. Tribology international, 2009, 42(1): 99-110.

[54] SUN D, WHARTON J A, WOOD R J K. Micro-and nano-scale tribo-corrosion of cast CoCrMo[J]. Tribology letters, 2011, 41: 525-533.

[55] 山室隆夫, 人工関節材料に望まれる性質と機能, 整形外科, 1986, 45: 13-29.

[56] NIINOMI M, KURODA D, FUKUNAGA K I, et al. Corrosion wear fracture of new β type biomedical titanium alloys[J]. Materials science and engineering: A, 1999, 263 (2): 193-199.

[57] 尹振兴, 罗兵辉. 提高 Ti_6Al_4V 耐磨性的热氧化工艺[J]. 中南大学学报(自然科学版), 2004, 35 (2): 186-190.

[58] SUN R L, LEI Y W, NIU W. Laser clad TiC reinforced NiCrBSi composite coatings on Ti-6A1-4V alloy using a CW CO_2 laser[J]. Surface and coatings technology, 2009, 203 (10-11): 1395-1399.

[59] ZHANG Y S, ZHANG W, HUO W T, et al. Microstructure, mechanical and wear properties of core-shell structural particle reinforced Ti-O alloys[J]. Vacuum, 2017, 139: 44-50.

[60] DÍAZ C, LUTZ J, MÄNDL S, et al. Comparison of tribological behaviour and biocompatibility of Ti-6Al-4V alloy after ion implantation or thermal oxidation[J]. Physica status solidi C, 2008, 5 (4): 947-951.

[61] 胡宗纯, 谢发勤, 吴向清. TC4 钛合金表面等离子体电解氮碳共渗层的特征与耐磨性[J]. 金属热处理, 2010, 35 (5): 23-26.

[62] RYAN G E, PANDIT A S, APATSIDIS D P. Porous titanium scaffolds fabricated using a rapid prototyping and powder metallurgy technique[J]. Biomaterials, 2008, 29 (27): 3625-3635.

[63] ZWICKER R, BUEHLER K, MUELLER R, et al. Mechanical properties and tissue reactions of a titanium alloy for implant material[R]. Warrendale: TMS-ALME, 1980.

[64] IZUMI O. Transactions of the metallurgical society of AIME[C]. The 4th International Titanium Conference, Kyoto, 1980: 505-514.

[65] MORINAGA M, KATO M, KAMIMURA T, et al. Theoretical design of b-type titanium alloys[C]//Froes F H, Caplan I L. Science and technology. The 7th International Titanium Conference, San Diego, 1993: 276-283.

[66] 张辉, 战德松, 孙晓菊, 等. 医用不锈钢材料的腐蚀、磨损及其生物相容性[J]. 中国组织工程研究与临床康复, 2010, 14 (34): 6377-6380.

[67] JARGELIUS-PETTERSSON R F A. Electrochemical investigation of the influence of nitrogen alloying on pitting corrosion of austenitic stainless steels[J]. Corrosion science, 1999, 41 (8): 1639-1664.

[68] SUN X, ASTUO I, TETSUYA T, et al. Fretting corrosion resistance and fretting corrosion product cytocompatibility of ferritic stainless steel[J]. Journal of biomedical materials research, 1997, 34 (1): 9-14.

[69] Lei M K, Wang P, Huang Y, et al. Tribological studies of plasma source ion nitrided low alloy tool steel. Wear, 1997, 209: 301-307.

[70] MENTHE E, RIE K T, SCHULTZE J W, et al. Structure and properties of plasma-nitrided stainless steel[J]. Surface and coatings technology, 1995, 74 (95): 412-416.

[71] LEITAO E, SILVA R A, BARBOSA M A. Electrochemical and surface modifications on N^+-ion-implanted 316L stainless steel[J]. Journal of materials science materials in medicine, 1997, 8: 365-368.

[72] WILLIAMSON D L, LI W, WEI R, et al. Solid solution strengthening of stainless steel surface layers by rapid, high-dose, elevated temperature nitrogen ion implantation[J]. Materials letters, 1990, 9 (9): 302-308.

[73] PAN J, LEYGRAF C, THIERRY D, et al. Corrosion resistance for biomaterial applications of TiO_2 films deposited on titanium and stainless steel by ion-beam-assisted sputtering[J]. Journal of biomedical materials research, 1997, 35 (3): 309-318.

[74] GALLIANO P, DE DAMBORENEA J J, PASCUAL M J, et al. Sol-gel coatings on 316L steel for clinical applications[J]. Journal of sol-gel science and technology, 1998, 13 (1): 723-727.

[75] BØE B G, RÖHRL S M, HEIER T, et al. A prospective randomized study comparing electrochemically deposited hydroxyapatite and plasma-sprayed hydroxyapatite oil titanium stems[J]. Acta orthopaedica, 2011, 82 (1): 13-19.

[76] 侯喜君, 王春华, 李霖, 等. β-磷酸三钙煅烧骨修复兔股骨远端骨缺损[J]. 中国组织工程研究, 2013, 17 (3): 400-406.

[77] NEWMAN S D, LOTFIBAKHSHAIESH N, O'DONNELL M, et al. Enhanced osseous implant fixation with strontium-substituted bioactive glass coating[J]. Tissue engineering part A, 2014, 20 (13-14): 1850-1857.

[78] LEI M K, ZHANG Z L. Plasma source ion nitriding of pure iron: formation of an iron nitride layer and hardened diffusion layer at low temperature[J]. Surface and coatings technology, 1997, 91 (1-2): 25-31.

[79] LEI M K, ZHANG Z L. Plasma source ion carburizing of steel for improved wear resistance[J]. Journal of vacuum science & technology A: vacuum, surfaces and films, 1998, 16 (2): 524-529.

[80] LEI M K, ZHANG Z L. Plasma source ion nitriding: a new low-temperature, low-pressure nitriding approach[J]. Journal of vacuum science & technology A: vacuum surfaces and films, 1995, 13 (6): 2986-2990.

[81] ZHANG Z L, BELL T. Structure and corrosion resistance of plasma nitrided stainless steel[J]. Surface engineering, 1985, 1(2): 131-136.

[82] LEI M K, CHEN J D, WANG Y, et al. Plasma source low-energy ion-enhanced deposition of thin films[J]. Vacuum, 2000, 57(4): 327-338.

[83] 张春红, 张宁. 奥氏体不锈钢离子注入表面改性的研究[J]. 热加工工艺, 2009, 38(2): 79-81.

[84] LEI M K, ZHANG Z L. Nitrogen-induced h.c.p. martensite formation in plasma source ion nitrided austenitic stainless steel[J]. Journal of materials science letters, 1997, 16(19): 1567-1569.

[85] LEI M K, HUANG Y, ZHANG Z L. In situ transformation of nitrogen-induced h.c.p. martensite in plasma source ion nitrided austenitic stainless steel[J]. Journal of materials science letters, 1998, 17(14): 1165-1167.

[86] LEI M K. Phase transformations in plasma source ion nitrided austenitic stainless steel at low temperature[J]. Journal of materials science, 1999, 34(24): 5975-5982.

[87] 雷明凯. 奥氏体不锈钢耐磨和耐蚀复合改性[J]. 腐蚀科学与防护技术, 1996, 8(1): 64-68.

[88] LEI M K, ZHANG Z L, ZHU X M. Effects of nitrogen-induced h.c.p. martensite formation on corrosion resistance of plasma source ion nitrided austenitic stainless steel[J]. Journal of materials science letters, 1999, 18(18): 1537-1538.

[89] 雷明凯, 朱雪梅, 袁力江, 等. 奥氏体不锈钢表面改性层耐蚀性实验研究 I. 孔蚀和均匀腐蚀性能[J]. 金属学报, 1999, 35(10): 1081-1084.

[90] 雷明凯, 朱雪梅. 奥氏体不锈钢表面改性层耐蚀性实验研究 II. 3% NaCl 溶液中 E-pH 图[J]. 金属学报, 1999, 35: 1085-1089.

[91] YASUMARU N, TSUCHIDA K, SAJI E, et al. Mechanical properties of type 304 austenitic stainless steel coated with titanium nitride after ion-nitriding[J]. Materials transactions, JIM, 1993, 34(8): 696-702.

[92] CZARNOWSKA E, WIERZCHOŃ, MARANDA-NIEDBAŁA A. Properties of the surface layers on titanium alloy and their biocompatibility in in vitro tests[J]. Journal of materials processing technology, 1999, 92: 190-194.

[93] 周仲荣, 朱旻昊. 复合微动磨损[M]. 上海: 上海交通大学出版社, 2004.

[94] FENG M, RIGHTMIRE B G. The mechanism of fretting[D]. Cambridge: Massachusetts institute of technology, 1952.

[95] HALLIDAY J, HIRST W. The fretting corrosion of mild steel[J]. Proceedings of the royal society A, 1956, 236(1206): 411-425.

[96] WATERHOUSE R B. Influence of local temperature increases on the fretting corrosion of mild steel[J]. The journal of the iron and steel institute, 1961, 197: 301-305.

[97] SUH N P. An overview of the delamination theory of wear[J]. Wear, 1977, 44(1): 1-16.

[98] BERTHIER Y, VINCENT L, GODET M. Velocity accommodation in fretting[J]. Wear, 1988, 125(1-2): 25-38.

[99] BERTHIER Y, VINCENT L, GODET M. Fretting fatigue and fretting wear[J]. Tribology international, 1989, 22(4): 235-242.

[100] 王成焘. 人体生物摩擦学[M]. 北京: 科学出版社, 2008.

[101] VICECONTI M, MUCCINI R, BERNAKIEWICZ M, et al. Large-sliding contact elements accurately predict levels of bone-implant micromotion relevant to osseointegration[J]. Journal of biomechanics, 2000, 33(12): 1611-1618.

[102] PILLIAR R M, LEE J M, MANIATOPOULOS C. Observations on the effect of movement on bone in growth into porous-surfaced implants[J]. Clinical orthopaedics and related research, 1986, 208: 108-113.

[103] LEYENS C, PETERS M. 钛与钛合金[M]. 陈振华, 译. 北京: 化学工业出版社, 2005.

[104] 尹晓利, 任平弟, 蔡振兵, 等. 纯钛在去离子水和生理盐水中的复合微动腐蚀特性[J]. 润滑与密封, 2009, 34(5): 27-30.

[105] BARRIL S, MISCHLER S, LANDOLT D. Electrochemical effects on the fretting corrosion behaviour of Ti-6Al-4V in 0.9% sodium chloride solution[J]. Wear, 2005, 259(1-6): 282-291.

[106] ROSE M R, LITSKY A S. Biomechanical considerations in the loosening of hip replacement prosthesis[C]. Current perspectives on implantable devices, JAI Press Inc, London, 1989.

[107] KAWALEC J S, BROWN S A, PAYER J H, et al. Mixed-metal fretting corrosion of Ti-6Al-4V and wrought cobalt alloy[J]. Journal of biomedical materials research, 1995, 29(7): 867-873.

[108] VICECONTI M, RUGGERI O, TONI A, et al. Design-related fretting wear in modular neck hip prosthesis[J]. Journal of biomedical materials research, 1996, 30(2): 181-186.

[109] TRITSCHLER B, FOREST B, RIEU J. Fretting corrosion of materials for orthopaedic implants: a study of a metal/polymer contact in an artificial physiological medium[J]. Tribology international, 1999, 32(10): 587-596.

[110] ANGUS H T. The significance of hardness[J]. Wear, 1979, 54(1): 33-78.

[111] FU Y Q, BATCHELOR A W, WANG Y, et al. Fretting wear behaviors of thermal sprayed hydroxyapatite (HA) coating under

unlubricated conditions[J]. Wear, 1998, 217(1): 132-139.

[112] FU Y Q, BATCHELOR A W, KHOR K A. Fretting wear behavior of thermal sprayed hydroxyapatite coating lubricated with bovine albumin[J]. Wear, 1999, 230(1): 98-102.

[113] O'NELL P L, STACHOWIAK G W. The lubricating properties of arthritic synovial fluid[C]. The 1st world congress in bioengineering, San Diego, 1996.

[114] BENEA L, DANAILA E, PONTHIAUX P. Effect of titania anodic formation and hydroxyapatite electrodeposition on electrochemical behaviour of Ti-6Al-4V alloy under fretting conditions for biomedical applications[J]. Corrosion science, 2015, 91: 262-271.

[115] WANG G C, ZREIQAT H. Functional coatings or films for hard-tissue applications[J]. Materials, 2010, 3(7): 3994-4050.

[116] HUANG L Y, XU K W, LU J, et al. Nano-scratch and fretting wear study of DLC coatings for biomedical application[J]. Diamond and related materials, 2001, 10(8): 1448-1456.

[117] IKEYAMA M, NAKAO S, MIYAGAWA Y, et al. Effects of Si content in DLC films on their friction and wear properties[J]. Surface and coatings technology, 2005, 191(1): 38-42.

[118] RONKAINEN H, VARJUS S, HOLMBERG K. Tribological performance of different DLC coatings in water-lubricated conditions[J]. Wear, 2001, 249(3-4): 267-271.

[119] DEE K C, PULEO D A, BIZIOS R. An introduction to tissue-biomaterial interactions[M]. Hoboken: Wiley, 2002.

[120] STAIGER M P, PIETAK A M, HUADMAI J, et al. Magnesium and its alloys as orthopedic biomaterials: a review[J]. Biomaterials, 2006, 27(9): 1728-1734.

[121] 颜廷亭, 谭丽丽, 熊党生, 等. 医用镁金属材料的研究进展[J]. 材料导报, 2008, 22(1): 110-112, 129.

[122] ZHAO D W, WITTE F, LU F Q, et al. Current status on clinical applications of magnesium-based orthopaedic implants: a review from clinical translational perspective[J]. Biomaterials, 2017, 112: 287-302.

[123] 许涛, 贺春宝. 镁与人体健康[J]. 广东微量元素科学, 2003, 10(6): 11-14.

[124] SARIS N E L, MERVAALA E, KARPPANEN H, et al. Magnesium: an update on physiological, clinical and analytical aspects[J]. Clinica chimica acta, 2000, 294(1-2): 1-26.

[125] 张津, 章宗和. 镁合金及应用[M]. 北京: 化学工业出版社, 2004.

[126] HEUBLEIN B, ROHDE R, KAESE V, et al. Biocorrosion of magnesium alloys: a new principle in cardiovascular implant technology? [J]. Heart, 2003, 89(6): 651-656.

[127] ZARTNER P, CESNJEVAR R, SINGER H, et al. First successful implantation of a biodegradable metal stent into the left pulmonary artery of a preterm baby[J]. Catheterization and cardiovascular interventions, 2005, 66(4): 590-594.

[128] EGGEBRECHT H, RODERMANN J, HUNOLD P, et al. Novel magnetic resonance-compatible coronary stent: the absorbable magnesium-alloy stent[J]. Circulation, 2005, 112(18): e303-e304.

[129] WITTCHOW E, ADDEN N, RIEDMÜLLER J, et al. Bioresorbable drug-eluting magnesium-alloy scaffold: design and feasibility in a porcine coronary model[J]. EuroIntervention, 2013, 8(12): 1441-1450.

[130] HAUDE M, ERBEL R, ERNE P, et al. Safety and performance of the drug-eluting absorbable metal scaffold (dreams) in patients with de-novo coronary lesions: 12 month results of the prospective, multicentre, first-in-man biosolve-I trial[J]. The lancet, 2013, 381(9869): 836-844.

[131] CAMPOS C M, MURAMATSU T, IQBAL J, et al. Bioresorbable drug-eluting magnesium-alloy scaffold for treatment of coronary artery disease[J]. International journal of molecular sciences, 2013, 14(12): 24492-24500.

[132] DI MARIO C, GRIFFITHS H, GOKTEKIN O, et al. Drug-eluting bioabsorbable magnesium stent[J]. Journal of interventional cardiology, 2004, 17(6): 391-395.

[133] 戴尅戎. 骨折内固定与应力遮挡效应[J]. 医用生物力学, 2001, 15(2): 69-71.

[134] Witte F, Crostack H A, Nellesen J, et al. Characterization of degradable magnesium alloys as orthopaedic implant material by synchrotron-radiation-based microtomography. http://hasyweb.desy.de/science/annual_reports/2001_report/part1/contrib/47/5461.pdf

[135] DUYGULU O, KAYA R A, OKTAY G, et al. Investigation on the potential of magnesium alloy AZ31 as a bone implant[J]. Materials science forum, 2007, 546-549: 421-424.

[136] DENKENA B, WITTE F, PODOLSKY C, et al. Degradable implants made of magnesium alloys[C]. Proceedings of 5th Euspen international conference, Montpellier, 2005.

[137] WINDHAGEN H, RADTKE K, WEIZBAUER A, et al. Biodegradable magnesium based screw clinically equivalent to titanium

screw in hallux valgus surgery: short term results of the first prospective, randomized, controlled clinical pilot study[J]. Biomedical engineering online, 2013, 12(1): 62.

[138] Syntellix, First Surgery in Ireland, 2015.http://www.syntellix.de/en/newspr/aktuelle-news/single-view/?txnewspi1%5Bnews%5D¼ 23&cHash¼c508574e00c8234c3f17ff8675f65886.

[139] Syntellix, First Magnezix® Surgery in Iran, 2016.http://www.syntellix.de/en/newspr/latest-news/single-view/?tx_news_pi1%5 Bnews%5D¼34&cHash¼33ce6146dee249f62675bf26b6d746da.

[140] Zhao D W, Huang S B, Lu F Q, et al. Vascularized bone grafting fixed by biodegradable magnesium screw for treating osteonecrosis of the femoral head. Biomaterials, 2016, 81:84-92.

[141] CFDA. 创新医疗器械特别审批申请审查结果公示, 2014. http://www.cmde.org.cn/CL0004/3139.html.

[142] LEE J W, HAN H S, HAN K J, et al. Long-term clinical study and multiscale analysis of in vivo biodegradation mechanism of Mg alloy[J]. Proceedings of the national academy of sciences of the USA, 2016, 113(3): 716-721.

[143] KANNAN M B, SINGH RAMAN R K. In vitro degradation and mechanical integrity of calcium-containing magnesium alloys in modified- simulated body fluid[J]. Biomaterials, 2008, 29(15): 2306-2314.

[144] XU L P, YU G N, ZHANG E L, et al. In vivo corrosion behavior of Mg-Mn-Zn alloy for boneimplant application[J]. Journal of biomedical materials research part A, 2007, 83A(3): 703-711.

[145] GU X N, ZHENG Y F, CHENG Y, et al. In vitro corrosion and biocompatibility of binary magnesium alloys[J]. Biomaterials, 2009, 30(4): 484-498.

[146] ZHANG E L, YANG L. Microstructure, mechanical properties and bio-corrosion properties of Mg-Zn-Mn-Ca alloy for biomedical application[J]. Materials science and engineering A, 2008, 497(1-2): 111-118.

[147] ZHANG E L, HE W W, DU H, et al. Microstructure, mechanical properties and corrosion properties of Mg-Zn-Y alloys with low Zn content[J]. Materials science and engineering A, 2008, 488(1-2): 102-111.

[148] LI Z J, GU X N, LOU S Q, et al. The development of binary Mg-Ca alloys for use as biodegradable materials within bone[J]. Biomaterials, 2008, 29(10): 1329-1344.

[149] RAJESHKUMAR R, JAYARAJ J, SRINIVASAN A, et al. Investigation on the microstructure, mechanical properties and corrosion behavior of Mg-Sb and Mg-Sb-Si alloys[J]. Journal of alloys and compounds, 2017, 691: 81-88.

[150] CHENG M X, CHEN J H, YAN H G, et al. Effects of minor Sr addition on microstructure, mechanical and bio-corrosion properties of the Mg-5Zn based alloy system[J]. Journal of alloys & compounds, 2017, 691: 95-102.

[151] ZHANG X B, BA Z X, WANG Z Z, et al. Influence of silver addition on microstructure and corrosion behavior of Mg-Nd-Zn-Zr alloys for biomedical application[J]. Materials letters, 2013, 100: 188-191.

[152] 李英, 宁成云, 李红龙, 等. 金属阳离子对医用镁合金降解行为的影响规律[J]. 稀有金属材料与工程, 2015, 44(10): 2566-2570.

[153] GENG F, TAN L L, JIN X X, et al. The preparation, cytocompatibility and in vitro biodegradation study of pure β-TCP on magnesium[J]. Journal of materials science: materials in medicine, 2009, 20(5): 1149-1157.

[154] XIN Y C, JIANG J, HUO K F, et al. Corrosion resistance and cytocompatibility of biodegradable surgical magnesium alloy coated with hydrogenated amorphous silicon[J]. Journal of biomedical materials research part A, 2009, 89A(3): 717-726.

[155] SONG Y W, SHAN D Y, HAN E H. Electrodeposition of hydroxyapatite coating on AZ91D magnesium alloy for biomaterial application[J]. Materials letters, 2008, 62(17-18): 3276-3279.

[156] SHEN S B, CAI S, LI Y, et al. Microwave aqueous synthesis of hydroxyapatite bilayer coating on magnesium alloy for orthopedic application[J]. Chemical engineering journal, 2017, 309: 278-287.

[157] XU L P, PAN F, YU G N, et al. In vitro and in vivo evaluation of the surface bioactivity of a calcium phosphate coated magnesium alloy[J]. Biomaterials, 2009, 30(8): 1512-1523.

[158] YAN T T, TAN L L, XIONG D S, et al. A manganese oxide contained coating for biodegradable AZ31B magnesium Alloy[J]. Surface review and letters, 2009, 16(4): 533-538.

[159] WANG Y P, ZHU Z J, XU X Y, et al. Improved corrosion resistance and biocompatibility of a calcium phosphate coating on a magnesium alloy for orthopedic applications[J]. European journal of inflammation, 2016, 14(3): 169-183.

[160] https://www.zimmerbiomet.com/en/products-and-solutions/specialties/hip/trabecular-metal-technology.html#08-Info.

[161] 武垚森, 池永龙. 小梁金属(多孔钽)在骨科的应用现状[J]. 中华骨科杂志, 2007, 27(12): 939-941.

[162] BOBYN J D, STACKPOOL G J, HACKING S A, et al. Characteristics of bone ingrowth and interface mechanics of a new porous

tantalum biomaterial[J]. The journal of bone and joint surgery British volume, 1999, 81-B(5): 907-914.

[163] 陈凯, 蔡郑东. 多孔钽金属植入治疗早期股骨坏死研究进展[J]. 国际骨科学杂志, 2008, 29(1): 41-42.

[164] 张宇, 张永兴, 赵庆华. 多孔钽金属在临床骨关节修复中的应用[J]. 国际骨科学杂志, 2015, 36(1): 36-39.

[165] MINODA Y, KOBAYASHI A, IKEBUCHI M, et al. Porous tantalum tibial component prevents periprosthetic loss of bone mineral density after total knee arthroplasty for five years-a matched cohort study[J]. The journal of arthroplasty, 2013, 28(10): 1760-1764.

[166] WITTE F, REIFENRATH J, MÜLLER P P, et al. Cartilage repair on magnesium scaffolds used as a subchondral bone replacement[J]. Materialwissenschaft und werkstofftechnik, 2006, 37(6): 504-508.

[167] Reifenrath J, Palm C, Mueller P, et al. Subchondral plate reconstruction by fast degradingmagnesium scaffolds influence cartilage repair in osteochondral defects.51st Annual Meeting of the Orthopaedic Research Society. Poster No: 1347 https://www.ors.org/transactions/51/1347.pdf.

[168] XIA X C, CHEN X W, ZHAO W M, et al. Corrosion behavior of closed-cell AZ31 Mg alloy foam in NaCl aqueous solutions[J]. Corrosion science, 2014, 80: 247-256.

[169] XIA X C, CHEN X W, ZHANG Z, et al. Effects of porosity and pore size on the compressive properties of closed-cell Mg alloy foam[J]. Journal of magnesium and alloys, 2013, 1(4): 330-335.

[170] YAMADA Y, SHIMOJIMA K, SAKAGUCHI Y, et al. Processing of an open-cellular AZ91 magnesium alloy with a low density of 0.05g/cm^3[J].Journal of materials science letters, 1999, 18(18): 1477-1480.

[171] WEN C E, YAMADA Y, SHIMOJIMA K, et al. Compressibility of porous magnesium foam: dependency on porosity and pore size[J]. Materials letters, 2004, 58(3-4): 357-360.

[172] 沈剑, 凤仪, 王松林, 等. 多孔生物镁的制备与力学性能研究[J]. 金属功能材料, 2006, 13(3): 9-13.

[173] 徐建辉, 冒国兵, 陈乐平, 等. 真空渗流铸造法制备泡沫镁合金材料的试验研究[J]. 江西冶金, 2003, 23(6): 84-87.

[174] WEN C E, YAMADA Y, SHIMOJIMA K, et al. Processing and mechanical properties of autogenous titanium implant materials[J]. Journal of materials science materials in medicine, 2002, 13(4): 397-401.

[175] WEN C E, MABUCHI M, YAMADA Y, et al. Processing of biocompatible porous Ti and Mg[J]. Scripta materialia, 2001, 45(10): 1147-1153.

[176] DE VASCONCELLOS L M R, DE OLIVEIRA M V, DE ALENCASTRO GRACA M L, et al. Porous titanium scaffolds produced by powder metallurgy for biomedical applications[J]. Materials research, 2008, 11(3): 275-280.

[177] FUJIBAYASHI S, NEO M, KIM H M, et al. Osteoinduction of porous bioactive titanium metal[J]. Biomaterials, 2004, 25(3): 443-450.

[178] 刘旭娟, 吴玉春, 张俊溪. 多孔非晶合金生物医用材料概述[J]. 西安航空学院学报, 2015, 33(1): 43-48.

[179] 刘辉, 憨勇. 医用多孔金属的制备及其生物活化研究进展[J]. 中国材料进展, 2012, 31(5): 40-56, 39.

[180] HABIBOVIC P, YUAN H P, VAN DER VALK C M, et al. 3D microenvironment as essential element for osteoinduction by biomaterials[J]. Biomaterials, 2005, 26(17): 3565-3575.

[181] OTSUKI B, TAKEMOTO M, FUJIBAYASHI S, et al. Pore throat size and connectivity determine bone and tissue ingrowth into porous implants: three-dimensional micro-CT based structural analyses of porous bioactive titanium implants[J]. Biomaterials, 2006, 27(35): 5892-5900.

[182] BROTHERS A H, DUNAND D C. Syntactic bulk metallic glass foam[J]. Applied physics letters, 2004, 84(7): 1108-1110.

[183] BROTHERS A, DUNAND D. Ductile bulk metallic glass foams[J]. Advanced materials, 2005, 17(4): 484-486.

[184] SARAC B, SOPU D, PARK E, et al. Mechanical and structural investigation of porous bulk metallic glasses[J]. Metals, 2015, 5(2): 920-933.

[185] DRESCHER P, WITTE K, YANG B, et al. Composites of amorphous and nanocrystalline Zr-Cu-Al-Nb bulk materials synthesized by spark plasma sintering[J]. Journal of alloys and compounds, 2016, 667: 109-114.

[186] BROTHERS A H, SCHEUNEMANN R, DEFOUW J D, et al. Processing and structure of open-celled amorphous metal foams[J]. Scripta materialia, 2005, 52(4): 335-339.

[187] 索忠源, 滕加庄, 于东林, 等. 热挤压法 Zr 基多孔块体非晶合金的制备及血液相容性研究[J]. 热加工工艺, 2014, 43(18): 75-78.

[188] 任英磊, 赵宇航, 索忠源, 等. 非晶合金与羟基磷灰石复合材料的研究[J]. 功能材料, 2009, 40(3): 397-399, 402.

[189] 任伊宾, 杨柯, 张炳春, 等. 新型医用不锈钢研究[J]. 生物医学工程学杂志, 2006, 23(5): 1101-1103, 1122.

[190] LEYENS C, PETERS M. Titanium and titanium alloy[M]. Beijing: Chemical industry press, 2005.

[191] 谢辉, 张玉勤, 孟增东, 等. β 钛合金特性及其在骨科领域的应用现状和研究进展[J]. 生物骨科材料与临床研究, 2013, 10(6): 29-32.

[192] GABRIEL S B, DILLE J, REZENDE M C, et al. Mechanical characterization of Ti-12Mo-13Nb alloy for biomedical application hot swaged and aged[J]. Materials research, 2015, 18(suppl 2): 8-12.

[193] GUO S, MENG Q K, CHENG X N, et al. Deformation behavior of metastable β-type Ti-25Nb-2Mo-4Sn alloy for biomedical applications[J]. Journal of the mechanical behavior of biomedical materials, 2014, 38: 26-32.

[194] JUNG T K, SEMBOSHI S, MASAHASHI N, et al. Mechanical properties and microstructures of β Ti-25Nb-11Sn ternary alloy for biomedical applications[J]. Materials science and engineering C, 2013, 33(3): 1629-1635.

第4章

医用陶瓷材料

4.1 概　述

陶瓷是指用天然或人工合成的粉状化合物经过成形和高温烧结制成的、由金属和非金属元素的无机化合物构成的多晶固体材料。陶瓷可分为传统陶瓷(普通陶瓷)和近代陶瓷(特种陶瓷)。普通陶瓷和特种陶瓷的种类分别见表 4-1 和表 4-2。传统陶瓷是以由构成地壳的硅、铝、氧三种主要元素形成的天然硅酸盐矿物为主要原料(如黏土、长石、硅石)制成的材料。为区别当今大量研究开发的不含硅酸盐成分的近代陶瓷(如氧化物陶瓷、氮化物陶瓷、硼化物陶瓷、碳化物陶瓷等)，欧美各国和地区习惯上把硅酸盐材料通称为陶瓷，把近代陶瓷称为新型陶瓷(new ceramics)或精细陶瓷(fine ceramics)。

表 4-1　普通陶瓷种类

大类	小类		用途
土器	—		建筑砖瓦、土花盆
陶器		黏土质陶器	日用器皿、彩陶
		长石质陶器	日用器皿、卫生用具、装饰制品
		石灰质陶器	日用器皿、彩陶
		熟料陶器	大型卫生用具、装饰制品
炻器		粗炻器、细炻器	日用器皿、建筑制品
瓷器	软质瓷	骨灰瓷、长石瓷、熔块瓷	日用器皿、美术装饰制品、部分建筑材料
	硬质瓷	日用瓷、卫生瓷、建筑瓷、化学瓷、美术瓷、电瓷	日用器皿、美术制品、耐热器皿、耐酸制品、低压电磁、高压电瓷

现代陶瓷已经从传统的块体材料发展到纳米粉体、纳米管材、纤维材料和薄膜材料等，广泛应用于电子信息、微电子技术、光电子信息、自动化技术、生物医学、能源、环境保护工程、国防工业、医疗卫生保健、航空航天、机械制造与加工、农业等国民经济领域并发挥着重要作用。目前，现代陶瓷主要有电子结构陶瓷、介电陶瓷、半导体陶瓷、导电陶瓷、超导陶瓷、压电陶瓷、磁性陶瓷、生物医用陶瓷、工程结构陶瓷、超硬陶瓷、纳米陶瓷和陶瓷基复合材料等多个分支。

广义的生物陶瓷可以分为与人体相关的陶瓷(植入类陶瓷)和与生物化学相关的陶瓷(生物工程类陶瓷)两大类。与人体相关的陶瓷就是指通过植入人体或与人体组织直接接触，使机体功能得以恢复或增强的陶瓷。一般狭义地称生物陶瓷为这类陶瓷。

表 4-2　特种陶瓷种类

大类	小类	陶瓷材料	用途
结构陶瓷	氧化物陶瓷	Al_2O_3、ZrO_2、MgO、BeO	研磨、切削材料
	碳化物陶瓷	SiC、TiC、B_4C	研磨、切削材料
	氮化物陶瓷	Si_3N_4、BN、TiN、AlN	透平叶片
	硼化物陶瓷	TiB_2、ZrB_2、HfB_2	高温轴承、耐磨材料、工具材料
功能陶瓷	导电陶瓷	Al_2O_3、ZrO_2、$LaCrO_3$	电池、高温发热体
	超导陶瓷	钇钡铜氧化物(yttrium barium copper oxide，YBCO)、镧钡铜氧化物(lanthanum barium copper oxide，LBCO)	超导体
	介电陶瓷	Al_2O_3、BeO、MgO、BN	电绝缘
		TiO_2、$MgTiO_3$、$CaTiO_3$	电容器
	压电陶瓷	$BaTiO_3$、$PZT(Pb(Zr_{1-x}Ti_x)O_3)$	振子、换热器
	热释电陶瓷	$BaTiO_3$、$PZST(Pb(ZrTiSn)O_3)$	传感器、热-电转换器
	铁电陶瓷	$BaTiO_3$、$PbTiO_3$	电容器
	敏感陶瓷	热敏陶瓷：NTC(negative temperature coefficient)、PTC(positive temperature coefficient)、CTR(critical temperature resister)	温度传感器
		气敏陶瓷：SnO_2、ZnO、ZrO_2	气体传感器
		湿敏陶瓷：$Si-Na_2O-V_2O_5$	湿度传感器
		光敏陶瓷：CdS、$CdSe$	光敏电阻、光检测元件
	磁性陶瓷	$Mn-Zn$、$Ni-Zn$、$Mg-Zn$、铁氧体	变压器、滤波器、扬声器、拾音器
	光学陶瓷	Al_2O_3、MgO、Y_2O_3、$PLZT(Pb_{1-x}La_x(Zr_yTi_{1-y})_{1-x/4}O_3)$，$ZnS:Mn$、$CaF_2:Eu$、$ZnS:Ag$	红外线探测器、发光材料、激光材料
	生物陶瓷	Al_2O_3、ZrO_2、TiO_2、微晶玻璃	人工骨、关节、齿
智能陶瓷	智能压电陶瓷	Si_3N_4、ZrO_2、CaF_2+SiC	自适应/自恢复/自诊断材料、驱动元件、传感元件
	形状记忆陶瓷	Si_3N_4+SiC	
	电流变体陶瓷	ER(electro-rheological)	
纳米陶瓷	纳米陶瓷微粒	Al_2O_3、ZrO_2、TiO_2、Si_3N_4、SiC	催化剂、传感器、过滤器、结构件、光线、生物材料、超导材料
	纳米陶瓷纤维	C、Si、BN、C_2F	
	纳米陶瓷薄膜	SnO_2、ZnO、Fe_2O_3、Fe_3O_4	
	纳米陶瓷固体	Al_2O_3、ZrO_2、TiO_2、Si_3N_4、SiC	
陶瓷基复合材料	颗粒增强陶瓷	SiC_p/Al_2O_3、ZrO_{2p}/Si_3N_4	切削刀具、耐磨件、拉丝模、密封阀、耐蚀轴承、活塞
	晶须增强陶瓷	SiC_w/Al_2O_3、SiC_w/Si_3N_4	
	纤维增强陶瓷	$C_f/Las(Li_2O-Al_2O_3-SiO_2)$、$SiC_f/MAS(MgO-Al_2O_3-SiO_2)$、$C_f/ZrO_2$	

　　陶瓷最早被正式用于医学领域可追溯到 18 世纪，1788 年法国 Nicholas 成功地完成了瓷全口及瓷牙修复，并在 1792 年获得专利。然而，生物陶瓷在医学上真正受到重视并广泛开展

研究的历史还不长，其较系统的基础研究和临床应用研究还只是近 60 年来的事。1961 年 Gott 等发现碳素材料具有抗血栓性。20 世纪 70 年代初，用碳素材料制成的人工心脏瓣膜开始进入临床。至今临床应用病例已超过 30 万例。1969 年美国佛罗里达大学的 Hench 教授发明了生物玻璃，这种材料在当时以其优良的骨相容性受到人们重视。以后世界各国都相继研究开发了各种生物玻璃材料。1970 年法国 Boutin 用氧化铝陶瓷制成人工股关节，开创了陶瓷用作人工骨、人工关节的先例。日本大阪齿科大学的川原春幸开发了单晶氧化铝牙根用于人工种植，1977～1987 年临床应用病例达到了 10 万例。1971 年联邦德国开发了与骨、牙的无机组成相近的磷酸三钙(tricalcium phospate，TCP)，动物实验证实 TCP 多孔体是优良的骨置换材料。1974 年前后，日本青木秀希和美国 Jarcho 相继发明了与人体骨、牙的无机组成极为相似的羟基磷灰石材料，这种材料具有与自体骨相仿的生物相容性和骨结合性，是目前世界公认的较理想的人工骨材料，已在临床许多领域得到广泛应用。图 4-1 是几种常见的生物陶瓷制品。

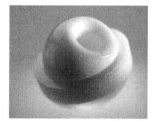

(a)人工髋关节

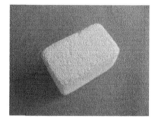

(b)羟基磷灰石生物陶瓷人工骨

图 4-1 彩图

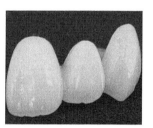

(c)全瓷牙

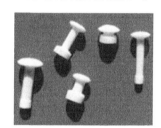

(d)人工听小骨

图 4-1　几种常见的生物陶瓷制品

随着人们对生物材料质量和安全性要求的不断提高和生物陶瓷在医疗康复系统中的应用，陶瓷植入材料成为材料科学和医学工程的一个重要研究领域。陶瓷植入材料根据其与生物体组织的反应程度一般可以分为三类：生物惰性陶瓷、生物活性陶瓷和生物可降解陶瓷(表 4-3)。

表 4-3　陶瓷植入材料的分类

分类	主要特点	示例
生物惰性陶瓷	在生物体内化学性质稳定，生物相容性好，无组成元素溶出，对机体无刺激	氧化铝陶瓷、氧化锆陶瓷、碳素材料等
生物活性陶瓷	表面可与生理环境反应形成阻止材料进一步溶解的界面，与人体组织具有良好的化学亲和性	生物活性玻璃、玻璃陶瓷、羟基磷灰石、磷酸钙骨水泥等
生物可降解陶瓷	暂时性的骨替代材料，最终通过体液溶解或被代谢系统排出体外	磷酸钙陶瓷、硫酸钙陶瓷、可降解生物玻璃等

4.2 陶瓷结构与性能的关系

陶瓷是由共价键或离子键结合，含有金属与非金属元素的复杂化合物和固溶体。陶瓷的晶体结构比金属复杂且表面能小，因此其强度、硬度、弹性模量、耐磨性、耐蚀性和耐热性要优于金属。但陶瓷的最大缺点是韧性差、脆性极大，抵抗内部裂纹扩展能力很低，容易发生脆性断裂。

4.2.1 陶瓷的结构

陶瓷的结构十分复杂。一般来说，陶瓷是一种多晶材料，它是由晶粒和晶界组成的烧结体，显微组织由晶相、玻璃相和气相组成。由于各相的相对量变化很大，分布也不均匀，所以各相的组成、结构、数量、几何形状及分布状况都不相同，直接影响陶瓷的性能。

晶相是陶瓷的主要组成相，它由许多不同取向的小晶粒聚集而成，形成具有一定规则的几何外形。陶瓷材料除了主晶相，还有次晶相、第三晶相等，它们的出现与原料的化学组分和工艺有关。陶瓷材料的主晶相可以决定陶瓷的力学性能、物理性能和化学性能。例如，由离子键结合的氧化铝晶体具有机械强度高、耐高温、耐蚀等优良性能。次晶相等亦对陶瓷材料的性能产生影响。

玻璃相是一种非晶态的、低熔点的固体相。除了陶瓷的釉层是玻璃相，陶瓷的组成物和混入的杂质在烧成时也常常形成玻璃相。玻璃相的作用主要是黏结分散的晶相、填充气孔、降低烧成温度等。在新型陶瓷中，玻璃相常作为基质或填充相而存在于晶界之中，有时仅以一种过渡相存在，最终又转化为晶相。

气相是指陶瓷孔隙中的气体。陶瓷材料中存在的气孔是在工艺过程中不可避免地形成并保留下来的，一般占体积的 5%～10%。气孔分为开口气孔和闭口气孔两种。开口气孔在生坯烧成时大多数可以排出，如果烧成后仍有开口气孔，会使陶瓷性能劣化。闭口气孔一般存在于陶瓷的组织之中，它常常是产生裂纹的原因，因此使材料的强度降低。陶瓷材料的气孔量用孔隙率表示，孔隙率是衡量陶瓷材料的重要标志，而气孔又是应力集中的地方，即材料中的气孔易在应力的作用下发生应力集中而形成裂纹，从而使得陶瓷材料的机械强度降低。由于气孔的存在，陶瓷材料的介电损耗增大，抗电击穿能力降低，这对电介质材料来说非常不利。如果陶瓷材料作为隔热材料，气孔的存在具有一定的实际意义。由此可见，陶瓷材料的气孔的数量、大小、分布情况均可影响材料的性能。

陶瓷的结构类型可以用 A_mX_n 表示(表 4-4)。A 代表金属元素；X 代表非金属元素；m 和 n 代表整数。最简单的陶瓷化合物具有数量相等的金属离子和非金属离子，即 AX 化合物。它们可以是离子型化合物(如 NaCl)，也可以是共价型化合物(如 ZnS)。AX 化合物的特征是：A 原子(金属元素)只能直接与相邻的 X 原子(非金属元素)配位，且 X 原子也只有 A 原子作为第一邻居，所以 A 离子和 X 离子是高度有序的。AX 化合物有三种形式，其结构不同，主要取决于离子的半径比率。如果正负离子的半径比率基本相同，或者 $R_A/R_X>0.732$，则为简单立方结构，如 CsCl 结构，A 离子位于 8 个 X 离子的中心。如果离子的半径比率完全不同，则呈现出面心立方结构，如 NaCl、KCl、LiF、MgO、CaO、MnO 等化合物，这类结构以阴离子为面心立方点阵，阳离子位于其晶胞和棱边的中心；也可以非立方结构的形式存在，如 ZnS、

FeS、ZnO 等，其结构原子排列比较复杂，形成硬而脆的陶瓷材料。

表 4-4　A_mX_n 结构

化合物	A(或 X)晶格	配位数	位置填满	最小值 R_A/R_X	其他化合物
CsCl	BCC	8	全部	0.732	CsBr
NaCl	FCC	6	全部	0.414	MgO、MnS
ZnS	FCC	4	1/2	0.225	CdS、ZnO
Al_2O_3	HCP	6	2/3	0.414	Cr_2O_3、Fe_2O_3

注：BCC 指体心立方（body-centered cubic）；FCC 指面心立方（face-centered cubic）；HCP 指密排六方（hexagonal close-packed）

当陶瓷化合物的金属离子和非金属离子的数量不同时，构成萤石（CaF_2）型结构或刚玉（Al_2O_3）型结构。萤石型结构中的金属原子具有面心立方结构，非金属原子占据所有四面体间隙位置。萤石型结构的氧化物有 CeO_2、PrO_2、ZrO_2 等（图 4-2），其特点是金属离子半径大于氧离子半径，金属离子呈面心立方或密排六方结构，小的氧离子填充四面体间隙之中。反之，如果金属离子比氧离子小，氧离子构成面心立方结构，小的金属离子则填满四面体间隙，形成逆萤石型结构，逆萤石型结构的氧化物有 Li_2O、Na_2O、K_2O 等。当刚玉型结构的氧离子数量多于金属离子时，氧离子具有密排六方结构，阳离子占据八面体间隙的 2/3，并未填满间隙，具有这种结构的氧化物有 Fe_2O_3、Cr_2O_3、Ti_2O_3、Ca_2O_3 等（图 4-3）。

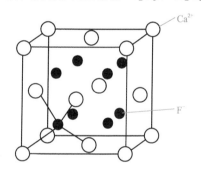

图 4-2　萤石的点阵结构

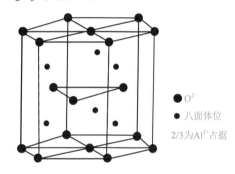

图 4-3　刚玉的点阵结构

4.2.2　陶瓷的物理性能

陶瓷材料的性能主要由其组成和显微结构决定，即晶粒、晶界、气孔或裂纹等。特别是晶粒尺寸对力学性能产生很大的影响，小尺寸晶粒可以使材料的强度和韧性有很大提高。

1. 陶瓷材料的力学性能

1）陶瓷材料的弹性变形

陶瓷材料在静拉伸载荷下，可产生弹性变形。陶瓷材料的拉伸模量一般比金属大得多，常相差数倍。这主要与陶瓷材料由离子键和共价键组成有关。各种陶瓷材料的弹性模量的大小顺序大致为：碳化物>氮化物=硼化物>氧化物。陶瓷材料的弹性模量不仅与结合键有关，还与构成陶瓷材料的种类、分布比例、孔隙率和加工工艺等因素密切相关，尤其是陶瓷的工艺过程对陶瓷材料的弹性模量有着很重要的影响，例如，当温度升高时，陶瓷的弹性模量降低。陶瓷中的孔隙率与弹性模量成反比，随着孔隙率的增多，弹性模量逐渐降低。

2）陶瓷材料的塑性变形与蠕变

陶瓷材料属于脆性材料，主要由共价键或离子键组成。共价键有明显的方向性和饱和性，离子键的同号离子接近时斥力很大，故陶瓷材料的滑移系数非常小，一般不容易滑移；大部分陶瓷的晶体结构复杂，难以满足滑移的条件，如果一旦产生滑移，则材料在滑移前已发生了断裂；在陶瓷中位错也不易形成，因此大多数陶瓷材料在室温下几乎不能产生塑性变形，这是陶瓷材料力学行为最大的特点。

在高温下，陶瓷材料受恒定应力长时间作用时会发生缓慢的塑性变形，这样的变形称为蠕变。影响蠕变的因素很多，主要包括温度、应力、时间、晶粒尺寸、孔隙率、相分布、晶体结构、晶体缺陷等。

3) 陶瓷材料的强度和断裂

陶瓷的结合键和晶体结构决定了陶瓷材料具有很高的抗压强度，但抗拉强度和剪切强度很低。陶瓷的实际断裂强度比理论断裂强度小得多，一般差 2 或 3 个数量级，主要原因是材料内部存在许多不同大小、形状和分布的裂纹，其塑性变形的能力又极低，对小裂缝非常敏感，易产生应力集中，使裂纹快速扩展，最终发生脆性断裂。例如，裂纹的长度为 C，应力集中系数 σ_c/σ 可根据格里菲斯(Griffith)公式得到，即

$$\frac{\sigma_c}{\sigma} = 2\sqrt{\frac{C}{r}}$$

式中，σ 为垂直作用于此裂纹的平均应力；r 为裂纹尖端处的曲率半径；σ_c 为裂纹尖端处的应力。如果裂纹尖端处的曲率半径 r 很小，则应力集中系数(σ_c/σ)会很大(100 或 1000)，这就是脆性材料的实际断裂强度远低于其理论断裂强度的原因。对裂纹的敏感性突出表现在拉伸过程中，裂纹尖端处产生应力集中，从而导致材料的破坏；而在压缩过程中，对裂纹的敏感性较低，同时在压应力的作用下，裂纹或微孔均能闭合，所以陶瓷材料的抗拉强度比它们的抗压强度低。

4) 陶瓷材料的硬度

硬度是用来衡量固体材料软硬程度的一个重要力学指标。陶瓷材料的硬度一般很高，典型的共价键晶体——金刚石的硬度最高，常采用莫氏硬度(Mohs hardness)来表示，以反映材料硬度的相对大小，进而反映材料抗破坏能力，通常按硬度大小顺序分为 10 级或 15 级(表 4-5)。

表 4-5　莫氏硬度分级

材料	10 级	15 级	材料	10 级	15 级	材料	10 级	15 级
滑石	1	1	正长石	6	6	熔融氧化锆		11
石膏	2	2	SiO₂ 玻璃		7	刚玉	9	12
方解石	3	3	石英	7	8	碳化硅		13
萤石	4	4	黄玉	8	9	碳化硼		14
磷灰石	5	5	石榴石		10	金刚石	10	15

2. 陶瓷材料的热性能

陶瓷材料一般具有高熔点(大多在 2000℃以上)、极好的化学稳定性和很强的抗氧化性等特点。

陶瓷材料的热容量随着温度的升高而增加，且在温度低于德拜温度时与 T^3 成正比，温度高于德拜温度时趋于常数 25J/(mol·K)。

陶瓷材料的线膨胀系数一般都很小，为 $10^{-6}\sim10^{-5}\mathrm{K}^{-1}$。陶瓷材料的热膨胀系数主要取决于材料的结构和结合强度。对于组成相同但结构不同的物质，通常是结构紧密的晶体热膨胀系数较大，非晶体如玻璃则热膨胀系数较小（如多晶石英 $\alpha=12\times10^{-6}\mathrm{K}^{-1}$；石英玻璃 $\alpha=0.5\times10^{-6}\mathrm{K}^{-1}$）；结合强度高的材料的热膨胀系数都很小。

在陶瓷材料中，由于自由电子少，所以主要通过晶格的振动导热。试验表明，在低温下热导率低的材料，高温时热导率增大；低温下导热良好的材料，高温时热导率反而下降。

4.3 磷酸钙陶瓷

在目前研究和使用的硬组织替换生物材料中，磷酸钙生物陶瓷占有很大的比例，主要是因为磷酸钙生物陶瓷具有良好的生物相容性和生物活性，对人体无毒、无害、无致癌作用，并可以和自然骨通过体内的生物化学反应形成牢固的骨性结合。

磷酸钙生物陶瓷主要包括磷灰石和磷酸三钙，作为生物材料使用的磷灰石一般是 Ca 与 P 原子比（简称钙磷比）为 1.67 的羟基磷灰石 $Ca_{10}(PO_4)_6(OH)_2$，磷酸三钙是 Ca 与 P 原子比为 1.5 的 β-磷酸三钙 β-$Ca_3(PO_4)_2$（β-TCP）。

4.3.1 磷酸钙陶瓷概述

1. 磷酸钙生物陶瓷的物相组成和生物学性质

磷酸钙陶瓷的稳定相主要取决于制造和使用过程中温度与水。在体温下，对于水介质，如体液，只有两种磷酸钙是稳定的：当 $\mathrm{pH}\leqslant4.2$ 时，稳定相为 $CaHPO_4\cdot2H_2O$（磷酸二钙，透钙磷石，C_2P）；当 $\mathrm{pH}>4.2$ 时，稳定相是 $Ca_{10}(PO_4)_6(OH)_2$（羟基磷灰石，HAP）。在较高温度时，稳定相是其他的相，如 $Ca_3(PO_4)_2$（磷酸三钙，C_3P，TCP）和 $Ca_4P_2O_3$（磷酸四钙，C_4P）。未水合的高温磷酸钙相植入体内后，在 37℃与水或体液反应将形成稳定的 HAP。

例如，$Ca_3(PO_4)_2$ 植入体内后，在其表面发生下列反应：

$$4Ca_3(PO_4)_2+2H_2O\longrightarrow Ca_{10}(PO_4)_6(OH)_2+Ca_2+2HPO_4^{2-}$$

从上式可知，反应升高了体液的 pH，从而进一步增加了 TCP 的溶解（吸收）和 HAP 的形成。钙磷比在决定磷酸钙体内溶解性和吸收趋势上起着重要作用，烧结材料中的微孔可以增加这些相的溶解性。

HAP 稳定存在的温度范围随着水的分压 P_{H_2O} 而改变，因为 P_{H_2O} 决定 C_4P 和 C_3P 向 HAP 的转化率。由于存在影响稳定磷酸钙形成率的动力学势垒，一般难以预测烧结时所形成的高温相的体积分数和冷却到室温时它们的相对稳定性。

和 HAP 比较，β-TCP 更易于在体内溶解，其溶解度比 HAP 高 10～20 倍。虽然如此，但是它们的生理性质无本质差别，磷酸钙生物陶瓷在体内的降解速率不仅取决于它的结晶相组成，还和它的显微结构密切相关；致密的陶瓷，无论是 HAP 还是 β-TCP，几乎都是不降解的，属于表面活性生物陶瓷。通过孔隙率和组成相含量的控制，可改变磷酸钙陶瓷在体内的降解速率，当它们在体内降解和被吸收后，通常被新生骨所代替。

2. 磷酸钙陶瓷粉末的制备

制备块状磷酸钙陶瓷的第一步是磷酸钙陶瓷粉末的制备，主要有湿法和固态反应法。湿法包括水热反应法、水溶液沉淀法和溶胶-凝胶法。此外还有有机体前驱热分解法、微乳剂介质合成法等。各种制备工艺的研究目标是得到成分均匀、粒度微细的磷酸钙粉末。

固态反应法(无氧条件下进行反应)往往给出符合化学计量、结晶完整的产品，但是它们要求相对较高的温度和较长的热处理时间，而且这种粉末的可烧结性较差。

水热反应法获得的磷酸钙陶瓷材料一般结晶程度高，Ca/P 接近化学计量值。

水溶液沉淀法的优点是工艺简便可靠，合成物纯度高，比其他方法更适合试验生产。在温度不超过 100℃ 的条件下，可制备纳米尺寸的纤维颗粒粉末。水溶液沉淀法也可以制备羟基磷灰石涂层。

溶胶-凝胶法可以得到无定形、纳米尺寸、Ca/P 比接近化学计量值的磷酸钙陶瓷粉末。溶胶-凝胶法的优点是高纯、超细、均匀性高、颗粒形状及尺寸可控、反应在室温进行、设备简单；缺点是化学过程复杂、需采取措施避免团聚，以及液体溶剂对环境有污染。

3. 磷酸钙陶瓷的烧结

制备致密磷酸钙陶瓷的主要方法是粉末烧结技术。磷酸钙陶瓷粉末先要压制成需要的形状，然后在 1000～1500℃ 进行烧结。以 Ca 与 P 原子比为 1.67 的磷灰石粉末为原料，可得到 HAP 陶瓷；以 Ca 与 P 原子比为 1.5 的磷灰石粉末为原料，可得到 β-TCP 陶瓷。后者在 900℃ 要经历一个从磷灰石向 β-TCP 的相变过程。在高温形成的相依赖于烧结气氛中水的分压，当存在水时，可以形成 HAP 并在 1360℃ 以下为稳定相，而不存在水时，C_4P 和 C_3P 是稳定相。

4. 磷酸钙生物陶瓷的力学性能与应用

致密磷酸钙生物陶瓷的力学性能见表 4-6，数据的离散是由强度分布、气孔、杂质及颗粒的尺寸变化引起的。

表 4-6　致密磷酸钙生物陶瓷的力学性能

性能	烧结羟基磷灰石	烧结 β-磷酸三钙	皮质骨
成分	$Ca_{10}(PO_4)_6(OH)_2$(>99.2%)	β-$Ca_3(PO_4)_2$(>99.7%)	
物相	磷灰石	磷钙矿	
密度/(g/cm³)	3.16	3.07	1.6～2.1
维氏硬度/(HV)	600		
抗压强度/MPa	500～1000	460～680	100～230
抗弯强度/MPa	115～200	140～154	50～150
弹性模量/GPa	80～110	22～90	7～30
断裂韧性/(MPa·m$^{1/2}$)	1.0		2～12

力学性能是衡量作为植入体的生物材料的重要性能。从力学相容的角度来看，作为硬组织替换用的磷酸钙至少应与被替换的器官有相近的强度和弹性模量，人体中不同部位的骨骼的力学性能也有差异。磷酸钙的机械强度与其显微结构密切相关，致密磷酸钙陶瓷在强度和弹性模量的指标上要比人体骨高出几倍，但断裂韧性低得多，这说明脆性是制约磷酸钙生物陶瓷临床应用的主要因素之一。因此，改善磷酸钙陶瓷的脆性，使其能应用到大块骨缺损的修复及承力部位，就成为这一领域材料研究急需解决的问题。目前，磷酸钙生物陶瓷已经可以做成颗粒、纤维、块体、多孔、涂层等多种形态、结构的材料，被用作小的非承载植入体，应用于口腔种植、牙槽脊增高、颌面骨缺损修复、耳小骨替换、整形和骨缺损修复等临床手术之中。

5. 磷酸钙生物陶瓷材料的发展趋势

磷酸钙陶瓷的主要缺点是其脆性大，致密磷酸钙陶瓷可以通过添加增强相以提高其断裂韧性，多孔磷酸钙陶瓷虽然可被新生骨长入而极大增强断裂韧性，但是在新生骨完全形成之前，为及早替代发挥其功能，也必须对它进行增韧补强。磷酸钙陶瓷基复合材料已经成为磷酸钙生物陶瓷的发展方向之一。

基于仿生原理，制备类似于自然组织的组成、结构和性质的理想生物陶瓷，应该是生物陶瓷的一个发展方向。磷酸钙生物陶瓷人工骨虽然与骨盐的组成相同，但不同部位的骨性质是不尽相同的。组成和结构类似于骨骼连续变化的多孔磷酸钙陶瓷的研究是正在进行的课题。

4.3.2　羟基磷灰石

羟基磷灰石是人体和动物骨骼、牙齿的主要无机成分，在骨质中，羟基磷灰石大约占 60%，它是一种长度为 200～400nm、厚度为 15～30nm 的针状结晶，其周围规则地排列着骨胶原纤维(图 4-4)。羟基磷灰石具有良好的生物活性和生物相容性，植入人体后能在短时间内与人体的软硬组织形成紧密结合，所以成为广泛应用的植骨代用品[1-5]。但羟基磷灰石生物陶瓷脆性高、抗折强度低，目前仅能应用于非承载的小型植入体，如人工齿根、耳骨、充填骨缺损等，而不能在受载场合下应用[6-8]。

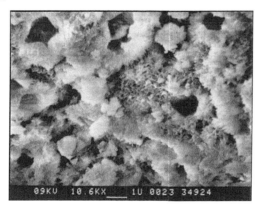

图 4-4　骨质中羟基磷灰石的扫描电子显微镜照片

纳米技术是 20 世纪 90 年代以来得到迅速发展的崭新研究领域，由于纳米粒子具有表面效应、小尺寸效应及量子效应等独特的性能，纳米材料呈现出无限广阔的应用前景。医学界也相继开始了对纳米羟基磷灰石粒子(或称超细羟基磷灰石粉)的研究，并且已发现纳米羟基磷灰石粒子比普通的羟基磷灰石具有更高的生物活性。邓湘云等[9]利用两段式无压烧结法制备了高密度的纳米羟基磷灰石块体陶瓷，采用纳米压痕试验测试了纳米羟基磷灰石陶瓷的力学性能。结果表明，随着晶粒尺寸的减小，纳米羟基磷灰石陶瓷的硬度提高了 46.9%，同时弹性模量也提高了 23.4%(图 4-5)。因此，合成纳米羟基磷灰石将有利于改善骨植入体的力学性能。

1. 羟基磷灰石的组成及晶体结构

羟基磷灰石理论组成为 $Ca_{10}(PO_4)_6(OH)_2$，Ca/P 比为 1.67。羟基磷灰石晶体为六方晶系，属 L^6PC 对称型和 $P6_3/m$ 空间群，其结构为六角柱体，与 c 轴垂直的面是一个六边形，a、b 轴夹角为 120°，晶胞参数 a_0 =0.943～0.938nm，c_0 =0.688～0.686nm，单位晶胞含有 10 个 Ca^{2+}、

6 个 PO_4^{3-} 和 2 个 OH^-（图 4-6）。其中，OH^- 位于晶胞的 4 个角上，10 个 Ca^{2+} 分别占据 2 种位置，4 个 Ca^{2+} 占据 Ca（Ⅰ）位置，即 $z=0$ 和 $z=1/2$ 位置各 2 个，该位置处于 6 个 O 组成的 Ca-O 八面体中心。6 个 Ca^{2+} 处于 Ca（Ⅱ）位置，即 $z=1/4$ 和 $z=3/4$ 位置各 3 个，该位置处于 3 个 O 组成的三配位体中心。6 个 PO_4^{3-} 四配位体分别位于 $z=1/4$ 和 $z=3/4$ 的平面上，这些 PO_4^{3-} 四面体的网络使得羟基磷灰石结构具有较好的稳定性。羟基磷灰石的晶体结构表明它常以六方柱的晶体形式出现（图 4-7）。HAP 的主要晶型有六方柱 $m(10\bar{1}0)$、六方双锥 $x(10\bar{1}1)$、$s(11\bar{2}1)$、$u(21\bar{3}1)$ 和平行双面 $c(0001)$。

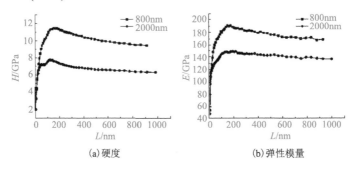

(a) 硬度　　　　　　　　　(b) 弹性模量

图 4-5　不同晶粒尺寸羟基磷灰石陶瓷的硬度与弹性模量随位移的变化

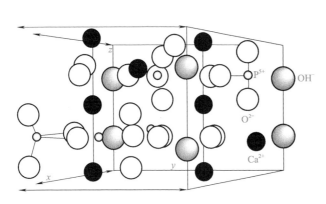

图 4-6　HAP 的晶体结构

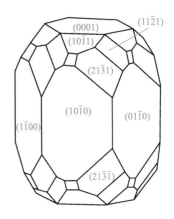

图 4-7　HAP 的晶型

HAP 的表面性能取决于其结构，HAP 表面主要存在 2 个吸附位置，当 OH^- 位于晶体表面时，该位置联结着 2 个 Ca^{2+}，在水溶液中，表面的 OH^- 至少在某一瞬间空缺，由于 2 个 Ca^{2+} 带正电，形成一个吸附位置。同理，当表面的 Ca^{2+} 在某一瞬间空缺时，表面形成另外一个吸附位置，而该位置带负电，能吸附 Sr^{2+} 等阳离子和蛋白质分子上的 ε 基团。HAP 表面水化层通过氢键与水有较好的相容性，在水中的表面能较低，能长时间保持细小的分散状态。

Kawasaki 等[10]通过实时监测分别与溶菌酶（lysozyme，LSZ）、人体血清蛋白（human serum albumin，HAS）、β-乳球蛋白（β-lactoglobulin，β-LG）、卵清蛋白（ovalbumin，OVA）和唾液蛋白溶液接触的 HAP 表面的电位流动，从而获得从蛋白质吸附到 HAP 表面过程中的 ζ-电位变化。图 4-8 表明 HAP 能够吸附多种蛋白质，而且溶液中存在的 Ca^{2+} 会大大提高 HAP 对唾液蛋白的吸附水平。通过观察不同唾液蛋白质浓度下 HAP 表面的 ζ-电位变化（图 4-9），可知在蛋白质吸附的起始阶段，ζ-电位有一个大幅下降的过程，随后电位趋于平稳。这种趋势表明唾液蛋白中含量较少的带正电蛋白质由于静电吸附作用首先吸附到带有负电的 HAP 表面使其电位快速降低，只有当 HAP 表面的电位降低到一定阈值后，带有负电的蛋白质才能克服静电势垒启动吸附过程。

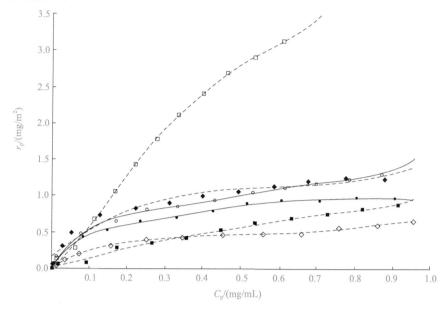

图 4-8　在磷酸盐缓冲剂中 HAP 对 HSA(●)、LSZ(◆)和唾液蛋白(■)的吸附量；以及在加入 CaCl$_2$ 的磷酸盐缓冲剂中 HAP 对 HSA(○)、LSZ(◇)、唾液蛋白(□)的吸附量

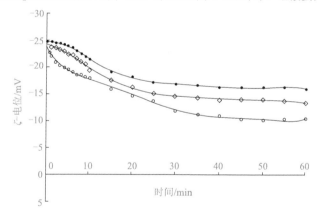

图 4-9　浓度分别为 10^{-4}mg/mL(●)、10^{-3}mg/mL(◇)、10^{-2}mg/mL(○)的唾液蛋白吸附过程中的 ζ-电位变化

2. 羟基磷灰石粉末的制备

制备 HAP 粉末有许多方法，大致可分为湿法和干法。湿法包括沉淀法、溶胶-凝胶法、水热合成法、超声波合成法及乳液剂法等；干法为固态反应法等，这些方法各有优点和不足之处。

1)沉淀法

沉淀法通过把一定浓度的钙盐和磷盐混合搅拌，控制在一定的 pH 和温度条件下，使溶液中发生化学反应生成 HAP 沉淀，沉淀物在 400～600℃甚至更高的温度下煅烧，可获得符合一定比例的 HAP 晶体粉末。要得到结晶完好的 HAP，烧结温度应达到 900～1200℃。该法反应温度不高，合成粉料纯度高，颗粒较细，工艺简单，成本相对较低。但是必须严格控制工艺条件，否则极易生成 Ca/P 比较低的缺钙磷灰石。因此应注意合理控制混合溶液的 pH 及反应产生沉淀的时间，采用分散设备使溶液混合均匀，保证反应完全进行并反复过滤，使固液相完全分离，提高粉料的纯度。

　　Bernard 等[11]在较低的温度（室温）下通过熟石灰[Ca(OH)₂]和磷酸的中和反应获得了 HAP 沉淀，该过程可以在无须加热的条件下进行，且不会产生污染。但值得注意的是，试验所获得的沉淀产物与反应使用的熟石灰成分有很大关系，使用成分不适当的熟石灰甚至可能无法获得 HAP（表 4-7）。

表 4-7　熟石灰成分对低温时用沉淀法获得沉淀产物的影响（质量分数）

参数	1	2	3	4	5	6
纯度/%	96	95	95	98	99	96
CaO/%	73.39	66.21	71.56	72.61	73.57	73.41
MgO/%	0.053	0.875	0.827	0.005	0.4	0.6
Sr/ppm	301	1929	2121	265	217	234
SiO_2/%	<0.02	0.27	0.32	<0.02	0.45	0.11
溶解时间	26min50s	18min19s	36min44s	7min19s	8min01s	41min13s
沉淀产物	HAP+0.26%CaO	β-TCP	HAP+8%β-TCP	HAP	HAP+15%β-TCP	蓝色 HAP

2) 溶胶-凝胶法

　　溶胶-凝胶法是近些年才发展起来的新方法，已引起了广泛的关注。溶胶-凝胶法是将醇盐溶解于有机溶剂中，通过加入蒸馏水使醇盐水解、聚合，形成溶胶，溶胶随着水的加入转变为凝胶，凝胶在真空状态下低温干燥，得到疏松的干凝胶，再将干凝胶进行高温煅烧处理，即可得到纳米粉体。同传统的固相合成法及固相烧结法相比，溶胶-凝胶法的合成及烧结温度较低，可以在分子水平上混合钙磷的前驱体，使溶胶具有高度的化学均匀性。其原料价格高、有机溶剂毒性大、对环境易造成污染，以及容易快速团聚等因素制约了这种方法的应用。

　　由于人体骨中的无机成分除了 HAP 还有氟离子和碳酸根离子等，Cheng 等[12]提出了用溶胶-凝胶法制备含氟 HAP 的方法，采用四水硝酸钙和五氧化二磷的乙醇混合溶液体系作为前驱体，并分别以三氟醋酸（CF₃OOH）、六氟磷酸（HPF₆）和六氟磷酸铵（NH₄PF₆）作为引氟剂获得溶胶，随后将钛合金基体浸入溶胶中并以 3cm/min 的速度拉出，在 150℃的环境中干燥10min，然后在 600℃下煅烧 15min。每组试样要反复进行 5 次这样的沉积过程以增加 HAP 的厚度。X 射线能量色散谱（X-ray energy dispersive spectrum，EDS）结果（图 4-10）表明，采用 HPF₆（CH 组）和 NH₄PF₆（CN 组）作为引氟剂可以得到含氟 HAP，而使用CF₃OOH（CF 组）制备的 HAP 中没有氟元素。通过对扫描电子显微镜（scanning electron microscope，SEM）照片（图 4-11）的分析，可以看到 CF 组的 HAP

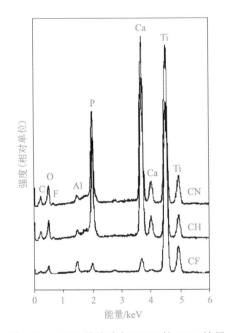

图 4-10　600℃煅烧含氟 HAP 的 EDS 结果

存在大量的孔洞，这是由于 CF 组的溶胶中含有的 CF_3OOH 和三乙醇胺($N(C_2H_4OH)_3$)在煅烧过程中产生了大量的气体；CH 组和 CN 组的 HAP 都比较致密，因为二者的溶胶中含有的可分解有机物较少，不易挥发出气体；然而后者表面附着许多粒径为数百纳米的颗粒物质，这些颗粒是 CN 组溶胶中含有大量粗大的磷灰石颗粒导致的。

　　3) 水热合成法

　　水热合成法是在特制的密闭反应容器(高压釜)中，采用水溶液作为反应介质，在高温高压环境中，使得原来难溶或不溶的物质溶解并重结晶的方法。这种方法通常以磷酸氢钙等为原料，在水溶液体系、温度为 200～400℃的高压釜中制备 HAP，使原来难溶或不溶的物质溶解并重结晶。Ioku[13]用醋酸钙和磷酸的混合酸性溶液在水热条件下得到长径比在 20～60 范围的 HAP 纤维；汪晓霞和张海黔[14]采用水热合成法在醋酸钙和磷酸的混合酸性溶液中制备了 HAP。

　　这种方法条件较易控制，反应时间较短，省略了煅烧和研磨步骤，粉末纯度高，晶体缺陷密度低；合成温度相对较低，反应条件适中，设备较简单，耗电低。因此，水热合成法制备的粉体不但具有晶粒发育完整、粒度小且分布均匀、颗粒团聚较轻、原材料便宜，以及很容易得到合适的化学计量比和晶型的优点，而且制备的粉体不需要煅烧处理，从而避免了烧结过程中的晶粒长大、缺陷形成及杂质产生，因此所制得的粉体具有较高的烧结活性。

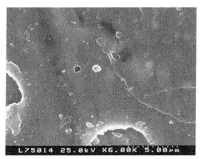
(a) CF 组

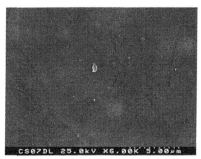
(b) CH 组

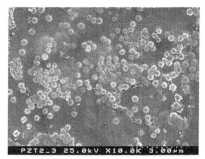
(c) CN 组

图 4-11　含氟 HAP 的 SEM 照片

　　4) 超声波合成法

　　超声波能在水介质中引起气穴现象，使微泡在水中形成、生长和破裂。这能激活化学物种的反应活性，从而有效地加快液体和固体反应物之间非均相化学反应的速度。超声波合成法合成的 HAP 粉末非常细，粒径分布范围窄，并且这种合成方法在某些方面比其他加热的方法更加有效。

5) 固态反应法

把固态磷酸钙及其他化合物均匀混合在一起，在水蒸气存在的条件下，反应温度高于1000℃，可以得到结晶较好的 HAP。这种方法合成的 HAP 纯度高、结晶性好、晶格常数不随温度变化，并且湿法和固态反应法合成的 HAP 的红外光谱研究表明，固态反应法制备的 HAP 比湿法更好，但是其要求较高的温度和较长的热处理时间，粉末的可烧结性差，使其应用受到了一定的限制。

6) 自蔓延高温合成法

自蔓延高温合成(self-propagating high temperature synthesis，SHS)技术是利用反应放热制备材料的新技术。SHS 技术以溶胶-凝胶法为基础，利用硝酸盐与羧酸反应，在低温下即可实现原位氧化，自发燃烧，快速合成产物的初级粉末，大大缩短制备周期。自蔓延高温合成法试验操作简单易行、试验周期短、节省时间和能源。更重要的是，反应物在合成过程中处于高度均匀分散状态，反应时原子只需经过短扩散或重排即可进入晶格位点，加之反应速度快，前驱体的分解和化合物的形成温度又很低，使产物粒径小、分布比较均匀，因而特别适于合成纳米羟基磷灰石。

韩颖超等[15]采用 SHS 技术合成纳米 HAP 前驱体粉末的方法为：按照 Ca/P=1.67 称取一定量的柠檬酸，分别用蒸馏水溶解混合，调节 pH 在 3 左右，于 80℃加热蒸发形成凝胶，在200℃的电炉中进行自蔓延燃烧后再进行 750℃煅烧，最后得到分布均匀、烧结性能良好的纳米 HAP 前驱体粉末(图 4-12)。

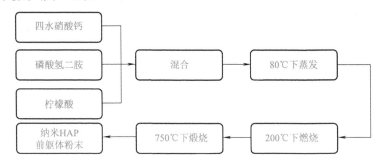

图 4-12   一种自蔓延高温合成法制备纳米 HAP 前驱体粉末的工艺流程图

3. 羟基磷灰石涂层的制备

尽管 HAP 生物相容性好，能刺激或者诱导骨组织生长并能与骨组织形成骨性结合的含磷钙的陶瓷材料。但是 **HAP 的力学性能较差**，抗弯强度和断裂韧性均低于人体致密骨，因此限制了它在人体负重部位的单独使用。采用有效方法在生物惰性材料表面涂覆生物活性 HAP 涂层(图 4-13)，既可使材料与骨界面形成生理结合，又可有效地利用生物惰性材料优良的力学性能，所以这是一种理想的方案。因此，HAP 在人工骨方面最有希望的用途是制备生物活性涂层。

HAP 涂层的制备方法很多，如等离子喷涂法、溶胶-凝胶法、仿生溶液生长法、激光熔覆法、电化学法、水热法、涂覆-烧结法等。下面主要介绍前三者。

1) 等离子喷涂法

等离子喷涂法是采用燃烧能或电能将喷镀材料(粉末或颗粒)熔化或雾化，造成熔融态或半熔融态的粒子流并高速喷射到基体上而堆积成涂层的方法。等离子喷涂法是近年来开发较快和应用较多的一种方法。用该方法制备 HAP 涂层在文献中多有报道[16]。等离子喷涂方法具有如下特点：等离子焰热量高度集中，可以获得很高的温度(喷枪出口处火焰平均温度可以达10000K 以上)，足以熔化任何一种难熔材料；等离子流速较高，使喷涂粒子以较大速度撞击到基体上形成的涂层与基体间结合强度较大；对基体热影响小，可以对已加工成形的工件进行表面喷涂；易于实现自动化且成本适中[17]。但随着研究的深入和临床应用发现等离子喷涂HAP 涂层材料尚存在一些问题：①由线性喷涂工艺造成粗糙基体表面涂层不均匀，无法进行复杂形状基体的表面喷涂；②界面应力残留在涂层材料中，使涂层产生裂纹并使涂层松动或剥落；③由于高温作用，HAP 容易发生分解，并在涂层中产生杂质和非晶 HAP 而影响涂层的生物性能；④涂层结构不致密，植入人体后不能有效地阻止组织液的渗出[18]。

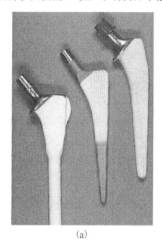 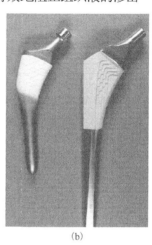

(a)   (b)

图 4-13 涂覆 HAP 涂层的股骨柄和骨柄近部

2)溶胶-凝胶法

溶胶-凝胶法是将涂层配料制成溶胶，使之均匀覆盖于基底的表面，由于溶剂迅速挥发，配料发生缩聚反应而胶化，再经干燥和热处理，即可获得涂层。通过改变热处理温度、保温时间及涂层溶液中的有机添加剂，可以很容易改变涂层中相的结晶度、相的种类、孔隙的大小等微观特性参数。溶胶-凝胶法在制备生物材料方面的应用是在近年兴起并得到发展的。与传统的无机材料制备法相比，溶胶-凝胶法有如下优点：①制备温度低，从而避免了高温分解；②体系中组分的分布是均匀的，可以达到纳米级甚至分子级水平；③材料制备过程易于控制，产物纯度高。溶胶-凝胶法的缺点是凝胶在烧结过程中有较大的收缩，涂层易开裂。由于生产周期长、成本高，溶胶-凝胶法只适用于实验室小批量生产。

目前，溶胶-凝胶法的一般化学理论已基本建立，但关于其分子间反应的热力学和动力学理论体系不够完善，对多组分凝胶体系的系统理论研究也进行得较少。溶胶-凝胶法获得的涂层一般为纯 HAP，结合强度较低。提高涂层结合强度的途径主要有两种：一是采用混合法[19]，即将超细粉体与二氧化钛溶胶混合，再通过浸渍法涂覆在基材表面，于 400～600℃烧制获得 HAP-TiO$_2$ 复合涂层；二是引入过渡层[20]，在 HAP 涂层与钛基材之间引入过渡层 TiO$_2$或 CaTiO$_3$ 来改善结合强度。

3)仿生溶液生长法

仿生溶液生长法模仿了自然界生理磷灰石的矿化机制，先配制一种与人体体液组成几乎相同的溶液(simulated body fluid，SBF)，然后将金属基板置于此溶液中以模仿生物环境，在金属基板表面上生长出 HAP 涂层。由于纯金属基板无生物活性，常需要对金属表面进行预处理，如通过碱水侵蚀法、溶胶-凝胶法或热氧化法在表面上预形成金属氧化物层，从而能与溶液作用形成羟基磷灰石涂层。日本的 Kim 等[21]开展了用化学方法(如用 NaOH 溶液)处理纯钛的研究，通过处理使其表面活化，经模拟体液浸泡获得涂层，结合强度较高。

仿生溶液生长法与传统的涂层方法相比有以下优点：①低温(低于 100℃)下操作，可避免高温喷涂引起的相变和脆裂，且低温条件为共沉积蛋白质等生物大分子提供了可能性；②由于是在类似于人体环境条件的水溶液中自然沉积出来的，成分更接近人体骨无机质，可望具有高的生物相容性和骨结合能力；③可在形状复杂和表面多孔的基底上制备均匀涂层；④所需设备投资少、工艺简单、易于操作。因此，该技术在制备金属-生物活性物质涂层材料方面有着广阔的应用前景。

4. 羟基磷灰石的性能

1) 物理化学性能

HAP 是人体骨骼的主要无机成分，其理论密度为 3.156 g/cm^2，折射率为 1.64～1.65，莫氏硬度为 5，微溶于水，呈弱碱性(pH=7～9)，易溶于酸而难溶于碱。HAP 是强离子交换剂，分子中的 Ca^{2+} 容易被 Cd^{2+}、Hg^{2+} 等有害金属离子和 Sr^{2+}、Ba^{2+}、Pd^{2+} 等重金属离子交换，还可与含有羧基的氨基酸、蛋白质及有机酸等发生交换反应。HAP 是人体骨骼和牙齿的重要组成部分，如人体骨成分中 HAP 的质量分数约为 65%，人的牙齿釉质中 HAP 的质量分数则在 95%以上。HAP 具有优良的生物相容性和化学稳定性，能与骨紧密结合。

2) 力学性能

HAP 致密体的机械强度与制作工艺有很大关系。要获得高强度的 HAP 致密烧结体，必须对原料合成、粉体成形和烧成制度等工艺条件进行最佳选择。表 4-8 为 HAP 致密体和人体硬组织的部分力学性能。HAP 材料具有普通陶瓷材料的共同弱点：脆性大，冲击强度低。因此，HAP 作为人工骨置换材料在承受较大张应力的部位应用时需要慎重。

表 4-8　HAP 致密体和人体硬组织力学性能对照　　　　　　　　　(单位：MPa)

试验样品	抗压强度	挠曲强度	扭曲强度	抗拉强	弹性模量
HAP 致密体	308～509	61～113	50～76	117	44000～88000
致密人体骨	89～164	160～180	50～68	89～114	15800
人牙釉质	384	—	—	10.3	82400
人牙本质	295	—	—	51.7	18200

3) 生物学性能

HAP 陶瓷由于分子结构和钙磷比与正常骨的无机成分非常近似，其生物相容性十分优良，对生物体组织无刺激性和毒性。大量的体外和体内试验表明，HAP 在与成骨细胞共同培养时，HAP 表面有成骨细胞聚集；植入骨缺损时，骨组织与 HAP 之间无纤维组织界面；植入体内后，表面也有磷灰石样结构形成，因为骨组织与植入材料之间无纤维组织间隔，与骨的结合性好。

贺永信等[22]通过动物实验研究了涂覆烧结工艺研制的新型 HAP 涂层植入体的骨愈合情况。将 12 颗钛植入体(6 颗有 HAP 涂层，6 颗无涂层)植入 6 只成年杂种犬下颌骨内，分别饲养 1 个月、3 个月、6 个月，使植入体在无负荷的条件下愈合。光学显微镜组织学观察表明两种植入体都能产生骨结合，但是有 HAP 涂层的钛植入体新骨的产生和成熟都比无涂层的钛植入体更为迅速。术后 1 个月、3 个月、6 个月有涂层钛植入体的骨结合率分别为 71.68%、86.81%、

90.19%；无涂层钛植入体的骨结合率为 53.26%、66.16%、68.72%，其间有显著性差异。术后 6 个月的钛植入体组织学特征如图 4-14 所示，其中 HAP 涂层钛植入体周围几乎完全被新生的成熟骨组织包围，矿化程度较高，可见规则的同心圆状结构，即哈弗斯管。骨小梁更加规则致密和整齐；相比之下，无涂层钛植入体周围有较多的纤维组织夹杂，且其邻近植入体的新生骨组织与前者相比成熟程度略低。因此，得益于 HAP 良好的生物相容性，涂覆烧结工艺 HAP 涂层能够有效地促进植入体的骨结合。

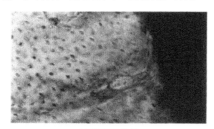
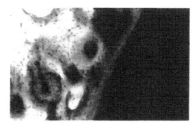

(a) 有HAP涂层　　　　　　　　　　　　(b) 无涂层

图 4-14　术后 6 个月钛植入体的组织学表现(甲苯胺染色，×10)

HAP 植入体可以模仿人体骨组织中的网状多孔结构(图 4-15)，有利于加强植入体和骨组织之间的结合。动物实验证实，对于生物惰性材料，要新骨形成并长入多孔体的孔径应不小于 100μm；而对于 HAP 多孔体，50μm 孔径的气孔内就可有新骨生成，平均孔径为 90μm 的多孔体则显示最佳的骨形成姿态。HAP 对软组织也同样具有良好的相容性，有人曾把纽扣状 HAP 致密体植入手臂皮肤表面，经过数年，植入体仍在皮肤中稳定存在，周围皮下组织未见异常。

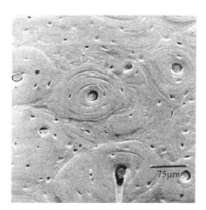
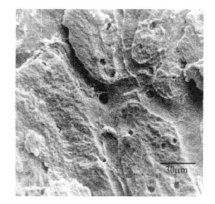

(a) 致密骨的抛光横截面　　　　　　　(b) 致密骨纵截面中能看到相互连通的孔道

图 4-15　人体骨组织的 SEM 照片

5. HAP 材料在医学领域的应用

HAP 材料在医学领域的应用是多方面的，最早的应用主要在口腔科和骨科方面。HAP 人工牙根曾风靡一时，其与骨组织和黏膜组织的结合状态比氧化铝牙根要好，但由于其冲击强度较低，所以在结构上不能制成较细或较复杂的形状，临床适应范围要比氧化铝牙根小。为了弥补 HAP 强度不足的缺点，目前常用的人工牙根多采用金属与 HAP 复合的工艺制造。内芯为纯钛金属，埋入骨组织部分的钛表面通过等离子喷涂方法喷涂一层 HAP，这样既大大提高了人工牙根的力学性能，又保持了与骨组织形成紧密结合的良好生物学性能。

　　HAP 多孔体常用于骨置换和骨缺损修复，如下颌骨重建、牙槽嵴增高、颅颌骨缺损充填等。HAP 材料具有骨传导能力这一点已被各国学者承认。多孔体结构与致密体相比表面积大幅度增大，这对于加速早期骨生长，促进植入材料与周围骨一体化是十分有利的。另外在眼科，目前已开始大量采用 HAP 多孔体来制作义眼座。HAP 义眼座具有内部互相连通的气孔结构，孔隙率高达 70%左右。当 HAP 义眼座被植入由眼球摘除而出现的眼窝腔后，能与周围眼肌组织形成良好结合，从而有可能使义眼可以和正常眼睛同步转动，达到以假乱真的效果。HAP 颗粒多用于少量骨缺损修复和骨囊肿骨腔的填塞，有时也和多孔体混合使用。颌骨囊肿是一种常见的口腔颌面外科疾患，由于其早期无明显症状，当外形改变或继发感染出现时囊肿已较大，治疗方法为手术刮除囊肿，由此而形成的骨腔往往是术后伤口感染的重要原因，有的还可因骨腔较大由外力引发病理性骨折。应用 HAP 材料填塞，有利于术后出血及无效腔消除，因此减少了感染机会。HAP 材料使用方便，术后患者无任何不适，三个月后 X 线片上显示新生骨与 HAP 颗粒和基骨融合成一体，表明囊肿骨腔已得到修复。HAP 颗粒还大量用于牙周骨缺损修复、拔牙窝填塞、根管充填以及鞍鼻整容等方面，都获得了满意的治疗效果。

6. 发展前景

　　近年来，常用的骨骼代替品是金属、塑料和陶瓷等，其中以钛和钛合金为主。但由于金属是生物惰性材料，与骨的结合是一种机械锁合，许多研究者尝试通过在钛合金表面形成一层 HAP 涂层来提高其生物活性。但由于人工骨骼经常处于动载工作环境，会产生磨损和成分扩散等问题，其中不利于人体的成分会随血液扩散至患者的全身，给患者身体造成很大的伤害。例如，很多使用金属人工骨骼的患者在一段时期后就会出现牙齿及皮肤等颜色变黑的现象，检测结果表明，其血液中含有大量的金属成分，牙齿及皮肤等颜色变黑是由金属成分的沉积造成的。一些学者通过自然体燃烧法、仿生法、添加造孔剂法、发泡剂法等制取了多孔骨组织工程支架材料，提高了其生物活性，但因其力学性能较低，没有得到广泛应用。因此，人们又把目光转移到如何提高 HAP 生物陶瓷的强度与韧性方面。

　　有专家预测，生物活性 HAP 晶须增强生物陶瓷材料必将为推动硬组织替代及修复材料的发展起到积极的作用。有关资料报道，目前全世界生物材料年营业额已达 120 亿美元。其中，人体硬组织替换材料约为 23 亿美元，且以每年 7%～12%的速度增长。由此可见，随着全球老龄化趋势的发展，未来人体硬组织替换材料将越来越受到人们的重视，HAP 这类生物活性陶瓷也将具有重要的研究价值和广阔的市场前景。由于生物陶瓷材料具有较大发展潜力和研究价值，从仿生原理出发，制备成分结构与天然骨组织相近，而且满足植入体提高力学性能要求的复合材料是当今研究的热点。

　　HAP 生物陶瓷的研究经历了很长的历史，在临床应用上已取得了一些成果，如良好的生物相容性、生物活性、结构吻合性等方面。但在如何提高材料的强度、韧性和如何解决陶瓷涂覆过程中的界面问题，以及如何制备力学性能、生物学性能优秀的生物复合材料方面还有待深入研究和探讨。相信随着制备工艺的发展和对材料本质的不断深入了解，上述问题一定能够得到一个圆满的答案。同时，随着生物医学工程的进一步发展，HAP 生物陶瓷材料必将更多地应用于临床医学，更好地造福于人类。

4.3.3　磷酸三钙

　　可降解吸收陶瓷是生物陶瓷的一类，该类材料是一种暂时性的替代材料，可在生理环境中被逐步降解和吸收,并为新生组织替代,从而达到修复或替换被损坏组织的目的。最早被应用的生物降解陶瓷为石膏,它具有良好的生物相容性,但是吸收速率快,与新生骨生长速率不能匹配。自 1970 年以来人们对吸收骨置换材料进行了大量研究。可吸收材料具有很多优点,可以避免长期的异物影响,并且通过类似生理性骨重塑的过程,这些材料可能会被新形成的骨骼所取代。通过不同的制造技术影响其化学和力学性能,可以通过改变生物吸收率、机械强度和孔隙率来调整特定应用位置的材料[23]。

目前广泛应用的生物降解陶瓷是一系列磷酸钙基陶瓷,包括 α-磷酸三钙(α-TCP)、β-磷酸三钙(β-TCP)、磷酸四钙等。其中 β-TCP 具有良好的生物降解性、生物相容性和生物无毒性,当其植入人体后,降解下来的 Ca、P 能进入活体循环系统形成新生骨,因此它作为理想的骨替代材料已成为世界各国学者研究的重点之一。

α-TCP 的结晶系是单斜晶,晶格常数 $a=1.239nm$, $b=2.728nm$, $c=1.522nm$, $\beta=126°60'$,密度为 $2.86g/cm^3$。β-TCP 的结晶系是三方晶系,$a=1.032nm$,$c=3.69nm$,密度为 $3.07g/cm^3$。它在 1200℃转变为高温相(α-TCP),在水溶液中的溶解度是羟基磷灰石的 10~15 倍。

1. β-TCP 陶瓷的制备工艺

β-TCP 陶瓷的制备一般分三个步骤:粉末制备、成形和烧结。粉末制备一般有湿法工艺、干法工艺、水热法和醇化合物法。

1)β-TCP 粉末的制备

(1)湿法工艺。湿法工艺包括可溶性钙盐和磷酸盐反应工艺[24]、酸碱中和反应工艺[25]。前者一般以 $Ca(NO_3)_2$ 和 $(NH_4)_2HPO_4$ 为原料,搅拌条件下将 $(NH_4)_2HPO_4$ 溶液按一定的速度滴加到 $Ca(NO_3)_2$ 溶液中,加入氨水调节 pH 为 11~12,经过滤、洗涤、干燥、煅烧(700~1100℃)成陶瓷粉末。合成的反应式为

$$3Ca(NO_3)_2 + 2(NH_4)_2HPO_4 + 2NH_4OH \longrightarrow Ca_3(PO_4)_2 + 6NH_4NO_3 + 2H_2O$$

酸碱中和反应工艺以 $Ca(OH)_2$ 和 H_3PO_4 为原料,将 H_3PO_4 滴加到 $Ca(OH)_2$ 的悬浮液中,静置、沉淀后进行过滤。此反应的唯一副产品是水,故沉淀无须洗涤,干燥后煅烧得到 β-TCP 粉末。

湿法工艺的生产装置简单且容易操作,制备的前驱体粉末颗粒细小均匀、纯度高,但反应物的浓度不应太大,滴加速度也不能太快,生成的沉淀即使经过长时间的陈化(> 24h),固液分离仍然困难,不适用于大规模的生产。

(2)干法工艺。该法是在温度高于 900℃条件下,非水固相反应制备 β-TCP 粉末。原料为 $CaHPO_4 \cdot 2H_2O$ 和 $CaCO_3$ 或 $Ca(OH)_2$,按下列反应式进行:

$$2CaHPO_4 \cdot 2H_2O + CaCO_3 \longrightarrow Ca_3(PO_4)_2 + 5H_2O + CO_2$$

张士华和熊党生[26]采用此法制备了颗粒细小的 β-TCP 粉末。干法工艺制备的 β-TCP 粉末晶体结构无收缩,结晶性好;但晶粒粗,组成不均匀,有杂质存在。

(3)水热法。此法应用较少,一般是在水热条件下,控制一定温度和压力,以 $CaHPO_4$ 或 $CaHPO_4 \cdot 2H_2O$ 为原料合成得到晶格完整、晶粒直径更大的 β-TCP 粉末[27]。水热法对设备的耐蚀性要求较高,废液需要处理,反应条件对产物的生成和性质有较大的影响。

(4)醇化合物法。醇化合物法采用较稳定的钙乙二醇化合物和具有一定活性、由 P_2O_5 与 n-丁醇反应生成的 $PO(OH)_x(OR)_3$ 为前驱体。引入醋酸可以有效控制前驱体间反应,避免两前驱体直接混合并产生沉淀。当醋酸与钙的物质的量比为 4 时,两前驱体以 Ca/P 比=1.5 混合,

可获得稳定混合溶液，将混合溶液溶剂蒸发后得到的干胶状粉末在 1000℃煅烧，可获得纯 β-TCP[28]。该法制得的产物纯度高、颗粒超细、均匀性好、颗粒形状及尺寸可控；但是其原料价格高、有机溶剂毒性高及高温热处理时颗粒容易快速团聚，因此制约了这种方法的运用。

2) β-TCP 的成形和烧结

磷酸钙陶瓷人工骨分为粉末型（使用时调成浆料）、颗粒型、多孔型和致密型。致密型表面只有微孔或表面光滑无孔，除力学性能比多孔型好之外，不利于骨组织和血管长入，因而在实际应用中多孔型占的比例大，特别是 β-TCP 生物降解陶瓷以多孔型为主。制作致密型材料的常用方法是先通过液压，将材料粉末挤压在特定的模具内，形成一定形状的材料坯块，然后在 800～1300℃下烧结。由于纯 β-TCP 烧结温度过高不利于材料的制备，所以往往会加入适当的黏结剂使得在较低的温度下 β-TCP 颗粒相互黏结从而提供较好的力学性能。

多孔型磷酸钙陶瓷的制备方法有发泡法[29]和加致孔剂法[30]两种。

(1) 发泡法。发泡法是首先将一定颗粒大小的 β-TCP 粉末和黏结剂按一定比例加蒸馏水球磨，倒出后蒸去一部分水，得到含一定水分的料浆；然后将松香放入饱和的 NaOH 溶液中煮沸，冷却得到发泡剂。将料浆与发泡剂均匀混合，倒入石膏模成形、脱模、干燥、烧结。

采用发泡法容易制成一定形状、组成、密度的多孔陶瓷，但该方法的缺点是制备工艺复杂，容易产生小孔径闭口气孔，而且整个制备工艺过程不能精确地量化控制，许多情况需要靠经验来调节，导致成品率不高。

(2) 加致孔剂法。目前使用的致孔剂有过氧化氢和一定粒径、形状的聚合物，如硬脂酸，这些聚合物在高温下可完全分解。加致孔剂法制备过程是将 β-TCP 筛分成一定粒径的粉末，加黏结剂和致孔剂并混匀，倒入石膏模成形、脱模、干燥、烧结，即可制备出多孔 β-TCP 陶瓷。

加致孔剂法方便简单，可以制得形状复杂、气孔各异的多孔材料，并且多孔 β-TCP 生物陶瓷的孔径、孔隙率人为可控，但是孔隙率不是很高，气孔的分布不均匀。

2. β-TCP 陶瓷的生物相容性

生物相容性是指在生理环境中生物体对植入的生物材料的反应和产生有效作用的能力。生物相容性是生物医用材料极其重要的性能，是区别于其他材料的标志，是生物医用材料能否安全使用的关键性能。

β-TCP 的体外试验显示，该材料具有良好的细胞相容性，动物或人体细胞可以在材料上正常生长、分化及繁殖；众多的动物体内试验和临床应用也表明，该材料无毒性、无局部刺激性、不致溶血或凝血、不致突变或癌变。由于其组织成分与骨组织无机成分相同，故植入体内无明显异物反应，局部无明显炎症反应。Driskell 最早（1973 年）观察到 β-TCP 植入骨缺损后，材料可以与骨组织发生直接连接，其间无纤维结缔组织介入。Klein 等[31]将四种不同孔隙率和孔径的 β-TCP 植入兔胫骨内，发现上述几种材料均表现出良好的生物相容性，材料植入后局部发现巨噬细胞、多核巨细胞、成纤维细胞等参与材料的降解，但无炎症细胞浸润等炎症反应，而且新骨可以直接在材料表面形成。

将 β-TCP 陶瓷制成 ϕ5mm×8mm 的圆柱体植到大白兔股骨缺损区，术后 4 周、8 周、12 周、16 周、24 周、28 周将材料连同周围的骨组织一起取出进行组织学观察，如图 4-16 所示，图 4-16(a)为材料植入 4 周，可见材料孔隙间有大量纤维组织增生，材料颗粒间连接中断；图 4-16(b)为材料植入 8 周，可见材料孔隙间纤维组织高度增生，材料开始降解；图 4-16(c)为材料植入 12 周，可见新生骨小梁形成，材料部分降解；图 4-16(d)为材料植入 24 周，可见残存材料被纤维及骨组织包裹，材料大部分降解，骨缺损处康复[32]。

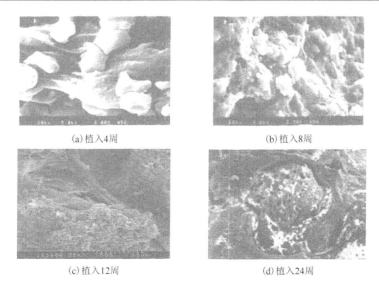

(a) 植入4周　　　　　　　　　　(b) 植入8周

(c) 植入12周　　　　　　　　　　(d) 植入24周

图 4-16　多孔 β-TCP 植入大白兔股骨缺损区组织学观测结果

3. β-TCP 陶瓷的降解机理

β-TCP 的降解过程与材料的溶解和生物体内细胞的新陈代谢过程相联系，一般通过下述机制进行。

(1) 物理解体。它是体液通过烧结不完全而残留的微孔浸入陶瓷，使连接晶粒的"细颈"溶解，从而解体为微粒的过程。

(2) 材料的天然溶解。它形成新的表面相，是一种液体介导过程。具体反应式如下：

$$4Ca_3(PO_4)_2 + 2H_2O \longrightarrow Ca_{10}(PO_4)_6(OH)_2 + 2Ca^{2+} + 2HPO_4^{2-}$$

(3) 新陈代谢。它主要是细胞介导过程，如吞噬细胞的作用导致材料降解。

吞噬细胞主要有多核细胞和破骨细胞。究竟哪种细胞对陶瓷材料的吸收过程起关键作用目前尚无定论。有学者证实破骨细胞起重要作用[33]，因为破骨细胞表面伸出许多细长的突起，与 β-TCP 陶瓷颗粒接触并形成封闭的细胞外吸收区；此外，破骨细胞可向细胞外分泌 H^+，形成局部酸性环境。最近，又有学者发现多核细胞和破骨细胞共同参与其生物降解过程[34]。

体外研究表明，当巨噬细胞与 β-TCP 陶瓷混合培养时，上清液中的钙、磷离子浓度明显高于单纯 β-TCP 组，表明巨噬细胞参与了 β-TCP 的降解过程。进一步观察发现，巨噬细胞可吞噬直径小于 $8\mu m$ 的 β-TCP 颗粒，进行细胞内降解；对于直径大的颗粒，巨噬细胞与其形成密切接触，通过释放溶体酶和分泌 H^+ 使接触区的材料发生降解。

β-TCP 的降解和吸收除受上述因素的影响外，还受组成成分、物质结构、孔隙率、宿主的个体差异、植入部位的变化等影响。前两种因素决定其降解的性质，后几种因素则影响降解程度。一般认为，孔隙率高的材料表面积大，与组织液和细胞接触面积也大，降解较快。

4. β-TCP 陶瓷在骨科中的应用

β-TCP 是一种与生物具有良好亲和性的生物陶瓷材料，它具有与人体骨骼组织成分相似的矿物组成，并具有良好的生物相容性，安全、无毒副作用，作为植入材料可引导新骨的生长；其作为人工齿根、人工骨、生物骨水泥等已得到广泛应用。目前，其应用主要集中在多孔 β-TCP 陶瓷人工骨、β-TCP 复合人工骨、β-TCP 药物载体等三个方面。

1) 多孔 β-TCP 陶瓷人工骨

β-TCP 有骨传导性，能够为骨组织的长入提供支架，可刺激骨形成。Klein 将多孔磷酸钙陶瓷植入狗的肌肉组织中，证实了磷酸钙陶瓷骨诱导性的存在。张建设等[35]将 3 种不同组成的 β-TCP 陶瓷植入兔颌骨人工缺损区，发现掺杂的磷酸三钙陶瓷降解速率较慢，但具有较好的生物相容性。程晓兵等[36]将多孔块状 β-TCP 陶瓷埋植于兔颅骨骨膜下，定量观察 β-TCP 陶瓷在骨膜下和未造成新鲜骨创面的皮质骨表面之间的吸收速度。观察发现，β-TCP 陶瓷可以被吸收，同时可以在骨膜下的皮质骨表面引导新骨形成。张汉东等[37]将 β-TCP 陶瓷用于修复兔下颌骨缺损的试验研究表明，植入后局部组织无明显炎症等反应，第 2 周纤维结缔组织向间隙生长，有少量骨化现象；第 4 周有大量纤维结缔组织生长，骨化明显，而且时间延长，骨化似有增加，材料颗粒被组织分隔开来，这表明该材料为新骨形成提供了支架，可引导新骨形成修复骨缺损。郑启新等[38]用多孔 β-TCP 陶瓷人工骨修复儿童骨缺损，结果显示，部分植入材料发生生物降解，被骨组织替代，全部病例的骨缺损均得到修复，患肢活动及负(持)重恢复正常，无全身及局部不良反应，效果令人满意。

2) β-TCP 复合人工骨

由于越来越多的其他材料得到认识和开发，β-TCP 的应用也日趋丰富，形式多样，以 β-TCP 为基体的复合人工骨主要有以下几种。

(1) β-TCP 作为载体与活性因子(或成分)结合。例如，将多孔 β-TCP 人工骨与骨形态发生蛋白(bone morphogenetic protein，BMP)、胰岛素样生长因子 1(insulin-like growth factor 1，IGF-1)、红骨髓等活性成分复合，或者在此基础上添加其他活性成分，形成兼具骨传导和骨诱导双重特性的复合材料，可以显著提高材料的成骨能力。Nade 等[39]将自体红骨髓/β-TCP 陶瓷复合人工骨埋入动物皮下或肌肉内，结果发现在 β-TCP 陶瓷孔内和表面有新骨形成，这表明自体红骨髓/β-TCP 陶瓷复合人工骨具有良好的成骨作用。郑承泽等[40]将多孔 β-TCP 与自体红骨髓复合应用于临床，修复骨缺损 21 例，包括肿瘤性骨缺损和陈旧性骨折骨缺损。结果显示，植入材料的成骨作用明显，β-TCP 与自体红骨髓复合是治疗骨缺损理想的方法之一。

(2) β-TCP 和其他磷酸钙类材料结合。例如，将 β-TCP 与 HAP 按不同比例混合制成双相磷酸钙陶瓷，可使 β-TCP 的易吸收性和 HAP 的支架作用产生协同效应，材料性能大为改善。Piattelli 等[41]利用 HAP 与 β-TCP 质量比为 50∶50 的一定颗粒粒径的双相钙磷陶瓷进行了临床试验，发现陶瓷具有良好的生物相容性和骨传导性。许多研究表明，具有合适的 HAP 与 β-TCP 质量比及孔结构状况的磷酸钙陶瓷在一定条件下具有骨诱导性。

(3) β-TCP 和其他类型材料结合。例如，Kawamura 等[42]利用微量金属元素 Zn 对成骨细胞的增殖效应，用适量的 Zn 对 β-TCP 进行表面涂层处理，使材料的成骨性能得到明显提高；Lee 等[43]将 TCP 粉和壳聚糖溶液混合冻干制成海绵状材料，用于修复大鼠颅骨缺损，获得良好的治疗效果；Beruto 等[44]将以水为分散相的 β-TCP 加入 PMMA 中，所制成的多孔人工骨材料力学性能与人体骨相当；张亮等[45]利用 β-TCP/DL-PLA 作为一种新型治疗骨缺损的材料，研究表明其降解特点有利于骨组织细胞长入，降解化学环境有利于骨组织生长。

3) β-TCP 药物载体

药物载体可以使药物通过有效的途径达到体内需要的部位。理想的药物载体应具备以下功能：①药物控制释放，使需药部位的血药浓度维持在要求的范围内；②将药物有效输送到病患部位，减少对其他组织或器官的损伤；③在达到要求疗效的前提条件下，尽量减少给药量；④使用方便，易于被患者接受；⑤在通常环境下具有一定的物理稳定性和化学稳定性。

以 β-TCP 为基体的多孔陶瓷药物载体具有良好的生物相容性、可降解性、降解产物无毒副作用，而且 β-TCP 有骨引导活性，可为新骨提供支架，能与周围组织牢固相连，可载各种抗生素、抗结核及抗肿瘤药。药物从载体内部孔道缓慢释放，可以通过改变孔隙率和孔径大小来控制释药速度，也可以通过施加外部影响（如超声波辐射）来改变释药速度。因此，多孔 β-TCP 陶瓷药物载体是一种理想的药物载体。

4.4　生物活性玻璃与生物微晶玻璃

玻璃是一种经熔融、冷却、固化后的非晶态物质，属于无机非金属材料，具有硬度高、透明、耐蚀、耐热等一系列良好的物理化学性质。长久以来，玻璃一直被认为是一种惰性材料，在医学方面主要用作实验室器皿、试管和医用安瓿等容器。事实上玻璃不仅能参与血凝反应，还能加速凝血，这说明玻璃表面不是惰性的，而是活性的。随着高硅氧玻璃研究的进展，人们获得了微孔玻璃，其比表面积和活性之大，超出了一般的想象。以后，它又被作为吸附剂使用，从而使玻璃在生物医学和生物化学工程方面找到了新的用途。但是，直到 20 世纪 60 年代，人们才把玻璃和用于骨修复替代的生物材料联系在一起。

1971 年，佛罗里达大学 Hench 教授偶然发现将 Na_2O-CaO-SiO_2-P_2O_5 系统的玻璃材料植入生物体内，作为骨骼或牙齿的替代物，材料中的组分可以同生物体内的组分相互交换或反应，最终形成与生物体本身相容的物质，构成新生骨骼或牙齿的一部分。Hench 教授将这种能与人体骨或软组织形成生理结合的生物陶瓷称为生物活性玻璃。自此之后，不断有新型的生物活性玻璃被开发研制出来。例如，德国 Bromerx 在原有生物活性玻璃成分的基础上，减少 K、Na 含量，增加 Ca、P 含量，合成出 Ceravital 玻璃；1982 年，日本京都大学 Kokubo 小组在 MgO-CaO-P_2O_5-SiO_2 四元体系中部分析出结晶的磷灰石和硅灰石，开发出高强度生物玻璃陶瓷——A-W 微晶玻璃，这类玻璃在体内环境及一定的载荷条件下依然能长时间保持较高的力学性能。目前商品化的生物活性玻璃已经在临床上得到了广泛的应用（表 4-9）。

表 4-9　生物活性玻璃及玻璃陶瓷的化学成分（质量分数）和相组成[46]

生物材料	SiO_2/%	P_2O_5/%	CaO/%	CaF_2/%	MgO/%	Na_2O/%	K_2O/%	Al_2O_3/%	相组成
45S5	45.0	6.0	24.5			24.5			玻璃相
Ceravital	40~50	10~50	30~35		2.5~5.0	5~10	0.5~3		磷灰石+玻璃相
Cerabone	34.0	16.2	44.7	4.6					磷灰石+玻璃相
Bioverit	19~52	4~24	9~30	5~15		3~5	3~5	12~33	磷灰石+玻璃相
A-W	34.0	16.2	44.7	0.5	4.6				磷灰石+硅灰石+玻璃相
Ilmaplant-Li	44.3	11.2	31.9	5.0	2.8	4.6	0.2		磷灰石+硅灰石+玻璃相

4.4.1　生物活性玻璃的结构和特性

作为生物材料重要组成部分的生物活性玻璃具有良好的生物相容性、生物活性和可加工性，不同于惰性生物陶瓷和可吸收生物陶瓷，生物活性玻璃和生物微晶玻璃是表面活性材料，能与人体骨或软组织形成生理结合。材料的生物活性取决于组分。生物活性玻璃一般为 $CaO-SiO_2-P_2O_5$ 系统，部分含有 MgO、K_2O、Na_2O、Al_2O_3、B_2O_3、TiO_2 等，玻璃网络中非桥氧所连接的碱金属和碱土金属离子在水相介质存在时，易溶解释放一价或二价金属离子，使玻璃表面具有溶解性，这就是玻璃具有生物活性的基本原因。因此，非桥氧所占比例越大，玻璃的生物活性越高，其结构特点如下。

(1)基本结构单元磷氧四面体中有 3 个氧原子与相邻四面体共用，另 1 个氧原子以双键与磷原子相连，该不饱和键处于亚稳态，易吸收环境水转化为稳态结构，表面浸润性好。

(2)随碱金属和碱土金属氧化物含量增加，玻璃网络结构逐渐由三维变为二维、链状甚至岛状，玻璃的溶解性增强，生物活性也增强。向磷酸盐玻璃中引入 Al^{3+}、B^{3+}、Ga^{2+} 等三价元素离子，可打开双键，形成不含非桥氧的连续结构群，使电价平衡、结构稳定、生物活性降低。

相对于其他生物材料，生物活性玻璃和生物微晶玻璃具有以下特征。

(1)生物活性高。不同的生物活性玻璃和生物微晶玻璃之所以能在临床应用上获得成功，均归因于其能与骨组织形成稳定且高机械强度的界面结合。根据生物材料活性，可将其分为：①具有促骨生长作用(osteoproduction)的 A 类生物活性材料，如 Bioglass，植入体内后其表面快速反应并伴随 Si、Ca、P 和 Na 离子溶解，材料的溶解离子产物能在细胞水平上增强骨细胞增殖能力；②只具有骨传导作用(osteoconduction)[47]的 B 类生物活性材料，如合成羟基磷灰石烧结陶瓷，骨沿着其表面爬行生长。生物活性玻璃属于 A 类生物活性材料，植入人体后骨增殖速度大于或等于自体骨，主要原因在于生物活性玻璃具有促进原始细胞增殖和分裂的显著特征。

(2)组成的可设计性和性能的可调节性。与单组分材料相比，可通过改变生物活性玻璃成分或生物微晶玻璃中晶相的种类和含量来调节生物活性、降解性和力学性能等，以满足不同的临床需求。例如，在 $CaO-SiO_2$ 玻璃系统中引入少量磷[48]，能显著提高材料的生物活性；在玻璃相中引入氟金云母和磷灰石相，能提高材料的可切削性能，并可保持材料的生物活性[49]；通过对生物活性玻璃晶化，虽然材料的生物活性稍有降低，但是力学性能大幅度提高[50]。

相对于传统熔融法制备的玻璃而言，溶胶-凝胶法制备的生物活性玻璃显著增大了比表面积并影响着网络结构[51]，加速了生物活性玻璃的降解。溶胶-凝胶生物活性玻璃在体内不仅能与骨组织牢固键合，还能够与软组织键合，在一定成分范围内具有可控释放和降解的能力，是目前唯一能诱导生长因子生成、促进细胞繁殖、活化细胞基因表达的人工合成的无机材料[52-54]，已用于填充治疗小型骨骼缺损、治疗牙周疾病及牙槽骨的增高和增宽术[55]。将采用溶胶-凝胶工艺制备的可加工的生物活性玻璃制成复杂的植入体，它具有较高的机械强度，植入体内后能与周围组织交互生长为骨性结合，作为植入材料具有良好的应用前景[56]。

4.4.2　生物玻璃的活性

1. 生物玻璃的表面反应机理

生物玻璃植入体内后，表面溶解并形成类骨磷灰石层是其与骨形成结合的根本原因，本质上是一个发生在植入体表面上的依赖时间的动力学过程。生物活性玻璃与骨结合过程大致包含 11 步反应，如下所示：

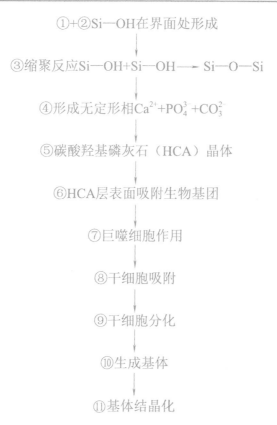

①+②Si—OH在界面处形成

↓

③缩聚反应Si—OH+Si—OH —→ Si—O—Si

↓

④形成无定形相$Ca^{2+}+PO_4^{3-}+CO_3^{2-}$

↓

⑤碳酸羟基磷灰石（HCA）晶体

↓

⑥HCA层表面吸附生物基团

↓

⑦巨噬细胞作用

↓

⑧干细胞吸附

↓

⑨干细胞分化

↓

⑩生成基体

↓

⑪基体结晶化

其中前 5 步反应并不需要人体组织的参与，可以发生在模拟体液、三羟甲基氨基甲烷缓冲液甚至蒸馏水中；而随后的反应则是细胞与玻璃的协同作用。

不含碱金属离子的 A-W 微晶玻璃与体液接触后，玻璃基质和硅灰石晶相的溶解释放出大量 Ca^{2+} 和 Si^{4+}，Ca^{2+} 的溶解提高了周围环境中形成磷灰石的活性，而 Si^{4+} 的溶解则为磷灰石成核提供了合适的空间。磷灰石相由于溶液中离子浓度过饱和而不会溶解，从而形成氟磷灰石的粗糙表面层，为磷灰石的沉积提供适宜成核空间。另外，由于体液中 Ca^{2+} 和 PO_4^{3-} 浓度过饱和，磷灰石层在 A-W 微晶玻璃表面自发生成。

对于不同的活性玻璃系统，由于 P_2O_5 均未参与表面反应，所以即使在不含 P_2O_5 的 $Na_2O\text{-}SiO_2$ 玻璃表面也有磷灰石层形成。基于 $CaO\text{-}SiO_2$ 系统的玻璃，在体内或模拟体液内表面会先于磷灰石层形成硅溶胶层，为磷灰石的形成提供了成核空间；不含 P_2O_5 的 $Na_2O\text{-}CaO\text{-}SiO_2$ 系统玻璃可在模拟体液中形成磷灰石层并在体内与骨结合，而 $CaO\text{-}P_2O_5$ 系统玻璃没有形成磷灰石层。

2. 生物玻璃与细胞的协同作用

生物玻璃植入后与骨的融合依靠骨原细胞的黏附和增殖及细胞间质的形成与矿化，而体内的生物分子和细胞影响着玻璃的表面反应，体外模拟人体体液浸泡试验和细胞培养试验可以模拟体内各种物质对生物玻璃和细胞间作用的影响。不少研究发现，在体外试验中加入血清会减缓结晶磷灰石层的生成速度；许多生物分子，包括氨基酸、糖类和体内物质(如焦磷酸盐)都会减缓碳酸羟基磷灰石(hydroxyapatite carbonate，HCA)层的形成并影响矿化，原因可能为：①蛋白质和磷灰石晶格反应干扰了晶体生长；②溶液中 Ca^{2+} 与带负电荷分子的螯合作用降低了溶液中 Ca^{2+} 的浓度并提高了 Ca^{2+} 在 Si 溶胶层上的沉积速度，使之低于结晶磷灰石

(crystalline apatite，c-HA)形成所需的浓度或降低饱和度；但在生物玻璃基质上培养细胞时，血清中纤维黏连蛋白能增强成骨细胞的黏附和活性，产生更多的细胞间质，加快 c-HA 形成。通过系统研究使用三氨基甲烷(Tris)缓冲液时不同生物分子对 45S5 玻璃表面反应的影响发现，单独使用 Tris 缓冲液，玻璃表面很快生成结晶 HCA 层；加入血浆电解液或血清时，结晶 HCA 层的生成速度大为减缓；A-W 微晶玻璃的试验结果也类似，初期血清会吸附在玻璃表面形成的硅溶胶层上，经过长达 7 天的浸泡，玻璃表面形成主要由 Si 形成的内层和富 Si、Ca 和 P 的无定形层，表面层呈多孔结构且吸附大量纤维黏连蛋白。

4.4.3　常见的生物活性玻璃

常见的生物活性玻璃和微晶玻璃能与骨组织形成生理结合，这种结合力往往大于生物活性玻璃或骨组织的内部结合力，测试组织与生物活性玻璃的结合强度时，断裂往往发生在骨组织或生物活性玻璃内部，而不是二者的结合界面上，一些生物活性玻璃甚至能与软组织结合。生物活性玻璃或微晶玻璃在植入后表面溶解，表面溶解出的硅离子能为 HCA 形成提供合适成核位置，而体液中的和溶解产生的钙、磷离子沉积生成富钙、磷无定形层并最终转化为能与组织紧密结合结晶 HCA 层界面，其化学组成和结构上均与骨组织中的矿化相相近。生物惰性材料植入体内后，成纤维细胞在其表面增殖，最终形成纤维组织包囊；而生物活性玻璃或微晶玻璃植入体内后，成骨细胞比成纤维细胞更易在 HCA 层表面增殖，从而和新骨直接结合而不会在界面处产生纤维组织包囊。

1. Na_2O-CaO-SiO_2-P_2O_5 系玻璃(Bioglass)

Bioglass 是第一种能在生物体内与自然骨牢固结合的玻璃，该玻璃在组成上的特点为高钙磷比，SiO_2 的摩尔分数少于 60%，Na_2O 和 CaO 含量较高，所以该类生物玻璃接触水相介质(如模拟体液)时具有相当高的反应活性。表 4-10 给出了几种 Bioglass 的组成成分和力学性能。将这种玻璃植入骨骼的缺损部位后并不生成软组织膜而直接与生物骨骼形成紧密的化学结合。由于玻璃中 Na_2O 和 CaO 含量较高，植入人体后 Na^+ 和 Ca^{2+} 迅速溶出，同时体液中 H_3O^+ 进入玻璃面，形成大量的 Si—OH 基，Si—OH 基与人体体液中的 Ca^{2+} 及 HPO_4^{2-} 结合形成非晶态的磷酸钙，随之又向与骨类似的磷灰石转变。由玻璃溶出的 Na^+ 和 Ca^{2+} 使周围体液中磷灰石成分增加，促进了磷灰石晶核生成。而一旦晶核形成后，由于体液在通常状态下使磷灰石处于过饱和状态，体液中的 Ca^{2+} 与 HPO_4^{2-} 即可生成磷灰石。由上述可知，Na^+ 和 Ca^{2+} 溶出也促进了骨的形成。

表 4-10　一些 Bioglass 的组成成分(质量分数)和力学性能[57]

参数		45S5	45S5.4F	45B15S5	52S4.6	55S4.3
级成	SiO_2/%	45	45	30	52	55
	P_2O_5/%	6	6	6	6	6
	CaO/%	24.5	14.7	24.5	21	19.5
	Na_2O/%	24.5	24.5	24.5	21	19.5
	CaF_2/%		9.8			
	B_2O_3/%			15		
抗弯强度/MPa		40～60				
弹性模量/GPa		30～50				
力学性能相对值		1	6	10	11	11

图 4-17 为 Na_2O-CaO-SiO_2-P_2O_5 系玻璃的成分与生物活性(用 I_B 表示)之间的关系。其中 P_2O_5 的质量分数固定为 6%不变。A 区域组分对应的玻璃能与骨进行良好的结合；B 区域组分对应的玻璃是生物惰性材料，在植入体和组织的界面上会产生纤维状的包膜；C 区域中的玻璃会在 10～30 天被人体组织吸收；D 区域中的玻璃没有实用价值，不能用作植入材料；位于 A 区域中间的 E 区域中的玻璃能和软组织中的胶原成分产生牢固结合。

Peitl Filho 等[58]将退火得到的 45S5 进行不同的热处理，获得了晶化程度分别为 8%、36%、60%、87%、100%的玻璃(图 4-18)。将晶化的 45S5 生物活性玻璃置于 37℃ 的模拟人体体液中测量生成

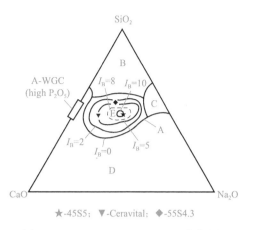

★-45S5；▼-Ceravital；◆-55S4.3

图 4-17　Na_2O-CaO-SiO_2-P_2O_5 系玻璃的
成分与生物活性的关系

HCA 层所需要的时间。表 4-11 给出了所用模拟人体体液和人体血浆的离子浓度。随着 45S5 晶化程度的提高，HCA 的形成时间也从 0 的 8h 增加到 60%～100%的 22～25h(图 4-19)，这表明 **Bioglass** 的微晶化会阻碍 HCA 的生成，降低该材料的生物活性。

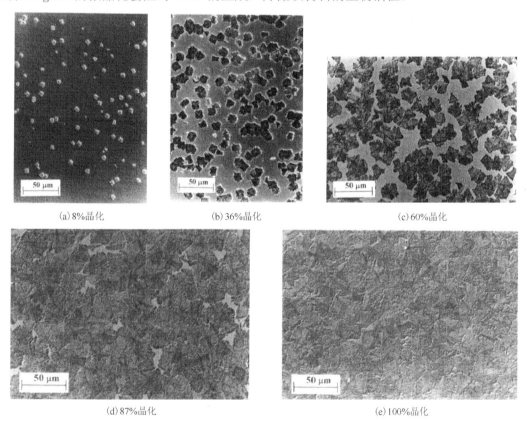

(a) 8%晶化　　　　(b) 36%晶化　　　　(c) 60%晶化

(d) 87%晶化　　　　　　(e) 100%晶化

图 4-18　晶化程度分别为 8%、36%、60%、87%、100%的 45S5 的显微照片

表 4-11　模拟人体体液(SBF)和人体血浆中的离子浓度

离子	SBF/(mmol/L)	人体血浆/(mmol/L)
Na^+	142.0	142.0
Ca^{2+}	5.0	5.0
Mg^{2+}	1.5	1.5
Ca^{2+}	2.5	2.5
Cl^-	147.8	103.0
HCO_3^-	4.2	27.0
HPO_4^{2-}	1.0	1.0
SO_4^{2-}	0.5	0.5

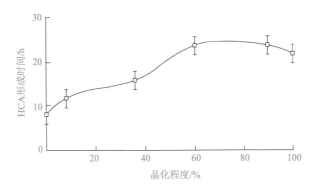

图 4-19　45S5 晶化程度与 HCA 形成时间的关系

2. MgO-CaO-SiO$_2$-P$_2$O$_5$ 系微晶玻璃(A-W 微晶玻璃)

该微晶玻璃的代表组成为(质量分数，单位为%)：**MgO 4.65，CaO 44.9，SiO$_2$ 34.2，P$_2$O$_5$ 16.3，CaF$_2$ 0.5**。熔成玻璃后将其粉碎，然后压制成所需的形状，在烧结过程中形成氧-氟磷灰石[$Ca_{10}(PO_4)_6(O,F_9)$]及 β-硅灰石结晶，成为孔隙率为 0.7%的致密微晶玻璃(A-W 微晶玻璃)。应用试验表明，A-W 微晶玻璃可用于制造人工脊椎骨、肋骨等。

P$_2$O$_5$ 对 **A-W** 微晶玻璃的力学性能有较大的影响。Marghussian 和 Mesgar[59]测试了不同 P$_2$O$_5$ 含量 Λ-W 微晶玻璃的力学性能，结果如图 4-20 和图 4-21 所示。提高 P$_2$O$_5$ 含量会导致体系中 β-硅灰石减少，使得样品径向上的抗压强度下降；同时，纤维形态的 β-硅灰石相可以通过裂纹偏转、裂纹桥接等多种机制阻碍材料中裂纹的扩展，有利于提高 A-W 微晶玻璃的压痕断裂韧性；普通玻璃中不存在这些机制，因此对 P$_2$O$_5$ 含量不敏感。

3. Na$_2$O-K$_2$O-MgO-CaO-SiO$_2$ 系微晶玻璃(Ceravital)

Ceravital 既具有 Na$_2$O-CaO-SiO$_2$-P$_2$O$_5$ 系玻璃与骨结合的特点，又可避免较多的 Na$^+$和 Ca^{2+} 长时期溶出后形成强度低的 SiO$_2$ 凝胶层。一些 Ceravital 微晶玻璃的代表组成和力学性能如表 4-12 所示。组成中 Na$_2$O 含量低，但经过热处理后玻璃中含较多的磷灰石晶体，这既使玻璃提高了机械强度，又使其具有生物活性。将 Ceravital 植入动物体后，与骨缺损部位形成牢固的化学结合。Ceravital 可用于不承受或少承受弯曲应力的牙根、颚骨等部位。

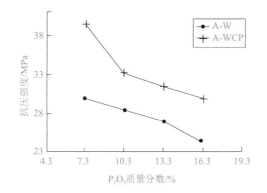

图 4-20　A-W 微晶玻璃径向上的抗压强度与
P_2O_5 含量的关系

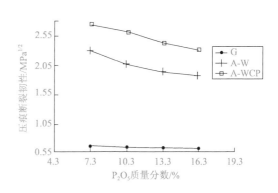

图 4-21　A-W 微晶玻璃压痕断裂韧性与
P_2O_5 含量的关系(G 代表普通玻璃)

表 4-12　一些 Ceravital 微晶玻璃的代表组成和力学性能[59]

参数		KG Cera Ceravital	Mina 13 Ceravital	KGy213 Ceravital	M8/1 Ceravital
组成/%	SiO_2	46.2	46	38	50
	$Ca(PO_3)_2$	25.5	16	13.5	7.1
	CaO	20	33	31	
	Na_2O	4.8		4	5
	MgO	2.9	5		
	K_2O	0.4			
	Al_2O_3			7	1.5
	Ta_2O_5			5.5	
	TiO_2			1	
	B_2O_3				4
	$Al(PO_3)_3$				2.4
	SrO				20
	La_2O_3				6
	Gd_2O_3				4
抗弯强度/MPa		215			
弹性模量/GPa		35		70～88	
力学性能相对值		12	13	13	13

4. 可加工生物微晶玻璃

20 世纪 70 年代, Beall[60]成功研制出了云母基玻璃陶瓷, 随后美国康宁公司开发了 MACOR 和 DICOR 云母玻璃陶瓷。云母玻璃陶瓷具有优良的可切削性, 在常温状态下用普通切削刀具(如高速钢、硬质合金及砂轮等), 通过传统的机械加工方法(车、铣、钻等)加工出具有一定形状、尺寸精度及表面质量的玻璃陶瓷制品。具有这种优异的可切削性的原因在于云母相结构中(001)面结合力十分薄弱, 成为良好的解理面, 在外力作用下, 晶体中裂纹很容易通过(001)面扩展, 而云母晶体相互交错, 形成的裂纹沿薄弱面从一个晶片扩展到另一个晶片, 抑制了裂纹的自由扩展, 裂纹发生了偏转和分叉, 使其可以切削而不致破碎[61-63]。

云母玻璃陶瓷中含有氟磷灰石, 而氟磷灰石在成分和结构上与人体骨和牙齿中所含磷灰石十分相似, 从而提高了材料的生物活性和生物相容性。氟元素在骨、牙齿的生长发育过程中发挥着重要的作用，可促进骨细胞的分化和繁殖，从而改善材料与骨的结合能力[64]。因此，云母玻璃陶瓷在骨科和牙科修复方面具有良好的应用前景。

5. 可溶解磷酸盐玻璃

可溶解磷酸盐玻璃基于 P_2O_5-Na_2O-CaO 体系，其网络形成体为[PO_4]，不同于上述以[SiO_4]为网络形成体的玻璃，其溶解度可通过 CaO 和 Na_2O 的相对含量来调节，Na_2O 含量增加，则溶解度提高且 pH 升高。可溶解磷酸盐玻璃的溶解产物沉积生成透钙磷石并最终转化为磷灰石。

6. 多孔生物玻璃或微晶玻璃

多孔材料的高孔隙率和较大的孔径导致材料表面积增大，进而扩大了材料与人体体液或组织的作用范围，增强了材料与组织的界面结合强度，这种结合称为生物固定，相对于密实植入体的形态固定能够承受更大和更复杂的应力，但是，为了维持组织的正常生长，对长入多孔生物材料中的连接组织需提供充分的血液。血管组织不长入孔径小于 $100\mu m$ 的孔隙中[51]。因此，植入材料的孔径必须为 $100\sim150\mu m$。比较不同孔隙率的 A-W 微晶玻璃颗粒对骨传导性的影响表明，骨组织在孔径较大（$50\sim500\mu m$）的颗粒孔隙内形成，而在孔径较小（$1\sim50\mu m$）的孔隙内不能形成[65]。

多孔生物玻璃在组织工程支架和生长因子载体方面有良好的应用前景，但对生长因子的缓释、材料的降解速率调控及由此引起局部离子浓度改变对其功能的影响等尚需深入研究。

7. 磁性生物玻璃陶瓷

近些年，将磁性元素引入生物玻璃陶瓷中制备磁性生物玻璃陶瓷，获得结构和性质类似于人体组织的生物材料，使其既具有磁性又具有生物活性，并可以通过改变组成对其功能进行调节和控制，以适应不同的要求，已成为生物材料开发和研究中最为活跃的领域之一[66]。这种材料植入体内后，表面与体液发生一系列化学反应，形成类骨磷灰石层，并借此与组织形成化学键合，促进组织修复[67]；在交变磁场作用下，磁体内分子状态会不断变化，通过反复磁化中所产生的能量损失，即磁滞损耗，使温度上升，进行肿瘤热疗；同时还可以发挥其他方面的功能[68]。这种新兴材料具有广阔的应用前景，因此被各国科学家所青睐[69]，如何提高磁性生物玻璃陶瓷的综合性能成为近年来研究的焦点。

4.4.4　生物玻璃展望

虽然生物活性玻璃有众多优点及应用，但是其在生物材料领域的应用不及磷酸钙陶瓷，其中一个重要的原因是生物玻璃中多数含有硅的成分，硅在体内不能降解且其代谢机理目前不是很清楚，无论生物玻璃在人体内植入时间或长或短，其最终不可能转化为与人体骨组织类似的物质，所以患者和医生不容易接受这种材料；而可溶解的磷酸盐玻璃体系一般含钠，其溶解使得局部离子浓度和 pH 发生较大变动，影响周边细胞和组织的功能，并有可能影响体内的离子平衡。因此，生物活性玻璃要想得到更广泛的应用，首先要研究硅在人体内的代谢机理，成分中与人体骨不一致的成分要能降解，最终形成与人体骨矿物相类似的成分。目前所使用的生物玻璃和微晶玻璃是第二代生物玻璃，即材料能通过表面化学反应产生磷灰石层与骨结合，但不能降解或降解速率很慢。新一代生物玻璃要求能在分子水平上刺激特定的细胞反应而加速组织再生，要求生物玻璃能为人体所吸收，其降解的速度应与组织生成的速度一致，并且在骨重建过程中始终能保持足够的强度。因此，生物玻璃的研究应同组织工程和基因工程结合起来，模糊材料制备和生物学评价间的界限，充分利用生物玻璃和微晶玻璃的组分与性能的可设计性，以实际应用需求指导材料的设计。未来生物玻璃制备的重要手段是利用溶胶-凝胶法制备大比表面积的玻璃，调控降解速率并激活成骨细胞基因，达到加速组织再生的目的。

4.5　其他生物陶瓷

4.5.1　氧化铝生物陶瓷

氧化铝（Al_2O_3）也称刚玉，具有多种结晶形态，红宝石和蓝宝石分别就是自然界中含有一定量铬元素和铁元素的刚玉。氧化铝作为陶瓷家族中的典型代表，具有良好的电、热绝缘性能和高温下的化学稳定性。氧化铝的应用非常广泛，如刀具、耐酸阀门、坩埚及航天飞机外部的瓦片等，同时在生物陶瓷材料中也是非常重要的一员。

自 1969 年首次将氧化铝陶瓷用于医学领域以来，已经有超过 2 亿个氧化铝关节头和 30 万个氧化铝髋臼内衬用于全髋关节置换术（total hip replacement，THR）。刚开始由于植入过程设计、固定和材料本身的一些问题出现了一定数量的植入体失效的病例。当时氧化铝陶瓷并未针对植入目的进行相应的优化和改进，因此出现了晶粒尺寸不均匀和残余孔隙率大等问题。后来通过消除裂纹、改善晶粒尺寸及其分布状况等措施，极大地提高了材料的性能。此外，热等静压工艺的采用也有效地降低了氧化铝陶瓷孔隙率，提高了其致密度。目前，医用氧化铝陶瓷为主要含 α-Al_2O_3 的单相材料，而且氧化铝的化学性质、力学性能和物理性能都要达到 ISO 64749 和 ASTMF 60310 的相应标准。表 4-13 列出了医用氧化铝陶瓷的主要性能。

表 4-13　医用氧化铝陶瓷的主要指标性能

指标	数值或说明	指标	数值或说明
密度/(g/cm^3)	≥3.97	泊松比	0.23
孔隙率/%	0.1	热膨胀系数/K^{-1}	$8×10^{-6}$
抗弯强度/MPa	500	热导率/$[W/(m \cdot K)]$	30
抗压强度/MPa	4100	硬度（HV）	>2000
弹性模量/GPa	380		

α-Al_2O_3 晶体属三方晶系，空间群为 $R3c$，单位晶胞是一个尖的菱面体，氧离子组成六方最紧密堆积，铝离子占据氧八面体空隙中，氧与铝之间为牢固的离子型结合。氧化铝的晶体结构赋予其完全不同于金属的一些特性。氧化铝陶瓷的化学稳定性非常好，具有耐高温、高强度、高硬度、高绝缘性和高气密性等优良性能，特别对强酸、强碱都具有很强的耐蚀性。氧化铝陶瓷属生物惰性陶瓷，具有热力学稳定的化学结构，在体内不释放可溶性化合物，也不引起毒性反应，因此被认为是一种生物相容性材料，在人体内长期植入也不会发生化学变化。氧化铝还具有亲水性，晶体表面易形成水膜。有人认为，氧化铝具有良好生物相容性和良好的摩擦、润滑性能与这层水膜有很大的关系。氧化铝的熔点为 2050℃，密度约为 $3.97g/cm^3$。

1. 制备方法

由天然矿物铝矾土（$Al_2O_3 \cdot nH_2O$）经化学方法分离、精制、煅烧和粉碎等多道工序处理后，可制得粒径为 0.31μm、纯度达 99.3% 以上的氧化铝粉末。

粉末中加入黏结剂或发泡剂经成形后在 1700～1800℃温度下烧成，可制得多晶氧化铝致密体或多孔体。如果用纯净的氧化铝通过焰熔法经特殊的熔炉可制备出无色透明、纯洁无瑕的氧化铝单晶。这种氧化铝单晶具有优良的热学、电学、光学和力学性能，因此人们往往把氧化铝单晶称为人造宝石。

2. 生物学性能

植入动物体内后软组织对氧化铝陶瓷的反应主要是纤维组织包膜的形成，在体内可见成纤维细胞增生。氧化铝陶瓷在动物骨组织中不是骨结合材料而是骨接触材料，植入骨组织后，在负重区与骨组织接触，但非负重区有纤维组织形成。将颗粒状氧化铝陶瓷植入动物腹膜内、肌肉内、皮下、关节内和静脉内，小于 5μm 的颗粒被巨噬细胞吞噬，大于 10μm 的颗粒则留在细胞外引起粒细胞和淋巴细胞增生，并逐渐被纤维和血管组织包裹。氧化铝陶瓷在体内被纤维组织包裹或与骨组织之间形成纤维组织界面的特性影响了该材料在骨缺损修复中的应用，因为骨与材料之间存在纤维组织界面，阻碍了材料与骨的结合，也影响了材料的骨传导性，长期滞留体内产生结构上的缺陷，使骨组织力学性能薄弱。氧化铝的生物学性能可大致归纳如下：①氧化铝在体液中完全稳定，在生物体内不会发生溶解和变性；②氧化铝对周围机体组织呈惰性，对骨组织生长无抑制作用，生物相容性比金属和高分子材料好；③孔径大于 100μm 的多孔体植入骨组织后，可看到新骨很快长入气孔中。

3. 应用

氧化铝是最早进入临床实用的生物陶瓷。最初由 Boutin 设计的人工关节、臼和关节头均采用氧化铝。以后瑞士 Weber、Semlitsch 等进行了改良，人工臼采用高密度、高相对分子质量的聚乙烯。这样可有效减缓施加于人工关节的冲击力，提高了人工关节的组合性能。这种人工关节除大量用于股关节置换术外，还被用于肩关节、膝关节、足关节、指关节等的置换。氧化铝人工牙根也曾在临床应用多年，1975 年大阪齿科大学和京都陶瓷株式会社共同开发了单晶氧化铝牙根，其挠曲强度可达到多晶体的 3 倍，因此可设计得很细巧，从而扩大了临床适用范围。据统计，1977～1987 年，氧化铝人工牙根临床应用病例在日本超过 10 万例。单晶氧化铝的另一个主要用途是制成接骨螺钉，用于骨折治疗及骨或关节置换时的骨固定，其优点之一是骨愈合后不必取出。单晶氧化铝制作成本较高，国内仅有少数单位开展过单晶氧化铝人工牙根的临床研究，而较多采用多晶氧化铝陶瓷。

4.5.2　氧化锆生物陶瓷

氧化锆矿石早在 18 世纪就被发现。德国的化学家马丁·克拉普罗特(Martin Klaproth)在 18 世纪首次在研究中分离出了金属锆。但是一直到 200 年以后人们才成功地得到了具有晶格结构的氧化锆，其原因主要是氧化锆的特性在技术上很难把握。锆是地球上储量列第 7 位的矿物，储量非常丰富，这对氧化锆的大规模使用有重要意义。

氧化锆陶瓷是指以氧化锆为主要成分的陶瓷，它不但具有普通陶瓷材料耐高温、耐蚀、耐磨损、高强度等优点，而且其韧性是陶瓷材料中最高的(与铁及硬质合金相当)。氧化锆陶瓷还具有优良的热性能和电性能，因此氧化锆陶瓷的研究、开发和应用早已引起世界各国的高度重视。尤其是从 1975 年澳大利亚科学家 Garvie 首先发明氧化锆增韧陶瓷以来，这方面的研究开发获得更大进展，其应用领域已遍及各个方面(包括临床医学)。

高纯氧化锆为白色粉末，密度为 5.49g/cm^3，熔点高达 2715℃。纯氧化锆具有两种晶体结构，即低温型和高温型。低温型属单斜晶系，在 1000℃以下稳定，到更高的温度就转变成较致密的四方晶系的高温型。冷却时,四方氧化锆(t- ZrO$_2$)在 900℃左右又可逆地转变为单斜氧化锆(m-ZrO$_2$)。四方氧化锆的相对密度为 5.73,单斜氧化锆的相对密度为 5.49,因此当氧化锆从高温型冷却至低温型时,体积约增加 9%,产生剪切应变,使材料抗热振性大大降低。因此,通常制备纯氧化锆制品时都要产生开裂,很难制造出制件。为了避免这种现象的发生,需采取稳定晶型的措施。工艺上一般通过添加稳定剂的办法加以解决。这样就能得到立方氧化锆(c-ZrO$_2$)固溶体。这种称为稳定氧化锆的固溶体在任何温度下都是稳定的,没有多晶转变和体积变化。如果减少稳定剂的添加量,就可以得到部分稳定氧化锆(partially stabilized zirconia,PSZ)。部分稳定氧化锆由四方相(t 相)和立方相(c 相)两种晶相混合组成。其中 c 相是稳定相,是母体;t 相是亚稳定相,分散在 c 相中,在外应力作用下有可能诱发 t→m 相的马氏体相变,同时伴有少量体积膨胀效应而产生压应力,可使裂纹闭合,并且其颗粒可阻止裂纹的扩展或使裂纹分岔和转向,从而消耗断裂能,起到强化增韧的效果。

理想的稳定剂应是阳离子,半径与 Zr^{4+}相近;在 ZrO$_2$ 中有相当大的溶解度,可与 ZrO$_2$ 形成单斜、四方和立方晶型的置换型固溶体。这样在制件快速冷却过程中,可以以亚稳态结构形式维持到室温。CaO、MgO、Y$_2$O$_3$、CeO$_2$、ThO$_2$ 等化合物常被用作 ZrO$_2$ 的稳定剂。稳定剂的添加量一般小于使 ZrO$_2$ 完全稳定所需的量,通常在 c 相单相区烧成冷却后,再在(c+t)双相区进行适当的热处理,使部分 t-ZrO$_2$ 晶粒从 c-ZrO$_2$ 母体中析出而形成(c+t)双相氧化锆陶瓷。有研究表明,用 Y$_2$O$_3$ 和 CeO$_2$ 作为复合稳定剂时,氧化锆陶瓷的室温断裂韧性随加入量的增加而变化,一般认为加入量在 5.5%左右比较合理;以 MgO 为稳定剂的 PSZ 陶瓷,MgO 含量约为 8%(摩尔分数),具有优良的力学性能,且生产成本较低,是一种工业上应用广泛的 PSZ 陶瓷。

1. 制备方法

烧结体用的氧化锆粉末通常是以氯化锆为原料,经化学沉淀法或加水分解法制取。粉末粒径大小和结晶程度与溶液的初始浓度、pH、温度等因素有关。如果在溶液中预先加入含有稳定剂元素的化合物,控制工艺条件,就可以直接合成出已稳定化的氧化锆粉末。氧化锆的烧成温度一般为 1300～1600℃。

2. 性能

部分稳定氧化锆在常温下的机械强度是所有陶瓷材料中最高的,其断裂韧性和挠曲强度约是氧化铝的 2 倍,远高于其他结构陶瓷。因此,有人把部分稳定氧化锆称为陶瓷钢(ceramic steel)。

氧化锆是一种生物惰性陶瓷,具有良好的耐蚀性,其生物相容性及与骨组织的结合状况与氧化铝相似。

3. 应用

氧化锆陶瓷的应用范围也与氧化铝相似,曾用作人工牙根、人工关节和骨折固定用螺钉等。也有人利用氧化锆具有高强度、高韧性的特性,采取氧化锆与生物活性陶瓷复合烧结的方法来提高生物活性陶瓷植入体的强度。

目前在口腔材料器械领域,部分稳定氧化锆陶瓷较多地被用作全瓷口腔修复体材料。例如,瑞士 DCS 公司生产的 DCS 氧化锆在制备时加入原子分数为 3%(质量分数约 5%)的 Y$_2$O$_3$。该材料一般还要经过高温等渗压挤压工艺处理以形成非常致密的结构,从而获得高强度。这些工艺处理对制备大跨度的冠桥是必需的。

氧化锆具有优异的力学性能,因此已成为口腔修复领域重要的应用材料之一。首先,它强度非常高,其抗弯强度超过900MPa。其次,它的极限负载能力强,在三单位冠桥上的承受力大约为2000N。最后,它的抗断裂能力强,该材料可被用于制备侧牙区的修复体,它的断裂韧性超过$7MPam^{1/2}$。在色泽方面,氧化锆略具透光性,颜色呈白色或淡黄色。

氧化锆的耐化学腐蚀性也非常好,在口腔环境中,它能保持长期的化学稳定性。

另外,氧化锆强度很高,所以加工起来比较困难。不同的加工方式往往会对修复体的最终强度带来很大影响。有经验表明,只有在经过高温等渗压挤压工艺处理后,其强度才能达到临床要求。有些加工方式(如首先在氧化锆预制件较软的状态下加工成形,然后将修复体进行硬化处理等)制得的修复体的强度就要低得多。有试验表明,用Triceram(Esprident公司生产)瓷粉饰面磨牙区氧化锆牙冠的强度高达1570N。在同样的测定条件下,传统的用维他公司VMK饰面的DegudentU金属烤瓷冠的强度只有1150N。温度剧变(thermo-shock)测试也表明,只有用Triceram瓷粉饰面的氧化锆单冠全部通过了测试,金属陶瓷冠或电镀成形冠在这一测试中的通过率不到70%。

此外,使用计算机辅助设计(computer aided design,CAD)和计算机辅助制造(computer aided manufacturing,CAM)技术制备高强度氧化锆冠桥也是当前口腔修复的一种新方法。将烤瓷与CAD/CAM技术相结合制造全瓷冠桥已在临床上得到了验证。德国Marx J.Tinschert教授领导的科研组对氧化锆陶瓷制成的三单位冠桥进行了系列研究,其中包括断裂负载试验,以及对经CAD/CAM打磨抛光后氧化锆烤瓷表面的变化及其对韧性的影响,用作对比试验的是由玻璃渗透的光面氧化铝陶瓷In-Ceram(维他公司生产)或由IPS-Empress铸瓷一代(义获嘉公司生产)制成的冠桥支架或饰面冠桥。试验结果表明,氧化锆冠桥的断裂负载值均明显高于对比组,由氧化锆烤瓷制作的饰面冠桥断裂负载值为(2289±223)N,而作为对比组的由In-Ceram和IPS-Empress烤瓷制作的冠桥的断裂负载值分别为(875±135)N及(652±57)N。经饰面后的冠桥支架与未饰面的冠桥支架相比,断裂负载临界值要高得多。经扫描电镜对由CAD/CAM系统加工的氧化锆陶瓷表面进行观测后发现,当放大倍数为10倍时,就可观察到明显的打磨痕迹;如果放大倍数为1000倍,就能看见零星的剥落痕迹及细微裂痕。口腔用烤瓷材料的易碎性限制了其作为冠桥制作材料的使用范围,特别是在磨牙区。由于磨牙部位平均咬合力为298.9N,如果考虑200N的安全系数,则用于磨牙部位的材料的断裂负载值应不小于500N。再考虑长期疲劳和生理环境因素,材料的最大断裂负载值会下降一半;换言之,口腔烤瓷材料的初始断裂负载值最小应为1000N。这项研究表明,只有用氧化锆烤瓷制作的冠桥及冠桥支架才能达到并超过该值。冠桥支架经瓷粉饰面后最大断裂负载值明显提高,也表明饰面材料与冠桥支架有着很好的黏合性。考虑到烤瓷表面裂纹较为细微,破坏面有限,此项研究报告的作者认为这些可能导致冠桥断裂的表面瑕疵对断裂负载临界值而言没有多大影响。

由此可见,氧化锆全瓷修复体与金属烤瓷修复体相比具有很高的强度。随着氧化锆加工技术的不断改进和新材料的不断完善,相信氧化锆将会有广阔的应用发展前景。

此外,氧化锆也是强化增韧陶瓷材料的有效添加剂,其中氧化锆增韧氧化铝陶瓷是目前较成熟的氧化锆弥散陶瓷。采用普通陶瓷代替成本较高的氧化锆陶瓷作为基质,用部分稳定的氧化锆纳米颗粒弥散分布于氧化铝基质中,可有效抑制基质晶粒的长大;另外,基质相的氧化铝的热膨胀性能与氧化锆比较匹配,也有利于$t-ZrO_2$亚稳定相的存在及相变增韧效应的充分发挥。

4.6　陶瓷材料的增韧强化

陶瓷材料具有强度高、硬度大、耐高温、抗氧化、高温下抗磨损性好、耐化学腐蚀性优良等优点，这些优异的性能是一般常用金属材料、高分子材料等所不具备的，因此它越来越受到人们的重视。但由于本身脆性的弱点，陶瓷材料作为结构材料使用时缺乏足够的可靠性。因此，改善陶瓷材料的脆性已成为陶瓷材料领域亟待解决的问题之一。

4.6.1　增韧机制

1. 微裂纹增韧

微裂纹增韧是较早被提出的在多种材料中存在的一种增韧机理。它主要利用某些机制(如 ZrO_2 相变产生的体积膨胀在基体中产生微裂纹或微裂纹区)，当主裂纹进入微裂纹区后，分裂成一系列小裂纹，产生新的裂纹表面，从而吸收裂纹扩展的能量。微裂纹增韧在增韧的同时会伴随着强度的降低，因此关键是控制微裂纹的尺寸使之不能超过材料允许的临界裂纹尺寸(critical cracksize)，否则就会成为宏观裂纹(macrocrack)而严重损害材料的强度。此外，微裂纹增韧机制适合弹性模量比较低的基质。

2. 裂纹偏转增韧

裂纹偏转增韧是考虑裂纹的非平面断裂效应的一种增韧机理。当裂纹尖端遇到如作为增强相的纤维或颗粒等高弹性模量物质(又称偏转剂)时，其扩展就会偏离原来的前进方向，而沿两相界面或在基质内扩展。这种方向偏转意味着裂纹的前行路径更长，裂纹尖端的应力强度则减小；这种非平面断裂比平面断裂有更大的断裂表面，因而能吸收更多能量，起到增韧目的。这种裂纹尖端效应也可因裂纹尖端前方微裂纹的吸引而发生偏转，当裂纹向两种或更多方向倾斜、扭转时，称为裂纹分枝(crack branching)。尽管裂纹与颗粒间的相互作用或与颗粒周围残余应力场的作用都可能导致裂纹偏转，但有学者认为这两种情况的微观过程是不相同的，后者引起的增韧效果约 4 倍于前者，因此也有人建议将它作为一种独立的增韧机制，即残余应力场增韧。裂纹偏转增韧机制要求第二相具有比基质大的弹性模量。

3. 裂纹桥联增韧

裂纹桥联增韧是一种裂纹尖端尾部(crack wake)效应。它发生在裂纹尖端后方由某种显微结构单元(bridging element，桥联剂)连接裂纹的 2 个表面，并提供使 2 个裂纹面相互靠近的应力(闭合应力)，这样导致应力强度因子随裂纹扩展而增加。当裂纹扩展过程中遇上桥联剂时，桥联剂有可能发生穿晶破坏，也有可能出现互锁(interlocking)现象，即裂纹绕过桥联剂沿晶界发展(裂纹偏转)并形成摩擦桥。研究表明，在纤维、晶须增强陶瓷、微晶 Al_2O_3 陶瓷等中均发现了裂纹桥，可见裂纹桥联增韧机制是普遍存在的。

4. 裂纹钉扎增韧

当裂纹尖端前行通过增强相纤维时，虽然裂纹的扩展可能被中止，但是裂纹尖部已扎入纤维或颗粒中(即裂纹钉扎效应)，而纤维或颗粒之间裂纹锋部的拱出增大了断裂能，进而增韧。显然此机制要求非常强的第二相及牢固的两相间界面，这样纤维或颗粒才可能发挥屏障作用，而且第二相颗粒或纤维间距应小于裂纹尺寸才可能获得裂纹钉扎效应。

5. 拔出效应

拔出效应是指晶须在外界负载作用下从基质中拔出，因界面摩擦消耗外界负载的能量而达到增韧目的。实际中，增强相与基体相间界面有机械结合或化学结合，而界面摩擦力大小与化学结合力密切相关。通过改变增强相的表面性状，进而改变界面的特性，以增强纤维拔出效应的途径是可行的。增加纤维的长度则是加强其拔出效应的另一种方法。

6. 相变增韧

相变增韧是一种相对而言较新的增韧机制，并且是限于那些一定条件下某相可发生相变的复合材料，而这种相变往往是马氏体相变(martensitic transformation)。该相变有如下特征：①无热(athermal)相变；②存在热滞现象(thermal hysteresis)，即相变发生在一定温度范围内；③相变伴随 3%～5%的体积效应和相当的剪切应变；④相变无扩散反应发生；⑤具有颗粒尺寸效应；⑥添加稳定剂可以抑制相变；⑦相变受力学约束状态影响。当材料承载时，应力诱发相变，由于相变产生体积效应和形状效应而吸收大量的能量，从而表现出异常高的韧性。有关这种应力诱导相变韧化陶瓷的研究是由 Garvie 在 1975 年首先报道的。

目前，该韧化机制主要应用于 ZrO_2 增韧。ZrO_2 主要有 3 种晶型，即单斜(m)、四方(t)和立方(c)晶型，而不同晶型之间可相互转化，其中 t→m 相变对提高韧性有贡献。当裂纹扩展进入含有 t-ZrO_2 晶粒的区域时，在裂纹尖端应力场的作用下，裂纹尖端形成过程区(process zone)，即过程区的 t-ZrO_2 将发生 t→m 相变，因而除产生新的断裂表面而吸收能量外，还因相变时的体积效应(膨胀)而吸收能量。同时由于过程区内 t→m 相变粒子的体积膨胀而对裂纹产生压应力，阻碍裂纹扩展。具体体现在裂纹尖端应力强度因子降低，即应力诱发的这种组织转变消耗了外加应力，降低了裂纹尖端应力强度因子，相对而言，提高了材料裂纹尖端的临界应力强度因子——断裂韧性。这种相变韧化作用使得在该应力水平下，无相变基体中可以扩展的裂纹在这种含 t→m 相变粒子与基体的复合材料中会停止扩展。

7. 断裂能增韧

当非相变第二相颗粒的热膨胀系数、弹性模量与基体十分接近时，裂纹的扩展将感觉不到第二相颗粒的存在，复相陶瓷的断裂表面能具有加和性。在这种情况下，不存在裂纹偏转等前述的增韧机制，增韧值完全取决于第二相颗粒和基体的弹性模量之差、断裂表面能之差及第二相颗粒的体积分数。由此不难看出，要实现增韧，第二相颗粒必须有较高的弹性模量和断裂表面能。

4.6.2　陶瓷增韧展望

由上述介绍可知，学者提出了众多增韧机制，除应力诱导相变增韧会随温度升高而降低外，其余增韧机制均可作为高温增韧机制。应当指出，在一种陶瓷基复合材料中往往会同时存在不止一种增韧机制，而某些机制不但可单独产生增韧效应，而且可与其他机制相互作用以共同实现增韧目的。例如，微裂纹模型、裂纹桥联模型可以引发纤维拔出效应；而裂纹偏转可由微裂纹的吸引诱导发生。

目前研究的焦点主要集中于揭示特定的陶瓷基复合材料中可能存在的各种增韧机制，从而更高效地结合这些机制，协同产生更强的增韧效果。例如，晶须增韧陶瓷基复合材料中就同时具有微裂纹、裂纹桥联、裂纹偏转、拔出效应 4 种增韧机制；而非相变第二相颗粒增韧陶瓷材料具有裂纹偏转或桥联增韧、延性颗粒增韧、残余应力场增韧、应力诱导相变增韧等机制；纳米颗粒增韧陶瓷材料具有微裂纹、残余应力场等增韧机制，同时又有组织微细化作用（可抑制晶粒成长，促进异常晶粒长大）、高温阻止位错运动、控制热膨胀系数及弹性模量等不同于上述传统意义上的增韧机制；含 ZrO_2 增韧相的陶瓷复合材料则由微裂纹、应力诱导相变、残余应力场等多种增韧机理相伴而生，即复合韧化机理（multiple toughening mechanism）。

利用这些增韧机制进行合理地搭配组合设计，达到多种机制共存并协同增韧的研究也取得了一些成果。例如，晶须和相变复合增韧陶瓷材料便是将晶须与其他增韧剂如 ZrO_2 等结合，在对 SiC_w/ZrO_2（2%（摩尔分数）Y_2O_3）/Al_2O_3 的复合增韧模型的研究中发现 ZrO_2 的相变增韧与晶须的裂纹桥联、偏转增韧存在相干性，晶须增韧可促进相变增韧效果，成为室温性能良好的复合材料。又如，晶须与颗粒增韧补强机制的协同可制备高温性能良好的复合材料。由于陶瓷基复合材料的各种增韧机制均与界面密切相关，即界面组成、结构、结合状态对材料性能有重大影响，因此探索关于界面表征、评定、界面性质对材料性能的影响，对界面实行有效控制等研究具有实际意义，可力争通过材料界面的设计提高其断裂韧性。

4.7　陶瓷基生物医用复合材料

复合材料是一种多相材料，一般由连续相的基体和被基体包容的增强相复合而成。复合材料不仅保持了原组分的优点，还能使原组分在性能上取长补短，产生协同效应，获得原本不具备的特性。

尽管陶瓷植入材料在生物相容性等方面与传统的金属材料和高分子材料相比有较大的优势，但其本身也存在着脆性大、缺乏骨诱导性等缺点。因此，单一组分的陶瓷植入材料已经难以完全满足临床应用的需要。陶瓷基生物医用复合材料能够在陶瓷植入材料的基础上获得新的性能，它的出现为生物医用材料的发展开辟了新的道路，陶瓷基生物医用复合材料已成为陶瓷植入材料研究中最为活跃的领域。目前研究和应用的陶瓷基生物医用复合材料主要分为两大类：生物陶瓷与陶瓷复合材料以及生物陶瓷与高分子复合材料。

4.7.1　生物陶瓷与陶瓷复合材料

1. HAP/TCP 复合材料

HAP 和 TCP 都具有良好的生物相容性，临床上广泛应用于骨修复。具有恰当比例的 HAP/TCP 双相陶瓷在体内早期成骨明显，甚至在某些生物体的软组织中也可诱导成骨，具有良好的生物相容性[70,71]、骨诱导性和骨传导性[72]。图 4-22 为某种多孔 HAP/TCP 双相陶瓷的断面 SEM 图[73]。

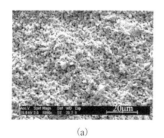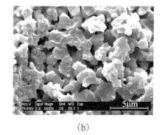

(a)　　　　　　　　　　　　　(b)

图 4-22　某种多孔 HAP/TCP 双相陶瓷的断面 SEM 图

HAP/TCP 双相陶瓷的制备包括制粉、热处理和烧结等步骤。在氨性介质中，硝酸钙与磷酸氢二铵可按下式反应：

$$10Ca(NO_3)_2+6(NH_4)_2HPO_4+8NH_3 \cdot H_2O \xrightarrow{pH=10\sim11} Ca_{10}(OH)_2(PO_4)_6\downarrow+20NH_4NO_3$$

$$3Ca(NO_3)_2+2(NH_4)_2HPO_4+2NH_3 \cdot H_2O \xrightarrow{pH=8} Ca_3(PO_4)_2\downarrow+6NH_4NO_3$$

在相应的 pH 条件下，当钙磷比为 1.667 时，在一定的条件下，硝酸钙与磷酸氢二铵按反应生成 HAP；当钙磷比为 1.5 时，硝酸钙与磷酸氢二铵反应生成 TCP，当钙磷比为 1.5～1.667 时，随反应条件不同，可以生成双相或三相磷灰石沉淀。

在 HAP/TCP 复合材料的研究中，西班牙 Sánchez-Salcedo 等[74]先按照 $Ca_{9.27}(HPO_4)_{0.73}$ $(PO_4)_{5.27}(OH)_{1.27}$ 的配比通过控制结晶方法得到缺钙磷灰石的粉末，然后在 900℃下进行热处理获得分形连通率 $D=2.981$、孔隙率为 80% 的 HAP/TCP 双相磷灰石陶瓷支架(HAP 和 β-TCP 的质量分数分别为 26.9% 和 73.1%)。由于工艺不同，所得支架的平均孔隙直径为 100μm。将支架浸渍在 SBF 中若干天，结果表明，在恒定搅拌的条件下，由于 SBF 不断流经孔隙带来的均化效应，支架的吸收速率比在静止条件下更快(图 4-23)；同时，这种双相陶瓷支架也表现出了良好的生物活性。

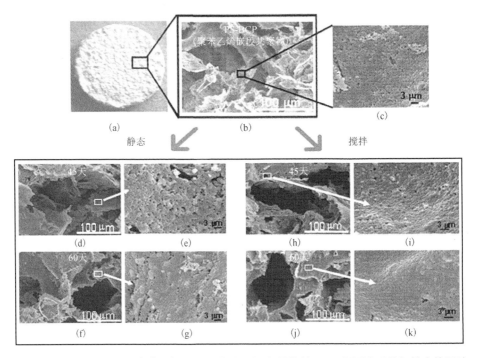

图 4-23　HAP/TCP 双相陶瓷支架分别在静止和恒定搅拌的 SBF 中浸渍后的扫描电镜照片

2. HAP-生物活性玻璃复合材料

HAP 具有良好的组织相容性和骨引导性，而生物活性玻璃(bioactive glass，BAG)具有骨形成作用及较快的降解速率，可以加速新骨的形成。生物活性玻璃中的 Na^+、K^+ 等离子交换和 Si^{4+} 的渗出会减弱 HAP 的稳定性，促进 Ca^{2+} 的溶解，故多孔 HAP-BAG 具有比多孔 HAP 更快的溶解速率。将这二者复合，可以得到既具有良好的生物相容性及降解性又有一定机械强度的较理想的骨修复材料。

分别以 HAP-BAG 和 HAP 修复兔下颌骨贯通性骨缺损[75]，并在植入后 4 周、8 周、12 周进行组织学观察：4 周标本的 HAP-BAG 组材料与宿主骨交界处有新骨形成，新骨不成熟，板层结构不清晰，可见呈乳头状长入材料表面孔隙内的骨痂，材料内部孔隙被大量的纤维组织长入，HAP 组材料与宿主骨间为大量的纤维组织，血管丰富，边缘可见少量新生骨，新骨不规则、不成熟，材料内部孔隙见血外渗性红细胞；8 周标本的 HAP-BAG 组包裹材料的纤维组织间成骨现象明显，见大量新生的不成熟骨，材料周边孔隙内见大量呈岛状的新生骨组织，HAP 组材料与宿主骨间的纤维骨痂变薄，近材料侧已钙化成骨，新骨不成熟，板层结构不清晰，材料内部孔隙被大量纤维组织充填；12 周标本的 HAP-BAG 组材料与宿主骨间纤维组织已大部分骨化，材料内部孔隙见大量成熟的骨及骨髓组织，新骨钙化形成层板状，可见成熟的骨陷窝、哈佛氏系统形成，HAP 组材料和宿主骨之间的纤维组织也已大部分骨化，材料周边孔隙内见大量的新生骨，结构较成熟，可见哈佛氏系统。表 4-14 给出了植入后 8 周和 12 周缺损修复区的新骨面积百分比。

表 4-14　植入后 8 周和 12 周缺损修复区的新骨面积百分比 ($\bar{X} \pm s$)[75]

组别	参数			
	HAP-BAG/%	HAP/%	T 值	P
8 周	28.00±2.37	10.50±2.43	12.64	<0.01
12 周	40.50±1.64	30.33±2.16	9.18	<0.01

3. HAP-ZrO$_2$ 复合材料

HAP 力学性能较低，可以通过与第二相材料复合来解决这个问题[76]。由于第二相颗粒(如氧化锆、氧化铝等)具有较好的力学性能，将它们加入 HAP 粉体中，烧结成块状材料后，当材料由于受到外加应力而产生裂纹时，第二相颗粒能够有效地吸收能量，防止微裂纹的进一步扩展，从而提高材料的力学性能。

氧化锆，特别是含钇的四方氧化锆(yttria tetragonal zirconia polycrystal，Y-TZP)，是一种具备优良室温力学性能的结构陶瓷，在复相材料受到破坏时，氧化锆可以更多地承担负荷，从而使 HAP 的抗弯强度得以提高。Y-TZP 粉体非常细小，细小粉体有效地阻碍了 HAP 在预烧过程中生长和团聚，使 HAP 粒子得以细小化及趋于球形化。因此，含 Y-TZP 的 HAP 基体晶粒较细，减小了初始裂纹的尺寸，从而改善了材料的力学性能。同时，Y-TZP 与 HAP 具有良好的物理相容性。甚至还发现，Y-TZP 不但没延缓细胞生长，而且似乎更有利于上皮细胞的生长，这表明含 Y-TZP 的 HAP 陶瓷有望成为良好生物相容性的复相陶瓷。

日本 Inuzuka 等[77]将钇稳定氧化锆(yttria-stabilized zirconia，YSZ)与不同含量 HAP 复合掺杂，在 1400℃烧结 1h,制备出高生物活性并具有足够机械强度和断裂韧性的复合生物材料。研究表明，随 HAP 含量的增加，材料密度下降，HAP 含量为 10%(质量分数)时，致密度达91.5%；材料的组成相有钇稳定四方氧化锆、氧化钙和氧化钇稳定立方单斜氧化锆；添加 HAP后，材料的密度降低以及单斜和立方氧化锆的形成均使材料硬度降低(图 4-24)，其中掺杂1%HAP 的复合材料维氏硬度高达 964.1，几乎与纯 YSZ 的硬度相当，远高于 HAP。

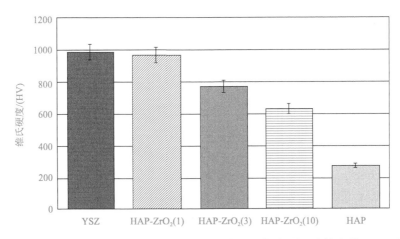

图 4-24　YSZ、HAP-ZrO₂ 和 HAP 在 50g 载荷下的维氏硬度(括号里为掺杂的 HAP 质量分数)

4.7.2　生物陶瓷与高分子复合材料

目前几乎所有的生物体组织都是由两种或者两种以上的材料组成的，如人体的骨骼、牙齿就可以看成由胶原蛋白、多糖基质等天然高分子构成的连续相和弥散于基质中的羟基磷灰石复合而成的复合材料。这种材料的力学性能乃至功能都会随着其中的组分和比例的变化而变化。生物陶瓷与高分子复合材料一方面利用高弹性模量的生物陶瓷材料增强高分子材料的刚性，并赋予其生物活性；另一方面利用高分子材料的可塑性改善陶瓷材料的韧性。

目前生物陶瓷与高分子复合材料的研究和应用还不是十分成熟，应用于临床的材料种类还很少，但发展此类材料是研究开发人工器官、人工修复材料和骨填充材料的重要方向，具有广阔的应用前景。下面主要介绍几种常见的生物陶瓷与高分子复合材料，包括 HAP-胶原复合材料、HAP-PDLLA 复合材料和碳纤维增强 PMMA 复合材料。

1. HAP-胶原复合材料

由于羟基磷灰石和胶原蛋白是天然骨中最主要的无机和有机成分，且从仿生角度出发，合成的材料与天然骨的成分越相似，越有利于细胞在材料上的黏附和增殖。因此，合成成分和结构与天然骨类似的 HAP-胶原复合材料最近几年成为国内外生物材料科学家研究的热点。

基于生物材料本身应用的特点，对 HAP-胶原复合材料的研究不仅限于材料的合成或制备，同时在与细胞的结合过程中，因细胞生长的特别要求，其合成方法在不断地变化和创新。另外，纳米 HAP-胶原复合材料目前还仅限于密实体或作为药物载体使用。对于这类材料的制备和成形及其相应的生物相容性和生物降解性还需要进一步研究。

Rodrigues 等[78]利用牛腱中提取和制备的胶原和 HAP 粉末制得了 HAP-胶原复合材料支架，并对其生物学性质进行了研究。

将含有胶原的溶液和 HAP 粉末分别按照胶原：HAP 质量比为 1∶2.6 和 1∶1 充分混合，随后进行脱水等处理得到 HAP-胶原复合材料。图 4-25 为 HAP-胶原复合材料的 SEM 照片，其中，图 4-25(a)和图 4-25(b)对应的材料胶原：HAP 为 1∶1，在不规则 HAP 颗粒表面上和颗粒之间附着大量的局部定向排列或网状的胶原纤维；图 4-25(c)对应的材料胶原：HAP 为 1∶2.6，且试样经过了脱水、重新水合及 γ 射线辐照，此时胶原纤维主要呈密集的不规则网状黏附在 HAP 颗粒上。

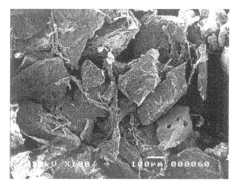
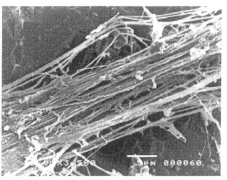

(a)试样胶原：HAP=1∶1(放大100倍)　　　　(b)试样胶原：HAP=1∶1(放大3500倍)

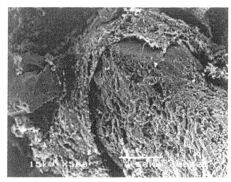

(c)试样胶原：HAP=1∶2.6

图 4-25　HAP-胶原复合材料的 SEM 照片

把 HAP-胶原复合材料切割成直径为 5mm、厚度为 2mm 的薄片并置于载玻片上,加入 1mL 细胞密度为 $7×10^4$ 个/mL 的 DMEM(dulbecco's modified eagle medium)培养基(一种含各种氨基酸和葡萄糖的培养基)进行成骨细胞培养。培养 4 天后材料表面上的成骨细胞稀少;培养 11 天后细胞迅速增殖,覆盖了复合材料的部分表面,并牢固地附着在 HAP 颗粒(图 4-26)和胶原纤维上。胶原纤维极好的生物相容性和 HAP 优异的骨诱导性使得复合材料成为人体成骨细胞良好的附着和生长基体,有望成为骨传导和骨诱导的理想材料。

2. HAP-PDLLA 复合材料

外消旋聚乳酸(Poly(D,L-lactide),PDLLA)具有良好的生物相容性和可降解性,是一种中等强度的聚合物,已被用作控制释放药物载体材料和内固定材料,但此材料缺乏刚性和骨结合能力,对 X 射线具有穿透性,不便于临床上的显影观察。将 PDLLA 与 HAP 颗粒复合有助于提高材料的

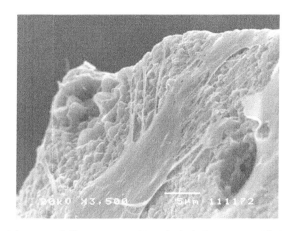

图 4-26　培养 11 天后成骨细胞紧紧附着于 HAP 颗粒上

初始硬度和刚性,延缓材料的早期降解速率,便于骨折早期愈合;提高材料的生物活性和骨结合能力;提高材料对 X 射线的阻遏作用,便于临床上的显影观察。

由于 HAP 粒子表面带有大量的极性羟基,在其合成、储存过程中,粒子极容易发生团聚甚至可能结块。HAP 在有机基体中难以均匀分散,限制了 HAP-PDLLA 复合材料性能的提高。

复合材料的制备工艺对填料在基体中的均匀分散及复合材料的性能有很大影响。HAP-PDLLA复合材料的制备工艺目前主要有熔融共混法、溶液共混法、直接喷涂法、原位聚合法、纤维复合法等几种。

共混法是一种传统的方法，也是复合材料最常用、最简单的制备方法。它是在机械力作用下将羟基磷灰石粒子直接加入聚合物基体中，在基体的熔点或玻璃化转变温度以上共混制备。当使用熔融共混法制备HAP-PDLLA复合材料时，由于PDLLA易热降解，热压温度不可太高且只能在聚乳酸相对分子质量不太高时采用。溶液共混法是将PDLLA溶解在溶剂中，加入HAP并分散在PDLLA基体中，然后挥发溶剂制备出复合材料。共混法将HAP与PDLLA的合成分步进行，容易操作，但要实现HAP粒子在基体中的均匀分散有一定的困难。共混过程中，除可采用分散剂、偶联剂、表面活性剂等来改善分散效果外，还可采用超声波等措施进行辅助分散。

原位聚合法是制备复合材料的一种较为新颖的方法，可分为原位本体聚合、原位乳液聚合、原位分散聚合及原位悬浮聚合等[79]。运用原位聚合法制备HAP-PDLLA复合材料是先使HAP粒子分散在聚合单体中，然后引发单体进行聚合反应，可以实现填充粒子在基体中的均匀分散。基体在填充过程中经一次聚合成形，不需要热加工，避免了由此产生的热降解，保证了复合材料各种性能的稳定[80]。

全大萍等[81]将充分干燥的HAP粉末与新鲜干燥的D，L-丙交酯按一定比例混合（HAP的质量分数为0、15%、30%、50%），并置于充分干燥的安瓿中，用N_2反复洗涤，减压至5～10mmHg（1mmHg=0.133kPa），用针筒注入辛酸亚锡-甲苯溶液（丙交酯单体与引发剂物质的量比[M]:[I] = 2000～10000）。继续减压抽去甲苯溶剂和残留的水分，在0.05～0.1mmHg的真空度下封管。安瓿浸入（130±1）℃恒温油浴中反应30h，冷却固化得到块状HAP-PDLLA复合材料。此时的PDLLA相对分子质量为175000～245000。从表4-15可以看出，随着HAP含量的增加，复合材料的抗弯强度、剪切强度先增加后下降，当HAP的含量（质量分数）为15%～30%时，复合材料在所有力学性能方面均优于其他体系，如HAP的质量分数为30%时，其最高抗弯强度达90MPa，剪切强度达72.0MPa。未添加HAP的PDLLA比较柔软，其弹性模量仅为3.1GPa，而加入HAP后复合材料的弹性模量逐渐提高，当HAP的质量分数为50%时，其弹性模量最高达到8.0GPa，材料弹性模量的增加有利于实现材料对骨折实行稳定的内固定作用。

表4-15　HAP-PDLLA复合材料的力学性能

[M]:[I] / HAP含量 / %（质量分数）	相对分子质量 /×10⁴	抗弯强度 / MPa	剪切强度 / MPa	弹性模量 / GPa
2000/0	23.0	81.3±4.2	54.2±2.8	3.1±0.7
4000/15	20.0	89.5±7.6	71.5±4.5	4.5±1.0
6000/30	24.5	90.0±6.8	72.0±4.2	6.9±0.8
6000/50	17.5	53.3±3.7	44.3±3.7	8.0±1.2
6000/30①	11.0	42.5±4.1	31.0±4.3	5.6±1.1
6000/30②	3.4	16.2±2.3	11.2±2.5	3.0±0.8

注：①HAP粒径＜4.5μm（800℃煅烧）；②HAP粒径＜4.5μm（60℃未煅烧）；其他组分中HAP粒径＜15μm（800℃煅烧）。

3. 碳纤维增强PMMA复合材料

PMMA具有生物相容性好、强度高、成本低和易成形等优点，在国内外大量应用于临床领域。但作为骨组织支撑材料，PMMA 脆性较大，抗冲击性能差；在骨水泥界面易形成纤维，既不能被吸收，也不利于骨骼生长。广泛应用于航空航天领域的碳纤维具有密度低，以及比强度、比弹性模量高的特点，同时它又是一种生物惰性材料，在人体中的化学稳定性好，无毒性，与人体肌肉、韧带组织的生物相容性也较好。

碳纤维增强 PMMA 骨水泥通常含纤维 2%～6%，其抗拉强度和弹性模量比纯 PMMA 骨水泥可分别提高 50% 和 40%，抗疲劳和抗蠕变性能也大大提高，同时可以使 PMMA 骨水泥的聚合温度降低 10℃。武汉工业大学的巫辉等[82]成功研制出了用于颅骨缺损修补的碳纤维/玻璃纤维混杂增强 PMMA 复合材料，其抗弯强度、弹性模量及抗冲击性能均优于人体颅骨材料，同时具有和人体颅骨材料相近的巴氏硬度，是一种理想的体内植入材料。

为了同时改善 PMMA 的生物相容性和力学性能，可以采用碳纤维和纳米 HAP 共同对其进行改性。曾丽平等[83]采用原位合成与溶液共混相结合的方法，制备了短切碳纤维增强纳米 HAP/PMMA 复合材料并研究碳纤维的含量和长度对 HAP/PMMA 复合材料力学性能的影响。结果具体如下。

(1)如表 4-16 所示，由于碳纤维的抗拉强度远高于基体，当含量较低时，碳纤维在基体中分布均匀，与基体结合良好，可以对材料起到增强作用；但当含量超过 4%(质量分数)时，碳纤维在基体中出现交错、聚集，拉伸性能下降。弹性模量的变化也有相似的趋势。另外，只要加入 1%的碳纤维就可以使材料的断裂伸长率降低约 15%，表明碳纤维会束缚基体原有的局部屈服能力。

表 4-16　碳纤维含量对 HAP / PMMA 复合材料拉伸性能的影响

碳纤维含量 / %(质量分数)	抗拉强度 / MPa	断裂伸长率 / %	弹性模量 / MPa
0	23.38	6.47	392.6
1	30.39	5.51	568.6
2	40.29	5.07	794.1
4	59.64	4.26	1398.5
6	40.07	4.71	851.5

(2)在同一纤维含量(4%)下，随着纤维长度的增加，复合材料的抗拉强度、弹性模量、抗弯强度和弯曲模量均有所提高(表 4-17)。这是由于较长的纤维与基体的接触更多，所受的摩擦阻力也更大，当纤维被拔出时，需要消耗更多的能量，使其增强增韧复合材料的效果更明显。此外，随着纤维长度的增加，基体变形的限制更多，复合材料的断裂伸长率有所降低。

表 4-17　碳纤维长度对 HAP / PMMA 复合材料力学性能的影响(碳纤维质量分数为 4%)

碳纤维长度 / mm	抗拉强度 / MPa	断裂伸长率 / %	弹性模量 / GPa	抗弯强度 / MPa	弯曲模量 / GPa
1	45.13	5.37	0.81	75.53	2.51
3	59.64	4.26	1.40	97.41	3.06
5	66.6	3.46	1.81	104.81	3.49

4.7.3　生物陶瓷复合材料的展望

作为生物复合材料中的重要分支，生物陶瓷复合材料已经成为该领域最为活跃的分支，目前生物陶瓷复合材料的发展趋势主要包括以下方面。

(1)仿生材料。生物体自身的组织就是最理想的生物材料,天然生物材料经过亿万年的演变进化,形成复杂精巧的结构并具有奇妙多彩的功能。因此,遵循自然规律,从材料科学的观点对其进行观察、测试、分析、计算、归纳和抽象,找出有用的规律来指导复合材料的设计与研究,制备成分、结构与天然骨组织相接近的复合材料,能获得生物相容性好、具有良好生理效应和力学性能的人工骨替代材料。

(2)生理活化。材料生理活化研究是生物医用复合材料发展的一个重要方向,它利用现代生物工程技术,将生物活性组元引入生物材料,加速材料与机体组织的结合,并参与正常的生命活动,最终成为机体的一部分。目前,该项研究已在国内外引起关注。胶原与多孔 HAP 陶瓷复合,其强度比 HAP 陶瓷提高 2~3 倍,胶原膜还有利于孔隙内新生骨的长入,植入狗的股骨后仅 4 周,新生骨即已充满大的孔隙。胶原与颗粒状的 HAP 复合也已成为克服牙槽嵴萎缩的理想材料。具有诱导成骨作用的骨形态蛋白同磷酸钙生物陶瓷复合,可赋予仅具有传导骨生长作用的磷酸钙生物陶瓷以诱导成骨能力,从而为具有长寿命的新一代人工骨材料的研制展现良好的前景。

(3)组织工程材料研究。生物材料的研究目前已从植入材料与生物组织的界面相容性、植入材料的力学相容性研究转移到组织工程材料研究。它通过建立适当的组织再生环境,调动生物组织的主动修复能力并诱导组织再生。组织工程材料的研究为利用细胞培养制造生物材料和人工器官开辟了光明前景。

习题与思考题

4-1　根据与生物体组织的反应程度简述陶瓷植入材料的分类、主要特点及示例。

4-2　描述陶瓷材料的强度和断裂特性,分析其实际断裂强度比理论断裂强度小得多的原因。

4-3　羟基磷灰石粉末有哪些制备方法?并简述其中两种。

4-4　介绍生物活性玻璃的主要特征。

4-5　陶瓷材料的增韧机制有哪些?重点介绍两种增韧机制。

参 考 文 献

[1] FUJISHIRO Y, HENCH L L, OONISHI H. Quantitative rates of in-vivo bone generation for bioglass and hydroxyapatite particles as bone graft substitute[J]. Journal of materials science materials in medicine, 1997, 8: 649-652.

[2] GALGUT P N, WAITE I M, TINKLER S M B. Histological investigation of the tissue response to hydroxyapatite used as an implant material in periodontal treatment[J]. Clinical materials, 1990, 6(2): 105-121.

[3] GIBSON I R, BEST S M, BONFIELD W. Chemical characterization of silicon-substituted hydroxyapatite[J]. Journal of biomedical materials research part A, 1999, 44(4): 422-428.

[4] HING K A, BEST S M, BONFIELD W. Characterization of porous hydroxyapatite[J]. Journal of materials science materials in medicine, 1999, 10(3): 135-145.

[5] CHANG B S, LEE C K, HONG K S, et al. Osteoconduction at porous hydroxyapatite with various pore configurations[J]. Biomaterials, 2000, 21(12): 1291-1298.

[6] MURALITHRAN G, RAMESH S. The effect of sintering temperature on the properties of hydroxyapatite[J]. Ceramics international, 2000, 26(2): 221-230.

[7] ZHAI Y, CUI F Z. Recombinant human-like collagen directed growth of hydroxyapatite nanocrystals[J]. Journal of crystal growth, 2006, 291(1): 202-206.

[8] LI X M, FENG Q L, CUI F Z. In vitro degradation of porous nano-hydroxyapatite/collagen/PLLA scaffold reinforced by chitin fibres[J]. Materials science and engineering C, 2006, 26(4): 716-720.

[9] 邓湘云, 刘茜, 李德军, 等. 纳米羟基磷灰石陶瓷的制备及其力学性能的研究[J]. 天津师范大学学报(自然科学版), 2007, 27(3): 9-12.

[10] KAWASAKI K, KAMBARA M, MATSUMURA H, et al. A comparison of the adsorption of saliva proteins and some typical proteins onto the surface of hydroxyapatite[J]. Colloids and surfaces B: biointerfaces, 2003, 32(4): 321-334.

[11] BERNARD L, FRECHE M, LACOUT J L, et al. Preparation of hydroxyapatite by neutralization at low temperature-influence of purity of the raw material[J]. Powder technology, 1999, 103(1): 19-25.

[12] CHENG K, HAN G R, WENG W J, et al. Sol-gel derived fluoridated hydroxyapatite films[J]. Materials research bulletin, 2003, 38(1): 89-97.

[13] IOKU K. Hydro-thermal preparation of fibrous apatite and apatite sheet[J]. Solid state ionics, 2002, 151(1-4): 147-150.

[14] 汪晓霞, 张海黔. 羟基磷灰石晶须的水热法合成及表征[J]. 南京航空航天大学学报, 2005, 37(5): 611-615.

[15] 韩颖超, 王欣宇, 李世普, 等. 自燃烧法合成纳米 HAP 粉末[J]. 硅酸盐学报, 2002, 30(3): 387-389.

[16] GU Y W, KHOR K A, PAN D, et al. Activity of plasma sprayed yttria stabilized zirconia reinforced hydroxyapatite/Ti-6Al-4V composite coatings in simulated body fluid[J]. Biomaterials, 2004, 25(16): 3177-3185.

[17] 远立贤. 金属/陶瓷功能梯度涂层工艺的应用现状[J]. 金属热处理, 1999, 24(1): 30-34.

[18] LEWIS G. Hydroxyapatite-coated bioalloy surfaces: current status and future challenges[J]. Bio-medical materials and engineering, 2000, 10(3-4): 157-188.

[19] LI P, DE GROOT K, KOKUBO T. Bioactive $Ca_{10}(PO_4)_6(OH)_2$-TiO_2 composite coating prepared by sol-gel process[J]. Journal of sol-gel science technology, 1996, 7(1): 27-34.

[20] MONTENERO A, GNAPPI G, FERRARI F. Sol-gel derived hydroxyapatite coatings on titanium substrate[J]. Journal of materials science, 2000, 35(11): 2791-2797.

[21] KIM H M, MIYAJI F, KOKUBO T, et al. Apatite forming ability of alkali-treated Ti metal in body environment[J]. Journal of the ceramic society of Japan, 1997, 105(1218): 111-116.

[22] 贺永信, 顾云峰, 曹海萍, 等. 羟基磷灰石涂层植入体骨愈合的实验研究[J]. 上海口腔医学, 2002, 11(4): 335-339.

[23] BLOKHUIS T J, TERMAAT M F, DEN BOER F C, et al. Properties of calcium phosphate ceramics in relation to their in vivo behavior[J]. The journal of trauma, 2000, 48(1): 179-186.

[24] JARCHO M, BOLEN C H, THOMAS M B, et al. Hydroxylapatite synthesis and characterization in dense polycrystalline form[J]. Journal of materials science, 1976, 11(11): 2027-2035.

[25] OSAKA A, MIURA Y, TAKEUCHI K, et al. Calcium apatite prepare from calcium hydroxide and orthophosphoric acid[J]. Journal of materials science: materials in medicine, 1991, 2(1): 51-55.

[26] 张士华, 熊党生. β-磷酸三钙多孔生物陶瓷的制备与表征[J]. 南京理工大学学报, 2005, 29(2): 231-235.

[27] HATTORI T, LWADATE Y. Hydrothermal preparation of calcium hydroxyapatite powders[J]. Journal of the American ceramic society, 1990, 73(6): 1803-1805.

[28] 张大海, 阚红华, 翁文剑, 等. 醇化合物法合成钙磷酸盐[J]. 硅酸盐通报, 1998, 17(6): 9-12.

[29] 闫玉华, 樊东辉, 刘畅. β-TCP 多孔陶瓷药物载体的制备与微观结构[J]. 武汉工业大学学报, 1995(4): 106-108.

[30] 王建, 王迎军, 陈晓峰, 等. 组织工程用 β-磷酸三钙生物活性支架材料的显微结构及性能[J]. 硅酸盐学报, 2004, 32(11): 1418-1421.

[31] KLEIN C P A T, DRIESSEN A A, DE GROOT K, et al. Biodegradation behavior of various calcium phosphate in bone tissue[J]. Journal of biomedical materials research, 1983, 17(5): 769-784.

[32] 沈春华, 邵海成, 黄健, 等. β-TCP 陶瓷的降解机理和代谢途径研究[J]. 佛山陶瓷, 2004, 14(7): 11-14.

[33] YAMADA S, HEYMANN D, BOULER J M, et al. Osteoclastic resorption of biphasic calcium phosphate ceramic in vitro[J]. Journal of biomedical materials research part B: applied biomaterials, 1997, 37(3): 346-352.

[34] FRANKENBURG E P, GOLDSTEIN S A, BAUER T W, et al. Biomechanical and histological evaluation of a calcium phosphate cement[J]. Journal of bone and joint surgery American volume, 1998, 80(8): 1112-1124.

[35] 张建设, 雷士泽, 李晨军, 等. 掺铝 β-磷酸三钙及掺锶-磷酸三钙植入兔骨缺损区形态及组织学观察[J]. 实用口腔医学杂志, 2002, 18(1): 65-66.

[36] 程晓兵, 薛振恂, 周树夏, 等. 多孔块状 β-磷酸三钙陶瓷兔颅骨骨膜下埋植可吸收性的定量研究[J]. 中国临床康复, 2002, 6(2):

189-207.

[37] 张汉东, 宋炜, 钱世玲, 等. 磷酸三钙陶瓷修复兔下颌骨缺损的实验研究[J]. 现代口腔医学杂志, 1999, 13(3): 169-170.

[38] 郑启新, 杜靖远, 朱通伯, 等. 多孔磷酸三钙陶瓷人工骨修复儿童骨缺损[J]. 中华小儿外科杂志, 1996, 17(2): 70-72.

[39] NADE S, ARMSTRONG L, MCCARTNEY E, et al. Osteogenesis after bone and bone marrow transplantation[J]. Clinical orthopaedics and related research, 1983, 181: 255-263.

[40] 郑承泽, 苏国礼, 王天兵, 等. 多孔磷酸三钙与自体红骨髓复合移植修复骨缺损的临床应用[J]. 汕头大学医学院学报, 1996(1): 53-54.

[41] PIATTELLI A, SCARANO A, MANGANO C. Clinical and histologic aspects of biphasic calcium phosphate ceramic (BCP) used in connection with implant placement[J].Biomaterials, 1996, 17(18): 1767-1770.

[42] KAWAMURA H, ITO A, MIYAKAWA S, et al. Stimulatory effect of zinc-releasing calcium phosphate implant on bone formation in rabbit femora[J]. Journal of biomedical materials research, 2000, 50(2): 184-190.

[43] LEE Y M, PARK Y J, LEE S J, et al. The bone regenerative effect of platelet-derived growth factor-BB delivered with a chitosan/tricalcium phosphate sponge carrier[J]. Journal of periodontology, 2000, 71(3): 418-424.

[44] BERUTO D T,MEZZSALMA S A,CAPURRO M, et al. Use of alpha triculium phosphate (TCP) as powders and as an aqueous dispersion to modify processing, microstruture, and mechanical properties of polymethylmethacrylate (PMMA) bone cements and to produce bone substitute compound[J]. Journal of biomedical materials research, 2000, 49(4): 498-505.

[45] 张亮, 靳安民, 郭志民, 等. 三维多孔骨修复材料 DL-PLA 及 β-TCP/DL-PLA 的体外降解研究[J]. 骨与关节损伤杂志, 2001, 16(3):184-186.

[46] 谈国强, 苗鸿雁, 宁青菊, 等. 生物陶瓷材料[M]. 北京: 化学工业出版社, 2006.

[47] WILSON J, LOW S B. Bioactive ceramics for periodontal treatment: comparative studies in the patus monkey[J]. Journal of applied biomaterials, 1992, 3(2): 123-129.

[48] OHTSUKI C, KOKUBO T, YAMAMURO T. Mechanism of apatite formation on CaO-SiO$_2$-P$_2$O$_5$ glasses in a simulated body fluid[J]. Non-crystal solids, 1992, 143: 84-92.

[49] HENCH L L L. Bioceramics[J]. Journal of the American ceramic society, 1998, 81(7): 1705-1728.

[50] PEITL O, DUTRA ZANOTTO E, HENCH L L. Highly bioactive P$_2$O$_5$-Na$_2$O-CaO-SiO$_2$ glass-ceramics[J]. Non-crystal solids, 2001, 292(1-3): 115-126.

[51] HENCH L L. Bioactive materials: the potential for tissue regeneration[J]. Journal of biomedical materials research, 1998, 41(4): 511-518.

[52] XYNOS I D, EDGAR A J, BUTTERY L D K, et al. Ionic products of bioactive glass dissolution increase proliferation of human osteoblasts and induce insulin-like growth factor II mRNA expression and protein synthesis[J]. Biochemical and biophysical research communications, 2000, 276(2): 461-465.

[53] XYNOS I D, EDGAR A J, BUTTERY L D, et al. Gene-expression profiling of human osteoblasts following treatment with the ionic products of bioglass 45S5 dissolution[J]. Journal of biomedical materials research, 2001, 55(2): 151-157.

[54] BIELBY R C, PRYCE R S, HENCH L L, et al. Enhanced derivation of osteogenic cells from murine embryonic stem cells after treatment with ionic dissolution products of 58S bioactive sol-gel glass[J]. Tissue engineering, 2005, 11(3-4): 479-488.

[55] KNAPP C I, FEUILLE F, COCHRAN D L, et al. Clinical and histologic evaluation of bone-replacement grafts in the treatment of localized alveolar ridge defects. Part 2: bioactive glass particulate[J]. International journal of periodontics & restorative dentistry, 2003, 23(2): 129-137.

[56] YILMAZ S, EFEOǦLU E, KILIC A R. Alveolar ridge reconstruction and/or preservation using root form bioglass cones[J]. Journal of clinical periodontology, 1998, 25(10): 832-839.

[57] CAO W P, HENCH L L. Bioactive materials[J]. Ceramics international, 1996, 22(6): 493-507.

[58] PEITL FILHO O, LATORRE G P, HENCH L L. Effect of crystallization on apatite-layer formation of bioactive glass 45S5[J]. Journal of biomedical materials research, 1996, 30(4): 509-514.

[59] MARGHUSSIAN V K, SHEIKH-MEHDI MESGAR A. Effects of composition on crystallization behaviour and mechanical properties of bioactive glass-ceramics in the MgO-CaO-SiO$_2$-P$_2$O$_5$ system[J]. Ceramics international, 2000, 26(4): 415-420.

[60] BEALL G H. Advances in nucleation and crystallization in glasses[M]. Columbus: The American ceramic society, 1971.

[61] 马新沛, 李光新, 沈莲, 等. 可切削微晶玻璃的热处理与微观结构[J]. 金属热处理, 2001, 26(12): 5-7.

[62] HENRY J, HILL R G. The influence of lithia content on the properties of fluorphlogopite glass-ceramics. I. Nucleation and

crystallization behaviour[J]. Journal of non-crystalline solids, 2003, 319(1-2): 1-12.

[63] HENRY J, HILL R G. The influence of lithia content on the properties of fluorphlogopite glass-ceramics. II. Microstructure hardness and machinability[J]. Journal of non-crystalline solids, 2003, 319(1-2): 13-30.

[64] 秦小梅, 修稚萌, 左良, 等. 低熔可切削生物活性微晶玻璃的研究[J]. 无机材料学报, 2003, 18(6): 1158-1162.

[65] IKEDA N, KAWANABE K, NAKAMURA T. Quantitative comparison of osteoconduction of porous, dense A-W glass-ceramic and hydroxyapatite granules (effects of granule and pore sizes)[J].. Biomaterials, 1999, 20(12): 1087-1095.

[66] KAWASHITA M. Ceramic microspheres for biomedical applications[J]. International journal of applied ceramic technology, 2005, 2(3): 173-183.

[67] MENDELOVICI E, VILLALBA R, SAGARZAZU A. Distinctive cobalt ferrites prepared by the thermal-transformation alkoxide route[J]. Thermochimica acta, 1998, 318(1-2): 51-56.

[68] ENIU D, CACAINA D, COLDEA M, et al. Structural and magnetic properties of $CaO-P_2O_5-SiO_2-Fe_2O_3$ glass-ceramics for hyperthermia[J]. Journal of magnetism and magnetic materials, 2005, 293(1): 310-313.

[69] RUIZ-HERNÁNDEZ E, SERRANO M C, ARCOS D, et al. Glass-glass ceramic thermoseeds for hyperthermic treatment of bone tumors[J]. Journal of biomedical materials research part A, 2006, 79(3): 533-543.

[70] YUAN H P, YANG Z J, LI Y B, et al. Osteoinduction by calcium phosphate biomaterials[J]. Journal of materials science: materials in medicine, 1998, 9(12): 723-726.

[71] YUAN H P, VAN DEN DOEL M V, LI S H, et al. A comparison of the osteoinductive potential of two calcium phosphate ceramics implanted intramuscularly in goats[J]. Journal of materials science: materials in medicine, 2002, 13(12): 1271-1275.

[72] 卢冰, 卢晓风, 张真. 羟基磷灰/磷酸三钙双相生物陶瓷诱导成骨的成骨方式探讨[J]. 实用医院临床杂志, 2006, 3(5): 28-29.

[73] 郑华德, 王迎军, 陈晓峰, 等. HAP/TCP 双相陶瓷的生物矿化研究[J]. 硅酸盐通报, 2007, 26(5): 872-877.

[74] SÁNCHEZ-SALCEDO S, BALAS F, IZQUIERDO-BARBA I, et al. In vitro structural changes in porous HAP/β-TCP scaffolds in simulated body fluid[J]. Acta biomaterialia, 2009, 5(7): 2738-2751.

[75] 张海亮, 随丽娜. 多孔羟基磷灰石生物活性玻璃修复兔颌骨缺损[J]. 医药论坛杂志, 2007, 28(8): 26-27.

[76] SILVA V V, DOMINGUES R Z, LAMEIRAS F S. Microstructural and mechanical study of zirconia-hydroxyapatite (ZH) composite ceramics for biomedical applications[J]. Composites science and technology, 2001, 61(2): 301-310.

[77] INUZUKA M, NAKAMURA S, KISHI S, et al. Hydroxyapatite-doped zirconia for preparation of biomedical composite ceramics[J]. Solid state ionics, 2004, 172(1-4): 509-513.

[78] RODRIGUES C V M, SERRICELLA P, LINHARES A B R, et al. Characterization of a bovine collagen-hydroxyapatite composite scaffold for bone tissue engineering[J]. Biomaterials, 2003, 24(27): 4987-4997.

[79] TANG C Y, XIE X L. In-situ co-polymerization process for preparing in-organic filler-reinforced polymer-matrix composites: US Pat 6602933[P]. 2003-05-29.

[80] GONG X H, TANG C Y, HU H C H, et al. Improved mechanical properties of HIPS/hydroxyapatite composites by surface modification of hydroxyapatite via in situ polymerization of styrene[J]. Journal of materials science: materials in medicine, 2004, 15(10): 1141-1146.

[81] 全大萍, 卢泽俭, 李世普, 等. 聚 DL-丙交酯/羟基磷灰石(PDLLA/HAP)复合材料(I): 制备及力学性能[J]. 中国生物医学工程学报, 2001, 20(6): 485-488, 515.

[82] 巫辉, 赵建国, 刘东, 等. 碳纤维/玻璃纤维混杂增强 PMMA 复合材料界面状态与结构的表征[J]. 玻璃钢/复合材料, 1993(6): 12-16.

[83] 曾丽平, 郭申, 曹丽云, 等. 碳纤维改性 HA/PMMA 生物复合材料力学性能的研究[J]. 塑料科技, 2009, 37(1): 52-55.

第5章

医用高分子材料

5.1 概　述

医用高分子材料的研究一直以来是一项热门课题。20 世纪 70 年代以后，随着功能高分子材料在理论和实践上的不断发展与创新，产生了大量新型医用高分子材料。科学家预言，在未来除大脑以外，所有的人体器官都可以用人工器官替代。在前面的章节中可以看到，植入材料的种类很多，而高分子材料的使用最为广泛，据统计，近 10 年来医用高分子材料的使用占全部生物材料的 47%。最主要原因是人体的各类器官本来就是由蛋白质等天然高分子材料构成的，而高分子材料在物理化学性质及功能上与人体各类器官更为相似，具有更好的生物相容性。

医用高分子材料按照材料的性质划分为生物惰性高分子材料和生物可降解高分子材料两类，植入材料属于前者。对生物惰性高分子材料，要求其不受体液环境中酶、酸、碱等的破坏，常见的有尼龙、聚硅氧烷、聚乙烯、聚丙烯、聚丙烯酸酯、碳氟聚合物、橡胶等，通常用于韧带、肌腱、皮肤、血管、骨骼、牙齿等人体软、硬组织器官的修复和替换。

1. 植入材料必须满足的条件

植入材料必须严格符合以下要求。

(1)化学惰性，不会因与体液接触而发生反应。

(2)对人体组织不会引起炎症或异物反应。

(3)不会致癌，高分子材料本身并没有比其他材料更高的致癌可能性。

(4)具有良好的血液相容性(最重要)。

(5)长期植入体内后其力学性能不会受到影响。

(6)能经受必要的清洁消毒措施而不产生物理性质和化学性质的变化。

(7)易于成形和加工成需要的复杂形状。

2. 高分子材料的生物相容性

生物相容性是指植入材料在植入生物体之后与机体之间发生一系列的生物反应并最终被生物体所接受的性质。对生物体来说，植入材料不管其结构、性质如何，都是异物。出于本能的自我保护，一般都会出现排斥现象。这种排斥反应的严重程度决定了材料的生物相容性。因此，提高医用高分子材料与机体的生物相容性，是开发新型植入材料关键所在。由于不同的高分子材料在医学中的应用目的不同，生物相容性又可分为组织相容性和血液相容性两种。

组织相容性是指材料与人体组织，如骨骼、牙齿、内部器官、肌肉、肌腱、皮肤等的相互适应性。组织相容性的要求包括活体组织不发生炎症、排异，材料不发生钙沉着等。高分子材料对组织反应的影响因素主要包括材料本身的结构和性质(如微相结构、亲水性、疏水性、电荷等)、材料中可渗出的化学成分(如残留单体、杂质、低聚物、添加剂等)、降解或代谢产物等。此外,植入材料的几何形状也可能引起组织反应。

血液相容性则是指材料与血液接触是不是会引起凝血、溶血等不良反应。提高血液相容性的表面修饰技术如下:①使表面带负电荷,提高对正电粒子的吸附作用;②提高表面亲水性,降低表面自由能,将聚乙二醇(polyethylene glycol,PEG)或肝素通过接枝方法固定在高分子材料表面上以提高其抗凝血性;③设计微相分离结构;④改变表面粗糙度。

5.2　高分子材料的特性

高分子材料是一类相对分子质量比一般有机化合物高得多的化合物。一般有机化合物的相对分子质量只有几十到几百,高分子材料是通过小分子单体聚合而成的相对分子质量高达上万甚至上百万的聚合物。巨大的分子质量赋予高分子材料有别于一般有机化合物特殊的物理、化学性质。通常高分子材料可以压延成膜,可以纺制成纤维,可以挤铸或模压成各种形状的构件,可以产生强大的黏结能力,可以产生巨大的弹性形变,具有质轻、绝缘、高强、耐热、耐蚀、自润滑等许多独特的性能。因此,人们将高分子材料制成塑料、橡胶、纤维、复合材料、黏合剂、涂料等一系列性能优异、丰富多彩的制品。

高分子材料的性能是其内部结构和分子运动的具体反映。掌握高分子材料的性能与结构的关系,为正确选择、合理使用高分子材料,改善现有高分子材料的性能,合成具有指定性能的高分子材料提供可靠的依据。

高分子材料的高分子链通常由上万到上百万个结构单元组成,高分子链结构和许多高分子链聚在一起的聚集态结构形成了高分子材料的特殊结构,如图 5-1 所示。因此,高分子材料除具有低分子化合物所具有的结构特征(如同分异构体、几何结构、旋转异构)外,还具有许多特殊的结构特点。高分子结构通常分为链结构和聚集态结构两部分。链结构是指单个高分子化合物分子的结构和形态,所以链结构又可分为近程结构和远程结构。近程结构属于化学结构,也称一级结构,包括链中原子的种类和排列、取代基和端基的种类、结构单元的排列顺序、支链类型和长度等。远程结构是指分子的尺寸、形态,链的柔顺性,以及分子在环境中的构象,也称二级结构。聚集态结构是指高分子材料整体的内部结构,包括晶体结构、非晶态结构、取向态结构、液晶态结构等有关高分子材料中分子的堆积情况,统称为三级结构。

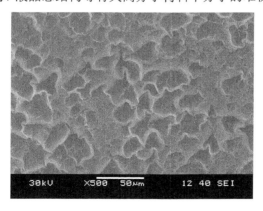

图 5-1　多孔高分子材料的断口电镜照片

5.2.1　近程结构

1. 高分子链的组成

高分子是链状结构，高分子链是由单体通过加聚或缩聚反应连接而成的链状分子。高分子链的组成是指构成大分子链的化学成分、结构单元的排列顺序、分子链的几何形状、高聚物分子质量及其分布。

高分子链的化学成分及分子链端部基团的化学性质对聚合物的性质都有影响。通常高分子是由碳-碳主链或由碳与氧、氮或硫等元素形成主链的高聚物，即均链高聚物或杂链高聚物。

高密度聚乙烯结构为 $-\!\!-\!\!\left(\,\text{CH}_2\text{CH}_2\,\right)_n\!\!-$，它是高分子中分子结构最为简单的一种，它的单体是乙烯，重复单元即结构单元为 CH_2CH_2，称为链节，n 为链节数，亦为聚合度。聚合物为链节相同、聚合度不同的混合物，这种现象称为聚合物分子质量的分散性。聚合物中高分子链以何种方式相连接对聚合物的性能有比较明显的影响。对于结构完全对称的单体(如乙烯、四氟乙烯)，只有一种连接方式，然而对于 $\text{CH}_2\!\!=\!\!\text{CHX}$ 或 $\text{CH}_2\!\!=\!\!\text{CX}_2$ 类单体，由于其结构不对称，形成高分子链时可能有三种连接方式：头-头连接、尾-尾连接和头-尾连接。

这种由结构单元之间连接方式的不同而产生的异构体称为顺序异构体。一般情况下，在自由基或离子型聚合的产物中，以头-尾连接为主(图 5-2)。用来作为纤维的高聚物一般要求分子链中结构单元排列规整，使聚合物结晶性能较好、强度高，便于抽丝和拉伸。

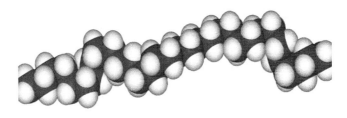

图 5-2　头-尾连接的高分子链

2. 高分子链的形态

如果在缩聚过程中有三个或三个以上的官能团的单体存在，或在加聚过程中有自由基的链转移反应发生，或双烯类单体第二键被活化等，则结构单元的键按顺序通常有无规、交替、嵌段和接枝之分，能生成支化的或交联的高分子。支化高分子又有星型、梳型和无规支化之分。支化若进一步发展，随着聚合度进一步加大，形成体型的网状结构。

1) 线型分子链

由许多链节组成的长链，通常卷曲为团状，这类高聚物有较高的弹性、塑性好、硬度低，是典型的热塑性材料的结构，如图 5-3(a)所示。

2) 支链型分子链

在主链上带有支链，这类高聚物的性能和加工成形能力都接近线型分子链高聚物。线型和支链型高分子加热可熔化，也可溶于有机溶剂，易于结晶，因此可反复加工成形，称为热塑性树脂。合成纤维和大多数塑料都是支链型高分子。

3) 体型分子链

分子链之间有许多链节互相交联，这类高聚物的硬度高、脆性大、弹性和塑性较低，这种形态也称为网状结构。体型高分子不溶于任何溶剂，也不能熔融，所以只能以单体或预聚状态进行成形，一旦受热固化便不能再改变形状，称为热固性树脂。热固性树脂虽然加工成形比较复杂，但具有较好的耐热性能和耐蚀性能，一般硬度也比较高。

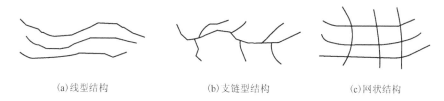

(a) 线型结构　　　　　　　(b) 支链型结构　　　　　　　(c) 网状结构

图 5-3　高分子链结构示意图

3. 高分子链的构型

构型是指高分子链中原子或基团在空间的几何排列顺序。构型表征了分子中最近邻原子间的相对位置，这种原子排列非常稳定，只有使化学键断裂和重组才能改变构型。构型分为旋光异构和几何异构两大类。

旋光异构是指有机物能构成互为镜影的两种异构体，表现出不同的旋光性。例如，饱和氢化物中的碳构成一个四面体，碳原子位于四面体中心，4 个基团位于四面体的顶点，当 4 个基团都不相同时，位于四面体中心的碳原子称为不对称原子，用 C^* 表示，其特点是 C^* 两端的链节不完全相同。有一个 C^* 存在，每一个链节就有两个旋光异构体。

根据它们在高分子链中的链接方式，高分子链的立体构成分为以下三种。

(1) 全同立构，全部由一种旋光异构单元链接。

(2) 间同立构，由两种旋光异构单元交替链接。

(3) 无规立构，两种旋光异构单元完全无规链接。

如果把主链上的碳原子排列在平面上，则全同立构链中的取代基 R 都位于平面同侧，间同立构链中的 R 交替排列在平面的两侧，无规立构链中的 R 在两侧任意排列。无规立构通过使用特殊催化剂可以转换成全同立构或间同立构，这种聚合方法称为定向聚合。

旋光异构会影响高聚物的性能，例如，全同立构的聚苯乙烯结构比较规整，能结晶，软化点为 240℃；而无规立构的聚苯乙烯结构不规整，不能结晶，软化点只有 80℃。又如，全同立构或间同立构的聚丙烯结构也比较规整，容易结晶，为高度结晶的聚合物，熔点为 160℃，可以纺丝制成纤维即丙纶；而无规立构的聚丙烯是无定形的软性聚合物，熔点为 75℃，是一种橡胶状的弹性体。通常由自由基聚合的高聚物是无规立构的，只有用特殊的催化剂进行定向聚合才能合成全同立构或间同立构的高分子。全同立构和间同立构的高分子都比较规整，有时又通称为等规高分子，等规度是指高聚物中全同立构或间同立构高分子所占的百分数。

另一种异构体是几何异构，由于聚合物内双键上的基团在双键两侧排列的方式不同，分为顺式构型和反式构型。例如，聚丁二烯利用不同催化系统，可得到顺式构型和反式构型，前者为聚丁橡胶，后者为聚丁二烯橡胶，结构不同，性能就不完全相同。

5.2.2　远程结构

1. 分子质量和聚合度

远程结构包括分子的大小与形态、链的柔顺性及分子在各种环境中的构象。分子质量是高分子大小的量度，但高分子的分子质量只有统计意义，只能用统计平均值来表示，如数均分子质量 M_n 和重均分子质量 M_w。高分子化合物不同于低分子化合物，其聚合过程比较复杂，使生成物的分子质量有一定的分布，即分子质量具有多分散性，不是均一的。要清晰地表明分子的大小，必须用分子质量分布。

聚合度也是表征高分子大小的参数，它是指高分子中所含的重复单元的数目，其值与分子质量成正比。聚合度也具有统计平均意义。分子质量和分子质量分布是影响材料性能的重要因素。试验表明，聚合物的分子质量或聚合度达到某一数值后，才能显示出有实用价值的机械强度，称为临界聚合度。不同极性聚合物的聚合度对机械强度的影响不同，强极性聚合物的临界聚合度较低，非极性聚合物的临界聚合度较高，弱极性聚合物则介于二者之间。对高聚物分子质量的控制，要综合考虑高聚物的使用性能和加工性能，高聚物的分子质量越大，机械强度越高。但分子质量增加后，分子间的相互作用力也增强，导致高温流动黏度增加，使加工成形变得困难。

分子质量分布对高分子材料的加工和使用也有明显影响，一般来说，分子质量分布窄一些有利于加工性能和使用性能的提高，如合成纤维和塑料。但有的聚合物恰恰相反，如天然橡胶，经过塑炼使分子质量降低、分布变宽才能克服原来的加工困难，便于加工成形。

2. 高分子链的构象及柔顺性

高分子链的主链都是以共价键连接起来的，它有一定的键长和键角。如 C—C 键的键长为 154pm，键角为 109°28′。高分子在运动时 C—C 键在保持键长和键角不变的情况下可绕轴任意旋转，这就是单键的内旋转。单键内旋转的结果使原子排列位置不断变化，而高分子链很长，每个单键都在内旋转，且频率很高(室温下乙烷分子可达 $10^{11} \sim 10^{12}$Hz)，这必然造成高分子的形态瞬息万变。这种由单键内旋转引起的原子在空间占据不同位置所构成的分子链的各种形态称为高分子链的构象。高分子链的空间形态变化频繁、构象多，就像一团任意卷在一起的钢丝一样，对外力有很大的适应性，受力时可表现出很大的伸缩能力。高分子这种能由链上原子或基团构象变化获得不同卷曲程度的特性称为高分子链的柔顺性。

高分子链的柔顺性与单链内旋转难易程度有关。分子结构对链的柔顺性有明显的影响，其中主链结构、侧基和链的长度都起作用。C—C 键上总带有其他原子或基团，这些原子和基团之间存在着一定的相互作用，阻碍了单键的内旋转；另外，单键的内旋转是彼此受到牵制的，一个键的运动往往要牵连邻近键的运动。因此大分子链运动往往以相连接的有一定长度的链段运动来实现。链段是指具有独立运动能力的链的最小部分，它一般包括十几到几十个链节，这样大分子链就可以看作由若干能独立运动的链段所组成。通常链段越短，大分子链柔顺性越大；链段越长，柔顺性越小。高分子链的柔顺性是高聚物许多性能不同于低分子物质的主要原因，尤其对高聚物的弹性和塑性有重要影响[1]。

5.3　人 工 器 官

人工器官是暂时或永久性地代替身体某些器官主要功能的人工装置，它是生物医学工程专业中一门新的学科，主要研究内容为模拟人体器官的结构和功能，用人工材料和电子技术制成部分或全部替代人体器官功能的机械装置和电子装置。当人体器官病损而用常规方法不能医治时，可以给患者使用一个人工器官来取代或部分取代病损的人体器官，补偿、修复或辅助其原有的功能。

人工器官的发展大致分为四个阶段。第一阶段是用于维持生命最低限度功能的人工器官，在患者需要时起到暂时性的辅助作用。第二阶段是用于替代主要部分或大部分天然器官功能的人工器官。此类人工器官不但能长期使用、维持人的生命，而且能使患者恢复健康，提高生活质量，如人工关节。第三阶段是用于完全代替天然器官功能的人工器官，如人工心脏瓣膜、人工血管、人工心脏起搏器等。这类人工器官在体内能很好地替代病损的器官，使患者恢复健康。第四阶段是具有超自然器官功能的人工器官。例如，人工机械手，其耐辐射、耐高温等性能均超过了天然手的功能。

人工器官发展的总趋势为：由体外型向体内型过渡，由大型向小型、微型发展，由短期应用向永久置换长期应用发展，其功能逐渐完善，可靠性不断提高。目前研究应用比较成功的有人工血管、人工食管、人工尿道、人工心脏瓣膜、人工关节、人工骨等整形材料；已取得重大研究成果，但还需不断完善的有人工肾、人工心脏、人工肺、人工胰、人工眼球、人工血液等；而一些功能复杂的器官，如大脑、肝脏、胃等还没有代用品。

5.3.1　人工器官分类

根据不同的分类方法，人工器官可以分为如下几类。

1. 按功能划分

(1) 支持运动功能的人工器官，如人工关节、人工脊椎、人工骨、人工肌腱、肌电控制人工假肢等。

(2) 支持血液循环功能的人工器官，如人工心脏及其辅助循环装置、人工心脏瓣膜、人工血管、人工血液等。

(3) 支持呼吸功能的人工器官，如人工肺(人工心肺机)、人工气管、人工喉等。

(4) 支持血液净化功能的人工器官，如人工肾(血液透析机)、人工肺等。

(5) 支持消化功能的人工器官，如人工食管、人工胆管、人工肠等。

(6) 支持排尿功能的人工器官，如人工膀胱、人工输尿管、人工尿道等。

(7) 支持内分泌功能的人工器官，如人工胰。

(8) 支持生殖功能的人工器官，如人工子宫、人工输卵管、人工睾丸等。

(9) 支持神经传导功能的人工器官，如心脏起搏器、膈起搏器等。

(10) 支持感觉功能的人工器官，如人工听觉(人工耳蜗)、人工晶状体、人工角膜、人工听骨、人工鼻等。

(11) 其他类，人工硬脊膜、人工皮肤等。

2. 按原理划分

(1) 机械式装置，如人工心脏瓣膜、人工气管、人工晶状体等。

(2) 电子式装置，如人工耳蜗、人工胰、人工肾、心脏起搏器等。

3. 按使用方式划分

(1) 植入体内式，如人工关节、人工血管、人工心脏瓣膜、心脏起搏器。

(2) 置于体外式，如人工肾、人工肺、人工胰。这些体外式人工器官实际上都是由电子控制的精密机械装置。

5.3.2　人工心脏和人工心脏瓣膜

人工心脏分为辅助人工心脏和完全人工心脏。辅助人工心脏分为左心室辅助、右心室辅助和双心室辅助，以辅助时间又分为一时性辅助(2 周以内)及永久性辅助(2 年以上)两种。完全人工心脏包括一时性完全人工心脏(以辅助等待心脏移植)及永久性完全人工心脏。人工心脏分类如图 5-4 所示。

人工心脏制作所选用的材料主要为高分子材料和金属材料。高分子材料用作人工心脏主体,金属材料(如镍-钛合金)主要作为人工心脏瓣膜、心室,其坚固性、轻质、表面光滑性适于人工心脏。

心脏瓣膜是心脏推动血液循环定向流动的生物阀门。人工心脏瓣膜是用机械或生物组织材料加工制造的一种用于替代病损心脏瓣膜功能的人工器件,是控制人工心脏血流的单向阀,人工心脏功能的好坏与瓣膜构造有密切关系。人工心脏瓣膜分为机械瓣和生物瓣两大类,早期阶段用球形瓣,现在常用碟形瓣及生物瓣。

理想的人工心脏瓣膜应:①符合心脏瓣膜生物流体力学性能的要求,即瓣膜开放阻力最小,瓣膜两侧无明显压力差;②材料和结构的理化特征和力学性能稳定,耐久性能好;③组织相容性和血液相容性好;④设计和制造便于外科移植手术的实施;⑤制造方便,价格合理。

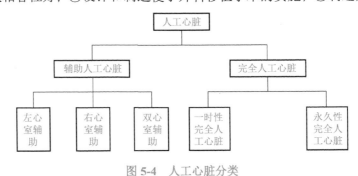

图 5-4　人工心脏分类

1. 人工心脏及心室辅助

1)组成

人工心脏及心室辅助基本上可以分为血泵、监测与控制系统、驱动装置、能源供给四个组成部分,如图 5-5 所示[2]。

心室辅助血泵分为脉动式和非脉动式。非脉动式心室辅助血泵从结构原理上分为滚子泵、离心泵、轴流泵(转子泵),其中轴流泵的血流动力学效果较好,实际应用较多。脉动式心室辅助血泵从结构原理上可分为隔膜式(膜式)血泵、囊式血泵、管型血泵及摆型血泵四种,后两类因血流动力学效果不好,已经很少使用。脉动式心室辅助血泵有各自分离的血流流入通道和流出通道,推动血流的高分子材料制作的弹性驱动膜或内囊,血液流入与流出通道上安装了人工心脏瓣膜和血泵外壳,采用正/负压力的空气、液体,用电磁力或机械力方式驱动膜或内囊按要求运动。脉动式双心室辅助血泵如果每搏量能够达到心脏的输出量,即可作为人工心脏使用。目前制作血泵常用的材料有硅橡胶、甲基硅橡胶、嵌段硅橡胶、聚氨酯、聚甲基丙烯酸甲酯、聚四氯乙烯、高分子复合材料等。高分子材料一直是人工循环的主要应用材料。针对人工心脏的特点,聚酯类有较好的应用前景,如乌拉坦(聚氨基甲酸乙酯)具有耐用、弹性好、抗老化、顺序性好、组织相容性好的特点。微创手术将人工心脏置入人体,或者将人工材料做成人体可降解材料,使其在一定时期功能完成后自然降解,以免除二次手术。人工合金对人工心脏也做出了较大的贡献,如镍-钛合金曾经作为人工心脏瓣膜、心室,其坚固性、轻质、表面光滑性非常适于人工心脏。近来有人做成镍-钛-锆合金人工心脏瓣膜、心室,其优越性更为突出。

人工心脏及心室辅助的监测与控制系统用来监测和控制工作状态，使之满足人体的循环生理需要，保障人工心脏或心室辅助正常运行，是动物或患者长期存活的重要条件。监测与控制系统从血泵功能、驱动装置运动的各项指标，以及血液循环、生理参数变换三个方面进行监测。

人工心脏及心室辅助的驱动装置为血泵的搏动提供动能，主要有五种驱动形式：机械、液动、气动、电动和磁力驱动。其中电动和磁力驱动装置是近年来研究的热点。此类驱动装置分为脉动式和非脉动式。可通过调节驱动电动机的电压，使电动机以变速或恒速转动，驱动装置以脉动或非脉动的方式工作。

人工心脏和心室辅助均需要依靠外加的能源供给推动血液循环。体外常用的能源供给方式有工频交流电源、电池、放射性核能源、生物能源。

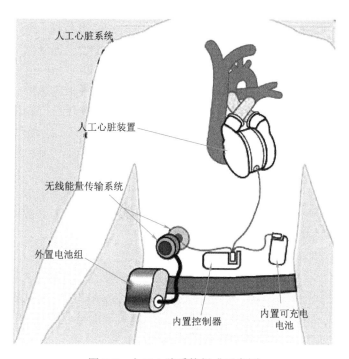

图 5-5　人工心脏系统组成示意图

2) 心室辅助装置

心室辅助装置 (ventricular assist device，VAD) 包括左心室辅助、右心室辅助和双心室辅助。左心室辅助中，血泵的流入管可与左心房或左心室相连，流出管均与主动脉相连；右心室辅助中，血泵的流入管插入右心房，流出管与肺动脉端侧吻合；双心室辅助中，血泵与自然心脏并联，即血泵流入管与自然心脏左右心房或心室相连，血泵流出管与自然心脏主动脉和肺动脉相连。

根据心室辅助装置的发展顺序、辅助血流动力学原理和装置本身特点，可将其分为三代[3]：第一代 VAD 主要指搏动泵，成功应用于临床移植过渡。有非植入式、植入式和全植入式 3 种，符合生理需求，自带瓣膜，其中临床应用较多的有 Thoratec PVAD、HeartMate XVE 等。第二代 VAD 为轴流滚动泵，包括 HeartMate II LVAD (图 5-6) 等。与第一代 VAD 相比，第二代 VAD 体积小，耐久性好，术后并发症少，患者生活质量明显提高。目前有超过 95% 的可植入式左心室辅助装置(LVAD)为轴流泵[4]。第三代 VAD 指离心泵，采用磁悬浮技术，理论上无摩擦、产热少、损耗小、耐久性更高，主要包括 HeartWare HVAD 等。

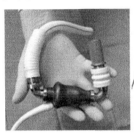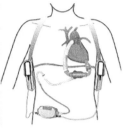

图 5-6　HeartMate II LVAD 示意图

目前临床应用的 **VAD 主要有隔膜泵和叶轮泵两种**[5]。隔膜泵模仿自然心脏而设计，它的核心结构是一个由柔韧性材料围成的腔囊。囊腔与自然心脏的心腔一样，用于容纳血液，腔两端连接进、出口导管，并在两接口处分别放置单向阀门瓣膜以保证血液单向流动。对囊腔壁施以外力时腔内容积被迫变化，容积减小时血液由出口流出，增加时则接纳从体内流入的血液。如此周而复始，完成泵血功能，与自然心脏的工作过程极为相似。叶轮泵为非仿生性的血泵，有离心泵、轴流泵及混流泵三种形式，均采用高速旋转的叶轮驱动血液单向流动，不需要单向阀门控制血流方向，克服隔膜泵体积大、结构复杂、工作寿命短、能耗高等缺点，尤其适合永久性植入人体内时采用。

3) 全人工心脏

全人工心脏(total artificial heart，TAH)是一种用于代替心脏下部两个腔室的设备。这两个被替代的腔室称为心室。如果一个病患由于心力衰竭到了晚期而导致两个心室都无法再发挥功能，就可能会利用到这种设备。

第一代全人工心脏系统是基于气动驱动的，已经通过美国食品药品监督管理局的应用许可，但是该类系统的经皮特性容易导致感染和患者生存舒适性的问题。基于电力驱动的第二代全人工心脏系统完全可以植入人体内部。美国马萨诸塞州丹佛市的 Abiomed 公司生产的 AbioCor[图 5-7(a)]可以完全独立永久性植入。它的基本原理是利用气压、液压或机械传动机构来驱使推板向前运动，带动柔性的隔膜，达到排血的目的，随后在血液充盈压力下(有时也使用适当负压)，驱使隔膜往回运动，使血泵达到充盈的目的。推板上装有磁铁块，泵外壳上装有霍尔(Hall)效应传感器，用来实时显示推板位置和排血量，信号反馈还可以用来控制血泵的充排频率，推板式结构的全人工心脏具有结构简单、运动平稳、耐用可靠、有利于防止血栓等优点，这是一般囊形血泵所不能达到的。Carmat 公司生产的 Carmat 全人工心脏通过电动装置推动两个心室完成射血功能[图 5-7(b)]，四个瓣膜(二尖瓣膜、三尖瓣膜、肺动脉瓣膜及主动脉瓣膜)均为牛心包瓣膜，能够减少抗凝药物的用量，减少出血、血栓等并发症。另外，该装置安装了许多感应器，可以感受心室压力的变化，以此满足患者运动或安静时相应心输出量的变化。Carmat 全人工心脏的电源系统从皮下穿出，外接两个可充电电池，可以自由活动，目前处于临床试验初期。

全人工心脏在进入临床应用之前，通常要经过体外和体内的测试，包括体外的循环模拟系统测试试验、体内的动物实验和体内的人体临床应用试验三个阶段。

全人工心脏虽然已批准进行临床应用，但是目前不能作为常规手术开展，只是作为心脏移植前的替代过渡治疗。全人工心脏要广泛应用于临床还要攻克许多技术难关。全人工心脏的体积大、植入后并发症(如感染、栓塞、脏器衰竭)的发生率高、耐久性差等缺陷使其不适合永久替代使用。但是随着相关技术成熟，全人工心脏移植术替代传统心脏移植术作为永久心脏替代也是完全有可能的。

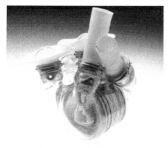
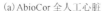
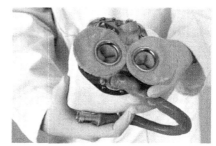

(a)AbioCor 全人工心脏　　　　　　　(b)Carmat全人工心脏

图 5-7　全人工心脏

2. 人工心脏瓣膜

人工心脏瓣膜是可植入心脏内代替原有天然心脏瓣膜，能使血液单向流动，具有天然心脏瓣膜功能的人工器官，主要分为球形瓣、碟形瓣、人体组织瓣、动物组织瓣等。常见的人工心脏瓣膜如图 5-8 所示。

人体组织瓣的应用有两种：同种异体移植(homografts)，是将一个瓣膜从一个人移植到另一个人；自身移植(autograft)，是从本人的一个部位移植到另一个部位。应用最多的自身移植是将肺动脉瓣移植到主动脉瓣，称为自体肺动脉瓣移植术(Ross 手术)。

动物组织瓣可选用：①机械瓣，瓣膜的主体用非生物类材料制成，如应用钛合金、不锈钢、低温热解炭、陶瓷、聚氨酯、高分子材料等，按机械原理加工制作；②生物瓣，以生物组织材料作为瓣膜的主体，例如，以同种或异种的半月瓣、牛心包、硬脑膜、阔筋膜、肺动脉、主动脉等为原料，按照人类半月瓣的结构制作或直接镶嵌在特制的瓣架上。为了解决机械瓣膜的抗凝问题，可以采用表面改性技术，即在做好的瓣膜上涂上一层具有很好的生物相容性和理化性能的材料，目前采用的涂层主要是热解炭，也有人提出更好的 Ti_2O /Ti_2N 梯度薄膜人工心脏瓣膜表面改性技术，但还不是很成熟。因为银离子能够抗菌，所以当前也有很多人研究将银离子注入热解炭中，以提高材料的抗菌性能[6]。

人工心脏和心室辅助血泵上的瓣膜是控制血泵血流的定向阀。人的心脏主要有四个瓣膜，分别为主动脉瓣膜、肺动脉瓣膜、二尖瓣膜和三尖瓣膜，通过它们的正常启闭，维持人体正常的血液流动。人工心脏和心室辅助功能的好坏与瓣膜的构造有密切关系，人工心脏瓣膜历经了数十年的发展，目前应用于临床治疗的人工心脏瓣膜主要为两大类——生物瓣和机械瓣，此外还有尚处于研究阶段的基因瓣。

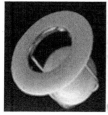
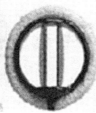
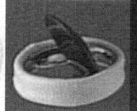
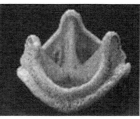

图 5-8　常见的几种人工心脏瓣膜

生物瓣是仿照人的主动脉瓣三个半月瓣的结构、用生物组织制作而成的，图5-9为其实物图。瓣膜材料主要有同种同体组织、同种异体组织和异种异体组织等。生物瓣由生物组织材料制作，因此具有很好的生物相容性，置入后不需或只需短期抗凝。生物瓣的血流通过瓣口为中心流，没有阻塞体、血流动力学性能好。但是由于生物瓣容易钙化、衰败、破损撕裂等，它的使用寿命较短，限制了它的临床应用范围。目前仍然没有有效提高生物瓣使用寿命的方法。生物瓣血栓栓塞率低，不需终身抗凝，也免除了抗凝所致的出血等并发症，但其耐久性较机械瓣差，平均工作寿命在10年左右。不过生物瓣失效后可再次换瓣。

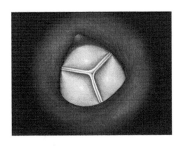

图5-9 生物瓣实物图

机械瓣是目前临床治疗中应用最广泛的人工心瓣组件，经过四代发展，现今市场上的人工心瓣大多为机械双叶瓣，两片半圆形状瓣片被安装在一个圆形外壳（瓣环）里，直径外围粘贴了一层缝环，以此促进与心脏组织的连接，在趋近真实的心脏血液流变环境下，组件随心脏跳动而张开、闭合，调节正常的血液流动。机械瓣结构稳定，运行寿命较长，但最大缺点是必须终生进行抗凝治疗，这对患者来说无疑是身心和经济上的双重负担。

随着基因工程技术的发展，基因瓣的概念被提出，它的原理是基于基因技术，在动物体内生长出人类基因的瓣膜，并用于心瓣置换。从原理来看，基因瓣具有与生物瓣同样优异的生物相容性与血流动力学性能，也更接近实际的人体心瓣构造，但目前动物病毒机理尚未研究成熟，无法有效地避免动物病毒对人体的感染，因此基因瓣还处于研究阶段。

机械瓣是最早临床应用且目前仍应用广泛的人工心瓣，占目前心瓣置换手术用量的90%以上。自从1960年Harken和Starr第一次成功将机械瓣植入人体心脏以来，经过几十年的发展，机械瓣为治疗瓣膜性心脏病提供了越来越有效、安全、方便的器械及技术支持。

机械瓣共经历了四代产品，第一代是笼球瓣，第二代是笼碟瓣，第三代是侧倾碟瓣，第四代是双叶瓣。笼球瓣和笼碟瓣由金属笼架和硅橡胶型阀瓣组成，属于周围血流型，跨瓣压差大，血流动力性能较差，容易形成血栓，目前基本上被弃用；侧倾碟瓣的碟片表面涂有各向同性热解炭，瓣架由金属整体加工而成，属于半周围血流型，跨瓣压差小，血流动力性能优于前两代，但目前基本上也很少用。双叶瓣是目前应用最广泛的机械瓣，也是当前机械瓣发展的主要方向。它由金属与高级复合材料制作而成，耐久性强，但须终生接受抗凝治疗。每日须服用抗凝药，定期化验。抗凝不当可发生栓塞或出血等危险。机械瓣一旦失效或卡瓣，病情常较危急。图5-10是一个全炭双叶瓣的照片，由瓣片、瓣架和瓣环三部分组成，瓣片由瓣架支承，瓣片和瓣架均由各向同性石墨精加工而成，表面涂有热解炭，两个瓣片打开合理，开口面积大，其启闭原理接近自然瓣，为中心血流型，明显改善了血流动力学性能及流场，瓣膜相关并发症降低到一个新水平。

用于制造机械瓣的材料必须具备良好的耐久性和抗血栓能力。目前使用最多的材料包括钛合金、不锈钢、低温各向同性热解炭和高分子材料等。卢永要等[7]将用于制造机械瓣主要组成部件的材料进行了归纳综述。

机械瓣材料研究的重点是阀体（瓣球或瓣叶）的材料。最初用于制造机械瓣阀体（瓣球或瓣叶）的材料一般采用硅橡胶和

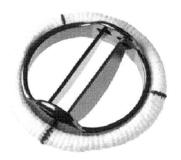

图5-10 全炭双叶瓣实物图

不锈钢，但是不锈钢易形成血栓且容易受到腐蚀，如果对硅橡胶不进行任何表面处理，同样也易形成血栓和发生降解。这两种材料并不是制造机械瓣的理想材料。目前用于制造机械瓣最流行的材料是低温各向同性热解炭(low temperature isotropic pyrocarbon，LTIC)材料，可采用流化床化学气相沉积(fluidized bed chemical vapor deposition，FBCVD)制备得到。表 5-1 给出了机械瓣主要部件的制作材料。

表 5-1　机械瓣主要组成部件的制作材料及应用实例

机械瓣组成部件	制作材料	应用实例
阀体	热解炭、硅橡胶、不锈钢、高分子材料(聚氨酯等)	St.Jude 双叶瓣、Starr-Edwards 笼球瓣、Bjork-shiley 侧倾碟瓣、Kay-Shiely 瓣等
瓣架	钛合金、不锈钢、热解炭、其他合金(如钨-铬-钴合金)等	Semloff-Sutter 瓣、Bjork-shiley 系列瓣、St.Jude 双叶瓣等
缝合体	聚四氟乙烯(Telfon)、Dacron 等	Starr-Edwards 系列瓣、Beale 系列瓣等

3. 人工心脏及瓣膜存在问题和展望

血栓和溶血问题仍然是当前和今后生物材料领域要研究的两大课题。血栓形成的根本原因是材料的生物相容性问题。解决方法基本上可分为两种：一是采用涂层的办法，使表面光滑，允许微栓形成，但不会形成大的血栓，从而不致影响正常的生理机能；二是采用粗糙表面，使血小板沉积在其上，形成假内膜，从而避免血栓形成。产生溶血的原因如下：一是血液与非生物材料接触面的大小有关，若接触面大，溶血程度就严重；二是血液的湍流运动及机械运动对血液的破坏，这可通过优化泵的结构来解决。

轴承密封问题是当今生物材料领域研究的另一个课题，由于对辅助时间要求的延长，又因叶片泵大多是转动泵，其存在的密封问题变得越来越重要。密封对转动血泵的使用寿命、力学性能、结构简化、溶血和血栓都起着至关重要的作用，磁悬浮轴承的应用为这个问题的解决提供了广阔的前景。然而，使用磁悬浮轴承又为泵的结构增加了复杂性，对缩小泵的体积不利。

从容积式血泵到叶片式血泵，再到轴流式血泵的大量研究可以看出体积小、操作方便、能迅速植入的血泵是血泵发展的一个趋势。总之，为了解决血泵存在的问题，血泵的研究正在结合多学科(如计算机、自动化、材料、医学、机械、力学、物理、数学等)中最新的成果，一步一步地趋向完善。

4. 心脏起搏器

心脏起搏器是一类在心肌收缩发生障碍时，可以通过外部电脉冲刺激心脏使其正常工作的电子器械，主要分为体外式和体内埋植式两种。体外式心脏起搏器使用方法简单，在紧急情况下使用，对患者进行抢救非常方便，还可根据患者的状况变换心搏数。但是如果长期使用，在放置电极的部位容易发生感染。体内埋植式心脏起搏器将起搏器植入患者腹部或腋窝皮下，对长期使用者非常方便，但起搏器心搏数固定也会带来各种问题。近年来已经研制出可以变动心搏数的诱导型起搏器。电极和接收器植于体内，用发送器在体外控制，这样便可以根据情况变更心搏数。

5.3.3　人工肺

人工肺，又称氧合器，是指用来取代人体肺功能，用于血气交换、调节血内氧气和二氧化碳含量的装置。以往仅应用于心脏手术的体外循环，需和血泵配合工作，称为人工心肺机。理想的人工肺应具有如下特点：①材料柔软，能直接注入胸腔；②血液灌注压强小于1.9998kPa；③具有良好的血气交换功能；④材生物相容性好；⑤每分钟提供超过200mL的氧气和二氧化碳交换功能。

人工肺是一项生命支持技术，可以在自身肺功能出现衰竭不能维持人体器官充分的氧供时使用，未来将可能实现植入人体并永久性地部分或完全替代人体肺功能。

1. 人工肺组成

人工肺是利用特殊人工装置将回心静脉血引出体外，进行气体交换、调节温度和过滤后，输回体内动脉的生命支持技术。如图 5-11 所示，其基本装置包括以下几部分。

(1) 血泵：驱使体外氧合血单向流动，回输体内动脉，代替心脏排血功能。

(2) 氧合血单向流动装置。

(3) 氧合器：氧合静脉血，排出二氧化碳，代替肺进行气体交换。

(4) 变温器：利用循环水温与导热薄金属隔离板，降低或升高血液温度。可作为单独部件存在，但多与氧合器组成一体。

(5) 滤器：由 20～40μm 微孔的高分子材料滤网组成，放置于动脉供血管路，用于有效滤除血液成分或气体等形成的微栓。

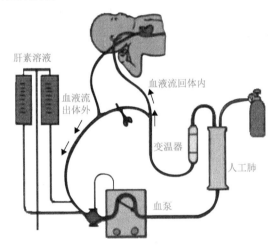

图 5-11   人工肺工作原理图

2. 人工肺分类

(1) 鼓泡式氧合器[图 5-12 (a)]是目前应用最广的氧合器。血液被氧气(或氧与二氧化碳混合气)吹散过程中进行气体交换，血液中形成的气泡用硅类除泡剂消除，根据形态有筒式和袋式。鼓泡式人工肺对静脉血直接吹氧气，血气直接接触，对血细胞破坏大，容易产生气栓，对患者身体伤害较大，不安全。

(2) 膜式氧合器[图 5-12 (b)]，用高分子渗透膜制成，血液和气体通过半透膜进行气体交换，血气不直接接触，血液有形成分破坏少，其外形有平膜式和中空纤维式。膜式人工肺以人工高分子半透膜模拟人体血气屏障，即利用疏水性的带微孔的中空纤维膜作为血液和气体的分界面进行血气交换，血液和气体不直接接触，因此血液损伤小，气体因膜两侧分压不同而自由通过膜，液体却不能通过，从而避免了血膜和鼓泡式人工肺中蛋白质变性、溶血发生、血小板耗竭、氧合性能有限、预充量大、消毒困难、操作烦琐等问题的发生，具有气体交换能力高、血液破坏轻的特点。膜式人工肺已成功地用于临床医疗过程。

膜式人工肺是随着膜材料的发展而发展的。第一个膜式人工肺出现于 1955 年，膜材料用的是聚氯乙烯。真正实用的膜式人工肺出现于 1960 年，膜材料为硅橡胶。1980 年以后，出现了各种高分子材料制成的各种形式的膜式人工肺，膜材料有聚酯、聚乙烯、聚丙烯、聚苯乙烯、聚四氟乙烯、醋酸纤维素、乙基纤维素、硅橡胶等。膜式人工肺的结构形式有平板型、中空纤维管型、液膜型(用氟碳化合物)和透析型。20 世纪 80 年代，我国的鼓泡式人工肺和聚丙烯中空纤维管型膜式人工肺均研制成功。

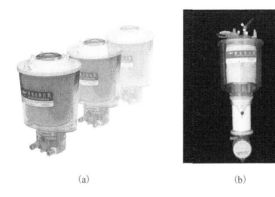

(a)　　　　　　　　　(b)

图 5-12　鼓泡式氧合器(a)和膜式氧合器(b)示意图

3. 人工肺问题

目前，医疗界在全力开发生物功能化、小型化、体植化的人工脏器，在膜技术方面急需解决的问题主要有以下几点。

(1) 膜的血液相容性和组织相容性：除了可采用已有的方法(如表面引入抗凝血剂肝素，利用各种物理化学方法对材料表面进行改性处理；伪饰材料表面如血管内皮化、白蛋白钝化及磷脂样表面；膜钝化涂层)，还可与生物技术相结合，以高分子膜材料为载体，利用控制释放技术长效、高效、低副作用地优化膜的血液相容性、组织相容性。

(2) 膜的结构：开发具有内在网络通道的立体框架结构，扩大膜有效面积，提高反应效率。

(3) 膜污染的防治：针对不同的膜材料和蛋白质，优化膜操作策略和膜组件的结构设计，改善血液流动，防止蛋白质的膜污染。

5.3.4　人工肾

肾脏(kidney)是人体的重要排泄器官，其主要功能是过滤形成尿并排出代谢废物，调节体内的电解质和酸碱平衡。肾脏具有内分泌功能，通过产生肾素、促红细胞生成素、前列腺素、$1,25\text{-}(OH)_2D_3$ 等，参与血压调节、红细胞生成和钙的代谢。

人工肾又称人工透析机，是用人工方法模仿人体肾小球的过滤作用，在体外循环的情况下，去除人体血液内过剩的含氮化合物、新陈代谢产物或逾量药物等，调节水和电解质平衡，以使血液净化的一种高技术医疗仪器。人工肾是一种透析治疗设备。透析疗法包括血液透析、血液滤过、血液灌流和腹膜透析，是分别应用血液透析机、血滤机、血液灌流器和腹膜透析管对患者进行治疗的技术。

人工肾的原理为：从患者动脉将血液引流出来，在人工肾经过透析后再从静脉输入患者体内。它的核心部分是一种用高分子材料(称为膜材料)制成的透析器。这种膜材料具有半通透特性，可代替肾小球以实现其毛细血管壁的滤过功能，达到血液净化的目的。现用的膜材料有用化学方法从棉花中提取的再生纤维素和改良纤维素，以及一些高分子材料如聚丙烯腈、聚酰胺、乙烯-乙烯醇共聚物、聚甲基丙烯酸甲酯等。当今世界上有 300 多种产品的人工肾，所用透析膜材料有 30 多种。

根据吉布斯-唐南效应（Gibbs-Donnan effect）膜平衡原理，用半透膜将引出人体的血液与专门配制的透析液隔开。由于血液和透析液所含溶质浓度的不同，及其所形成的渗透浓度差，包含代谢产物的溶质（如尿素、肌酐、尿酸，以及废物硫酸盐、酚和过剩离子 Na^+、K^+、Cl^-）在浓度梯度的驱动下从浓度高的血液一侧，通过半透膜向浓度低的透析液一侧移动（称为弥散作用）；水分则从浓度低的一侧向浓度高的一侧转移（称为渗透作用），最终实现动态平衡，达到清除人体代谢废物和调节水、电解质和酸碱平衡的治疗目的。

人工肾由三部分组成：血液净化系统（透析器）、透析液供给系统和自动控制系统，血液透析回路如图 5-13 所示。常用的透析器是由苯乙烯-丙烯腈共聚物注射成形的外壳与空隙纤维透析膜构成的空心纤维型结构，由内径 200μm、壁厚 30μm 左右的透析膜材料制成的 1 万～1.5 万根空心纤维，组装在直径 5～10cm、长 20～25cm 的圆柱状玻璃容器内。血液在空心纤维管内流动，透析液则环绕空心纤维管外四周流动，分别用泵驱动使血液和透析液循环。常用的透析膜材料主要是纤维素和聚合物两大类，纤维素如铜氨纤维素、醋酸纤维素；聚合物如聚丙烯腈、聚酰胺、乙烯-乙烯醇共聚物、聚甲基丙烯酸甲酯等。当代人工肾由微机控制，可自动检测和控制渗透压（静脉回路压力和透析液压力之差）、透析液的温度及浓度，并能进行静脉回路气泡检测及报警、漏血检测及报警，以及透析液低电导检测及报警。

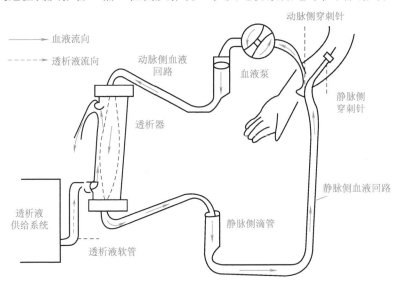

图 5-13　血液透析回路图

目前，由于肾功能衰竭患者不断增加，且缺乏合适的肾源，肾器官移植较难实现。因此，慢性肾衰竭主要的治疗手段还是血液透析。但是，血液透析滤过并非完全的肾替代治疗，它们只是提供了肾脏的清除滤过功能，并没有替代肾脏的自我平衡、调节、代谢和内分泌功能。因此，迫切需要寻找一种长期、完全的肾功能替代治疗的方法。空心纤维型人工肾尚在临床广泛使用，吸附型人工肾、超滤型人工肾正在研制中，最终使人工肾朝多功能、小型化的方向发展，我们期待佩戴式或便携式透析系统早日应用于临床[8]。科研人员采用 3D 打印技术配合人体自身细胞，使用加入细胞混合物凝胶的可生物降解支架，逐层构建出了肾脏。南卡罗莱纳医科大学的 Vladimir Mironov 和 Roger Markwald 博士成功打印出三维肾脏血管[9]。但这些发明在应用之前仍需进行大量临床试验。

未来的人工肾将向着植于体内的仿生肾发展[10]，使患者能摆脱费时费力的血液透析。它的发展与完善必将给肾功能衰竭的治疗带来革命性的改变，更有效地挽救或延长无数宝贵的生命。

5.3.5　人工肝

人工肝，又称人工肝支持系统(artificial liver support system，ALSS)，通过体外血液循环和某种特殊的器材实现对原有肝脏在功能上的支持，就是采用人工解毒、代替肝脏代谢及合成功能的方法，打破肝脏的恶性循环，稳定肝衰竭患者的内环境，为具有较强再生能力的肝细胞再生或为进一步肝移植而创造环境、争取时间。人工肝与其他内科治疗的主要区别在于前者主要通过"功能替代"治病，后者主要通过"功能加强"治病。

人工肝的研究始于 20 世纪 50 年代，国内主要用于急慢性肝功能衰竭的支持治疗，为自身肝细胞功能再生及功能恢复创造条件，国外主要作为肝移植前的暂时维持手段及移植后的肝脏最初无功能状态时的暂时替代，主要适应证有重症肝炎、肝衰竭、血小板减少性紫癜、多发性骨髓瘤、高血脂、全身性红斑狼疮、重症肌无力、药物中毒、重度血型不合妊娠。

人工肝根据其组成和性质主要可分三类：非生物型、生物型和混合型。

1. 非生物型人工肝

非生物型人工肝又称物理型人工肝，主要通过物理或机械的方法进行治疗，如血浆置换、胆红素吸附等。

早期基本上借鉴血液净化技术发展人工肝，主要缘于肝衰竭与肾功能衰竭有相似之处，同为解毒器官，功能衰竭后均引起体内毒性物质的积聚，并引起一系列病理生理改变，借鉴血液透析技术原理，达到清除肝毒性物质的目的，治疗肝性脑病，挽救肝衰竭患者的生命。较常用的方法有血浆置换(plasma exchange，PE)、血浆胆红素/氨/药物吸附(PA)、全血灌流(HP)、血液滤过(HF)等。较少开展的方法有血液透析加吸附(Biologic-DT)、双重滤过血浆置换(DFPP)等。

目前以血浆置换在国内外应用最多，它是最为常用的中间型人工肝，如图 5-14 所示。采用血浆分离器将患者血浆从全血中分离并弃去，同时代之以新鲜冷冻血浆或人血白蛋白等溶液。此方法在去除血液中胆红素、内毒素、细胞毒性因子等有害物质的同时，补充多种生物活性成分。成人一次置换 3000～3500mL 血浆并适当补充部分白蛋白及其他液体，可使患者血清中的内毒素、胆红素、肿瘤坏死因子等有害物质迅速减少 35%～60%，同时补充的凝血因子、补体、白蛋白、纤维蛋白等所需成分迅速在体内发挥作用。伴随血液中毒性物质的减少，临床症状也有较为明显的改善。血浆置换是较为成熟的肝脏替代疗法，但需消耗大量新鲜冷冻血浆，易发生人类免疫缺陷病毒(HIV)和肝炎病毒的传播，少数患者可出现过敏反应，置换过程中同时去除了患者体内有益的物质。血浆置换的不良反应主要有血浆过敏、血压下降、出血及局部血肿、灌流及分离器堵塞，以及异体血浆潜在的感染。胆红素等毒物吸附主要的不良反应还有血小板及血浆白蛋白下降等。

血浆胆红素吸附是另一常用和公认的非生物型肝支持技术。它是将分离器分离的血浆再经一特殊的吸附柱吸附去除部分胆红素等，然后回到患者体内。类似的吸附方法还有活性炭血氨及毒素吸附及直接血液灌流(吸附)等，不同之处主要在于吸附柱性质及对目标吸附物的选择。

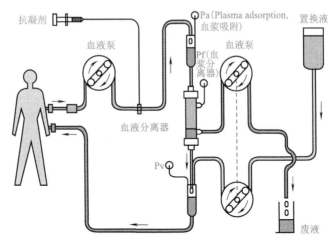

图 5-14 血浆置换示意图

血液透析(hemodialysis)是通过半透膜把血液与透析液隔开，中、小分子物质借助浓度梯度在膜两侧扩散，从而达到清除血液中有毒物质的目的。使用聚丙烯腈膜进行血液透析，能透析出分子质量 15000Da 以内的物质，包括尿素、氨、胆红素、肌酐及无机磷酸盐等。

血液滤过是利用一种大孔径的膜，依靠液体静压力差作为跨膜压，使血液中的毒性物质经过膜滤过而清除，对中分子物质的清除更有效。

血液透析滤过是在血液透析的同时，在透析液侧加负压，并使用更大孔径的半透膜，可使大于孔径的物质被抽吸入透析液中，因此兼具有透析和滤过的特点，使清除中、小分子毒性物质的效果更为理想。

血液灌流是用树脂、活性炭等材料进行血液或血浆灌流，可有效吸附肝衰竭患者血液中的毒性物质，是早期人工肝支持的常用方法。肝衰竭患者血液中的白细胞抑制因子、抑制肝细胞生长的细胞毒性物质，以及芳香族氨基酸、酚、吲哚、短链脂肪酸等均可被吸附。树脂具有良好的吸附性能，但与血液生物相容性差，容易减少血小板及白细胞。血液灌流的最大缺点是吸附材料本身选择性较差，在去除患者体内毒性物质的同时，也吸附了一些机体有用的物质，如白蛋白、肝细胞生长因子等物质，虽然可显著改善肝衰竭患者的肝性脑病，但死亡率没有明显下降。血液灌流目前主要用于解毒，尤其是其吸附胆红素的作用使其常与其他人工肝联合使用。

血液透析吸附是在透析液中加入吸附材料和吸附剂，兼有透析与吸附双重功能。吸附物质过程与血液灌流相似，但是由于吸附剂提供了极大的表面积，同时可通过透析液持续去除毒性物质，因此具有很高的去毒能力。用精制粉末炭、阳离子交换剂、电解质、大分子溶剂及其他化合物组成的混合悬液状吸附剂，其中直径 $1\sim75\mu m$ 的粉末炭，可以提供 $300000m^2$ 的有效吸附面积，具有较长的时间充分吸附毒物。采用纤维素透析膜将吸附剂与患者血液分隔，利用流体动力学原理，改变施加于吸附剂悬液的正压和负压来推动血流，从而省略了血泵，不需要使用肝素，简化了血流循环并提高了安全性。

肝功能衰竭时不仅肝脏解毒功能不全，其合成、分泌、转化功能也严重受损，单纯以非生物型人工肝治疗难以解决这一问题。另外，由于在清除毒物的同时机体一些有用的成分如促肝细胞生长因子也被清除,因而非生物型人工肝的疗效是有限的。

2. 生物型人工肝

1956 年,Sorrention 提出人工肝的概念,并最先用新鲜肝组织制成匀浆,证实其具有解毒能力,可代谢水杨酸、巴比妥和酮体,并能将氨合成为尿素。生物型人工肝为将生物部分(如同种及异种肝细胞)与合成材料相结合组成特定的装置,患者的血液或血浆通过该装置进行物质交换和解毒转化等。生物型人工肝的发展历史见表 5-2。

表 5-2　生物型人工肝的发展历史

年份	研究者	技术
1956	Sorrention	人工肝组织匀浆
1958	Hori	带有离子交换反应器的交叉血液透析
1958	Mikami	肝组织片和冻干肝组织粒
1965	Eiseman	体外肝灌流
1967	Burnell	人与人之间的交叉血液循环
1973	Matasummara	分离的鼠肝细胞于装置中
1976	Denti	固定化提取的肝脏酶类
1978	Wolf	肝癌细胞于毛细管型中空纤维装置
1980	Kasai	分离的狗肝细胞于 PAN 中空纤维膜装置中
1980	Lie	体外狒狒肝灌流
1980	Brunner	使用亲脂中空纤维膜的酶解毒
1986	Demeteion	游离的肝细胞附着于右旋糖酐微载体上
1986	Miura	海藻酸钙凝胶包裹肝细胞
1987	Matsumura	细胞悬液透析器型人工肝治疗第一例肝衰竭
1988	Uchino	多层平板式生物型人工肝
1989	Margulis	肝细胞+活性炭治疗 59 例肝衰竭
1990	Dunn	游离肝细胞置于透析器中
1991	Dixir	使用基质凝胶包裹的肝细胞
1992	Sussman	固定化人肝细胞癌细胞株
1993	Roaga	混合生物型人工肝临床应用
1996	Eillis	ELAD 人工肝临床应用
1996	Gerilar	建成新型三维立体型生物反应器
1999	Rozga	Hepat Assist 2000 型 BAL 进入Ⅲ期临床

生物型人工肝具有解毒、分泌、合成及转化等多种类似自然肝的功能与作用。所用细胞最好是人源非肿瘤细胞系,同时易于大量长期培养并具有较高的生物活性。目前研究较多的有原代培养的异种动物如大鼠、兔、猪等的肝细胞,其中原代培养的猪肝细胞是目前研究最多的一种细胞,在临床应用中取得较好的效果。

生物型人工肝的发展以肝细胞的应用为界,分为早期生物型人工肝和现代生物型人工肝。

早期生物型人工肝包括交叉血液循环、体外肝灌流、交叉血液透析,以及由肝组织片、匀浆、冻存颗粒等组成的灌流装置。

现代生物型人工肝专指以培养肝细胞为基础的生物或混合生物型人工肝支持系统,是细胞生物学、生物化学、材料科学及工程学发展的体现和结合的产物，得益于细胞分离、培养技术和中空纤维技术的提高与发展，并形成与正常肝脏最为接近的人工肝支持系统。

生物型人工肝主要由生物反应器、高活性和功能的培养肝细胞及循环辅助系统组成。其原理为：将肝细胞置于生物反应器中，患者血液或血浆在循环辅助装置的作用下流经生物反应器时通过半透膜或直接与培养肝细胞之间进行物质交换。

3. 混合型或杂交型人工肝

肝功能衰竭患者血中的毒物对培养的肝细胞有毒害作用，可影响肝细胞的活力和治疗效果，因此一般先将患者血浆经非生物型的胆红素或其他吸附装置吸附，再进入生物反应器中循环。使用异种细胞存在着潜在的免疫反应、动物传染病传播到患者，以及伦理学等问题。

混合型人工肝是由生物型及非生物型组成的具有两者功能的人工肝支持系统，以高活性的材料为载体培养肝细胞，借助其活跃的生物学功能，模拟正常肝脏的各种功能，同时结合血浆灌流、血浆转换等非生物型装置组成支持系统。混合型人工肝支持系统组成如图5-15所示。混合型人工肝的两大功能作用为：①生物合成功能与作用。混合型人工肝的血浆置换、血液吸附过滤等技术方法在生物合成方面的作用有两种，一是通过大量置换新鲜冰冻血浆，人为补充生物活性物质；二是通过对肝衰竭时体内大量毒性物质的处理，间接减轻培养肝细胞的压力和毒性作用，增加肝细胞活性，维持生物合成功能。②转化解毒功能与作用。混合型人工肝中培养的肝细胞可对急性肝衰竭患者体内酚、胆汁酸、肝红素等代谢产物进行特异性的转化清除。

混合型人工肝的构建原则是：①以生物型人工肝为主，培养肝细胞为基础，生物反应器为载体，使生物型人工肝部分具备应有的生物合成、转化代谢、解毒排泄等基本功能，并尽可能使之功能强大；②以非生物型人工肝为辅，所用方法应对生物型人工肝有补充和增强作用。构建方法主要包括组合式和结合式。组合式是指非生物型人工肝与生物型人工肝的关系较松散或自由，分步实施、相对独立；其优点是可根据患者的情况随意组合、针对性强、灵活多样。结合式是指非生物型人工肝与生物型人工肝联系紧密，各部分同时工作，各尽其责；优点是所选非生物型人工肝方法与生物型人工肝治疗同步进行，系统同时实施不同方式的治疗，治疗过程紧凑、效率高。

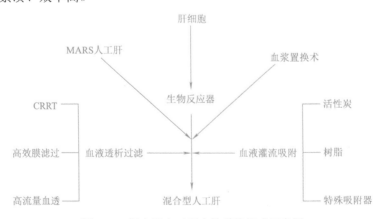

图5-15　混合型人工肝支持系统组成示意图

5.3.6　人工耳蜗

人工耳蜗，又称电子耳蜗，或人工电子耳，是模拟人体耳蜗生理功能的电子装置，由体内和体外两部分组成。它能将通过外耳传入的声能转换成电能，通过植入鼓阶、圆窗或耳囊内的电极，直接刺激耳蜗内残余的听神经纤维，使聋人产生听觉。人耳结构和人工耳蜗示意图分别见图 5-16、图 5-17。

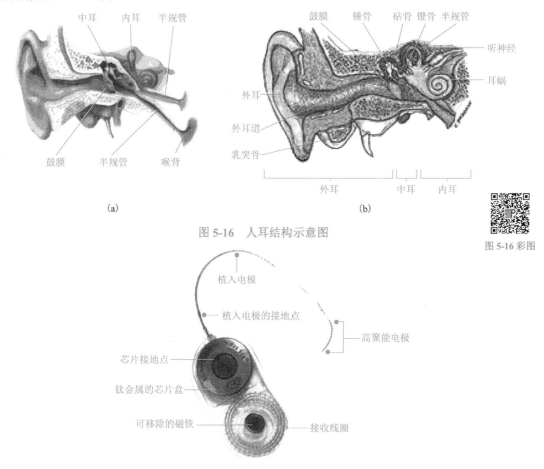

图 5-16　人耳结构示意图

图 5-16 彩图

图 5-17　一种常见的人工耳蜗

1. 听觉产生的原理

图 5-18 为声波通过时的耳蜗形态。耳蜗基底膜的机械特性和毛细胞的静纤毛的梯度变化是耳蜗对输入声波进行频率和空间分析的形态学基础。耳蜗基底膜的基底部分对高频敏感，顶部对低频敏感，人类语言频率为 500～3000Hz，与基底膜从底部算起的 10～25mm 的相应位置相对应。

当基底膜振动时，带动相连的覆膜及毛细胞的静纤毛发生剪切运动，使毛细胞表皮板的电阻发生变化，调制了通过毛细胞的电流，产生了耳蜗的感受器电位，这就是耳蜗的机械-电换能过程。

耳蜗感受器电位可以使毛细胞底部的表面膜电位发生变化，从而引起耳蜗神经末梢兴奋，产生突触后电位，又形成神经动作电位由耳蜗神经向中枢传递，从而形成听觉。

2. 人工耳蜗的发展历史

1790 年，Volta 首先发现电流刺激耳朵会产生听觉。

1957 年，Djourno 等将金属线放入聋人的耳蜗，并用交流电刺激，人工电子耳植入术的研究萌芽。

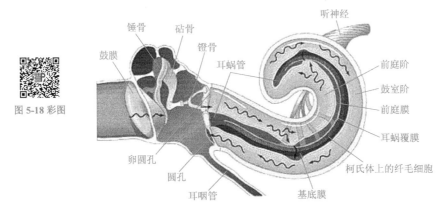

图 5-18 声波通过时的耳蜗形态

1957 年,埃伯哈特等发现人的听力系统可将声音区分为 24 个波道,听神经中某部分的纤维传导低音信号,相邻部分的纤维传导的声音信号就略高些,如此类推,构成一个可预见的模式。

1972 年,House 与 Urban 研发出单频道人工电子耳。

1984 年,澳大利亚 Clark 等研发出核式(nucleus)22 个频道人工电子耳。

目前人工电子耳的市场以多频道为主,澳大利亚的核式已发展到 24 个频道,此外,美国的 Clarion 有 8 个频道,奥地利的 MED-EL 40+则有 12 对电极。

人工电子耳效果好坏与频道多寡关系不大,取决因素在于语言处理策略(processing strategy)对信号处理的速度。

3. 人工耳蜗的原理及特点

人工耳蜗是模拟耳蜗的生理功能的电子装置,由体内和体外两部分组成,如图 5-19 所示。

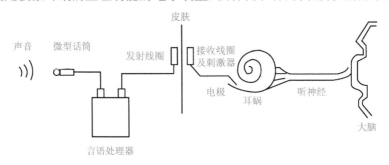

图 5-19 人工耳蜗(感应式)的组成示意图

体外部分像助听器一样戴在外部。微型话筒接收外界声能并转换成电信号;言语处理器根据特殊信号处理方案调制信号,处理过的信号被放大到一定幅度,送到发射线圈上;信号发送装置经电磁感应方式或经射频发射方式,再将信号传送到植入部分的接收线圈上。

体内部分的接收器/刺激器将信号放大后传送到电极上,放于颞骨上磨出的凹槽内;电极植入耳蜗的鼓室阶内,直接刺激残余的耳蜗神经成分。

大多数的听障患者的听觉毛细胞先天发育不良或受损;人工电子耳是在耳蜗内植入电极,越过发育不良或受损的听觉毛细胞,将声波转换为电波后直接刺激听神经再传至大脑;一般助听器只单纯放大声音,仍需经包含不良毛细胞的原有路径传导,语言辨识能力受到影响,特别是高频听力无法有效提升,所以人工电子耳效果比助听器更好。

4. 人工耳蜗的分类[2]

(1)按刺激波形分类。

① 模拟：通过电极提供连续变化的信号，这些信号通常是经过滤波和压缩的语音信号。

② 脉冲：使用双相的脉冲信号对耳蜗进行刺激。

(2)按信号传输方式分类。

① 经皮传输：由体外的发射线圈将控制信息和能量以射频发射方式通过皮肤传递给体内的接收线圈。优点在于皮肤是完全封闭的，可避免感染，但信号的传输会受到限制。

② 透皮传输：植入部分和处理器由一个固定在颅骨上的插座直接连接。优点在于连接简单、可靠，信号传输不受限制。但由于皮肤上有一个穿孔，有可能引起感染。

(3)单通道植入和多通道植入。

① 单通道植入：仅用一对电极，对耳蜗外一固定点进行刺激。该方式只能提供时域信息。

② 多通道植入：使用多对电极(4~22 对电极)对耳蜗内的不同区域进行刺激。该方式不仅能够提供时域信息，还能够提供位置-音调信息。

(4)蜗内植入和蜗外植入。

① 蜗内植入：将电极插入耳蜗的鼓阶内，电极距神经纤维越近越好。

② 蜗外植入：将电极放在耳蜗外部，依靠流过组织的电流刺激神经纤维。

(5)恒流植入和恒压植入。

① 恒流植入：系统提供受控的电流，此电流不受电极阻抗的影响。由于电刺激的影响，电极阻抗会随时间而发生较大变化，若这种变化导致刺激电流的变化，便会引起响度变化。恒流植入可解决这一问题。

② 恒压植入：系统提供受控的电压，但由于电极阻抗会发生变化，刺激电流会改变，这会导致响度失控。

5.3.7　人工皮肤

人工皮肤(图 5-20)是一种创面保护性覆盖材料，主要用于受创伤皮肤的治疗。传统人工皮肤由合成纤维制成，而新型人工皮肤采用血清蛋白对甲壳素微细纤维进行处理，以提高其吸附性，然后将甲壳素纤维切成长度为 5~15mm 的短纤维，用水作分散剂，用聚乙烯醇作黏合剂，制成非织造布，并切成适当大小，包装、灭菌，供临床使用。甲壳素人工皮肤耐溶解性强，便于表皮细胞长入，愈后不发生黏连，具有止血、镇痛的功效，并能抑制微生物、菌类的繁殖，促进伤口愈合。

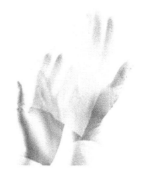

图 5-20　用于创伤覆盖的人工皮肤

人工器官目前只能模拟被替代器官 1～2 种维持生命所必需的最重要功能，尚不具备原生物器官的一切天赋功能和生命现象。同时人工器官还有许多应用关键技术问题尚未解决，如生物相容性表面技术、精密加工技术等，对这些方面进行更深入的研究可以为人工器官的发展提供更为广阔的空间，完善其功能，使其更能造福于人类。

5.4 医用黏合剂

目前，医用黏合剂在临床中有十分重要的作用。在外科手术中，医用黏合剂用于某些器官和组织的局部黏合和修补、手术后缝合处微血管渗血的制止、骨科手术中骨骼/关节的结合与定位、齿科手术中牙齿的修补等。在某些领域，医用黏合剂更有其他方法无可比拟的优越性，例如用黏合剂黏堵输精管或输卵管，既简便、无痛苦，又无副作用，必要时还可以很方便地重新疏通。

1. 理想的医用黏合剂应该具备的条件

(1) 在有水或组织液的条件下也能进行胶接。

(2) 常温常压下能与组织快速胶接。

(3) 在固化的同时能与组织产生较大胶接强度。

(4) 不显示毒性，不致突变，不致畸，不致癌。

(5) 不妨碍生物体组织的自身愈合。

(6) 本身无菌且能抑菌。

(7) 固化后胶体具有弹性或韧性。

(8) 呈单组分液态或糊状，不含非水溶剂。

(9) 在组织内可逐渐降解吸收、排泄。

(10) 常温下易于储存，用前不需要调配。

2. 医用黏合剂的分类

按照医用黏合剂的使用对象和性能要求可将其分成齿科用黏合剂和外科用(或体内用)黏合剂；按照用途，可将其分为软组织用黏合剂、硬组织用黏合剂。

1) 软组织用黏合剂

(1) α-氰基丙烯酸酯黏合剂。

基于 α-碳原子上—CN、—COOR 等极性基团的诱导效应，β-碳原子有很强的吸电性，在微量阴离子存在的情况下就能产生瞬间聚合反应，同时使聚合体形成多极性中心，为与黏接对象产生界面黏结力提供条件。该系列酯在生物体组织上聚合速度最快，因为蛋白质是组成生物体中各种细胞的基础物质，是氨基酸的线型高聚物，这类线型高聚物氨基酸是该系列酯单体聚合的第一类催化剂，一般加入量为 0.15%～1%，在常温下就会产生白烟并急速固化，体内水分也可加速该固化，因此，α-氰基丙烯酸酯类具备了迅速胶接生物组织的非凡结构。该系列酯有单组分、液态、无溶剂、室温固化、固化速度快、黏接强度高等特点。

α-氰基丙烯酸酯的聚合速度和对人体组织的影响与烷基的种类有很大关系。α-氰基丙烯酸甲酯的聚合速度最快，但对人体组织的刺激性也最大。随着烷基的长度和侧链碳原子数的增加，聚合速度降低，刺激性也减小。有组织曾对 α-氰基丙烯酸酯进行毒理学评价，其成人急性毒性试验结果为无毒级；致癌致畸试验结果为无致癌致畸性。另外，它还具有在体内分解、排泄等特点。较优异的性能令它广泛应用于皮肤创口，肝、肾、脾、肺或血管部位的接合和止血，术口吻合不留明显瘢痕。目前，国外该黏合剂品种有 Adhere、Cyanobond、Eastman910 等。国内比较有名的有 504 止血胶(主胶为 α-氰基丙烯酸正丁酯)、508 医用黏合剂(主胶为 α-氰基丙烯酸正辛酯)等[11]。

(2)血纤维蛋白黏合剂。

血纤维蛋白黏合剂的主要成分是浓缩的血纤维蛋白原、凝备酶、血液凝固第Ⅷ因子、抑肽酶等。该黏合剂是利用二次止血原理的生理功能性黏合剂，黏合不受血小板减少等血液凝固障碍的影响，不需要加热加压，固化比较迅速；黏合不受水分的影响，同组织的亲和性好，并可适度吸收，主要用于软组织手术创伤部位的止血，以及神经、胰血管的黏合等。

早在 1909 年就有人尝试从血液中提取凝血物质用于止血。1972 年奥地利开发成功黏合剂 FS 用于神经修复，研究还表明，在血纤维蛋白黏合剂中，低浓度凝血酶有利于骨骼、皮肤移植和各种外科手术后的愈合，而高浓度凝血酶有利于止血过程中快速血凝。

2)硬组织用黏合剂

(1)牙科用黏合剂。

牙科治疗和修复应用的黏接材料包括黏固剂、合成黏合剂和复合树脂。传统的黏固剂属于无机类材料，俗称水门汀，如磷酸锌等。近代发展了含有机化合物的改性材料，如丁香油、聚羧酸、玻璃离子体等。黏固剂主要用于固定修复，或正畸矫治器及附件等的黏固，也可应用于窝洞的基衬和暂时充填等方面。合成黏合剂多属于含活性双键的丙烯酸酯及其衍生物。

20 世纪 30 年代，德国曾推出以甲基丙烯酸甲酯为主体的黏接材料，用作正畸治疗和松动牙固定。50 年代，美国开发 α-氰基丙烯酸酯类快速黏合剂，用于牙龈切除、拔牙等手术伤口的止血和黏接，以代替缝合，作牙周敷料、治疗口腔溃疡，以及正畸牵引、松动牙固定等方面。这些早期黏合剂主要靠机械嵌合和范德瓦耳斯力形成黏接。

20 世纪 70 年代以后，开发了一些能与牙齿形成某种化学性联结的黏合剂，某些配方中含有偶联剂，此类单体中同时具有亲水性和疏水性活性基团，从而保证了对被黏接材料的充分浸润，又可防止过度吸水而发生剥离，达到牢固而持久黏接的目的。其中 4-META(4-甲基丙烯酰氧乙基偏苯三甲酸酯)和 phenyl-p(甲基丙烯酰氧乙基苯基磷酸酯)，已被广泛用作配制黏合剂。美国最早合成了 N-苯基氨酸-甲基丙烯酸缩水甘油酯(NPG-GMA)，随后又合成了 N-对甲苯基甘氨酸-甲基丙烯酸缩水甘油酯(NTG-GMA)和苯基甘氨酸对氯苯基缩水甘油酯(NPG-CGF)等。国内也合成了改性 N-苄基甘氨酯-甲基丙烯酸缩水甘油酯(NBG-GMA)等黏接性单体。目前较常用的合成黏合剂包括有机磷酸酯类黏合剂、4-META 类黏合剂、氨基酸酯类黏合剂、聚氨酯类黏合剂、醛类黏合剂等[12]。复合树脂的构成一般包括树脂基体、填料、交联单体、引发体系等。复合树脂早期以甲基丙烯酸甲酯作基体，目前以改性的丙烯酸酯作基体，如 Bis-GMA 国产 EB 型复合树脂的基体 EAM 是环氧树脂改性的丙烯酸酯及其衍生物；国产 CC-2 和 CC-3 型前后牙双糊剂复合树脂的基体 VDMA 是异氰酸酯改性的丙烯酸酯[13]。复合树脂已在国内外获得广泛应用，特别是在前牙修复方面，已基本上取代了传统的黏固剂，目前存在的问题是，对前牙化学固化型材料，如何改善色泽的稳定性和抛光性；对后牙固化型材料，怎样提高耐磨性和边缘密封性等[14]。

(2)骨组织用黏合剂。

通常人工骨和人工关节与骨组织的接合采用聚甲基丙烯酸甲酯骨水泥，由于其单体易引起细胞毒性反应，骨水泥与骨组织界面有纤维组织生长，形成厚的结合组织膜，同时伴有血压下降、聚合物的热效应对骨水泥四周产生损伤，以及结合力不充分等问题。近年来，磷酸钙系骨水泥越来越受到重视，磷酸钙系陶瓷能早期与骨质发生化学结合，一开始就形成牢固啮合。它的作用是使埋入骨内的材料表面活化，使在材料表面上形成的骨组织与骨直接结合。在生物体内，材料表面刚一溶出就从四周组织吸收钙、磷构成磷灰石层，同时，接近材料表面的骨组织有产生新生骨的功能，该新生骨与材料新生的磷灰石层直接结合，称为结合性形成骨。羟基磷灰石或定向性玻璃陶瓷等的反应层薄、界面结合力或机械强度高，有利于临床应用。

3) 皮肤用压敏胶

皮肤用压敏胶是由弹性体和增黏树脂组成的。所用原料可以是天然橡胶、苯乙烯-丁二烯-苯乙烯嵌段共聚物(styrene butadiene styrene block copolymer，SBS)、苯乙烯-异戊二烯-苯乙烯嵌段共聚物(styrene isoprene styrene block copolymer，SIS)、丙烯酸共聚物、有机硅共聚物、聚氨酯等。早期在该领域使用最多的是橡胶型压敏胶。由于天然橡胶易老化，往往需要添加多种辅助剂。天然橡胶具有油溶性，贴敷后，往往会被人体表面及内部分泌的脂肪成分所溶解，引起皮肤过敏和黏接力下降。以 SIS、SBS 等弹性体为主的热熔型压敏胶具有无色透明、无毒无味、黏接性好、耐老化等优点，广泛应用于妇女卫生制品及婴幼儿尿不湿等方面。最近，国内外报道了采用辐射交联和金属离子交联研制的丙烯酸酯热熔压敏胶，该胶具有众多优点。它与可见光引发剂共混而获得光敏性，遇光后通过乙烯基交联而降低剥离强度(最大降幅达 90%)。

医用黏合剂本身及其降解产物必须具有良好的生物降解性和生物相容性，研究过程中必须考虑生物、化学、临床、法律和物理等诸多因素。目前，完全理想的医用黏合剂尚未研究成功。但是，毫无疑问，医用黏合剂有广阔的应用前景。随着医用黏合剂的发展，它必将在人体中获得越来越广泛的应用。

5.5 药用高分子材料

药用高分子材料是指药物制剂本身及药物在生产加工过程中使用的高分子材料，是用于一定治疗目的的功能高分子，包括作为药物制剂成分之一的药物辅料与高分子药物，以及与药物接触的包装储运高分子材料。药物制剂直接作用于生物体，所以药用高分子材料必须具有安全、稳定、有效的性能。药用高分子材料的发展改变了传统的用药方式，开辟了药物制剂学的新领域，丰富了药物的类型，为临床治疗提供了新思路。

根据药用高分子材料的结构特点及用途，主要可以将其分为有药理活性的高分子药物、药物载体用高分子材料、高分子薄膜包衣及控释膜材料、常规医药包装用高分子材料等，其中前三种材料均参与构成药剂，即形成高分子药物制剂。此外，根据药用高分子材料的来源可将其分为药用天然高分子材料和药用合成高分子材料，以及利用天然或生物高分子进行结构功能改性的药用半合成高分子。药用天然高分子材料通常来源于自然界，具有较高的生物相容性，但纯度往往较低，产率低、提取难度较大，生产成本高；药用合成高分子材料以石油矿物为原料，经化学反应、微生物代谢或酶催化等方式进行人工合成，分子结构可控，产量充足，但生物相容性较低，容易引起免疫排斥等一系列副作用。

药用高分子材料需要进入人体消化系统、血液循环系统、神经系统，甚至嵌入人体组织，所以要求其具有极高的生物相容性和稳定性、无毒、无凝血作用。因此，一般药用高分子材料必须具备以下条件[15,16]。

(1)超高的纯度。不能包含反应单体小分子、添加剂、副产物等杂质，不会引起炎症和组织变异反应。

(2)优异的稳定性。不能使药物在体内流转过程中与生物体内环境产生副反应，从而生成有毒有害的副产物，对生物体构成危害。另外，作为嵌入包埋药物还需要一定的稳定持久性。

(3)药物作用完成后能顺利地被降解排出或消化吸收，不会因为药物驻留给机体造成次生伤害。

(4)载药材料应与药物本身匹配，不能影响药物的作用效果。靶向载药材料还应该具有一定的环境响应和释药性能，可根据体内环境做出药物释放反应，并提供合适的释药速率。

(5)药物包装储运材料应有一定的机械强度、气密性等。与低分子药物制剂相比，高分子药物制剂分子链大，具有高分子的通性，药物在机体内的用途不同，对高分子材料的要求也不尽相同。

5.5.1　药用天然高分子材料

药用天然高分子材料是指自然界中存在的、可作药物制剂及辅料的高分子化合物，如淀粉、壳聚糖、纤维素、透明质酸、海藻酸、明胶、糖蛋白等，其结构和性能各异，应用也各不相同。动植物和藻类是提取分离药用天然高分子材料的重要来源，绝大多数药用天然高分子材料具有无毒、性能稳定、生物相容性高的特点。药用天然高分子材料不仅用于药物制剂本身，也多用于缓释控制剂、纳米药物制剂、靶向给药系统、透皮治疗系统等。药用天然高分子材料按照其化学组成和结构单元可以分为多糖类、蛋白质类等。

1. 多糖类药用天然高分子

多糖是由多个单糖分子脱水缩合，通过苷键连接而成的一类高聚物。天然多糖的分子质量都很大，是自然界中结构复杂且庞大的糖类物质，一般为无定形粉末，分子链之间的苷键可以被酸或酶催化分解，容易被人体代谢利用或分解排出。多糖没有甜味和还原性，具有旋光性，在水中不能形成真溶液，只能形成胶体。多糖广义上可以分为均一性多糖和不均一性多糖。由一种单糖分子缩合而成的多糖为均一性多糖，淀粉、糖原和纤维素是均一性多糖的典型代表，它们都由葡萄糖组成。淀粉和糖原分别是植物和动物中的葡萄糖储存形式，纤维素是植物细胞的主要结构组分。

1)淀粉

淀粉广泛存在于植物的块状根茎和种子中，玉米、小麦、马铃薯及豆类中的淀粉含量最多，药物制剂中常用的淀粉以玉米淀粉为主。淀粉是天然存在的糖类大分子，它由直链淀粉和支链淀粉两类多糖分子组成，其结构单元是α-D-吡喃型葡萄糖，在各种淀粉中，直链淀粉占 20%～30%，支链淀粉占 70%～80%。淀粉颗粒在显微镜下多为角形或球形，直径在 3～35μm。淀粉表面的葡萄糖单元的羟基排列在内侧，其呈现一定的亲水性，能分散于水中，与水的接触角在 80°～85°。淀粉分子有的处于有序晶态，有的处于无序非晶态，在偏光显微镜下呈现出双折射现象。淀粉颗粒受热吸水膨胀，在冷却和储存过程中会重新排列，形成有序的结构，即发生了淀粉糊化和淀粉回生。在药物制剂中淀粉主要用作片剂的稀释剂、崩裂剂、助流剂、黏合剂等。

2) 纤维素

纤维素是植物纤维的主要成分，占植物体重量的 1/3，是自然界中最丰富的有机物，完整的植物细胞壁以纤维素为主，还黏连有半纤维素、果胶和木质素。药用纤维素的主要来源是棉纤维，棉纤维含纤维素 90% 以上，木材中的纤维素含量较少（约为 40%）。纤维素大分子是 D-葡萄糖以 β-1,4 糖苷键组成的大分子多糖，分子链为极长的线型多糖高分子，与直链淀粉相似，没有分支。纤维素中大量的羟基对纤维素的性质有决定性的影响，使得其可以进行氧化、醚化、酯化和接枝共聚等反应。此外，大量的羟基可以使纤维素分子内和分子间产生缔合氢键，影响其性质和反应能力。常见的药用纤维素为粉末状和微晶纤维素两种，可用作片剂的稀释剂、硬胶囊或散剂填充剂[17]。

3) 壳聚糖

壳聚糖是由 N-乙酰-D-葡萄糖胺以 (1,4) 糖苷链相连成的线性氨基多糖，在节肢动物的外壳或翅膀、菌类和藻类的细胞膜、软体动物的壳和骨骼中都含有大量的甲壳素和壳聚糖，其在自然界分布广泛，储量居于纤维素之后，是第二大天然高分子。通常甲壳素脱酰化之后形成含有游离氨基的壳聚糖（图 5-21），可溶于有机酸及弱酸稀溶液，形成透明黏性胶体。壳聚糖具有良好的生物相容性和降解性，降解产物对人体无毒无害，可作为药物制剂的多种辅料，如片剂黏合剂、控释药物的膜壳材料、薄膜包衣材料等[18-21]。

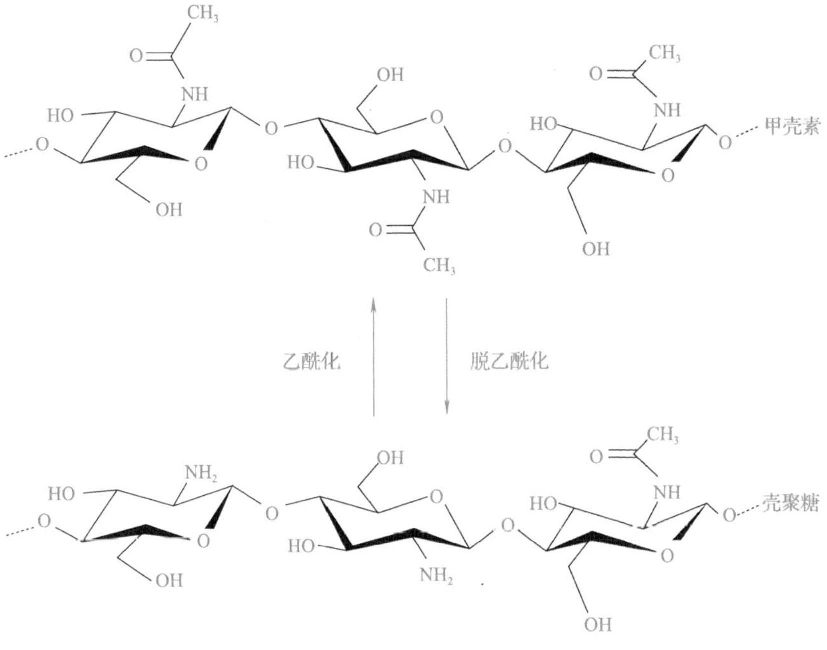

图 5-21 甲壳素和壳聚糖的转化[21]

4) 透明质酸

透明质酸是由 D-葡萄糖醛酸及 N-乙酰葡糖胺组成的双糖单位糖胺聚糖，是一种酸性黏多糖。透明质酸为白色无定形粉末，不溶于常用有机溶剂，有很好的亲水性，能高度水化，具有一定的黏弹性。透明质酸广泛存在于动物体内，关节腔内的透明质酸具有一定的支撑作用，与其他滑液成分共同作用，实现关节润滑的效果，临床常用透明质酸进行关节炎的治疗和加速伤口愈合，化妆品中也常用透明质酸进行皮肤功能修复。此外，透明质酸还有助于增强药物的活性，可以作为药物载体，延缓药物释放。

除以上常见的几种天然多糖之外，阿拉伯胶、瓜尔豆胶、菊糖、琼脂、硫酸软骨素等从化学结构上也属于天然多糖。

2. 蛋白质类药用天然高分子

1) 胶原

胶原是动物体内含量最多的一类蛋白质，是组成胶原纤维的一种纤维蛋白，广泛存在于哺乳动物的结缔组织和低等脊椎动物的体表。胶原单体是柱状蛋白质，由多肽链彼此以超螺旋的形式缠绕而成，含有 18 种氨基酸，多肽链中氨基酸的结构顺序不同，形成了多种胶原结构，现已发现了约 29 种胶原蛋白[22,23]。胶原在细胞内质网上合成，在高尔基复合体中进行修饰，最后在细胞外组装成胶原纤维。胶原具有一定的生物活性，能吸水膨胀，但不溶于水。胶原在生物体内可以降解，可作为给药系统的载体。此外，胶原在软组织修复和手术缝合中也有使用。

2) 明胶

明胶在结构上与胶原蛋白相关，是胶原部分水解后的产物，是一种亲水胶体，属于蛋白质大分子，其分子结构的特殊性决定了其独特的理化性质，由氨基酸构成的多肽链存在着亲水区和疏水区，因而明胶具有一定的表面活性。另外，明胶具有溶胀和溶解性，在热水中能完全溶解成溶液，不同溶液中可形成两性离子，等电点时溶胀吸水量最小[24]。明胶的热可逆性使得其大量用于制药工业，主要作为胶囊的囊材[25]。

3) 白蛋白

白蛋白是人体血浆中主要的蛋白质，约占血浆总蛋白的 50%，相对分子质量约 6 万，是血浆中分子质量最小的蛋白质，分子呈椭圆形。白蛋白分子中带有多种极性基团，对大多数小分子药物具有很高的亲和力，在药物运输中发挥作用。作为一种给药载体，蛋白质纳米粒子具有多种优势，例如，由于增加了对酶降解、免疫原性、吞噬和肾清除的保护，其稳定性和活性得到提高，从而延长了药物的半衰期(图 5-22)。白蛋白主要作为血浆替代品，能维持血浆正常的渗透压。白蛋白在体内无抗原性，可作为微球材料和抗癌药物载体，在机体内能降解吸收，安全性高，但价格昂贵。

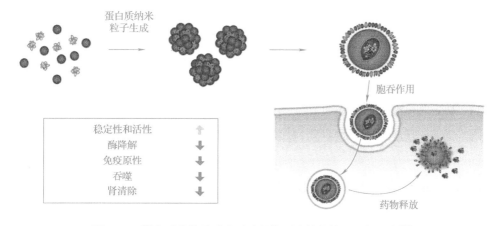

图 5-22 蛋白质载体通过胞吞过程将不溶性药物送入细胞内[26]

随着制药工业的发展，人们对药物的性能需求也逐渐提高，许多药用天然高分子材料已经不能满足临床应用，因此有必要进行结构上的修饰和改性，使药用天然高分子材料能更好地符合药物制剂的特殊需求。

5.5.2 药用合成高分子材料

用化学方法合成的分子质量高达几万的化合物即为合成高分子。合成高分子的主链主要是由碳原子以共价键结合起来的碳链，由于单键可以自由旋转，线型长链高分子在旋转的影响下保持直线状态的概率甚微。由于合成高分子都是长链大分子，又处于自然的蜷曲状态，所以不容易整齐排列成周期性的晶态结构。与药用天然高分子材料相比，药用合成高分子材料大多有明确的化学结构和分子质量，来源稳定，性质优良，可选择的品种及规格较多。另外，可以通过分子设计和新的聚合方法获得具有特定结构的高分子材料，满足不同类型药物制剂尤其是新型给药系统的需要，但必须对其中的杂质进行控制。

1）聚乙烯基类高分子

聚乙烯基类高分子及其衍生物种类繁多，如丙烯酸类均聚物和共聚物、聚乙烯醇及其衍生物、聚乙烯基吡咯烷酮及其衍生物、乙烯共聚物等，其中聚乙烯醇最具代表性，也是应用最广泛的一类合成高分子，是已经被《中华人民共和国药典》收藏的水溶性聚合物。由于乙烯醇单体极不稳定，所以聚乙烯醇由聚乙酸乙烯醇解生成，分子链上常有未水解完全的乙酸酯基团。聚乙烯醇是白色颗粒状，组成结构中的羟基对其物理化学性质影响较大。聚乙烯醇有很强的亲水性，在酯、醚、烃和高级醇中的溶解度极低。聚乙烯醇在结构上属于带有羟基的多元醇，羟基的醚化、酯化和醛化反应均能发生。聚乙烯醇对皮肤无毒无刺激，是一种安全的外用材料，其在血液循环后从肾脏排出。聚乙烯醇通常作为药物膜片的基材，是一种良好的成膜材料，也可以利用其亲水的特性制备成微球，用作控释药物的载体。

2）聚酯类高分子

聚酯类高分子通常具有很好的降解性能，聚原酸酯、聚己内酯、聚羟基脂肪酸酯和聚乳酸都属于聚酯类高分子。聚乳酸是迄今研究应用最广的聚酯类高分子，其具有很高的生物相容性和生物降解性，在人体内分解为乳酸，不会在器官聚集，最终分解为水和二氧化碳。聚乳酸主要由丙交酯的开环聚合和乳酸的直接缩聚而成，通常为浅黄色透明固体，能溶于常见有机溶剂，但在水、乙醚和烷烃类溶剂中不溶。聚乳酸的降解性能使其常用于手术缝合，控释给药的微囊、微球和填植剂等。

3）聚醚类高分子

聚醚类高分子是指含有环氧结构的化合物经开环并与含有活泼氢的有机化合物发生聚合反应，生成分子主链中含有醚键的高聚物，医药领域常用聚醚类高分子聚乙二醇及其衍生物。聚乙二醇是用环氧乙烷与水或者乙二醇逐步加成聚合得到的分子质量比较低的一类水溶性聚醚，聚乙二醇与很多化合物都有良好的相容性，分子链两端的羟基具有反应活性，能够发生脂肪族羟基反应。聚乙二醇在药物制剂中的应用十分广泛，如薄膜增塑剂、滴丸基质和片剂的黏合剂等，液态的聚乙二醇还可作为复合溶剂。

4）压敏胶

压敏胶可分为橡胶型压敏胶和树脂型压敏胶。医用常见的压敏胶有三种：聚异丁烯、聚丙烯酸酯和聚硅氧烷，这三种聚合物在化学性质和分子结构上差异较大，但都具有一定的生物惰性，对皮肤无刺激，不会引起系统毒性，适用于透皮吸收制剂及相关领域。

5）合成聚氨基酸

聚氨基酸属于生物降解高分子，对生物体无毒无害、无副作用，也没有免疫排斥，生物相容性高，在体内可通过水解或者酶解最终分解为小分子氨基酸，被机体吸收。聚氨基酸的侧链基团能直接键合药物，也能储存药物，可通过侧链的改性来调控药物的释放和自身的降解性。聚氨基酸可分为两类，一类是天然聚氨基酸，如蛋白质、活性肽和酶等；另一类是合成聚氨基酸，如聚赖氨酸、聚精氨酸、聚谷氨酸等。聚氨基酸通常作为抗癌药物的载体进行系统给药输送，也多见于外用辅料进行粘合、止血剂等。

6) 超支化聚合物

树状聚合物具有精确的纳米构造，通常呈现球形或者椭圆形结构，有丰富的表面官能团和较大的内部空间，能包埋和化学键合药物，并可以进行表面改性。研究最多的树状聚合物主要包括树枝状聚合物(dendrimers)和超支化聚合物(hyperbranched polymers)两大类。树枝状聚合物具有规整结构，但是通常树枝状聚合物的合成需要多步反应，且每步反应都需要加入过量单体并提纯，制备烦琐导致其价格昂贵，这限制了它的应用。超支化聚合物同样具有树枝状聚合物粒径小、多功能化等特点，但是超支化聚合物的合成简单，可以通过一锅法来合成。超支化聚合物表面含有大量的活性官能团，通过对高分子末端基团的功能化，可以制备多种两亲性超支化星型聚合物，以改善其水溶性和生理相容性、赋予其缓释性能，以及提高载药效率。

7) 两亲性聚合物胶束

两亲性聚合物是指在同一分子链中含有亲水链段和亲油链段的大分子化合物，其亲水链段和亲油链段的不相容性会导致微相分离，使得聚合物在选择性溶剂、本体及表、界面结构中表现出自组装特性(图 5-23)。自组装是分子在范德瓦耳斯力、静电作用、亲/疏水作用、氢键等弱相互作用力驱动下，自发构筑形成具有特殊结构和形态聚集体的过程。大分子有序自组装主要以分子间的相互作用为驱动力，在适当变化的外场引导下，可形成不同稳定胶状团聚体，称为胶束。聚合物胶束作为化疗药物载体的研究一直非常活跃。由于亲水性胶束壳层具有稳定作用，两亲性聚合物胶束在一定的浓度和温度范围内可以长期稳定存在。由于胶束具有核壳结构特征，疏水性的抗癌药物分子(如紫杉醇、阿霉素、5-氟尿嘧啶、喜树碱等)通常利用非共价键力被包裹在聚合物胶束核的位置，是典型的纳米药物释放载体。

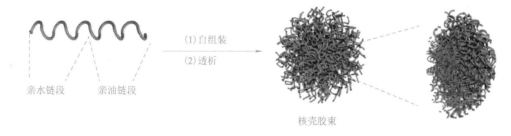

亲水链段　　亲油链段　　(1)自组装　　(2)透析　　核壳胶束

图 5-23　溶液状态下两亲性聚合物组装成胶束

合成高分子材料是已知单体通过聚合、缩合、共聚等反应形式生成的特定聚合物，合成工艺、反应条件均可人为控制，可根据实际需要进行特定结构和性能合成，产物产率和纯度与反应过程息息相关。与药用天然高分子材料相比，药用合成高分子材料首先考虑材料的生物相容性和降解排出能力，随着现代医学需求的提升和制药工业的发展，合成高分子材料在药用领域占有很大比例，但仍然存在许多问题需要攻克。

5.5.3　药用高分子材料研究进展

药物制剂的生产、储存、使用和包装都与高分子紧密相关，无论是固体制剂还是液体制剂，没有高分子辅料就无法形成剂型。我国中草药的使用历史悠久，早在东汉就有使用动物胆汁、蜂蜜和淀粉等天然高分子进行医用丸剂制作的记载，至今中医的绝大多数处方依然沿用天然高分子材料进行救治。随着近代化学工业的高速发展，合成高分子也开始应用在医药领域，由于天然高分子具有局限性，逐渐无法满足医疗卫生事业的需求，合成高分子、半合成高分子和天然高分子衍生物可以根据需要进行相应的改性，所以合成高分子在医药领域的应用越来越广泛，特别是纳米技术的进步，使得药用高分子发展更加迅速。

临床药用高分子材料已经非常普遍，最常见的口服固体制剂、胶囊、片剂等就是利用了高分子黏合剂、稀释剂、崩解剂等进行药物制剂，提高药物的稳定性；在液体制剂中，高分子材料常用来做药物的共溶剂、乳化剂、分散剂、胶凝剂等；现代药剂和微纳米技术的发展使得高分子材料在药物递送系统中大放异彩，通过合成、改性、共混及复合等方式进行改进，使高分子材料具有特定的性质，进而在搭载药物进行体内输送过程中，准确地将药物释放在病变部位，达到靶向治疗的目的，还可以进行释药调控，使药物在体内缓释、响应释放、累积释放等。现代药剂学的发展离不开高分子，一种性能优异的高分子材料的研发都将翻开医药领域的一个新篇章。

20 世纪以来有机合成化学的发展使得高分子材料在医药领域的应用迅速扩张，中医对天然高分子的使用历史悠久，但是对合成高分子的研究和开发起步较晚，有关高分子材料的理化性质和生物学性能的研究还不全面，国内药用高分子材料的研究与国外还有一定的差距。生物技术将是 21 世纪最有前途的技术之一，药用高分子材料也必将在其中扮演重要角色，其研究对探索人类生命的秘密、保障人体健康和促进人类文明的发展都相当重要，世界各国都十分重视并大力研究开发这类材料，正在形成新的高科技产业。

5.6　高分子免疫佐剂

5.6.1　免疫概述

1. 免疫的定义

"免疫"，顾名思义，免除瘟疫。用现代的观点来讲，人体具有一种生理防御、自身稳定与免疫监视的功能，这称为免疫。免疫是指机体免疫系统识别自身与异己物质，并通过免疫应答排除抗原性异物，以维持机体生理平衡的功能。

免疫是人体的一种生理功能，人体依靠这种功能识别"自己"和"非己"成分，从而破坏和排斥进入人体的抗原物质，或人体本身所产生的损伤细胞和肿瘤细胞等，以维持人体的健康。

2. 佐剂

佐剂（adjuvant）是非特异性免疫增强剂，当它与抗原一起注射或预先注入机体时，可增强机体对抗原的免疫应答或改变免疫应答类型。

佐剂有很多种，如氢氧化铝佐剂、短小棒状杆菌、脂多糖、细胞因子、明矾等。完全弗氏佐剂和不完全弗氏佐剂是目前动物实验中最常用的佐剂。

佐剂增强免疫应答的机制是通过改变抗原的物理性状，延长抗原在机体内的保留时间；刺激单核吞噬细胞对抗原的吞噬能力；刺激淋巴细胞分化，增强免疫应答能力。这是指在免疫过程中一种与抗原同时注射或预先注射，能非特异地增强或改变机体对抗原免疫反应性的物质。

由于佐剂能增大抗原表面积，并能延长抗原在体内的保留时间，使抗原与淋巴系统细胞有充分长的接触时间，所以它有多种作用：①把无免疫原性的物质转变为有效的抗原；②增强循环抗体的水平或产生更有效的保护性免疫；③改变所产生的循环抗体的类型；④增强细胞介导的超敏反应的能力；⑤产生试验性自身免疫或其他类型的变态性疾病；⑥保护抗原[特别是脱氧核糖核酸(deoxyribonucleic acid，DNA)和核糖核酸(ribonucleic acid，RNA)]不受体内酶的分解。

5.6.2　免疫佐剂

免疫佐剂又称非特异性免疫增生剂。本身不具抗原性，但同抗原一起或预先注射到机体内能增强免疫原性(见抗原)或改变免疫反应类型。佐剂种类很多，目前尚无统一的分类方法，常用的佐剂可分为 4 类：无机佐剂，如氢氧化铝、明矾等；有机佐剂，微生物及其产物如分枝杆菌(结核分枝杆菌、卡介苗)、短小杆菌、百日咳杆菌、内毒素、细菌提取物(胞壁酰二肽)等；合成佐剂，如人工合成的双链多聚核苷酸(双链多聚腺苷酸、尿苷酸)、左旋咪唑、异丙肌苷等；油剂，如弗氏佐剂、花生油乳化佐剂、矿物油、植物油等。弗氏佐剂目前在试验动物中最常用，又可分为不完全弗氏佐剂和完全弗氏佐剂两种。不完全弗氏佐剂由油剂(液状石蜡或植物油)与乳化剂(羊毛脂或吐温(Tween)80)相混合而成，其再与抗原混合，即成油包水乳剂，可用于免疫注射。在不完全弗氏佐剂中加入死的分枝杆菌，即成为完全弗氏佐剂。完全弗氏佐剂的免疫强度大于不完全弗氏佐剂。该佐剂主要用于动物实验，不适合人类使用。另外，动物多次注射后也常会发生佐剂病。

1. 免疫佐剂的生物作用

(1)抗原物质混合佐剂注入机体后，改变了抗原的物理性状，可使抗原物质缓慢地释放，延长了抗原的作用时间。

(2)佐剂吸附抗原后，增大了抗原的表面积，使抗原易于被巨噬细胞吞噬。

(3)佐剂能刺激吞噬细胞对抗原的处理。

(4)佐剂可促进淋巴细胞之间的接触，增强辅助 T 细胞的作用。

(5)可刺激致敏淋巴细胞的分裂和浆细胞产生抗体，故佐剂可使无免疫原性物质变成有效的抗原。

(6)可提高机体初次和再次免疫应答的抗体滴度。

(7)改变抗体的产生类型及产生迟发型变态反应，并使其增强。

2. 佐剂具备的条件

良好的佐剂必须具备下列条件。

(1)增大抗原的表面积，并改变抗原的活性基团构型，从而增强抗原的免疫原性。

(2)佐剂与抗原混合能延长抗原在局部组织的存留时间，降低抗原的分解速度，使抗原缓慢释放至淋巴系统中，持续刺激机体产生高滴度的抗体。

(3)佐剂可以直接或间接激活免疫活性细胞并使之增生，从而增强了体液免疫、细胞免疫和非特异性免疫功能。

(4)无毒性或副作用低。

3. 常用佐剂的种类和制备

佐剂主要分为两种：一种本身具有免疫原性，如百日咳杆菌、抗酸杆菌(结核分枝杆菌)

及革兰氏阴性杆菌等；另一种本身无免疫原性，如氢氧化铝、磷酸钙、矿物油乳剂、表面活性剂等。目前应用最多的是弗氏佐剂。

1) 弗氏佐剂

弗氏佐剂是目前动物实验中最常用的佐剂，分为不完全弗氏佐剂和完全弗氏佐剂。不完全弗氏佐剂由液状石蜡与羊毛脂混合而成，组分比为 1∶1～5∶1，可根据需要而定，通常为 2∶1。不完全弗氏佐剂中加卡介苗(最终浓度为 2～20mg/mL)或死的结核分枝杆菌，即为完全弗氏佐剂。一般首次注射时用 1/2 体积的完全弗氏佐剂加上 1/2 体积的抗原进行乳化，第二次或第三次注射时用不完全弗氏佐剂或不用佐剂。若不加佐剂，则抗原量增大 10～20 倍。

配制方法如下：按比例将羊毛脂与液状石蜡置于容器内，用超声波使之混匀，高压灭菌，置于 4℃下保存备用。

在开始动物实验前，先将弗氏佐剂与抗原按一定比例混合，佐剂和抗原体积比一般为 1∶1，制备成油包水乳状液。因为十二烷基硫酸钠(sodium dodecyl sulfate，SDS)很易促使其乳化成油包水抗原乳化复合物，所以注射入动物体内时一定要保持乳化状态。抗原用量视抗原分子质量、免疫原性及免疫动物不同而有一定差异，无统一标准和固定模式。一般是每兔(约 2kg 重)或每羊(约 20kg 重)第 1 次注射抗原 1mg，以后逐次增加抗原量，每次不超过 3mg。

佐剂与抗原乳化可按如下方法进行。

(1)研磨法：先将佐剂加热并取适量佐剂放入无菌的玻璃研体内，待冷却后再缓缓滴入等体积的抗原溶液，边滴边按同一方向研磨，滴加抗原的速度要慢。待抗原全部加入后，继续研磨一段时间，使之成为乳白色黏稠的油包水乳剂。本法适于制备大量的抗原乳剂，缺点是研钵壁上黏附大量乳剂，抗原损失较大。

(2)注射器混合法：将等量的弗氏佐剂和抗原溶液分别吸入两个注射器内，两注射器之间以一细胶管相连，注意排净空气，然后交替推动针管，直至形成黏稠的乳剂。本法的优点是容易做到无菌操作，抗原损失少，适用于制备少量的抗原乳剂。但同时难以乳化完全，个别抗原用塑料注射器根本推不动，而用玻璃注射器又有渗漏。制备好的乳剂经鉴定才能使用。鉴定方法是将乳剂滴入冷水中，若保持完整不分散，呈滴状浮于水面，即乳化完全，为合格的油包水乳剂。

(3)超声：若实验室条件较好，如有超声破碎仪，一定要控制超声频率和时间，超声容易激发一些自由基，对抗原有未知损害。乳化方法要根据抗原和需要而定。

2) 氢氧化铝佐剂

取 5%硫酸铝溶液 250mL，在强烈搅拌下加入 5%氢氧化钠溶液 100mL，用生理盐水离心洗涤沉淀 2 次，在悬浊液中滴入生理盐水使体积达到 250mL。免疫接种时，取适量氢氧化铝佐剂加等体积抗原即可免疫。

3) 明矾佐剂

钾铝矾(硫酸铝钾)在一定 pH 条件下产生氢氧化铝胶体吸附抗原而产生佐剂效应。制备方法是用生理盐水溶解蛋白质抗原，在搅拌下缓慢滴入一定量 10%硫酸铝钾溶液，用氢氧化钠调 pH 到 6.5，此时溶液变成乳状悬液，离心后去掉上清液，沉淀用生理盐水洗涤 2 次，加入硫柳汞防腐，4℃保存备用。明矾佐剂一般用于肌内注射，皮下注射容易引起肉芽肿和脓肿。

4) 脂质体

脂质体包封抗原后，可使抗原延缓释放，并且脂质体颗粒有刺激机体免疫反应的作用。因此，用脂质体包封的抗原免疫动物可提高免疫效果。

佐剂是一类能够以非特异性方式增强机体对抗原免疫应答的物质。通常与抗原一起使用组成疫苗，可以明显增强疫苗的免疫效果，提高疫苗效价。对于由弱抗原构成的疫苗，要诱生较强的、具有保护性的免疫应答，佐剂是必不可少的成分。理想的疫苗佐剂应当高效、无毒、在体内易代谢、非冷藏条件下稳定。现已广泛使用的两类经典佐剂是弗氏佐剂和铝佐剂。弗氏佐剂主要在实验室中使用。

4. 高分子免疫佐剂

20 世纪 50 年代开始，尤其是 80 年代以来，人们发现许多高分子化合物用于增强机体对抗原的免疫应答十分有效，称为高分子免疫佐剂(polymer immunoadjuvant)。按作用机理，可以分为以下 3 类。

(1)高分子本身能刺激、活化免疫细胞。一些天然多糖及其衍生物，如革兰氏阴性菌脂多糖、葡聚糖磺酸盐、脱乙酰甲壳质等，具有促进 B 细胞有丝分裂、刺激巨噬细胞释放白细胞介素和诱导 T 细胞活化与增殖的作用，从而能够增强体液免疫和细胞免疫应答。20 世纪 60 年代初以来，陆续发现一些合成的聚阴离子，如聚丙烯酸及其共聚物，聚马来酸、聚马来酸酐及其共聚物等，也能活化巨噬细胞和 T 细胞。其中研究得较多的是马来酸的共聚物。

(2)利用高分子改变抗原的物理状态和递呈方式。颗粒性抗原和不溶性抗原能够比可溶性抗原诱生更强的免疫应答。用聚丙烯酸酯等疏水性聚合物吸附可溶性抗原，可以大大增强抗原的免疫原性。

(3)利用高分子对抗原控制释放。高分子免疫佐剂可以通过不同的机理有效地增加机体的免疫应答。与小分子免疫佐剂相比，高分子免疫佐剂的结构可变性较大，易于进行结构修饰。通过改变高分子的化学、物理性质，可以调节抗原的释放和递呈方式、调节免疫细胞的功能，实现对免疫应答的调控，以获得最佳的免疫效果。

利用高分子控制释放系统，设计具有向免疫器官(如脾脏、淋巴结等)和免疫细胞(如巨噬细胞等)靶向输送性能的高分子免疫佐剂也将是十分有意义的研究课题。高分子免疫佐剂的优点还在于：这种长效佐剂有望将初免和加强免疫合并为一次接种，大大简化接种程序，降低疫苗成本。

高分子免疫佐剂对于新一代合成多肽疫苗尤为重要。小分子免疫佐剂，如铝佐剂、完全弗氏佐剂和脂质体等对小肽的佐剂效果不明显。高分子免疫佐剂最有希望应用于这类合成多肽抗原。尽管高分子免疫佐剂的研究才开始不久，但这一领域的研究必将丰富和深化人类对免疫佐剂和免疫系统机制的认识。高分子免疫佐剂的研制成功将使免疫接种的效果得到改善，拓宽可预防疾病的范围，从而大大增强人类抵御疾病的能力。

5.7　医用诊断高分子

准确和快速的诊断是现代医疗中关键的第一步，医用高分子材料在医疗诊断中发挥了重要的作用，成为诊断医学中快速发展、前景良好的领域。高分子材料具有廉价、可功能化等特点，应用于临床检测具有诸多优点，如高灵敏度、快速、简便，同时高分子材料使诊断方法多样化。常见的医用诊断高分子材料在表 5-3 中列出。伴随着高分子科学的发展和新型功能高分子材料的开发，高分子材料将在临床检测诊断领域扮演越来越重要的角色。

表 5-3　医用诊断高分子材料

高分子材料含有的成分	形态	用途	用于生物传感器活性功能特性
纤维素	试验纸	简易检查试药	亲水、空隙多、包埋保存酶较容易、利用微胶囊可同时含浸其他试药
醋酸纤维素/聚碳酸酯	膜	酶电极	利用分子选择透过性(HO·基质,用两种膜使酶保持三明治状,防止流出)
骨胶原	膜	酶电极	通过电化学吸附法,可在含酶溶液中检测物质含量
尼龙	管状	固定酶反应堆	利用素材分子中的胺结合,使各种酶固定化,呈管状,应用于流程系统分析仪
聚丙烯酰胺	凝胶	固定酶试药	可以使用共价键连接
TiO$_2$-围胶纤维素聚酯	薄膜	滑板型固相分析元件	利用形成均等膜原的积层涂膜特性使酶试药呈三明治状
多孔性二氧化硅	珠状	固定酶蛋白	多孔性使单位容积的面积很大,通过硅烷偶联法易固定各种结构单元
醋酸纤维素	膜	免疫电极	利用多孔性及容易形成薄膜的性质,包含并固定特定的抗原、抗体等
聚丙烯酰胺	珠状	FIA 试药	蛋白质吸着能高,容易制成微粒子,其密度接近水
聚苯乙烯	珠状	RIA 试药	蛋白质吸着能高,易于合成,而且为控制非特异吸着各种表面处理成为可能
聚苯乙烯	试验管	RIA 试药	蛋白质吸着能高,易于合成,而且为控制非特异吸着各种表面处理成为可能(载体成为反应容器,故操作简单)
聚苯乙烯	胶乳	凝聚反应试药	蛋白质吸着能高,易于合成,而且为控制非特异吸着各种表面处理成为可能
聚苯乙烯	珠状	EIA 试药	蛋白质吸着能高,易于合成,而且为控制非特异吸着各种表面处理成为可能
聚苯乙烯	试管脂酸冻点	EIA 试药	蛋白质吸着能高,易于合成,而且为控制非特异吸着各种表面处理成为可能(载体成为反应容器,故操作简单)
玻璃	蒸馏球状	EIA 试药	分离后洗净容易,可结合抗体、抗原等,可利用硅烷偶联反应法

5.7.1　疾病诊断的机理

生物体都有一种特殊的功能,当外界的细菌、病毒等异物(抗原)侵入人体时,会自动地产生与异物(抗原)相对应的抗体蛋白。该抗体与入侵的抗原发生特异结合,使入侵抗原失活。这就是生物体的自我保护功能。通过检测抗原或抗体的有无及浓度的高低,便可诊断疾病感染、病变或在治疗过程中疾病的康复程度。这类检查是利用相对应的抗原和抗体特异性且定量地生成抗原-抗体复合物的基本原理实现的。当人体发生变态(如生病)时,在体内必然生成异种蛋白(抗原),测定该抗原,便可诊断疾病(或变态)[27]。把抗原或抗体通过物理吸附或化学键合的方法固载于功能高分子材料表面,这样的功能高分子材料便可应用于疾病的检测、诊断。

5.7.2 应用的高分子材料

1. 温度致变化高分子材料

聚苯烯酸酰胺共聚的水凝胶有氢键结合的互穿交联网络(IPN)结构。这种材料在纯水中高于特定温度时体积溶胀，反之，体积收缩。聚 *N*-异丙基丙烯酰胺(PNIPA)凝胶与这种热刺激应答功能相反，在较低温度(32℃)时体积急剧膨胀，在较高温度时体积收缩。其原理是受温度刺激，凝胶发生相转变。在 PNINA 水溶液中加入一些聚甲乙醚(PMVE)水溶液，室温呈透明状，在特定温度(如 PNIPA 为 32℃，PMVE 在 37℃以上)时，水溶液呈白色混浊状。降到室温时水溶液又呈透明状。一些液晶高分子染料在不同温度下呈现不同颜色，据此可以用于检验诊断。

2. pH 刺激引起变化的高分子材料

聚乙基噁唑啉(PROX)与 PMMA 在水中呈配合状态，且在不同 pH 时发生相变化。聚丙烯酸钠在水溶液中也随 pH 不同显示无规则伸展状态或棒状。聚苯胺在不同 pH 时引起颜色变化，据此可以试制 pH 探头。

3. 光功能高分子材料

1) 紫外线刺激

光敏分子(如无色氰化物、无色氢氧化物的分子)进入 PNIPA 的凝胶网络结构所形成的光敏凝胶共聚物，在紫外线(ultraviolet, UV)照射或停止照射时，体积会发生变化(溶胀或收缩)。Tanaka 在报告中推荐的光敏剂[如无色氰化物(4-*N*,*N*-二甲氨基苯基-4-乙烯基苯)]在紫外光照射下有微弱的荧光，当与蛋白质或质子酸等结合后则生成激基复合物，在长波方向生成一个宽而无对应结构的吸收峰，据此可以作为检查试剂来诊断某些疾病。

2) 可见光刺激

PNIPA 加入发色剂叶绿素铜三钠盐可形成光敏凝胶，光照射时收缩，停止光照射时溶胀。

4. 电刺激功能高分子材料

在硫酸钠水溶液中每隔 2s 间隙地加入 20V 直流电场，在直链烷基表面活性剂作用下，聚(2-丙烯酰胺-2-甲基)丙烷磺酸(PAMPS)凝胶在溶液中会一屈一伸地向阴极移动，速度可达 25cm/min。聚苯胺聚吡咯在不同电场下会显现不同的颜色。

5. 生化刺激功能高分子材料

利用刺激应答性高分子水凝胶的微胶囊或脂肪小体的生理膜作为医用渗透膜、药物释放系统等材料的适用性研究已经取得成效。用于生理活性蛋白质的载体在生物反应工程中提高反应速率或容易分离精制等操作方面已取得令人瞩目的成就。将 PNIPA 与缩水甘油甲基丙烯酸酯(GMA)的共聚凝胶作为胰蛋白酶的载体，在生化反应中使胰蛋白酶的分离精制方面取得较好效果，从混合酶中提取胰蛋白酶效果更佳。这种材料将在生化反应及分离精制方面取得更大的发展。

据报道，美国生物化学公司发明了利用人的头发检查是否服用过违禁药品的仪器，临床试验十分成功。优点是：①不用抽血或提取尿样；②能追溯到三个月前，而尿检只能检测 10～15 天是否服用过违禁药物；③检出药谱的灵敏度、准确度要比尿样检测高，因而可比尿样检测发现多于 10 倍的服药者。

5.7.3　高分子诊断试剂应用实例

近年来，随着各种自免疫病、免疫不全症和癌症等有关疾病的增加，用高分子诊断试剂的实例不断增加，如离子交换树脂 XAD-7 吸附 T-淋巴球活性化蛋白。固定色氨酸的琼脂糖和交联的聚乙烯醇胶对于风湿性因子和免疫复合体都是优秀的吸附体，可应用于自免疫疾病的诊断。还有一些免疫系统利用乳胶，如用抗体或抗原以吸附法和共价键固定在乳胶表面，即敏感乳胶与被检测试样(血尿等)中的抗体或抗原反应，发生凝聚作用。这种方法简便经济，是现在采用的主要方法，对于肿瘤的初期临床诊断检出率高，可以通过光学方法自动检测，即乳胶的凝聚反应由上面澄清液浊度变化来定量检测。

慢性风湿病的诊断是以乳胶吸附人免疫球蛋白的被动凝聚反应，以相位显微镜观察，当风湿性因子存在时，1～2min 发生剧烈的凝聚反应。肝癌的检测使用甲种脂蛋白，以同位素为标志物进行。当以凝胶取代时，产生凝聚反应，可以用简单的浊度剂来自动测定。

四川大学华西医院设计合成了 L-γ-谷氨酸-α-芳胺，该品是黄色或微黄色结晶性粉末，在空气中及紫外线照射下，色易变深，易被水解，微溶于醇和醚，熔点为 185～188℃，可用于肝癌、胃癌、肺癌的诊断。

陶其敏等对丙型肝炎诊断试剂进行研究，按照中国人 HCV 序列，在核的蛋白区 C 区合成了多肽试剂。用该试剂对献血员检测，发现 HCV 的感染率极高，部分自然人群感染率为 60%。各种检测试剂、检测方法对 HCV 的诊断确立与判断有各自的作用。C 区合成肽试剂应用表明，其抗体出现早，且稳定性好，用几个位点合成肽配合检测阳性率，可达到基因工程的需要，全 C 基团表达水平是一种简单易行的方法。日本 Salto Tomoo 等以磁性凝胶粒子经抗体致敏后，用来检测乙型肝炎表面抗原和乙肝病毒感染的诊断。

诊断血吸虫病的 ABC 试剂研制，以国产 N-羟基硫珀酰亚胺(NHS)作为活性剂，活化生物素(Aridin)首次建立了诊断血吸虫病用的 ABC 系列高分子诊断试剂，建立了相应的 SPA-ABC 诊断方法，临床试验结果令人满意。诊断用高分子胶乳载体微球合成制备方法很多，文献采用苯乙烯-丙烯酸-甲基丙烯-2-羟基乙酯体系的无乳化剂液共聚反应，合成了用胶乳诊断试剂的单分散性好、表面清洁的胶乳免疫微球，它是由带各种官能团的载体微球和具有特异性亲和力的免疫配基结合而成的一种生物高分子化学试剂，具有固相化试剂特有的优点——免疫反应的高度专一性，从而在免疫疾病诊断细胞表面抗原标记、识别细胞分离和培养疾病的治疗等生物领域得到了广泛的应用。

高分子酶试剂是临床诊断试剂中发展极快的后起之秀，已达 180 多种。诊断用酶试剂有以下六种：①氧化-还原酶，如抗坏血酸氧化酶、胆碱氧化酶、半乳糖氧化酶、葡萄糖氧化酶、甘油氧化酶、L-甘油氧化酶、丙酮酸氧化酶、肌氨酸氧化酶、尿酸氧化酶、过氧化氢氧化酶、过氧化物氧化酶等；②转移酶，如醋酸激酶、腺苷酸激酶、葡萄糖激酶、甘油激酶、己糖激酶、丙酮酸激酶和 3-磷酸甘油酸激酶；③加水分解酶，如碱性磷酸酶甾醇酯酶、肌酸脒基水化酶、肌酸杆脒基水化酶、脂蛋白脂肪酶、肌酸亚氨基水化酶、葡萄糖淀粉酶、α-葡萄糖苷酶、β-葡萄糖苷酶、磷脂酶 C、磷脂酶 D 和腺酶；④脱氢酶，如草酰乙酸脱氢酶；⑤异性化酶变旋酯；⑥合成酶，如酰基辅酶合成酶等。

5.8　重要的医用高分子材料

医用高分子材料的种类很多，不同材料的特性不一样，适用范围也不一样，所以必须对它们进行区别。

下面就几种重要的医用高分子材料进行介绍。

5.8.1　尼龙

尼龙是一类重要的高聚物，一般用重复单元的碳原子数目表示不同类型的尼龙。尼龙可以通过缩聚反应或开环聚合反应制得。尼龙分子链之间的氢键作用和高度的结晶性使得尼龙便于制得性能优良的纤维，它在长度方向有很高的强度。有两种方法可以表示尼龙的重复单元。

$$[NH(CH_2)_xNHCO(CH_2)_yCO]_n—2$$

式中，2 表示由联胺和二酸制得的尼龙，如尼龙 66（$x=10$，$y=4$）和尼龙 610（$x=6$，$y=8$）。

$$[NH(CH_2)_xCO]_n—3$$

式中，3 表示由ε-己内酰胺开环聚合制得的尼龙，如尼龙 6（$x=5$）、尼龙 11（$x=10$）和尼龙 12（$x=11$）。

在尼龙分子中，因为存在—CONH—基团，链和链之间产生强烈的氢键结合，使链和链之间的距离缩短，所以尼龙分子中的—CONH—基团的数量和分布对它的性能产生重要的影响。例如，玻璃化转变温度就随着—CONH—基团的数目的减少而降低。相反，随着—CONH—基团的数目的增加，各项物理性能提高，如尼龙 66 的强度就比尼龙 610 和尼龙 11 高。由芳香族化合物制得的对位芳酰胺纤维强度更高。

由这些材料制得的纤维在纤维长度方向上的强度是钢的 5 倍，因此它们很适合制造复合材料。但把尼龙植入人体内时，它会吸水失去强度。在这种情况下，水分子是增塑剂，它会攻击聚合物的非晶区域。蛋白质的水解酶也会攻击氨基基团，起到辅助水解的作用，这可能是因为尼龙和蛋白质具有相似性——分子链中都含有氨基，所以蛋白质水解酶能攻击尼龙分子。有研究表明，γ 射线辐照能够提高尼龙 1010 的干摩擦及油润滑耐磨性能，且随辐照剂量增大，耐磨性增强[28]。在水润滑且 10 kg 的载荷条件下，80 kGy 剂量辐照的尼龙耐磨性最好。

5.8.2　聚乙烯

聚烯烃类物质包括聚乙烯、聚丙烯和丙烯-乙烯共聚物，它们是线型高分子的热塑性塑料。其中三大类聚乙烯已经商品化，分别是具有低、高密度和超高分子质量的产品。

聚乙烯由乙烯（C_2H_4）构成，化学式为（C_2H_4）$_n$，其中 n 代表聚乙烯的聚合度。乙烯和聚乙烯的化学结构为

根据分子质量和链结构可以把聚乙烯分成低密度聚乙烯、线型低密度聚乙烯、高密度聚

乙烯和超高分子质量聚乙烯。低密度聚乙烯和线型低密度聚乙烯是分子质量低于 50000g/moL 的聚乙烯。高密度聚乙烯是分子质量高于 200000g/moL 的线型聚乙烯。超高分子质量聚乙烯的分子质量在 6000000g/moL 以上，分子质量过高，不能用传统的方法测定，必须由它的本征黏度来推断。低、高、超高密度聚乙烯的性质如表 5-4 所示。

表 5-4　低、高、超高密度聚乙烯的性质

性质	低密度聚乙烯	高密度聚乙烯	超高密度聚乙烯
密度/(g/cm³)	0.912～0.925	0.926～0.940	0.941～0.965
抗拉强度/MPa	7.59～11.04	11.73～12.46	23.46～25.530
邵氏硬度	D41～D46	D50～D60	D60～D70
弹性模量/MPa	96.60～262.20	172.50～379.50	414.00～1242.00

在高压(100～300MPa)和有催化剂引发的情况下，用乙烯蒸气可以制得低密度聚乙烯。用齐格勒催化剂，在低压下能制得高密度聚乙烯。与低密度聚乙烯不同的是，高密度聚乙烯不含支链，有利于链的排列和结晶，密度高。低密度聚乙烯的结晶度只有 50%～70%，而高密度聚乙烯的结晶度高达 70%～80%。

超高分子质量聚乙烯被广泛用于矫形材料植入件，特别是要求表面特别耐磨的器件，如髋关节和膝关节。此外，多孔高密度聚乙烯植入体还被应用于面部畸形矫正和一些耳科再造手术中，与硅橡胶、钛、聚四氟乙烯和羟基磷灰石等材料相比，有更好的生物相容性[29]。

5.8.3　超高分子质量聚乙烯

UHMWPE 是指平均分子质量在 150 万 g/mol 以上的线型结构聚乙烯，是一种新型的热塑性工程塑料。UHMWPE 是由德国 Hoechst 公司于 1958 年作为商品最早在世界上出售的。继该公司之后，美国 Hercules 公司、日本三井化学株式会社相继从出售树脂开始，逐步扩大 UHMWPE 制品的生产，并着力开拓应用领域。我国于 20 世纪 70 年代后期开始生产 UHMWPE。

1. UHMWPE 的结构与性能

1) 结晶度

UHMWPE 的链不是静态的，而具有很高的活动性。当温度升高时，分子链会变成可动的；当温度降到熔点以下时，聚乙烯分子链会在 C—C 结合处发生旋转从而形成折叠链。链状的折叠促使分子形成局部有序的、片状的区域结构，称为结晶区。结晶区嵌在无序组织中，称为无定形区，并通过一些连接分子相连。聚乙烯微观结构示意图如图 5-24 所示。

结晶度和结晶取向由很多因素决定，包括分子质量、成形过程和环境因素。结晶区是极其微小的，肉眼不可见，这些结晶区散射可见光，让 UHMWPE 在室温下呈现白色、不透明的外观。在熔点以上(大约 137℃)，UHMWPE 变得透明。结晶区的片层厚度为 10～50nm，长度为 10～50μm，片层间距大约为 50nm[30]。

UHMWPE 的结晶组织可以使用透射电镜放大到 16000 倍来观察，如图 5-25 所示。最终的样本切片可以用乙酸双氧铀染色来提高在透射电镜下的对比度。染色使无定形区在显微图中呈现灰色，而结晶区呈现带黑色轮廓的白色。UHMWPE 是无定形区和结晶区互连的网络结构。

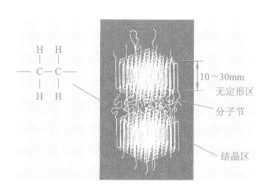

图 5-24　聚乙烯微观结构示意图

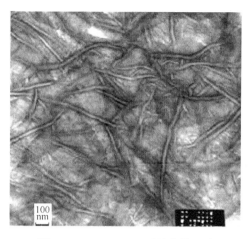

图 5-25　UHMWPE 透射电镜照片

2）热转变

聚合物的一个特征就是性能和温度变化的联系。总的来说，许多聚合物有三个温度转变点：玻璃化转变温度、熔点、黏流温度。在玻璃化转变温度以下，聚合物表现得像玻璃，由于分子之间不能有效传递能量，当聚合物受外力时，分子之间连接的键就像玻璃一样发生脆性断裂，UHMWPE 玻璃化转变温度为-160℃。当温度升高到熔点以上时，无定形区流动性增加。当温度升高到 60～90℃时，UHMWPE 中的结晶态开始熔化。这种热转变在不完全结晶的聚合物中可以使用差热分析来测量。UHMWPE 的差热曲线表征了 UHMWPE 的两个关键特征。差热曲线反映的第一个特征是 UHMWPE 的熔点。熔点在 137℃附近，在这一温度附近大部分结晶区开始熔化。熔点取决于 UHMWPE 的结晶度和结晶区的厚度，结晶度越大、结晶区越厚，材料的熔点越高。此外，在熔化峰下的区域面积正比于材料的结晶度，差热曲线反映的第二特征是结晶区发生熔化所需要的焓的变化。通过对比样本和一个 100%结晶体焓的变化，可以计算出 UHMWPE 的结晶度，大多数 UHMWPE 的结晶度在 50%～55%。UHMWPE 的差热分析结果如图 5-26 所示。

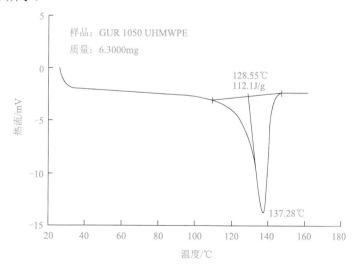

图 5-26　UHMWPE 的差热分析结果

部分结晶的聚合物温度上升到熔点以上后，很可能发生流动转变。分子质量低于500000g/moL 的聚乙烯可以观测到液态流动，但是 UHMWPE 由于分子链之间的缠绕，不会发生流动转变。

UHMWPE 具有与普通聚乙烯相同的分子结构，但 UHMWPE 具有 10^6g/mol 以上的极大分子质量，分子链很长且侧链很少，侧面平滑，相邻两个链之间只存在微弱的范德瓦耳斯力，分子之间非常容易相对滑动，分子链不仅柔顺性好，其强度、塑性和弹性也都很好。因此，UHMWPE 具有普通聚乙烯和其他一些工程塑料所不及的优异综合性能。

UHMWPE 具有以下优点：①耐磨损性能非常卓越，砂浆磨损试验表明，UHMWPE 比一般碳钢和铜等金属要耐磨数倍、比尼龙耐磨 4 倍；②冲击强度极高，比尼龙 6 和聚丙烯大 10 倍；③能吸收振动冲击和防噪声；④摩擦系数很低，远小于尼龙及其他塑料，具有自润滑作用；⑤不易黏附异物，滑动时有极优良的抗黏着特性；⑥耐化学腐蚀，并可屏蔽原子辐射；⑦工作温度为-265～100℃，低温到-195℃时，仍能保持很好的韧性和强度，不致脆裂；⑧无毒性、无污染、可循环回收利用，和其他塑料相比有良好的热稳定性和不吸水性，能保持尺寸精度、不变形；⑨成本低廉。正是由于具有这些优异性能，UHMWPE 应用范围十分广泛，在世界范围内备受人们的青睐。

UHMWPE 的物理力学性能如表 5-5 所示。

表 5-5　UHMWPE 的物理力学性能

参数	数值
分子质量/(g/mol)	$2.5×10^6$
密度/(g/cm³)	0.953
热变形温度/℃	85
脆化温度/℃	-70
抗拉强度/MPa	34
断裂伸长率/%	600
冲击强度/(kJ/m²)	130
热导率/[W/(m·K)]	8.5

HDPE 和 UHMWPE 在多方位髋关节模拟器中的磨损率对比如图 5-27 所示。

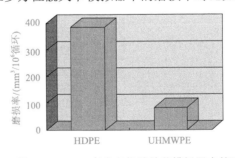

图 5-27　HDPE 和 UHMWPE 在多方位髋关节模拟器中的磨损率对比[31]

2. UHMWPE 改性与抗摩擦磨损性能

超高分子质量聚乙烯具有与普通聚乙烯相同的分子结构，而它具有极高的分子质量，分子链很长，分子链间主要为范德瓦耳斯力，相互作用力微弱。较长的分子链妨碍了结晶作用的进行，导致长链聚合物中存在大量的无定形区，具有较低的剪切模量和剪切强度，在外力作用下易发生形变,形成光滑表面,因此具有极低的摩擦系数,自润滑性能好;同时高分子材料本身硬度低,与金属材料相比,其强度和模量低了 1～2 个数量级,因而它和金属接触时的真实接触面积较大,使负荷得以分散,降低了接触强度。

但是,高分子材料由于其自身固有的组成和结构特点,具有如下缺点:①表面能极小,表面张力低,与填料粒子很难产生表面吸附,表面黏结性能差;②硬度较低,分子间作用力小,在外力作用下,大分子链发生滑移或断裂,磨耗较大;③表面硬度低、抗磨粒磨损和抗疲劳磨损能力差;④耐蠕变性差;⑤导热性差,易造成热膨胀、热疲劳和热变形。这些同样也是 UHMWPE 在使用过程中存在的问题。

UHMWPE 具有良好的化学稳定性、抗冲击性能和抗摩擦磨损性能,作为关节摩擦副材料经过了多年的应用考验[32],而且易加工、成本低,是目前临床广泛使用的人工关节摩擦副材料。但 UHMWPE 是非极性高分子,润湿性差(与水的接触角达 80° 以上),在体内摩擦时一般处于边界润滑及混合润滑状态,难以形成液膜润滑,在模拟滑液润滑条件下摩擦系数一般大于 0.05。长期使用会产生大量聚乙烯磨屑,这是导致人工关节晚期失效的主要因素。

近年来 UHMWPE 在摩擦学领域(特别是在人工关节和减磨耐磨材料方面)的应用及基础研究引起了广泛关注,国内外学者对 UHMWPE 的抗摩擦磨损性能做了大量的研究工作,并取得了值得关注的进展。UHMWPE 作为人工关节材料,其硬度和耐磨性还有待提高,因此有必要对其进行改性,进一步得到性能更加优异的减磨材料。

对 UHMWPE 的改性[33]主要有化学方法(如共聚、接枝、交联等)和物理方法(如填充、共混、增强等)。以下介绍几种常见的方法。

1)接枝

聚合物接枝[34]由两种高分子以化学键连接而成。另有表面接枝,包括化学法表面接枝、表面光接枝、辐射表面接枝和等离子体表面接枝等。聚合物通过表面接枝,表面生长出一层新的有特殊性能的接枝聚合物层,从而达到显著的表面改性效果,聚合物的本体性能不受影响。

Xiong 等[35]利用紫外光辐照接枝技术,在 UHMWPE 块体表面接枝具有良好生物相容性的磷酸胆碱(MPC),摩擦学测试表明,与未经表面接枝的 UHMWPE(纯 UHMWPE)相比,接枝改性的 UHMWPE(UHMWPE-g-MPC)在蒸馏水和生理盐水中磨损率分别降低了 37%和 46%。在初始阶段,UHMWPE-g-MPC 样品的摩擦系数明显低于纯 UHMWPE,但是随着测试时间的延长,UHMWPE-g-MPC 的摩擦系数逐渐上升,最后与纯 UHMWPE 的摩擦系数相当。

为了解决接枝改性 UHMWPE 人工关节材料在后期摩擦系数上升的问题,Deng 和 Xiong 等[36-39]、Wang 等[40]提出在 UHMWPE 粉末颗粒表面通过紫外光辐照技术接枝具有良好生物相容性的单体,如两性离子甜菜碱 *N,N*-二甲基-*N*-甲基丙烯酰胺基丙基-*N,N*-二甲基-*N*-丙烷磺酸内盐(MPDSAH)、丙烯酸(AA)、丙烯酰胺(AM)等。膝关节磨损实验表明,粉末颗粒表面接枝改性的 UHMWPE 人工关节材料的磨损率低于纯 UHMWPE,同时,接枝改性 UHMWPE 的摩擦系数持续低于纯 UHMWPE,不会随着时间的延长而增大。由此说明,表面接枝技术可以明显提高 UHMWPE 表面的耐磨性,降低骨质溶解发生的概率。

2)交联

交联可改善形态稳定性、耐蠕变性及环境应力开裂性。通过交联,UHMWPE 的结晶度下降,交联度提高,耐磨性得以增强。交联可分为化学交联和辐射交联。

化学交联包括过氧化物交联、偶联剂交联。UHMWPE 改性主要使用硅烷偶联剂。溶胶-

凝胶法是制备有机-无机杂化纳米复合材料广泛采用的制备方法。利用此技术，可很方便地通过改变参与反应的有机、无机组分含量，实现有机-无机杂化纳米复合材料的性能裁剪，得到所需性能的材料。硅烷偶联剂由于具有特殊的结构及性能，在用溶胶-凝胶法制备有机-无机杂化纳米复合材料的过程中起着重要作用。一方面，硅烷偶联剂可参与溶胶-凝胶过程中的水解与缩聚反应，即与无机组分的前驱体共水解、共缩聚，提高与无机相纳米粒子的结合力；另一方面，硅烷偶联剂可参与有机聚合反应，将有机基体和无机粒子以桥梁的形式连接在一起，使无机相与有机相以化学键结合，形成一个整体，成为真正的有机-无机杂化纳米复合材料[41]。

用单体双官能团对 UHMWPE 的非晶表面进行交联[42]，保持结晶区的完整，以及用过氧化物在熔化状态对整体进行化学交联，不断降低 UHMWPE 的结晶度，改性的 UHMWPE 比没有改性的 UHMWPE 耐磨性明显提高。

辐射交联是在一定剂量电子射线或γ射线作用下，超高分子质量聚乙烯分子结构中的一部分主链或侧链可能被射线切断，产生一定数量的游离基，这些游离基彼此结合形成交联链，使超高分子质量聚乙烯的线型分子结构转变为网状大分子结构，其交联过程如图 5-28 所示。经一定剂量辐照后，超高分子质量聚乙烯的抗蠕变性、浸润性和硬度等物理性能得到一定程度的改善。Xiong 等[43]发现γ射线辐照后的 UHMWPE 结晶度、交联度、硬度均得到明显提高，120kGy 辐照交联的 UHMWPE 耐磨性相比未辐照时提高了 3.5 倍。

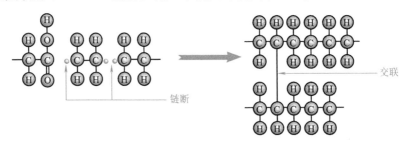

图 5-28　UHMWPE 辐照交联机理示意图

γ射线辐照可以使 UHMWPE 分子形成交联网状结构，从而提高其交联度、抗黏着磨损和磨粒磨损的能力[44,45]。髋关节模拟器测试显示，γ射线辐照交联可以使聚乙烯的耐磨性提高90%以上[46]；但大量研究[45,47,48]表明，UHMWPE 在γ射线辐照过程中会产生大量自由基，长期在有氧环境中导致其老化、变脆，断裂强度及断裂伸长率下降，最终逐渐丧失其作为人工关节材料的优异性能；Kurtz 等[49]使经过剂量为 50kGy 的γ射线辐照后所得的超高分子质量聚乙烯在一定条件下发生固态形变，研究表明，与普通未经任何处理的材料相比，所得材料具有较好的抗氧化性，但材料的真实断裂强度和断裂伸长率明显低于普通未经任何处理的 UHMWPE；Wannomae 等[50]研究了退火和熔融处理对辐照后 UHMWPE 老化行为的影响，发现经过 95 周的真实时间老化，经退火处理的 UHMWPE 产生了明显的氧化现象，而经熔融处理的 UHMWPE 则没有，而且经退火处理的 UHMWPE 的磨损率明显高于经熔融处理的UHMWPE。Burroughs 和 Blanchet[51]在 UHMWPE 辐照前于 70℃对其进行真空热处理以消除材料本身所含有的自由态氧，与未经辐照前真空热处理的材料相比，真空热处理后的材料具有更低的氧化程度、更高的交联度及耐磨性，但是辐照前的真空热处理仍然无法彻底消除材料辐照后的氧化老化及力学性能下降的缺点。Oral 等[44,52,53]将维生素 E 作为抗氧化剂加入 UHMWPE中，经辐照后的测试表明，维生素 E 具有抗氧化作用，但维生素 E 的加入降低了辐照后UHMWPE 的交联度，较高浓度的维生素 E 作用更为明显，导致材料的磨损率提高；低浓度维生素 E 的加入对未辐照 UHMWPE 的抗拉强度有一定的改善作用，对屈服强度没有任何影响，而对断裂伸长率有明显的降低作用；而对辐照后的 UHMWPE，无论加入低浓度维生素 E 还是高浓度维生素 E，其抗拉强度、屈服强度、断裂伸长率均没有受到明显的改善作用。

Xiong 等[43]利用γ射线对 UHMWPE 进行辐照交联，研究结果表明，在高辐照剂量 (250kGy、500kGy) 下，辐照 UHMWPE 的摩擦系数明显高于未辐照 UHMWPE，而较低辐照剂量 (120kGy) 条件下的 UHMWPE 摩擦系数与未辐照 UHMWPE 差别不大。但是对于模压和挤出的 UHMWPE，拉伸性能随辐照剂量的增加而降低；生理盐水润滑条件下，100kGy 辐照剂量的辐照样品的磨损率最低；小牛血清润滑条件下，150kGy 辐照剂量的辐照样品的磨损率最低[54]。

3) 离子注入

离子注入 (ion implantation) 是一种由离子源产生特定的离子，通过加速器的电场力作用将这些离子以极大的速度直接射到靶室内的工件上，从而达到改善材料摩擦、磨损、黏着等表面性能的改性技术。

根据离子注入的电子能量阻止损失规律和高分子交联机理，聚合物的表面硬度和生物摩擦学特性可通过高能离子注入获得较好效果。熊党生等[55,56]用 N^+、O^+、C^+、He^+ 等对 UHMWPE 进行离子注入改性，研究表明，离子注入可以在 UHMWPE 表层形成类金刚石结构，选择合适的离子注入能量 (450keV) 和剂量 ($5 \times 10^{15} cm^{-2}$)，可明显提高 UHMWPE 的表面硬度和摩擦系数，改善其血浆润滑条件下的耐磨性和抗黏着的特性。离子注入技术同样可以用于改善与 UHMWPE 配副的钛合金表面特性，通过离子注入在钛合金表面形成 TiO-TiN 梯度陶瓷膜，提高了钛合金表面硬度，改善了其润湿性能，从而显著减少了摩擦偶件 UHMWPE 的磨损[57]。

4) 填充

填充可通过添加无机填料，使聚合物的刚性、耐热性、尺寸稳定性等得到改善。常用的填料有无机粉状颗粒 (石墨、MoS_2、高岭土、Al_2O_3、SiO_2 等) 和纤维 (玻璃纤维、碳纤维及碳化硅纤维等)。Xiong 等[58-60]分别采用 SiO_2、Al_2O_3、碳纤维等作为填料，用以改善 UHMWPE 的耐磨性。Xiong 等[61,62]进一步的研究还发现，填充纳米粒子对 UHMWPE 材料在辐照过程中的氧化降解具有抑制作用。UHMWPE 经过纳米 Al_2O_3 填充后，耐磨性有所提高，再经γ射线辐照后，耐磨性随辐照剂量的增加而进一步提高。石墨、炭黑填充 UHMWPE 复合材料的硬度并不高，且会使其脆性增大，但其耐磨性较好；微珠粉和玻璃纤维虽然也能提高 UHMWPE 的硬度，但其填充复合材料的耐磨性能较差。Xiong 等[63,64]利用纳米羟基磷灰石 (n-HAP) 填充 UHMWPE，而后进行γ射线辐照，研究结果表明，当纳米羟基磷灰石的填充量为 7% 时，与纯 UHMWPE 相比，未经辐照和辐照后的 UHMWPE/n-HAP 的摩擦系数和磨损率均降低。纯 UHMWPE 主要表现为黏着磨损和磨粒磨损，未经辐照的 UHMWPE/n-HAP 主要为磨粒磨损。经γ射线辐照后，未填充材料的黏着磨损和磨粒磨损的程度，以及 n-HAP 填充材料的磨粒磨损的程度明显降低。UHMWPE 和 UHMWPE/n-HAP 在辐照剂量为 150kGy 时表现出优异的耐磨性，可以优选为人工关节材料。Fang 等[65]将 UHMWPE 粉末与碳纳米管 (carbon nanotube, CNT) 混合后冷冻干燥，制得 UHMWPE/CNTs 复合物。其中 CNT 均匀覆盖 UHMWPE 粉末，通过压模过程中提供更多成核点从而提高晶粒质量和复合物结晶度。与纯 UHMWPE 和热干燥方法制备的 UHMWPE/CNTs 复合物相比，冷冻干燥法制得的 UHMWPE/CNT 复合物磨损速率显著降低。

UHMWPE 的平均分子质量超过 150 万 g/mol，其分子链很长，易发生缠结。在不影响

UHMWPE 主要性能的基础上对其进行共混法流动改性，降低 UHMWPE 的熔体黏度，提高其熔体流动性。常用的与 UHMWPE 共混[66]的物质有 HDPE、低密度聚乙烯(low density poly-ethylene，LDPE)、聚丙烯(polypropylene，PP)、聚酰胺(polyamide，PA)、聚酯等聚合物。Diop 等[67]采用固相剪切粉碎技术制得 UHMWPE 和 HDPE 有效共混物，测试结果表明，采用该方法制得的含 UHMWPE 30%～50%的注塑成形样品的冲击强度显著提高，其带缺口冲击强度达到 660～770J/m，而纯 HDPE 的带缺口冲击强度只有 170J/m。

在 UHMWPE 基体中加入 UHMWPE 纤维，由于基体和纤维具有相同的化学特征，化学相容性好，两组分的界面结合力强，从而可获得力学性能优良的复合材料，形成 UHMWPE 的自增强[68]。UHMWPE 纤维的加入可使 UHMWPE 的抗拉强度和模量、冲击强度、耐蠕变性大大提高。Huang 等[69]表明，在制备 UHMWPE 时添加流动加速剂，然后在注射成形时施加剪切流，这种方法一方面可以促进 UHMWPE 链自扩散，从而有效减少结构缺陷；另一方面能够提高总体结晶度并诱导超晶格结构的自我增强，所得 UHMWPE 表现出优异的拉伸性能和冲击强度，具有应用在关节植入体上的潜力。

3. UHMWPE 的应用

UHMWPE 性能优异，在国民经济的各个领域都能广泛应用。概括起来，UHMWPE 主要作为工程材料和医用材料使用。作为工程材料使用时，其在物料运输、设备衬里、各种机械零件等方面的应用具有独特的优势，适于制作农业和建筑机械的零部件。而由于 UHMWPE 具有优异的生理惰性和生理适应性，其成为理想的医用高分子材料。

1) UHMWPE 应用于关节替换材料

UHMWPE 具有优异的耐磨、抗冲击等性能，主要应用在人工关节替代材料。美国食品药品监督管理局、农业部一致批准 UHMWPE 可在医药及与人体接触的领域内使用。UHMWPE 可制成人工心脏瓣膜、矫形外科零件、髋臼等(图 5-29)。由 UHMWPE 制成的髋臼和金属制成的关节头组成的人工髋关节(图 5-30)的耐磨性和安全性比 PTFE/金属关节更为优异，是一种性能非常优异的人工关节材料，人工关节的成功在很大程度上要归功于 UHMWPE 作为支撑面材料的应用。

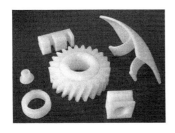

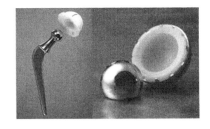

图 5-29　由超高分子质量聚乙烯生产的各类零件　　　图 5-30　UHMWPE 人工髋关节

2) UHMWPE 应用于支架材料

UHMWPE 良好的生物相容性和优异的机械强度使其在生物支架领域中展现了光明的应用前景。UHMWPE 微粒已经被研究作为 IL21 基因生长的支架材料。美国 Porex 公司生产的 MEDPOR 多孔聚乙烯生物支架可以制成块、板或经雕刻修饰成所需形状以作为植入支架，如作为颅骨修补的硬支架材料。此生物材料具有相互贯通的孔洞供组织生长，平均孔径大于 100μm，孔隙率达到 50%。动物和人体试验都显示生物体组织可以在支架内生长，并且体内体外的生物相容性试验都表明此支架不具有毒性作用。此类产品已经在美国投放市场。目前结合 UHMWPE 挤出和计算机控制的堆积成形技术，可以制备形状复杂且具有多孔结构的支架材料。由于采用计算机控制成形，支架形状可以精确控制。现在已经成功开发出熔融堆积方法生产的人耳组织支架。

3）UHMWPE 用于其他医疗领域

UHMWPE 在其他医疗领域也有研究，但相对于关节替代应用研究较少。将 UHMWPE 作为血液泵的材料，经过测试，该材料无生物毒性且可以长期使用。UHMWPE 与乙烯-2-丁烯-2-苯乙烯弹性体共混作为血液袋可以耐-196℃，并且在低温下保持良好的塑性。在丙烯酸树脂中加入不同比例未表面处理的 UHMWPE 粒子作为牙科填充材料，其冲击强度、挠曲强度下降，但弹性模量有所上升。但总体分析，未经表面处理的 UHMWPE 不能起到增强作用。

4）总结

医用材料的生产是一个具有良好前景和高附加值的高速增长产业。UHMWPE 具有优异的性能，在医学领域目前已获得广泛的应用和研究。但是目前 UHMWPE 作为关节替代材料还有很多问题需要进一步探索，主要集中在加深对 UHMWPE 磨损机理的了解、应力应变对磨损的影响、UHMWPE 自身性能结构的改善、合理的辐射消毒方式、适当的股骨材料并采用合理的股骨尺寸形状设计等。

5.8.4　聚甲基丙烯酸甲酯

骨水泥已经应用在临床上，并成功修复了髋关节和膝关节。骨水泥主要是由聚甲基丙烯酸甲酯粉末和甲基丙烯酸酯（单体）液体组成的。粉末和液体在室温下混合后很快发生聚合反应并释放出热量。

加入的对苯二酚能避免当材料暴露在光、高温等环境下时过早地聚合。N,N-二甲基对甲苯胺用来加速材料的黏合过程。牙科用材料是在高温和高压的条件下模压成形的。用膜过滤的方法给液体消毒，最终制得细小的白色粉末（PMMA、甲基丙烯酸和苯乙烯共聚物、硫酸钡和其他氧化物的混合物）。当粉末和液体混合在一起时，通过自由基的加成反应，单体聚合在一起。粉末混合在一起时，催化剂联苯甲酰过氧化物会和一个单体反应生成一个自由基。接着这个自由基又和另外一个单体反应，生成一个二聚物的自由基。这个过程不断重复，最终生成长链的高分子物质，液体的单体会润湿聚合物粉末颗粒的表面，当单体聚合后，会将颗粒连接起来。但相对分子质量的分布在固化反应之后没有明显变化。

由骨水泥和商业化的聚丙烯树脂比较可知，骨水泥的性能受内部和外部因素的影响（表 5-6）。影响聚丙烯水泥的关键因素是在治疗过程中孔的变化。大孔隙会大大降低聚合物的力学性能，原因是在混合过程中，单体物质的蒸气和空气留在混合物中形成气泡，最终形成大的孔洞。很显然，在真空条件下，用离心机混合单体和粉末，有利于减少孔隙，但又会带来不利的影响，如单体的挥发损耗、真空下难以操作、在离心机上会导致混合不均匀等。同时还必须增加额外设备。

表 5-6　影响成形的内部因素和外部因素

内部因素	外部因素
单体和粉末的成分	混合环境：温度，湿度，容器类型
粉末的粒度、形状和聚合的程度及分布	混合技术：搅拌片的数目和转速
液体粉末	治疗环境：湿度，温度，压力，接触表面（组织、空气、水等）

在 PMMA 骨水泥中加入生物活性陶瓷粉体，制成 PMMA 基生物活性骨水泥，可提高骨水泥的生物相容性。Yamamuro 等将 $CaO-SiO_2-P_2O_5-MgO-CaF_2$ 粉体和双酚-α-甲基丙烯酸缩水甘油酯共混，制备成面团状和可注射两种类型的生物活性骨水泥。由于在 PMMA 中加入生物活性陶瓷填充物，减少了单体的数量，从而减少了聚合时产生的热量，所以反应温度远远低于 PMMA 骨水泥。同时该骨水泥能在 10min 内固化成形，在体内 4～8 周可形成骨结合，表现为其周围有骨小梁生成[70]。

5.8.5　橡胶

硅橡胶、天然和合成橡胶被用来制造体内植入件。根据美国材料学会下的定义，橡胶或者弹性体是这样一种材料：在室温下，材料至少能被拉长为原来长度的 2 倍，释放后，它又能立即恢复到原长。橡胶之所以能被重复拉伸，是因为链与链之间存在交联作用。交联作用使链与链牢牢地结合在一起，使聚合物具有弹性。因此，天然橡胶的交联度能控制它的弹性；如果硫的加入量达到 30%，橡胶就会变得很硬。在橡胶中加入防老化剂，能够防止橡胶被氧化，从而提高橡胶的寿命。填充物(如焦墨或者硅粉)也能改善橡胶的物理性能。

经研究发现，纯的橡胶乳液和血液能够相容。通过 X 射线和有机过氧化物交联制造的橡胶同传统的加硫橡胶相比，前者具有更好的生物相容性。现在，天然橡胶大多数被合成橡胶所代替。纳塔和齐格勒类型的催化聚合技术能够制造多种合成橡胶。但合成橡胶很少用来作为植入材料，这是因为不能保证合成材料对人体的影响。

低相对分子质量的聚合物的黏度低，能够通过链与链之间的交联作用，得到高相对分子质量材料，如橡胶。辛酸亚锡通常加在医用级别的聚合物中，作为催化剂；也可在制造植入件时，把它和聚合物基体混合在一起。二氧化硅粉末作为填充加在硅橡胶中，能够提高硅橡胶的力学性能。橡胶的密度和硬度都随填充量的增加而增加，实际上，这种橡胶可称为颗粒增强复合材料。

聚氨酯通常是热固性聚合物，被广泛用作植入件的外表涂层。聚氨酯类橡胶由带一个芳香族的二异氰酸盐的预聚物合成，最终得到的长链带有一个活泼的异氰酸盐基团，使得链与链之间发生交联作用。因此，聚氨酯类橡胶不但强度高，而且能抵抗油和化学物质的腐蚀。根据所含羟基化合物，聚氨酯可分为聚酯型和聚醚型，其中聚醚型是弹性体，作为医用生物材料的主要是聚醚型。医用聚氨酯大多是嵌段聚醚型聚氨酯(segmented polyether urethane，SPEU)[71]。嵌段聚醚型聚氨酯具有很好的生物相容性和良好的抗凝血功能，可被应用于人工心脏血泵或其他修复心血管系统的材料。

此外，橡胶中广泛应用于医学的还有有机硅橡胶。有机硅橡胶的无毒、无污染等性质使其具有良好的生物相容性，在长期植入人体后不会丧失弹性和拉伸性能。有机硅橡胶可以制造出复杂的形状，因此适于制造人工心脏瓣膜、人工心脏、人工血管等。有机硅橡胶同样还被广泛应用于整形外科。但是有机硅橡胶机械强度较差。

5.8.6　水凝胶

1. 结构与性质

水凝胶是一种在水中能显著溶胀、保持大量水分的三维网络亲水性凝胶，如图 5-31 所示[72]。这种吸水能力是因为其结构中常含有—OH、—CONH—、—CONH_2、—COOH 和

—SO₃H 等亲水基团。水凝胶在水中能够吸收大量的水分而溶胀，所以具有高含水量，且性质柔软，能保持一定的形状。

　　高分子溶液转变为凝胶的过程称为胶凝作用。影响这一过程的因素主要有浓度、温度和电解质。每种高分子溶液都有形成凝胶的最低浓度，温度低有利于形成凝胶，分子形状越不对称，可形成凝胶的浓度越小。但也有加热后胶凝、低温变成溶液的例子，如泊洛沙姆的胶凝。电解质对凝胶形成过程的影响较为复杂，既有促进作用，又有阻止作用，其中阴离子起主要作用，当盐浓度较大时，SO_4^{2-} 和 Cl^- 一般加速形成凝胶，而 I^- 和 SCN^- 则阻止形成凝胶[73]。

　　以聚乙烯醇(poly(vinyl alcohol)，PVA)/聚乙烯吡咯烷酮(polyvinylpyrrolidone，PVP)水凝胶关节软骨修复材料为例说明水凝胶网络结构的形成过程。图 5-32[74]为 PVA 和 PVP 分子链经冷冻解冻形成物理交联点(简称交联点)的示意图。在 PVA/PVP 复合体系中，PVA 浓度高，在刚开始的极冷过程中，PVA 会优先于 PVP 形成网络体系。PVA/PVP 水溶液被急剧冷却时，黏度迅速增加，分子链的活动能力也随之骤减直至冻结。被冻结下来的分子链增加了彼此的接触时间，它们以范德瓦耳斯力和氢键紧密结合，在某一微区内的分子链可以形成结合更强的有序结构，这些结合紧密的有序微区成为缠结点。在室温解冻时，少量可以在室温恢复活动能力的运动单元重新调整，形成的有序结构在再次冷冻后更加完善。另外，当重新冷冻时，又会有新的结合紧密的有序微区形成。所有这些微区称为交联点。如此循环反复，使交联点不断扩展，三维网络结构更加紧密。

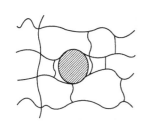

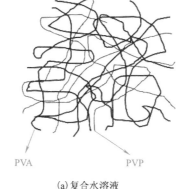

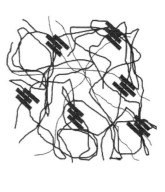

(a)复合水溶液　　　　　　　　(b)冷冻后的水凝胶

图 5-31　水凝胶的网络结构示意图　　　图 5-32　PVA 与 PVP 分子链交联点形成示意图[75]

　　PVA/PVP 三维网络结构中形成的交联点主要由三部分构成：PVA 分子组成的无定形区、PVA 分子间和分子内氢键及 PVP 和 PVA 分子间形成的氢键而组成的结晶区、三维网状内部所包含的大量自由水。PVA 分子间和分子内及 PVP 与 PVA 分子间形成氢键的结构示意图如图 5-33[76]所示。具有间同立构的 PVA 分子链主要形成分子间氢键，如图 5-33(a)所示，而具有全同立构的 PVA 分子链主要形成分子内氢键，如图 5-33(b)所示。由氢键构成的聚合物内部的微晶区对材料的性能影响很大。

　　水凝胶主要具有以下性质[77]。

1)触变性

　　物理凝胶受外力作用(如振摇、搅拌或其他机械力)，网络结构被破坏而变成流体，外力作用停止后，又恢复成半固体凝胶结构，这种凝胶与溶胶相互转化的过程称为触变性。衡量溶胀性的量为溶胀度，指在一定温度下，单位重量或体积的凝胶所能吸收液体的极限量。影响溶胀度的主要因素有液体性质、温度、电解质和 pH。液体的性质不同，溶胀度有很大差异；温度升高可加速溶胀，减小有限溶胀阶段的最大膨胀度，但有时温度升高可造成有限溶胀至无限溶胀的转变；电解质对溶胀度的影响主要是阴离子部分，其影响作用与影响凝胶形成过程作用的顺序相反；pH 对溶胀度的影响要视具体聚合物而论，如对于蛋白质类高分子凝胶，介质的 pH 在等电点附近时溶胀度最小。

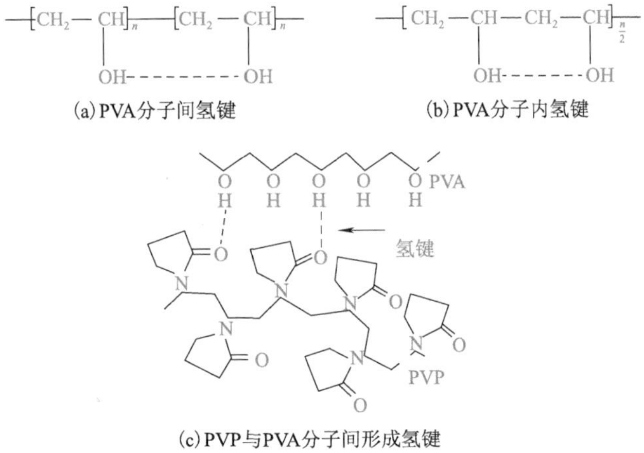

(a) PVA 分子间氢键   (b) PVA 分子内氢键

(c) PVP 与 PVA 分子间形成氢键

图 5-33   PVA 与 PVP 间氢键示意图

2) 溶胀性

溶胀性是指水凝胶吸收水后自身体积明显增大的现象。当处于初始状态的水凝胶与溶剂分子相接触时，后者攻击水凝胶表面并穿入聚合物网络中。在这种情况下，未溶解的玻璃相通过一个移动边界与橡胶似的水凝胶区域分隔开。通常橡胶相中网络的网格开始膨胀，允许其他溶剂分子渗透入水凝胶网络中。

3) 脱水收缩性

溶胀的凝胶在低蒸气压下保存，液体缓慢地从凝胶中自动分离出来的现象称为脱水收缩。脱水收缩是由于凝胶内部结构形成以后，链段继续运动并相互靠近，网络结构更加紧密，从而把一部分液体从网孔中挤出。由于溶剂损失，凝胶的性质显著改变，表面形成干燥、紧密的外膜，继续干燥则形成干凝胶，如明胶片等。均质凝胶具有相对较小的空隙，无溶剂时体积变小，但能保持最初的几何形状(图 5-34)；永久性多孔凝胶具有较大的空隙，无溶剂时网状结构不塌陷，仍有较大的空隙。

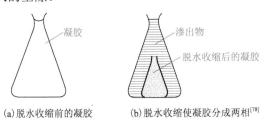

(a) 脱水收缩前的凝胶   (b) 脱水收缩使凝胶分成两相[78]

图 5-34   凝胶脱水收缩现象

4) 透过性

凝胶可作为扩散介质。高溶胀状态的凝胶平均孔径较大，有利于分子透过，含水的孔道有利于可溶于水的物质透过。当凝胶网络上有带电大分子时，对离子的扩散和透过具有选择性。

2. 制备

1)物理交联

目前报道中使用最多的是反复冻结法[78]和冻结-部分脱水法[79]。

反复冻结法是将一定浓度的水溶液在-40～-10℃冷冻 1 天左右，再在室温下解冻 1～3h，即形成物理交联的水凝胶，它具有一定的力学强度和良好的弹性，常温下在水中只能被溶胀而不能被溶解，将其反复冷冻、解冻几次后，就可使其一些物理性能和化学性能等有很大改善[80]。

冻结-部分脱水法是将水溶液冷冻后置于真空(真空度为 0.294～0.784Pa)下脱去 10%～20%的水，所得到的水凝胶的性能类似于反复冻结法。若将此法得到的水凝胶浸入水中，其含水量可恢复到脱水前的水平，且性能仍然保持不变。

通过物理交联法形成的水凝胶的共同点是分子链间通过氢键和微晶区形成三维网络，即物理交联点，这些交联点随温度等外界条件的变化而变化。例如，当温度升高至一定值时，凝胶将会融溶，又变成最初的水溶液状态，故物理交联过程是可逆的。通过物理交联法制得的水凝胶在未加入任何添加剂的情况下光学透明性不好，可通过改变溶剂类型或使用混合溶剂等方法改善[81]。

2)化学交联

采用化学交联剂，在一定的条件下使分子链之间进行化学交联从而形成水凝胶，其交联方式有两种：共价键和配位键。

通过化学交联形成的凝胶的共同点是分子链间靠共价键或配位键交联形成三维网络，与物理交联法制得的水凝胶不同，将化学交联形成的水凝胶加热到一定温度，水凝胶不会融溶变成水溶液。与物理交联法形成的水凝胶相比，化学交联法形成的水凝胶的缺点是透明度不好且含水量不高，但其保水性和某些力学强度有一定的提高。

3)辐照交联

利用γ射线、电子束、X 射线及紫外线等直接辐射水溶液，或辐射用物理交联法制成的水凝胶[82]，在辐射作用下，聚合物分子之间通过产生的自由基而交联在一起。一般情况下，聚合物的辐射交联和辐射裂解在一个体系中是同时发生的，只是某些聚合物以辐射交联为主，而另一些聚合物以辐射裂解为主。辐射对聚合物的作用效果主要受氧气及添加剂、辐射类型、聚合物的结晶度、溶剂、温度等的影响[83]。研究表明，水溶液(一定浓度以上)被辐射时以辐射交联为主，交联度随辐射剂量的增大而增大，在很高的辐射剂量下，水凝胶的交联度增大，网络结构中微孔的尺寸将会减小，从而使水凝胶的溶胀比、含水量等降低，故并非辐射剂量越大越好。

采用辐射交联法制得的水凝胶因交联过程不需要加任何添加剂就可达到交联的目的，故所得的水凝胶纯度高、光学透明度好。赵新等[84]研究表明，将辐射交联制得的水凝胶经一定的物理处理过程可以使凝胶部分结晶化，从而提高其力学强度。

3. 改性与抗摩擦磨损性能

水凝胶具有良好的理化性质、生物相容性，与细胞外基质结构类似，呈三维空间结构，可以作为细胞、药物吸附和释放的基质材料，因此在组织工程、药物缓释、细胞三维培养等方面有重要的应用前景[85]。

但是水凝胶自身还存在一些难以克服的性能缺点，如机械强度、细胞亲和性、抗摩擦磨损性能不足，长期润滑和磨损情况无法进行系统标准的评价等。因此，要将其应用于临床还需对其进行一系列改性，使其满足临床应用的要求。水凝胶的改性方法有以下几种。

1)化学改性

通过辐照、接枝等化学方法，改变单体分子链的化学结构，或把水凝胶接枝到具有一定强度的载体上。

为了模拟天然关节软骨表面的聚合物刷状物，Blum 和 Ovaert[86]通过亲核酰基取代反应将有机边界润滑剂月桂酰氯接枝到 PVA 主链上，再通过冷冻-解冻法制备出有机边界润滑剂功能化的新型 PVA 水凝胶(BLF 水凝胶)作为低摩擦软骨替换物，制备过程如图 5-35 所示。测试结果表明，接触角随有机边界润滑剂浓度的增加而增加，表明烃类产生了模仿自然软骨的表面性能；与未功能化 PVA 水凝胶相比，有机边界润滑剂功能化水凝胶摩擦系数显著降低了24%~70%。

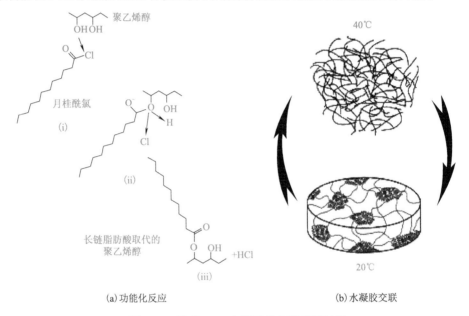

(a)功能化反应　　　　　　　　　　　　　(b)水凝胶交联

图 5-35　形成 BLF 水凝胶的主要处理过程

Shi 等[87]采用冷冻-解冻法制备 PVA/PVP 水凝胶并研究了γ射线辐照剂量及对磨材料对 PVA/PVP 水凝胶的力学性能和生物摩擦性能的影响。结果表明，辐照剂量对水凝胶的力学、生物摩擦性能有显著影响；经 100kGy 射线辐照的水凝胶具有最佳的力学性能和最低的摩擦系数；对磨材料影响系统摩擦系数，不锈钢作为对磨材料时摩擦系数低于 UHMWPE 或水凝胶本身作为对磨材料时的情况。其后 Shi 等[88,89]又采用冷冻-解冻法制备出含有氧化石墨烯(graphene oxide, GO)的 PVA/GO 复合水凝胶，并用γ射线辐照对制得的水凝胶进行处理，以提高其强度和抗磨损性能。研究发现，辐照后分散在 PVA 基质中的氧化石墨烯片被原位还原，成为分子链之间悬键的交联点并形成共价键，从而增强复合物强度和热稳定性。与未经辐照的 PVA/GO 复合水凝胶相比，经 150kGy 射线辐照的复合水凝胶的抗压强度增加 270%；复合水凝胶的摩擦系数随辐照剂量的增大而增大，这是由于亲水性降低；而一经辐照后，耐磨损能力立即显著增强。

2)物理共混

物理共混法是利用高分子链间分子间作用力形成分子聚集体，采用具有良好互溶性的材料制备出性能优良的复合体系。例如，PVA 水凝胶不具有生物活性，在其中添加具有生物活性的分子可以改善其作为生物材料的生理学特征。用于植入的生物活性分子有肝磷脂、凝血酶、蛋白酶、糖胺聚糖等。通常的复合方法是将活性分子的水溶液或悬浮液同 PVA 水溶液共混，成形后制得复合水凝胶；或将预先制好的 PVA 水凝胶置于含生物活性分子的水浴环境中，充分淋洗，让生物活性分子慢慢扩散进入材料中制成复合水凝胶。

PVP 是一种水溶性高分子化合物，具有优良的水溶性、成膜性、生物相容性、高分子表面活性等性能。PVP 具有显著的络合能力，可与许多化合物生成络合物，具有增溶作用，可提高材料的亲水性。将 PVA 与 PVP 共混制得的复合水凝胶[90]具有更好的亲水性，力学性能也会得到进一步提高。

Shi 等[91,92]采用冷冻-解冻法制备 PVA/PVP 水凝胶，研究 PVA 聚合度及聚合物浓度对水凝胶微观结构和摩擦特性的影响。结果表明，随着聚合物浓度和 PVA 聚合度增大，水凝胶内部结构趋于紧密，其在 PBS 溶液中的溶胀行为明显下降；低载荷、液体润滑条件下，摩擦系数随着 PVA 聚合度的增加而增大，而随着聚合物浓度的增加而减小。

3) 填充改性

填充改性也是水凝胶常用的改性手段之一。用于填充的生物活性陶瓷颗粒主要有羟基磷灰石、生物活性玻璃等。目前主要采用纳米级的微粒填充，其存在的问题主要是表面活性大，容易聚集成团，很难在基体中分散均匀，从而达不到改性的结果，因此该类复合材料的制备方法是关键。

PVA 水凝胶具有良好的力学性能和摩擦学性能，是一种有潜力的关节软骨修复材料。但是它不具有生物活性，软骨细胞难以黏附和增殖，作为植入材料时难以与周边自然软骨组织有效结合，因而限制了其应用。聚乳酸-羟基乙酸共聚物(PLGA)是一种可降解的高分子化合物，具有良好的生物相容性和生物活性、无毒性，被广泛用于组织工程，软骨细胞能很好地黏附于支架表面，新生组织能有效地与周边自然软骨结合。然而，初期组织工程支架的力学性能和摩擦学性能不足且新生组织与自然软骨还存在一定差距。曹翼和熊党生[93]综合利用 PVA 水凝胶优良的力学性能和摩擦学性能及 PLGA 优良的生物活性，使用冷冻-解冻和盐滤相结合的方式将 PLAG 微球填充入多孔 PVA 水凝胶中，制备出多孔半降解 PVA/ PLGA 水凝胶，使其同时具有良好的力学性能、摩擦学性能和一定的生物活性，并系统研究了该水凝胶的表面形貌、溶胀性能、力学性能、摩擦学性能及生物学性能。

采用纳米羟基磷灰石对聚乙烯醇水凝胶增强改性后，其抗拉强度、抗压强度均得到明显的提高，纳米羟基磷灰石填充量为 6%时具有较低的应力松弛特性，而填充量为 4.5%时摩擦学性能改善最佳[94-99]。纳米粒子的填充起到物理交联点增强的作用。

4. 应用

常见的水凝胶有聚甲基丙烯酸-2-羟乙基酯(PHEMA)、聚丙烯酰胺(PAM)、PVP 和 PVA 等。PHEMA 可用于烧伤敷料[图 5-36(a)]，使烧伤移植的硅橡胶更好地与创面黏合。PAM 具有良好的生物相容性、通透性和抗凝血性，可作为人工肾、人工肝和酶的包膜材料。PVP 具有良好的生物相容性，对皮肤和眼球都没有刺激作用，可以和 HEMA、非亲水性甲基丙烯酸酯共聚，制备适合角膜接触的水凝胶，如角膜接触镜[图 5-36(b)]。PVA 水凝胶有很强的亲水性，可用于制备人工软骨、人工喉及人工玻璃体。同时，水凝胶有良好的组织相容性和通透性，还可以应用于药物释放。

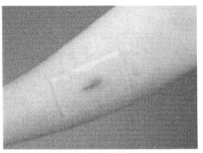
(a)水凝胶敷料

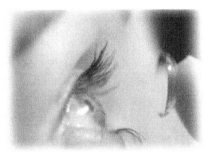
(b)水凝胶角膜接触镜

图 5-36　水凝胶敷料和水凝胶角膜接触镜

5.9　医用高分子材料的发展概况与趋势

医用高分子材料是指用于生理系统疾病的诊断、治疗、修复或替换生物体组织或器官，增进或恢复其功能的高分子材料。研究领域涉及材料学、化学、医学、生命科学。随着高分子化学工业的发展，出现了大量的医用新材料和人工装置，如人工心脏瓣膜、人工血管、人工肾用透析膜、心脏起搏器及骨生长诱导剂等。最近十多年来，由于生物医学工程、材料科学和生物技术的发展，医用高分子材料及其制品正以其特有的生物相容性、无毒性等优异性能而获得越来越多的医学临床应用。

我国从 20 世纪 50 年代就开展了人工器官的研究，经过 70 多年的发展，已经取得了很大成就。常用的医用高分子材料主要有硅橡胶、聚氨酯、聚氯乙烯、聚乙烯、聚丙烯、聚四氟乙烯、聚酯纤维、水凝胶等多种，所涉及的医用高分子制品有人工器官、医疗器械制品和药用高分子三大类，有 1000 多个品种规格。由于医用高分子材料在医学上有独特的功效和特性，其发展前景广阔，受到各国专家、学者的重视，成为当代新型材料中发展较快的门类之一。生命科学和医学领域的医用高分子材料主要可以分为人体功能替代或修复用高分子材料、药用高分子材料、高分子医疗器材及制品等。各类材料依据其应用情况的不同需要满足其特定的性能要求。

5.9.1　发展概况

1. 医用高分子材料的基本要求

医用高分子材料是指在医学上使用的高分子材料，它在挽救生命、救治伤残、提高人类生活质量等方面具有重要意义。对于能被应用到医疗器械领域的高分子材料的性能要求十分苛刻，主要要求如下：①生物相容性。生物相容性是描述生物医用材料与生物体相互作用情况的，是作为医用材料必不可少的条件，包括血液相容性、组织相容性、生物降解吸收性。②生物功能性。生物功能性是指生物材料具有在其植入位置上行使功能所要求的物理性质和化学性质，具体有可检查、诊断疾病；可辅助治疗疾病；可满足脏器对维持或延长生命功能的性能要求；可改变药物吸收途径；控制药物释放速度、部位、满足疾病治疗要求的功能等。③无毒性，即化学惰性。此外，还应具备耐生物化学、物理和力学稳定性、易加工成形、材料易得、价格适当、便于消毒灭菌等特点；防止在材料生产、加工过程中引入对人体有害的物质。对于不同用途的医用高分子材料，往往又有一些具体要求。在医用高分子材料进入临床应用之前，必须对材料本身的物理性能、力学性能及材料与生物体或人体的相互适应性进行全面评价，通过评价之后经国家管理部门批准才能临床使用。

2. 硅橡胶在医疗中的应用

橡胶表现出疏水性、耐氧化及抗老化性。此外，在正常使用温度(250℃以下)不发生裂解、氧化等反应，故又具有优异的耐热性，可用作医疗器械、人工脏器和药物缓释体系，对人体有良好的生物相容性。正因为硅橡胶具有以上特点，所以其成为典型的医用高分子材料并获得广泛的应用。

硅橡胶模拟制品可长期埋植于人体内作为人体内某个部位不可缺少的元件，包括脑积水引流装置、人工肺、视网膜植入物、人工脑膜、喉头、人工指关节、人工手掌关节、人工鼓膜、牙齿印模及托牙组织面软衬垫、人工心脏瓣膜附件、人工肌腱，以及用于消化系统和外科制品的各种导管等。脑积水引流装置是最早的硅橡胶植入物，20 世纪 50 年代被成功地应用于医疗方面，至今硅橡胶仍是这一装置的唯一使用材料。人工鼓膜的研究始于 1960 年，是将结构类似于人体鼓膜的硅橡胶薄膜贴补在穿孔的鼓膜上。人工脑膜用于修补外伤性硬脑膜缺损及因切除肿瘤在硬脑膜的基底或浸润区所造成的硬脑膜和硬脊膜缺损。1963 年，硅橡胶人工指关节推向市场。1964 年开发出人工心脏瓣膜产品。但由于硅橡胶的异物效应仍不能全部消除，容易引发癌症，因此有逐渐被代用的趋向。

硅橡胶在整容和修复方面也有很广泛的应用。例如，修复人工颅骨、用尼龙/聚酯纤维等增强后作为人工皮肤、用于提高视力的角膜接触镜、修补面容的缺陷、修补前额，鼻，下颌，颈部、治疗外耳的缺损，以及争议较大的人工乳房等。在医疗器械方面，硅橡胶可作为导管，短期植入人体的某个部位，作为抢救和治疗各种病例的重要辅助材料和手段。例如，为肝功能不全、肠瘘、烧伤等患者进行补液用的静插管，为急、慢性功能衰竭患者解除药物中毒的动静外瘘管和腹膜透吸管，以及导尿管、输液管、泄压管、胸腔引流管、中耳炎通气管、洗胃管、灌肠器等一次性医疗用品。此外，硅橡胶材料还可用于膜式人工肺、胎儿吸引器吸头、医用电极板基质及生物传感器包装材料等。硅橡胶还可作为消泡剂治疗某些疾病。例如，用于抢救急性肺水肿，可迅速疏通呼吸道，改善缺氧状况，减少或避免因泡沫阻塞气流通过而导致的窒息死亡；咳嗽患者服含硅油的糖浆可有效减少支气管分泌液起泡，使咳嗽大为减轻等。

3. 聚氯乙烯在医疗中的作用

聚氯乙烯(polyvinyl chloride，PVC)是常用医用高分子材料之一，可以制成储血袋、输液(血)器具、导液管、呼吸面具、肠道和肠道外营养管、腹膜透析袋、体外循环管路、膜式氧合器和血液透析管路、各种医用导管等一次性医疗用品。它给治疗护理带来诸多方便，并能防止交叉感染，在临床上广泛使用。但它存在一些不可忽视的弊端，如药物吸附、增塑剂毒性等。此外，由 PVC 制成的输液管、包装袋、储血袋、呼吸面具、食品袋等产品对人类发育和繁殖有害。

鉴于上述原因，目前各国都在从事 PVC 改性、替代材料的研究开发。最近一些发达国家研究开发了几种热塑性弹性体，作为医用制品的原材料，效果令人满意。例如，美国壳牌公司研制的 SEBS 热性弹性体，美国陶氏化学公司于 1944 年采用茂金属催化技术合成的乙烯-辛烯共聚物，称为聚烯烃弹性体。此外，超低密度聚乙烯(VLDPE)在医疗器械方面作为聚氯乙烯的替代品之一也用于输液器具的生产。近年来，由美国 Unichem 公司生产的一种邵氏硬度为 35～65HD 的医用高弹性聚氯乙烯混料也被较广泛地应用于医疗领域。该混料与通常的聚氯乙烯的不同之处在于其具有内在的高弹性和优异的形状记忆能力，即当外界压力除去之后能快速地恢复到原来的形状，是用于制造需反复夹紧和松开的医疗器械配套软管理想且廉价的材料，如可用于制作医用蠕动泵软管。该混料为白色或半透明状，且易于着色，可经受杀菌处理，适用于制作《美国药典》中的第6大类医疗用品。

上海氯碱化工股份有限公司已成功研制出了医用级聚氯乙烯，并通过国家级鉴定。该种树脂的成功开发标志着主要用于制造输血器材的聚氯乙烯有了可靠的国产替代品，拓宽了聚氯乙烯的应用领域，满足了国内医用塑料制品行业的市场需求，为"绿色PVC制品"提供了可靠的原料。这对规范医用聚氯乙烯制品市场、推动行业技术进步、保障人民身体健康都具有重要的意义。

4. 聚氨酯弹性体在医疗中的作用

从20世纪50年代聚氨酯首次应用于生物医学起，聚氨酯弹性体在医学上的用途日益广泛。1958年聚氨酯首次用于骨折修复材料，而后又成功地应用于血管外科手术缝合用补充涂层。70年代开始，聚氨酯作为一种医用材料已备受重视。到了80年代，用聚氨酯弹性体制造人工心脏的移植手术获得成功，使聚氨酯在生物医学上的应用得到进一步的发展。

具有记忆功能的聚氨酯称为室温形状记忆性聚氨酯，工作原理是利用其硬段和软段两相间的玻璃化转变温度的差别来实现形状记忆过程。它可用于制作各种矫形、保形用品，如牙科矫形器、肾科矫形器、绷带、乳罩、腹带等。它还可以先做成所希望的形状，在使用时再加热使其恢复原有形状，从而达到预期的效果。形状记忆聚氨酯的应用前景非常广阔，但其成本相对高、加工性差，实现通用化的难度依然很大。从形状记忆聚氨酯发展而言，改善其恢复性形状温度的精确性应为研究的重点。只有准确地控制恢复温度，形状记忆制品才有使用性。

目前，热塑性聚氨酯弹性体在医疗卫生领域正向生物工程、细胞工程、免疫工程等方面迅速发展。从长远看，组织工程是生物医学工程领域一个快速发展的新方向。这门交叉科学的核心是应用生物学和工程学的原理与方法来发展具有生物活性的人工替代品，用以维持、恢复或提高人体组织功能。因此，为了获得更长远的发展，必须对聚氨酯进行改性，才能适应组织工程的发展。

由于价格的原因，在医用合成材料中，聚氨酯只占小部分份额。美国等发达国家的聚氨酯早已商业化，新材料、新用途仍在开发中。国内也有不少从事过或正在从事医用聚氨酯的单位，如中山大学、上海橡胶制品研究所、江苏省化工研究所有限公司等，但推广应用不够、影响不大，与发达国家相比差距很大。因此，国内应该加强这方面的研究和推广应用，使医用聚氨酯的应用前景更加广阔。

聚氨酯弹性体能广泛应用于生物医学，与它所具有的优异性能是分不开的，其主要性能为：①具有优良的抗凝血性能；②毒性试验符合医用要求；③临床应用中生物相容性好，无致畸变作用，无过敏反应，可解决天然胶乳医用制品存在的蛋白质过敏和致癌物亚硝胺析出两个问题，从而成为许多天然胶乳医用制品的更新换代产品；④具有优良的韧性和弹性，加工性能好，加工方式多样，是制作各类医用弹性体制品的首选材料；⑤具有优异的耐磨性能、软触感、耐湿气性、耐多种化学品性能；⑥能采用通常的方法灭菌，暴露在γ射线下而性能不变，可适用于所需的医疗环境。由于其具有突出的物理力学性能、良好的生物相容性和血液相容性以及简便的加工工艺，在医学上有着广泛的应用，尤其近30年来开发出的热塑性聚氨酯弹性体受到普遍的关注，其应用范围不断扩大，得到医学界的肯定。

目前，全世界每年有1.6万t的热塑性聚氨酯弹性体用于制作医疗器具。热塑性聚氨酯弹性体医用制品种类繁多，涉及临床各科室，主要应用领域包括：①植入制品，主要有人工心脏、人工心脏瓣膜、人工血管、血管修补片、主动脉内反搏气囊、输血泵、人工硬脑膜、人工颅骨、骨黏合剂、输精管栓塞、介入栓塞材料等；②导管类制品，如 J 型导管(猪尾巴管)、血液透析插管(分短期、长期两种)、中心静脉留置导管、肝胆引流导管、胃镜软管、胃肠营养管、膀胱测压管、化疗泵管、介入造影导管、微导管、热稀释气囊漂浮导管、导管鞘等；③膜类制品，如医用手术膜、透明敷料膜、人工皮肤、医用防护服、避孕套、医用手套、冷敷冰袋、血浆袋、血栓捕捉器等。此外，聚氨酯还可用于导丝表面涂层、医用绷带、假肢材料、组织工程材料、药物缓释材料、角膜接触镜材料等。

5.9.2　发展趋势

生物技术将是 21 世纪最有前途的技术之一，医用高分子材料将在其中扮演重要角色，在学术方面受到越来越多人的关注(图 5-37)，其研究对探索人类生命的秘密、保障人体健康和促进人类文明的发展都相当重要，世界各国都十分重视并大力研究开发这类材料，正形成新的高科技产业。因此，继续大力推动我国医用高分子材料的研究和开发意义重大。

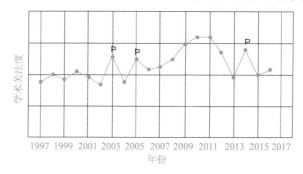

图 5-37　医用高分子材料的学术趋势——中国知网(CNKI)学术趋势

随着医用高分子材料的性能不断提高，其应用领域也将进一步拓宽，其发展趋势将主要体现在以下几个方面。

(1)对于人工代用器官，在材料本体及表面结构的有序化、复合化方面，需要构造同生物体相似的结构和功能，其生物相容性还需要大幅度提高，这一研究方向将取得长足进步。

(2)开发具有人体天然组织的物理力学性质和生物学性质的生物医用材料，达到高分子的生物功能化和生物智能化，是医用高分子材料发展的重要方向。生物高分子的研究将从以人工合成为主，转向生物材料的"软合成"和"自组装"。此外，由于生物酶催化反应具有高度专一性，生物技术合成高分子时不像化学合成那样需要很高的单体纯度才能得到高纯度的产物，可大大降低对单体纯度的要求，并且用生物技术合成高分子的反应条件更温和、产物的生物降解性能更好，因而具有诱人的前景。

(3)很多医用材料要求具有生物相容性，同时具有良好的生物降解性，因而医用生物降解高分子材料将继续受到高度重视，无论是作为缓释药物还是作为促进组织生长的骨架材料，都将得到巨大发展。

(4)药用高分子及医药包装用高分子材料的应用范围将继续扩大，尤其在高分子药物、药物载体、缓释控释等领域的研究将受到更多的关注。高分子材料在生物制药工业、药用膜控释制剂和中药现代化中的应用研究将是今后的发展重点。

习题与思考题

5-1 阐述高分子材料的定义并说明高分子链的三种形态及其特性。

5-2 简述人工器官的分类及主要人工器官。

5-3 介绍人工肾的组成、原理及功能。

5-4 介绍三种应用比较成功的人工器官。

5-5 概述药用合成高分子材料的分类。

5-6 简述超高分子质量聚乙烯的结构和性能，介绍其三种改性方法。

5-7 简述水凝胶的三种制备方法和三种改性方法。

5-8 概述医用高分子材料的基本要求。

参 考 文 献

[1] 松村秀一. 生物高分子[M]. 北京: 化学工业出版社, 2005.

[2] 王裕清, 邓乐, 李建中. 生物机械工程导论[M]. 北京: 机械工业出版社, 2006.

[3] 吴龙, 翁渝国, 孙宗全, 等. 心室辅助装置临床应用现状及进展[J]. 中华胸心血管外科杂志, 2012, 28(10): 627-631.

[4] KRABATSCH T, SCHWEIGER M, STEPANENKO A, et al. Mechanical circulatory support-results and developments and trends[J]. Journal of cardiovascular translational research, 2011, 4(3): 332-339.

[5] 陈铭伍. 心室辅助装置及人工心脏的研究现状[J]. 广西医学, 2005, 27(12): 1893-1895.

[6] SCHLAG G, REDL H. Fibrin sealant in orthopedic surgery[J]. Clinical orthopaedics and related research, 1998, 227: 269-285.

[7] 卢永要, 崔振铎, 杨贤金, 等. 各种材料在人工心脏瓣膜中的应用[J]. 金属热处理, 2004, 29(9): 23-26.

[8] 蔡东江, 曾强生. 人工肾的发展与应用[J]. 中国医疗设备, 2010, 25(10): 41-42, 59.

[9] WOHLERS T. Wohlers report 2012[R]. Wohlers associates, Fort Collins, Colorado and Washington, 2012.

[10] 黄扬扬. 生物人工肾的研究进展[J]. 中国冶金工业医学杂志, 2005, 22(4): 397-399.

[11] 胡亮, 郑昌琼, 冉均国. 医用黏合剂研究进展[J]. 国外医学生物医学工程分册, 1998, 21(1): 26.

[12] 刘学英, 黄应昌. 聚氨酯胶粘剂最新进展. 化学与粘合, 1989(1): 58-6244.

[13] 谢贺明. 牙科修复粘结性材料[J]. 中国胶粘剂, 1992, 1(3): 38-41.

[14] 蒋继英, 唐立辉. α-3 型后牙复合树脂[J]. 化学与粘合, 1991, 4: 216-218, 212.

[15] 张承焱, 张启耀. 推进医用高分子材料的产业化[J]. 化工新型材料, 2002, 30(11): 7-10.

[16] 郑俊民. 药用高分子材料学[M]. 北京: 中国医药科技出版社, 2000.

[17] 刘文. 药用高分子材料学[M]. 北京: 中国中医药出版社, 2010.

[18] 潘英, 倪海华, 邹爱峰, 等. 紫杉醇纳米粒作为药物递送载体的研究[J]. 中国抗生素杂志, 2013, 38(11): 853-858.

[19] 吴丽颖, 刘建芳, 侯艳宁. 壳聚糖在药物制剂中的应用[J]. 解放军医药杂志, 2012, 24(4): 48-52.

[20] 杜贺庆. 壳聚糖在药物剂型中的应用[J]. 中国处方药, 2014, 12(3): 121-122.

[21] SANTOS V P, MARQUES N S S, MAIA P C S V, et al. Seafood waste as attractive source of chitin and chitosan production and their applications[J]. International journal of molecular sciences, 2020, 21: 4290-4291.

[22] SORUSHANOVA A, DELGADO L M, WU Z N, et al. The collagen suprafamily: from biosynthesis to advanced biomaterial development[J]. Advanced materials, 2019, 31(1): e1801651.

[23] KOOPMANS G, HASSE B, SINIS N. Chapter 19 the role of collagen in peripheral nerve repair[J]. International review of neurobiology, 2009, 87: 363-379.

[24] 姚日生. 药用高分子材料[M]. 北京: 化学工业出版社, 2010.

[25] 王晨, 杜茂波, 李爱玲, 等. 软胶囊明胶囊壳老化机理浅析[J]. 明胶科学与技术, 2012, 32(1): 1-7.

[26] 程晓敏, 史初例. 高分子材料导论[M]. 合肥: 安徽大学出版社, 2006.

[27] 李青山. 功能与智能高分子材料[M]. 北京: 国防工业出版社, 2006.

[28] 林健明, 熊党生, 樊冬娌. γ射线辐照尼龙1010的磨擦学特性[J]. 南京理工大学学报(自然科学版), 2006, 30(2): 231-235.

[29] 虞天寅, 迟放鲁. 多孔高密度聚乙烯移植物在面部畸形中的应用[J]. 国外医学耳鼻咽喉科学分册, 2000, 24(3): 189.

[30] KURTZ S M. The UHMWPE handbook: ultra-high molecular weight polyethylene in total joint replacement[M]. Amsterdam: Elsevier academic press, 2004.

[31] EDIDIN A A, KURTZ S M. Influence of mechanical behavior on the wear of 4 clinically relevant polymeric biomaterials in a hip simulator[J]. The journal of arthroplasty, 2000, 15(30): 321-331.

[32] OHTA M, HYON S H, TSUTUMI S. Control of crystalline orientation to enhance the wear resistance of ultra-high molecular weight polyethylene crystallization cups for artificial joints[J]. Wear, 2003, 255(7-10): 1045-1050.

[33] 雷毅, 彭旭东, 张雁翔, 等. 基于超高分子质量聚乙烯及其复合材料摩擦学研究进展[J]. 化工进展, 2004, 23(7): 727-730.

[34] 黄玉东. 聚合物表面与界面技术[M]. 北京: 化学工业出版社, 2003.

[35] XIONG D S, DENG Y L, WANG N, et al. Influence of surface PMPC brushes on tribological and biocompatibility properties of UHMWPE[J]. Applied surface science, 2014, 298: 56-61.

[36] DENG Y L, XIONG D S, SHAO S L. Study on biotribological properties of UHMWPE grafted with MPDSAH[J]. Materials science and engineering C, 2013, 33(3): 1339-1343.

[37] DENG Y L, XIONG D S, WANG K. The mechanical properties of the ultra high molecular weight polyethylene grafted with 3-dimethy (3-(N-methacryamido)propyl)ammonium propane sulfonate[J]. Journal of the mechanical behavior of biomedical materials, 2014, 35: 18-26.

[38] DENG Y L, XIONG D S, WANG K. Biotribological properties of UHMWPE grafted with AA under lubrication as artificial joint[J]. Journal of materials science: materials in medicine, 2013, 24(9): 2085-2091.

[39] DENG Y L, XIONG D S. Fabrication and properties of UHMWPE grafted with acrylamide polymer brushes[J]. Journal of polymer research, 2015, 22(10): 195.

[40] WANG H L, XU L, LI R, et al. Highly hydrophilic ultra-high molecular weight polyethylene powder and film prepared by radiation grafting of acrylic acid[J]. Applied surface science, 2016, 382: 162-169.

[41] 王秀华, 翁履谦, 王玲, 等. 硅烷偶联剂在有机-无机杂化纳米复合材料中的应用[J]. 有机硅材料, 2004, 18(3): 30-33, 44.

[42] RODRIGUEZ R J, GARCIA J A. Modification of surface mechanical properties of polycarbonate by ion implantation[J]. Surface and coatings technology, 2002, 158: 636-642.

[43] XIONG D S, MA R Y, LIN J M, et al. Tribological properties and structure of UHMWPE after gamma irradiation[J]. Proceedings of the institution of mechanical engineers, part J: journal of engineering tribology, 2007, 221(3): 315-320.

[44] ORAL E, GREENBAUM E S, MALHI A S, et al. Characterization of irradiated blends of α-tocopherol and UHMWPE[J]. Biomaterials, 2005, 26(33): 6657-6663.

[45] PRUITT L A. Deformation, yielding, fracture and fatigue behavior of conventional and highly cross-linked ultra high molecular weight polyethylene[J]. Biomaterials, 2005, 26(8): 905-915.

[46] KURTZ S M, MURATOGLU O K, EVANS M, et al. Advances in the processing, sterilization, and crosslinking of ultra-high molecular weight polyethylene for total joint arthroplasty[J]. Biomaterials, 1999, 20(18): 1659-1688.

[47] SUGANO N, SAITO M, YAMAMOTO T, et al. Analysis of a retrieved UHMWPE acetabular cup crosslinked in air with 1000 kGy of gamma radiation[J]. Journal of orthopaedic research, 2004, 22(4): 828-831.

[48] LU S, ORR J F, BUCHANAN F J. The influence of inert packaging on the shelf ageing of gamma-irradiation sterilised ultra-high molecular weight polyethylene[J]. Biomaterials, 2003, 24(1): 139-145.

[49] KURTZ S M, MAZZUCCO D, RIMNAC C M, et al. Anisotropy and oxidative resistance of highly crosslinked UHMWPE after deformation processing by solid-state ram extrusion[J]. Biomaterials, 2006, 27(1): 24-34.

[50] WANNOMAE K K, CHRISTENSEN S D, FREIBERG A A, et al. The effect of real-time aging on the oxidation and wear of highly cross-linked UHMWPE acetabular liners[J]. Biomaterials, 2006, 27(9): 1980-1987.

[51] BURROUGHS B R, BLANCHET T A. The effect of pre-irradiation vacuum storage on the oxidation and wear of radiation sterilized UHMWPE[J]. Wear, 2006, 261(11-12): 1277-1284.

[52] ORAL E, WANNOMAE K K, ROWELL S L, et al. Migration stability of α-tocopherol in irradiated UHMWPE[J]. Biomaterials, 2006, 27(11): 2434-2439.

[53] ORAL E, MURATOGLU O K. Vitamin E diffused, highly crosslinked UHMWPE: a review[J]. International orthopaedics, 2011, 35(2): 215-223.

[54] XIONG L, XIONG D S. The influence of irradiation dose on mechanical properties and wear resistance of molded and extruded ultra high molecular weight polyethylene[J]. Journal of the mechanical behavior of biomedical materials, 2012, 9: 73-82.

[55] 熊党生. 离子注入超高分子质量聚乙烯的摩擦磨损性能研究[J]. 摩擦学学报, 2004, 24(3): 244-248.

[56] XIONG D S, JIN Z M. Tribological properties of ion implanted UHMWPE against Si_3N_4 under different lubrication conditions[J]. Surface and coatings technology, 2004, 182(2-3): 149-155.

[57] XIONG D S, GAO Z, JIN Z M. Friction and wear properties of UHMWPE against ion implanted titanium alloy[J]. Surface and coatings technology, 2007, 201(15): 6847-6850.

[58] XIONG D S. Friction and wear properties of UHMWPE composites reinforced with carbon fiber under water lubrication[J]. Materials letters, 2005, 59(2-3): 175-179.

[59] XIONG D S, WANG N, LIN J M, et al. Tribological properties of UHMWPE composites filled with nano-powder of SiO_2 sliding against Ti-6Al-4V[J]. Key engineering materials, 2005, 288-289: 629-632.

[60] XIONG D S, GE S R. Friction and wear properties of UHMWPE/Al_2O_3 ceramic under different lubricating conditions[J]. Wear, 2001, 250(1-12): 242-245.

[61] XIONG D S, LIN J M, FAN D L, et al. Wear of nano-TiO_2/UHMWPE composites radiated by gamma ray under physiological saline water lubrication[J]. Journal of materials science materials in medicine, 2007, 18(11): 2131-2135.

[62] XIONG D S, LIN J M, FAN D L. Wear properties of nano-Al_2O_3/UHMWPE composites irradiated by gamma ray against a CoCrMo alloy[J]. Biomedical Materials, 2006, 1(3): 175-179.

[63] XIONG L, XIONG D S, YANG Y Y, et al. Friction, wear, and tensile properties of vacuum hot pressing crosslinked UHMWPE/nano-HAP composites[J]. Journal of biomedical materials research B: applied biomaterials, 2011, 98B(1): 127-138.

[64] XIONG L, XIONG D S, JIN J B. Study on tribological properties of irradiated crosslinking UHMWPE nano-composite[J]. Journal of bionic engineering, 2009, 6(1): 7-13.

[65] FANG J, DONG L B, DONG W, et al. Freeze-drying method prepared UHMWPE/CNTs composites with optimized micromorphologies and improved tribological performance[J]. Journal of applied polymer science, 2015, 132(18): e41885.

[66] 徐国财, 张立德. 纳米复合材料[M]. 北京: 化学工业出版社, 2002.

[67] DIOP M F, BURGHARDT W R, TORKELSON J M. Well-mixed blends of HDPE and ultrahigh molecular weight polyethylene with major improvements in impact strength achieved via solid-state shear pulverization[J]. Polymer, 2014, 55(19): 4948-4958.

[68] DENG M, SHALABY S W. Properties of self-reinforced ultra-high-molecular-weight polyethylene composites[J]. Biomaterials, 1997, 18(9): 645-655.

[69] HUANG Y F, XU J Z, LI J S, et al. Mechanical properties and biocompatibility of melt processed, self-reinforced ultrahigh molecular weight polyethylene[J]. Biomaterials, 2014, 35(25): 6687-6697.

[70] 徐晓宙. 生物材料学[M]. 北京: 科学出版社, 2006.

[71] 赵文元, 王亦军. 功能高分子材料[M]. 北京: 化学工业出版社, 2008.

[72] 吴季怀, 林建明, 魏月琳, 等. 高吸水保水材料[M]. 北京: 化学工业出版社, 2005.

[73] 郑俊民. 药用高分子材料学[M]. 3版. 北京: 中国医药科技出版社, 2009.

[74] 张金凤. γ辐照PVA基水凝胶关节软骨修复材料的制备和性能研究[D]. 南京: 南京理工大学, 2009.

[75] HIROTSU S. J Chem Phys, Softening of bulk modulus and negative Poisson's ratio near the volume phase transition of polymer gels. Journal of Chemical Physics, 1991, 94(5): 3949.

[76] 彭艳. PVP/PVA复合水凝胶人工髓核的制备与性能研究. 南京: 南京理工大学, 2010.

[77] Kaith BS, Singh A, Sharma AK, et al. Hydrogels: Synthesis, Classification, Properties and Potential Applications-A Brief Review. Journal of Polymers and the Environment, 2021, 29(12): 3827-3841.

[78] 南部昌生. 冷冻-解冻法制备水凝胶的研究[J]. 高分子加工(日), 1983, 32(11): 523-531.

[79] WATASE M, NISHINARI K, NAMBU M. Poly(vinyl alcohol)hydrogel as an artificial articular cartilage evaluation of biocompatibility[J]. Polymers communications, 1983, 24: 52-55.

[80] 李希明, 刘成杰, 陈文明, 等. 高含水聚乙烯醇弹性体[J]. 高分子学报, 1989, (5): 519-524.

[81] Hyon S H, Yoshito I. U.S. Patent, Porous and transparent poly(vinyl alcohol)gel and method of manufacturing the same: US, 4663358. 1987-5-5.

[82] 蒋波, 杨争, 唐方元, 等. 氮杂环鎓盐协同辐射引发阳离子聚合研究[J]. 辐射研究与辐射工艺学报, 2003, 21(2): 94-98.

[83] 张曼维. 辐射化学入门[M]. 合肥: 中国科学技术大学出版社, 1993.

[84] 赵新, 崔建春, 刘多明, 等. 辐射合成水凝胶的结构表征[J]. 高分子材料科学与工程, 1994, 10(1): 54-57.

[85] 张丁文, 刘燕飞, 亓鹏, 等. 智能水凝胶在组织工程中的应用[J]. 中国组织工程研究, 2014, 18(12): 1944-1950.

[86] BLUM M M, OVAERT T C. A novel polyvinyl alcohol hydrogel functionalized with organic boundary lubricant for use as low-friction cartilage substitute: synthesis, physical/chemical, mechanical, and friction characterization[J]. Journal of biomedical materials research part B: applied biomaterials, 2012, 100B(7): 1755-1763.

[87] SHI Y, XIONG D S, ZHANG J F. Effect of irradiation dose on mechanical and biotribological properties of PVA/PVP hydrogels as articular cartilage[J]. Tribology international, 2014, 78: 60-67.

[88] SHI Y, XIONG D S, LI J L, et al. In situ reduction of graphene oxide nanosheets in poly(vinyl alcohol) hydrogel by γ-ray irradiation and its influence on mechanical and tribological properties[J]. The journal of physical chemistry C, 2016, 120(34): 19442-19453.

[89] SHI Y, XIONG D S, LI J L, et al. In situ repair of graphene defects and enhancement of its reinforcement effect in polyvinyl alcohol hydrogels[J]. RSC advances, 2017, 7(2): 1045-1055.

[90] SPILLER K L, LAURENCIN S J, CHARLTON D, et al. Superporous hydrogels for cartilage repair: evaluation of the morphological and mechanical properties[J]. Acta biomaterialia, 2008, 4(1): 17-25.

[91] SHI Y, XIONG D S. Microstructure and friction properties of PVA/PVP hydrogels for articular cartilage repair as function of polymerization degree and polymer concentration[J]. Wear, 2013, 305(1-2): 280-285.

[92] SHI Y, XIONG D S, LIU Y T, et al. Swelling, mechanical and friction properties of PVA/PVP hydrogels after swelling in osmotic pressure solution[J]. Materials science and engineering C, 2016, 65: 172-180.

[93] 曹翼, 熊党生. 多孔半降解 PVAPLGA 关节软骨修复水凝胶的制备和性能研究[D]. 南京: 南京理工大学, 2013.

[94] PAN Y S, XIONG D S. Study on compressive mechanical properties of nanohydroxyapatite reinforced poly(vinyl alcohol) gel composites as biomaterial[J]. Journal of materials science: materials in medicine, 2009, 20(6): 1291-1297.

[95] PAN Y S, XIONG D S. Friction properties of nano-hydroxyapatite reinforced poly(vinyl alcohol) gel composites as an articular cartilage[J]. Wear, 2009, 266(7-8): 699-703.

[96] PAN Y S, XIONG D S, CHEN X L. Friction behavior of poly vinyl alcohol gel against stainless steel ball in different lubricant media[J]. Journal of tribology, 2008, 130(3): 445-461.

[97] PAN Y S, XIONG D S, GAO F. Viscoelastic behavior of nano-hydroxyapatite reinforced poly(vinyl alcohol) gel biocomposites as an articular cartilage[J]. Journal of materials science: materials in medicine, 2008, 19(5): 1963-1969.

[98] PAN Y S, XIONG D S, CHEN X L. Mechanical properties of nanohydroxyapatite reinforced poly(vinyl alcohol) gel composites as biomaterial[J]. Journal of materials science, 2007, 42(13): 5129-5134.

[99] PAN Y S, XIONG D S, MA R Y. A study on the friction properties of poly(vinyl alcohol) hydrogel as articular cartilage against titanium alloy[J]. Wear, 2007, 262(7-8): 1021-1025.

第6章

生物材料表面改性

6.1 概 述

生物材料是用以和生命系统结合，诊断、治疗或替换机体中的组织、器官从而增进和恢复其功能的材料。它涉及材料、医学、物理、生物化学及现代高技术等诸多学科领域。它在临床应用时一般要根据其功能加工成单独或与药物一起使用的部件。人类对生物医学材料研究的目的是使该材料制成的器件能够代替或修复人体的器官和组织，并实现其生理功能。

生物材料不但要像传统的功能材料一样具有明确的理化性质，还要有良好的生物学性质。生物材料长期或临时与人体接触时，必须充分满足与生物体环境的相容性，即与生物体不发生任何毒性、致敏、炎症、致癌、血栓等生物反应，而这些都取决于材料表面与生物体环境的相互作用。因此，控制和改善生物材料的表面性质是发挥和运用材料与生物体之间的有利条件、抑制不利因素的关键途径。传统的生物材料，如金属合金、陶瓷及高分子材料，很难完全具备植入机体所要求的生物学性能。因此，对材料表面进行各取所长、趋利避害的改性，成为很多生物材料学家研究工作的重点。材料表面的改性方法包括化学方法和物理方法，通常化学方法较为烦琐，并且应用大量有毒化学试剂，对环境造成污染，对人体也有极大危害。物理方法具有工艺简单、操作方便、对环境无污染等优点，日益受到重视。本章主要介绍表面接枝聚合物刷改性、等离子体技术、离子束技术、表面修饰等方法。

6.2 表面接枝聚合物刷改性

表面接枝是指聚合物链的一端以共价键形式连接在材料表面上，另一端背向沿着垂直于材料表面的方向伸展而形成的排列紧密有序、类似刷子状的聚合物链集合(图6-1)。

接枝聚合物刷的研究在过去的30余年中受到广泛关注，原因在于一方面聚合物刷的结构特性使得这类聚合物可以很好地控制和改变界面或表面的物性，另一方面通过改变聚合物刷的结构或组成可以控制聚合物刷的聚集形态及其形态转换(从球形到圆柱状)，因此聚合物刷在表面改性或修饰、纳米聚合物材料等领域的应用成为研究热点[1]。

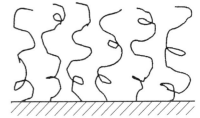

图 6-1 聚合物刷微观形态

6.2.1　聚合物刷的理论研究

聚合物刷是研究许多实际聚合体系的核心模型，如聚合胶囊，液-液界面间的层状共聚物，接枝在固体基质表面的聚合物，吸附或接枝在液-液、液-气及固-液界面的双层嵌段共聚物等。在上述系统形成的聚合物刷体系中都有一个共同的现象，即聚合物链都表现出强的伸展状态。

1. Alexander 模型

Alexander[2]最先开展关于平板膜上聚合物刷末端吸附功能的理论研究。研究表明，这些高密度的聚合链的强伸展形态是由链之间的相互作用能与弹性自由能之间的平衡（即自由能平衡）决定的。Alexander 通过自由能平衡理论与对实验数据的分析发现，同一表面上的高密度聚合物链会产生强烈的重叠，增加聚合链间的接触和相应的相互作用能，因而聚合链被迫从接枝点沿着垂直方向伸展，降低了聚合物刷内部各层的单体浓度并增加了聚合物刷的厚度。因此，在各种聚合物刷体系中，当存在溶剂时，由于溶剂与聚合链存在亲和作用，聚合物链为了实现与溶剂分子的最佳（最大）接触，将伸展开以得到更大的接触面积；另外，当没有溶剂时，如熔融环境下，聚合物刷不得不从界面伸展开以避免在不可压缩的空间里过量重叠。

2. Milner 模型

deGennes[3]和 Halperin 等分别在 Alexander 模型的基础上，深入研究了自组装层状共聚物的聚合链的效用。他们通过对试验数据的计算机模拟，分析了聚合物刷的内部结构。Milner 等在前人的基础上，对聚合物刷模型做了更为详细、全面的诠释。他们认为，在有相应溶剂的溶液中，当长度为 a 的 N 个分子组成的弹性聚合链接枝在平板膜表面时，聚合链有两种趋势：首先通过布朗运动达到最大的位形熵，此时短而密的聚合链的伸展速率较大；然后逐渐溶入溶剂中，其中长而稀疏的聚合链的伸展速率较大。当接枝位点之间的距离远小于聚合链的典型长度 $R_g = N^{1/2}a$ 时，以上两种趋势都不会出现。聚合链通过自由能平衡调节它的长度，表现为链的伸展和重叠。因此，聚合链的伸展会减少其位形熵，平衡时，这种聚合链的伸展可由一个简单模型来估算，即 Flory 变量。

Flory 变量可通过布朗运动所减少的位形熵估算。设布朗运动使得聚合链从基质表面到形成聚合物刷界面的垂直长度为 h，且聚合链的长度可以视作熵变量与熵变常量 $k_B T/R_g^2$ 的乘积。在此前提下，可假设聚合链随机分布的密度与聚合物刷的平均密度同为 σ，从而得到由于链与链的重叠而减少的熵变量 $\Delta \Phi \propto N\sigma/h$。

聚合物刷的理论发展非常迅速，但大部分研究对象是中性共聚物刷。对于相对复杂的带电聚合物刷，虽然一些文献对其做出了评述，但由于一些新的材料和方法不断出现，尤其在基因工程、生物分离及水处理方面更是推陈出新，现有的理论已越来越不能满足需要。

6.2.2　聚合物刷的主要合成方法

表面接枝聚合物刷的合成方法主要有"接枝到"（grafting to）法和"由表面接枝"（grafting from）法两大类（图 6-2）[4]。

"接枝到"法是指将具有端基活性基团的聚合物链与材料表面能与之反应的基团作用，在材料表面上嫁接聚合物链。该法可以预先设计聚合物链，得到结构明确、分子质量分布窄的接枝链。不足之处是在接枝反应过程中，已接枝到材料表面的聚合物链会对表面活性点产生屏蔽和空间位阻作用，阻碍体系中的聚合物向膜表面扩散，妨碍端基活性基团聚合物对表面的密集覆盖，接枝率一般不高。

"由表面接枝"法是先在材料表面形成活性接枝点，再引发单体接枝聚合，从材料表面长出接枝聚合物链。在接枝链形成过程中，只有较小相对分子质量的单体靠近增长链的链端，因此这种方法有效地克服了"接枝到"法中聚合物链靠近膜表面时的立体障碍，可以形成共价键合、高接枝密度的聚合物刷，该方法也是目前最常用的接枝方法，它的缺点是难以精确控制接枝链的结构和相对分子质量，同时体系中单体往往会发生均聚。"由表面接枝"法的关键点是在材料表面上产生活性接枝点。

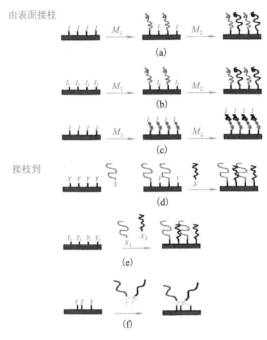

图 6-2　"由表面接枝"法和"接枝到"法反应示意图

在制备过程中，活性自由基聚合由于能控制聚合物刷厚度而引起了人们的广泛关注。活性自由基聚合包括引发-转移-终止剂（initiator-transfer agent-terminator，iniferter）法、氮氧自由基法（TEMPO）、可逆加成-断裂链转移聚合（reversible addition-fragmentation chain transfer polymerization，RAFT）、原子转移自由基聚合（atom transfer radical polymerization，ATRP）等，其中尤以原子转移自由基聚合的研究最为活跃。下面简单介绍原子转移自由基聚合的基本原理（图 6-3）[5]和表面活性自由基聚合的实现。

自由基是一种十分活泼的活性种，在自由基聚合中极易发生链终止和链转移，所以要抑制副反应，达到活性聚合的目的。反应体系中必须具有低而恒定的自由基浓度，但又要维持可观的反应速率（自由基浓度不能太低）。为了解决这一矛盾，高分子领域的科学家受正离子聚合体系的启发，在 ATRP 反应中，将可逆链终止和链转移的概念引入自由基聚合的研究中，通过在活性种和休眠种之间建立一个快速交换的平衡反应，成功实现了矛盾的对立统一。

ATRP 反应体系以烷基卤化物（RX）为引发剂，以低价态过渡金属卤化物（常用 CuBr）结合配体（常用 2,2'-联二吡啶）形成的络合物为催化剂，在活性种和休眠种之间建立了可逆的原子转移平衡，从而确保自由基浓度足够低，以抑制自由基之间结合而发生终止，因而实现了活性聚合。

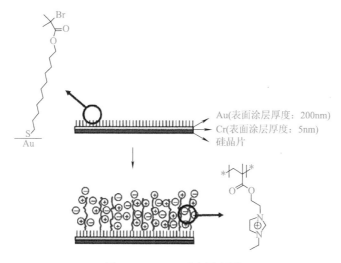

图 6-3 ATRP 反应原理图

与溶液 ATRP 反应不同，表面引发的 ATRP 反应体系中，表面固定的引发剂浓度相对较低，如硅片上的引发剂浓度一般只有 $10^{-9}mol/cm^2$（即 $10^{-7}mol/L$），即使所有的高分子链都终止了，所提供的 Cu(II) 的浓度也只有 $10^{-7}mol/L$。但是，在反应开始阶段，为了能够在休眠的长链(R-X)与活性长链(R·)之间迅速达到平衡，必须要有足够浓度的自由基失活剂，如在一个典型的 ATRP 反应中，为了使聚合反应可控，自由基失活剂浓度约为 $10^{-3}mol/L$，否则 ATRP 反应就相当于普通的自由基聚合。然而，表面引发 ATRP 反应体系所能提供的自由基失活剂浓度是可控的 ATRP 反应所需的自由基失活剂浓度的 1/10000，因此，为了达到活性聚合的目的，常采用直接加入自由基失活剂或自由基的"牺牲"引发剂以获得足够浓度的休眠种。

Matyjaszewski 等对苯乙烯加入自由基失活剂前后的表面引发 ATRP 研究显示：若不加自由基失活剂，则会引起聚合物链的快速增长与终止，因此聚合物刷的厚度一开始快速增长，随后保持不变。若在反应开始前加入自由基失活剂 Cu(II) 络合物，则能加快建立活性种与休眠种之间的平衡，形成持续自由基效应(persistent radical effect)，从而使聚合反应可控。反应得到的聚合物刷的厚度随反应时间呈线性增长。在表面引发 ATRP 反应中加入自由基失活剂，只有与表面相连接的卤化物是引发剂，而在溶液中没有引发剂，因此在溶液中不能形成聚合物，单体消耗量少，得到的聚合物刷较易清洗。这一反应体系的最大不足是很难获知聚合物的相对分子质量和相对分子质量分布。虽然有人通过一定的方法将表面的聚合物脱离下来，如 Bruening 等用碘将聚甲基丙烯酸甲酯从金片上脱离下来，测得其平均相对分子质量为 33100～68900，多分散性指数为 1129～1145，证明此反应过程是可控的；但一般来说，由于表面的聚合物量非常少，很难获得相对分子质量及其分布。

在平面底物上引发 ATRP 反应最大的困难是很难获知聚合物的相对分子质量及其分布。为了解决这一难题，常用纳米颗粒作为底物，以增大比表面积。以纳米颗粒作为底物，其比表面积大，因此引发剂含量高，在聚合过程中不需要加自由基失活剂或"牺牲"引发剂，其反应体系与溶液 ATRP 反应体系相似，控制一定的反应条件就能实现活性聚合。同时，由于表面的聚合物量多，可以将表面的聚合物通过一定的方法(如 HF 熔蚀的方法)反应，并通过凝胶渗透色谱(gel permeation chromatography，GPC)测定其相对分子质量及分布。此外，通过热重分析也很容易获知表面聚合物的质量。

　　根据接枝引发机理,"由表面接枝"法可分为等离子体处理、辐照接技、光引发接技(简称光接技)、溶液自由基接枝和臭氧处理五种方法。

1. 等离子体处理

　　等离子体是由离子、电子和中性粒子组成的电中性体系。等离子体富含的各种活性粒子通过化学反应可在膜表面引入能够生成表面自由基的活性基团。黄健等用等离子体预处理的方法将 N-异丙基丙烯酰胺接枝在聚乙烯膜上,当处理强度提高时,膜表面产生的活性中心数目增多,接枝率也随之升高,但处理强度超过某一临界值后,接枝率下降。

　　等离子体处理方法的优点是操作简单、安全、不造成环境污染,改性仅涉及膜材料表面而不影响本体结构和性能,因而日益受到人们的重视;缺点是需要真空环境,设备复杂,难以连续操作,效率低,目前只限于实验室研究应用,尚不具备实现工业化的条件。

2. 辐射接枝

　　辐射接枝是高分子材料改性的重要方法之一[6]。有关辐射接枝方面的研究报道很多,但是尚没有形成完整的理论和规律。根据辐射与接枝程序的差异,可将辐射接枝分为共辐射接枝法和预辐射接枝法两类。预辐射接枝法的明显优点是单体不直接接收辐射能,从而减少了均聚反应,并且辐射与接枝是两个独立的过程。目前常用的方法是共辐射接枝法,将辐射与接枝过程一步完成,但此方法的最大缺点是单体均聚反应严重,降低了接枝率。

　　辐射接枝共聚反应中的辐射剂量、单体浓度和温度等都将影响接枝率,进而影响改性效果。通常辐射接枝的接枝率正比于辐射剂量,但超过某一剂量时接枝率的增加趋于缓慢。例如,钱群等用辐照研究丙烯酰胺-聚丙烯纤维接枝反应时发现,接枝率随着辐照剂量的增加而增加,但辐射剂量达到 150kGy 后,接枝率几乎不再增加。在接枝反应中单体浓度决定了单体接枝的引发速率,进而影响了接枝率。在用 $^{60}Co\gamma$ 射线研究丙烯酸在聚酯短纤维织物上的辐射接枝共聚反应时发现,随着丙烯酸单体浓度的增加,接枝率增加,但是当单体浓度达到一定值时,接枝率又呈下降趋势。这是由于单体浓度过高,辐射时均聚速率会大于接枝速率,因此单体浓度过高也会阻碍单体的接枝。反应温度对接枝共聚的影响是复杂的、多方面的,如反应在高黏度介质中进行时常产生凝胶效应、能量转移与链转移、侧链长度变化、单体扩散速度改变及相分离等,对辐射接枝来说,提高反应温度通常对提高接枝率有利。但张国正等研究了棉纤维-苯乙烯-甲醇体系后发现接枝率随温度的上升有先升后降的变化趋势,他们认为这是链增长的接枝反应与链终止反应共同作用的结果。

　　辐射接枝通常在常温下进行,重复性较好,但影响反应的因素较多。另外,由于高能辐射可以穿透被接枝的高分子材料表面层进入本体,影响材料本体性能;辐射接枝依赖辐射源,大量加工受到限制。

3. 光接枝

　　光接枝主要是利用紫外线照射材料表面产生自由基,引发单体在表面接枝聚合[7]。光接枝有很多突出的特点,条件温和,长波紫外线(300~400nm)能量低,不为高分子材料所吸收,却能被光引发剂吸收而引发反应,既可达到表面改性的目的,又不致影响材料本体,而且工艺简单,便于操作,易于控制,设备投资少,是有望实现工业化的表面改性技术。光接枝的研究始于 1957 年 Oster 等的报道,近年来的研究报道逐年增多,其应用领域也已从最初的简单表面改性发展到表面高性能化、表面功能化等高新技术领域。利用光接枝可以将强极性的亲水基团引入聚乙烯、聚丙烯、聚氯乙烯、聚对苯二甲酸乙二醇酯(polyethy-lene terephthalate,PET)等工业包装膜的表面,有效地改善包装膜的印刷和粘接问题。利用光接枝在塑料薄膜上接枝不同的单体，可生产出具有防雾、保温、生物降解、除草等性能的多功能地膜。在塑料薄膜上接枝亲水性强的单体形成亲水层，使膜具有永久防雾滴效果，用这种薄膜替代普通薄膜建大棚，农作物产量可提高 15%左右。

利用光接枝，可以把不同性能但难以黏合的膜复合在一起，制成具有多种性能的复合膜。例如，食品包装膜应可印刷，可粘接，能热封，对氧、水汽和香味有阻隔性。聚乙烯膜和聚丙烯膜对水汽的阻隔性优良，但对氧的阻隔性差；PET 膜、尼龙膜对氧有较好的隔离性，但对水汽的阻隔性差；聚偏氯乙烯膜对氧、水汽均具有良好的阻隔性，但膜的强度差，成本高；聚乙烯醇是最好的隔氧性薄膜，但因其溶解于水而不能进行蒸煮消毒。选择几种适当的膜用光接枝实现复合，就能制得满足这些要求的食品包装膜。一种方法是把具有特殊阻隔性能的高分子材料接枝于廉价的聚乙烯或聚丙烯膜上；另一种方法是利用光接枝层合技术制备复合膜，如将聚乙烯醇夹于两层聚乙烯膜之间，可制成既隔氧又隔水汽的食品包装膜。

利用超滤膜对蛋白质进行超滤分离时，经常遇到的一个问题是超滤膜对蛋白质的吸附引起膜表面沾污，从而造成膜通量的减小。为解决这个问题，需对超滤膜表面的亲水/憎水平衡进行调节。Ibricht 等利用光接枝法将聚乙二醇接枝到聚丙烯腈超滤膜上，大大降低了蛋白质与高分子材料表面的相互作用，减少了蛋白质在超滤膜表面的吸附和聚结，改善了超滤膜的分离性能。Ibricbt 等还采用气相光接枝法在聚丙烯腈超滤膜上接枝丙烯酸，并通过控制体系中的单体浓度来控制接枝率，从而控制超滤膜的表面形态、微孔的平均孔径及孔隙密度。

医用材料的表面改性主要用来解决高分子材料表面的生物活性及生物相容性问题。在改善高分子材料生物活性方面，GMA 是一个使用较多的单体，主要是因为它带有的环氧基可与蛋白质中的氨基反应。Allmer 等在聚乙烯(polyethylene，PE)膜上光接枝 GMA 后，再与聚乙二醇反应，得到的产物与纯的聚乙烯膜相比，对人体转铁蛋白的吸附率下降了很多；若利用接枝 GMA 链上环氧基的活性，与肝素和鱼精蛋白上的官能团反应，制得表面覆有肝素和鱼精蛋白的 PE 膜，前者具有抗凝血作用，后者具有凝血作用，有望解决医疗材料的血液相容性问题。将 GMA 接枝于聚丙烯腈纤维表面，可用于固定青霉素-酰胺酶。

近年来，光接枝还聚焦人工关节材料的表面改性方面，从而改善材料表面的生物摩擦学性能。研究发现，在关节材料表面接枝高密度、生物相容性好且亲水性强的聚合物链，在基体表面形成聚合物刷状层，一方面改善了植入物与人体组织的相容性；另一方面在摩擦过程中避免基体间直接接触，并在水环境中形成水化层，起到润滑作用，大大降低了摩擦系数，减小了磨粒磨屑的产生[8]。此外，在金属表面接枝具有阻碍有害离子溶出的作用。固相表面接枝技术在改善人工关节材料的润湿性、生物相容性及生物摩擦学性能方面有突出的贡献。王曼[9]通过光接枝将生物相容性单体 2-甲基丙烯酰氧乙基磷酸胆碱(MPC)接枝到超高分子质量聚乙烯表面，接枝后样品表面的润滑性能得到改善，并有效抑制了血浆蛋白与血小板的吸附。Kyomoto 等[10]在 Co-Cr-Mo 合金表面接枝 MPC 单体，获得稳定的亲水性聚合物层，其与天然关节软骨配副进行的摩擦学测试显示，摩擦系数与天然关节相当。利用 UV 照射对聚合物进行光接枝表面改性在聚合物材料改性方法中占有重要地位，而且技术要求不太苛刻，设备较简单，一次性投资成本低，容易在工业生产中普及，对其的研究与应用已经在许多方面取得了很大进展。

4. 溶液自由基接枝

(1)传统自由基聚合。自由基聚合一般指利用基质上现有的基团或通过化学方法引入基团。例如，Ballauff 等采用传统方法，首先在胶体系统中合成了聚苯乙烯球形介质，然后加入引发剂在该介质表面合成带电聚合物刷。传统自由基聚合的步骤较多，致使基质上引发基团的密度不够高，影响了聚合链的密度，还会带来较多的副反应。此外，基质表面上由引发基团组成的引发层结构非常复杂，现有的分析手段还不能对此做出精确的分析。目前吸引研究者的是由自组装单分子层(self-assembled monolayer，SAM)引发的聚合，该方法不仅能形成高密度的引发层，引发机制也较简单，其聚合过程中还可控制链的长度。此外，采用辐照的方法产生自由基或引入中介分子引发聚合单体的反应也是合成聚合物刷很好的方法。

(2) 可控自由基聚合。RUhe 等在引发层上引入可分成两部分的引发分子。在聚合反应后将聚合链部分脱除，由此可计算出接枝与残留分子的量。从相对分子质量、接枝面积等可以计算出单位面积上的接枝量及相应引发层的接枝率。通过计算发现，聚苯乙烯链的接枝点的间隔为 2~3 nm，这一间隔小于相应的弹性聚苯乙烯链的自由回旋半径，从而验证了聚合物刷的链与基质表面是垂直的这一结论。

上述方法现已发展为可控自由基聚合，又称为活性自由基聚合(living free-radical polymerization)。它弥补了传统自由基聚合技术的缺陷，容易控制聚合链上的分子排列顺序，能较好地分析聚合物层的微观结构(聚合链的相对分子质量和分布等)，并合成新颖的层状共聚物刷。

可控自由基聚合具有聚合条件温和、可有效地控制聚合产物的相对分子质量和相对分子质量分布以及可用于合成嵌段、接枝和超支化等具有特定结构的聚合物的一系列特点，已成为近年来高分子化学研究的一个热点。基于可控自由基聚合技术，一些研究者得到了一系列形态的聚合物，如 Koii 等合成了超分子聚合物、棒状大分子及层状共聚物刷。

5. 臭氧处理

刘淑芝等在室温下用臭氧气体处理膜材料时在膜表面生成过氧化物 POOH，处理之后立即将膜放入单体溶液中，在一定温度下使过氧化物 POOH 分解为聚合物自由基 PO· 和自由基 ·OH，PO· 引发单体接枝于膜表面，而 ·OH 引发单体均聚。为了避免 ·OH 引发的单体均聚，可在单体溶液中加入适量的还原剂(如 Fe^{2+})清除 ·OH。

6.2.3　聚合物刷的应用

近年来，材料表面接枝聚合物刷的研究受到了广泛关注，改性基体覆盖面广，从传统的金属材料、高分子材料等到现今得到迅速发展的纳米材料，聚合物刷在表面修饰或改性方面发挥了显著作用，尤其是在摩擦学领域制备材料的超润滑表面方面取得了新的进展。人工关节材料表面接枝聚合物刷的研究思路受到了天然关节软骨结构和功能的仿生学启示。亲水性单体接枝到 UHMWPE 或金属表面，形成一层聚合物链，类似于一种刷状物。这种聚合物刷与在生物体内发现的蛋白多糖相似[11-13]。蛋白多糖是一种聚电解质刷状高分子物质，在人体内多个部位发挥着不同作用。在关节软骨中，蛋白多糖就作为"水海绵"起到缓冲及润滑功能。通常认为蛋白多糖在生物体内的功能与其刷状结构直接相关，这种结构是由官能团密集地链接在蛋白质主链上形成的。这些大分子高度带电，具有很强的水化能力，能与水分子结合形成水合层，起到有效的润滑减摩作用。这个发现激发人们开始在植入材料表面合成具有相同结构的聚合物刷，从而获得具有更好表面润滑效应及生物摩擦学性能的材料。

天然关节软骨具有多孔网络结构，能吸附滑液并形成挤压液膜润滑。在关节软骨表层滑膜腔中存在大量从浅表层界面处伸出的游离的蛋白聚糖、蛋白多糖和透明质酸聚集体等刷状物，如图 6-4 所示[4]。

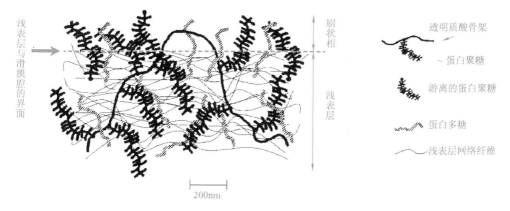

图 6-4　关节软骨浅表层的刷状结构示意图

Klein[6]认为这种刷状结构能与水形成水合层，具有一定的承载能力，摩擦时水合层中的水分子迅速交换，起到有效润滑作用。这些独有的特点使得天然关节具有超润滑功能(摩擦系数为 0.001~0.01)，平均使用寿命达 70 年之久，远高于目前人工关节的使用寿命(15~30 年)。故模仿天然关节的软骨表层滑膜腔结构，在人工关节表面构建类似于天然关节表面的聚合物刷，达到功能和结构仿生的目的，对实现新型长寿命人工关节的设计具有重要的理论和实用价值。

在表面聚合物刷的摩擦学研究方面，Kreer 等[14]用计算机模拟了两表面相对滑动时高分子链之间的摩擦力。分析表明，在材料表面接枝或者吸附高分子后，剪切时分子链沿剪切方向定向排列，使得剪切力降低。Yin 等[15]用动力学模拟的方法，研究覆盖在物体表面且方向相对的聚合物刷的结构和摩擦学特性，发现表面距离相同时溶剂的性质可以影响剪切力。

Wang 等[16]使用阳极氧化法在 Ti6-Al-4V 表面制备多孔氧化层，并接枝亲水性两性离子单体 3-二甲基-(3-(N-甲基丙烯酰胺基)丙基)丙烷磺酸铵(DMMPPS)，获得多孔层/聚合物刷复合表面。研究发现，与光滑表面相比，多孔氧化层显著提高了聚合物刷的接枝率，复合改性表面的润湿性提高，摩擦系数和磨损率显著降低。Kitano 等[17]采用原子转移自由基聚合法在硅晶片表面接枝高密度、可控厚度的聚合物刷，如聚(2-甲基丙烯酰氧乙基磷酸胆碱)(PMPC)、PHEMA 及 PMMA，研究不同单体对基体表面抗摩擦磨损性能的影响。结果表明，摩擦抗力与聚合物刷层的吸水率及所形成水化层的流动性密切相关。PMPC 刷的吸水率最高，形成的水化层最厚，摩擦副的表面间距增大，且水化层的流变性最高，耐磨性最好。

Ruiz 等[18]用 ^{60}Coγ 射线在聚丙烯上辐照接枝丙烯酸后，摩擦系数从原来的 0.28 ± 0.03 降低到 0.05 ± 0.02。Zhao 等[19]用自由基链转移法将聚苯乙烯接枝到单晶硅上，聚苯乙烯刷在苯溶液中浸泡后，摩擦系数显著降低，同时，因为苯乙烯靠化学键固定在单晶硅上，与浸涂在基体上的聚苯乙烯刷相比较，表现出优良的抗划伤能力。Limpoco 等[20]用表面自由基引发技术在硅表面接枝了聚苯乙烯刷，在异丙醇、正丁醇及甲苯溶剂中，在纳牛级荷载下，它仅在甲苯中表现出较低的摩擦力，证实了它的摩擦特性依赖于溶剂条件和刷的结构。Klein 等[21]将高分子链的一端固定在物体表面，溶剂溶胀后形成分子刷。在接触压应力为 1MPa、滑动速度为 450 nm/s 时发生剪切运动，刷之间的长程斥力使得表面分离，表面间保持一定厚度的水层，因此有效摩擦系数大大减小。Zhang 等[22]用摩擦力显微镜研究了在 Si(111) 表面接枝不同烷基链单体时的摩擦力，研究表明亲水接枝表面比纯硅的摩擦力降低了 75%，亲水表面摩擦系数随着相对湿度的增加而下降。Müller 等[23]在 SiO$_2$ 表面制备了聚氨酸接枝聚乙二醇聚合物刷，用改装的原子力显微镜在水、甲醇和乙醇溶液中评价了其摩擦特性，发现溶液种类对聚合物刷的摩擦性能有较大影响。

Zappone 等[24]用表面力仪测试了在各种疏水和亲水表面吸附了糖蛋白(关节滑膜腔和滑液中的刷状物)之后的法向力和摩擦力，验证了关节软骨滑膜腔或滑液中的刷状物有超润滑能力。Briscoe 等[25]在两个云母表面涂敷极性的表面活性剂，边界上的极性基团周围形成了水化层，有表面活性剂的界面摩擦应力是空气中的 1/10 或更少。Raviv 等[26]在云母(mica)表面固定带电荷的聚电解质刷(polyelectrolyte brushes)，在水溶液中，即使在很低的滑动速度、压力为几个大气压的条件下，也能有效地将摩擦系数降低到 0.001 以下，具有超润滑能力。他认为这个结果有可能应用到生物体润滑上，尤其是用在人工假体表面的润滑上。

Bureau 和 Léger[27]研究了橡胶与接枝聚二甲基硅氧烷(polydimethylsiloxane，PDMS)的底物摩擦性能(图 6-5)，结果表明在底物表面接枝的聚合物刷的密度(厚度)极大地影响了两者的摩擦机制，随着密度的增大，摩擦力减小，摩擦也从固体间摩擦变为流体间摩擦占主要地位。

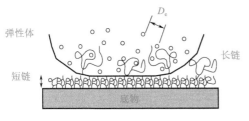

图 6-5　接触表面形貌示意图

生物相容性，特别是血液相容性，是生物医用材料最重要的性能。发展生物材料的一个重要途径是在材料表面构建特定的分子结构，以达到生物材料的物理力学性能与生物相容性的统一。周骏[28]在"维持正常构象"假说的指导下，发现基于两性离子界面分子结构的生物材料具有优异的抗凝血性能，设计并合成了含羧铵两性离子结构的抗凝血材料——聚 N,N-二甲基 N-(2-甲基丙烯酰氧乙基)N-(2-羧乙基)胺](PDMMCA)，并用蛋白质吸附和血小板黏附实验检验其血液相容性。在此基础上，进一步通过臭氧活化的方法，将该羧胺内盐单体 DMMCA 在硅橡胶、SPEU 和聚乙烯表面接枝聚合，合成了一类新型的抗凝血材料。蛋白质吸附和血小板黏附实验结果都表明 PDMMCA 的血液相容性良好。用臭氧活化法在硅橡胶、SPEU 和聚乙烯膜表面接枝单体 DMMCA 后，用 FTIR-ATR 和 XPS 对接枝膜进行了表征，结果表明 DMMCA 已接枝到基材表面。接触角实验结果表明接枝膜表面的亲水性都得到了提高，且接枝率越高亲水性越强。利用蛋白质吸附和血小板黏附实验对接枝膜的血液相容性作了评价。结果表明，与未接枝膜相比，接枝膜表面牛血纤维蛋白原的吸附量大大下降，即使长时间与血小板接触其表面也无血小板黏附。实验证明硅橡胶、SPEU 和聚乙烯表面接枝 DMMCA 后能提高抗凝血性能，含有羧铵两性离子结构的 DMMCA 具有很好的抗凝血作用。Ishihara 等[29]利用光接枝聚合技术在 PE 膜表面接枝了 MPC、丙烯酰胺(AAm)、N-乙烯基吡咯烷酮(NVP)、2-甲基丙烯酰基聚乙二醇(MPEG)等一系列亲水性单体。XPS 结果表明所有单体都在膜表面形成了接枝链，接枝改性后 PE 表面接触角均减小，PE 膜表面的润湿性得到改善。血浆蛋白免疫分析表明，与未改性 PE 膜相比，接枝 MPC 和 NVP 的 PE 膜表面血浆蛋白的吸附大大减少，有效抑制了血小板黏附，而接枝 AAm 和 MPEG 的 PE 膜表面蛋白吸附情况无明显变化。当人工血管移植体内后，材料表面会吸附 γ-球蛋白或纤维蛋白原，易于使血液中的细胞成分(如血小板)黏附表面，血小板一旦被吸附，可以变成扁平状而被激活，导致血小板不可逆聚集而产生血栓。在大于 6 mm 口径人工血管移植中，有较高的血管通畅率，而在小口径(< 6 mm)人工血管移植中，低血流量状态易形成血栓。将具有生物活性的分子固定在材料表面提高其亲水性及生物活性，降低表面自由能，可以明显地降低纤维蛋白原的吸附、沉积

及血小板的活化，显现出极好的生物相容性[30]。Ishihara 等[31]在血管内支架表面接枝聚合 MPC，大大提高血管支架的血液相容性。MPC 聚合物中含有磷酰胆碱基团，它是细胞膜外层组成结构成分，使其易于与细胞相容；MPC 聚合物极性基团的周围产生的水性结构大大降低了材料与血液的界面自由能，因此即使有蛋白质吸附在 MPC 聚合物表面也不会使吸附的蛋白质构象发生变化，从而降低蛋白质吸附，抑制血小板的黏附与活化。

植入人工心脏瓣膜所造成的术后感染将导致心内膜炎(PVE)的发生，对于心脏瓣膜置换患者往往是一个灾难性的后果[32]，表皮葡萄球菌(SE)是 PVE 的主要致病菌。心内膜炎是细菌首先黏附于材料的表面，随后引发一系列的宿主和生物体的反应导致的。因此，通过调控材料表面的物理化学性质来减少细菌的黏附[33]成为有效的方法之一。李鹏等[34]利用化学方法在医用涤纶材料表面接枝了具有抗菌作用的天然大分子物质壳聚糖，使材料表面亲水性和表面自由能提高，改性材料表面对表皮葡萄球菌的黏附有明显的抑制作用。在酸性条件下，壳聚糖分子中的质子化铵 NH_4^+ 具有正电性，吸附带有负电荷的细菌，使细菌细胞壁和细胞膜上的负电荷分布不均，干扰细胞壁的合成，打破了在自然状态下的细胞壁合成与溶解平衡，使细胞壁趋向于溶解，细胞膜因不能承受渗透压而变形破裂，细胞的内容物(如水、蛋白质等)渗出，发生细菌溶解而死亡，从而达到抗菌的效果[35,36]。

6.3　等离子体技术

等离子体技术是 20 世纪 60 年代在物理学、化学、电子学、真空技术等学科交叉基础上发展形成的一门新兴学科。等离子体作为物质的第四态，是指部分或完全电离的气体。低温等离子体是指在直流电弧放电、辉光放电、微波放电、电晕放电、射频放电等条件下所产生的部分电离气体。其中，由于电子的质量远小于离子的质量，故电子温度可以达到几万摄氏度到几十万摄氏度，远高于离子温度(离子温度甚至可与室温相当)。在低温等离子体中包含多种粒子，除电离所产生的电子和离子以外，还有大量的中性粒子，如原子、分子和自由基等，故粒子间的相互作用非常复杂，有电子-电子、电子-中性粒子、电子-离子、离子-离子、离子-中性粒子、中性粒子-中性粒子等。在这样一个复杂的物理体系中，由于电子、离子、激发原子、自由基存在且相互作用，常可完成在普通情况下难以完成的事。近几十年来，等离子体技术在材料科学、医药学、生物学、环境科学、冶金化工、轻工纺织等领域的应用十分活跃，在材料科学方面的应用尤其广泛。等离子体在材料科学方面的应用包括材料焊接、金属熔化、材料合成及材料表面改性等方面，材料表面改性技术成为目前材料科学的前沿领域。通常材料表面改性技术有湿法和干法，等离子体表面改性技术属于干法，它与湿法相比具有成本低、无环境污染等优点，因而得到了广泛应用[37]。

材料表面改性使用的是低温等离子体，低温等离子体可由紫外辐射、X 射线、加热、冲击波、激光照射、气体放电等方法产生，实验室和工业上多采用气体放电的方式。目前有以下几种等离子体表面改性技术。

6.3.1　等离子喷涂

等离子喷涂技术是较早用于钛及钛合金表面改性的，它是由高温等离子火焰(温度高达 10000℃以上)，将待喷涂的粉料瞬间熔化，然后高速喷涂在冷态的基体上形成涂层(图 6-6)[38]。涂层厚度通常为 0.05～0.1mm。

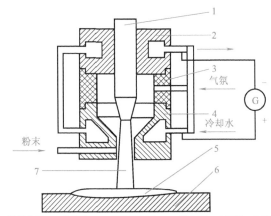

1-阴极；2-阴极夹头；3-绝缘体；4-喷嘴(阳极)；5-喷涂层；6-工件；7-等离子弧焰流

图 6-6　等离子喷涂原理图

为了改善钛及钛合金的生物相容性，一般喷涂生物相容性优良的羟基磷灰石涂层，在基体材料表面形成复合结构，使得钛合金植入体表面的形态有所改变，复合材料获得良好的综合性能。涂有羟基磷灰石涂层的基体材料与骨结合紧密，生物相容性更好，同时仍保留了材料良好的力学性能。但涂层与基底的结合以物理结合为主，结合力不够大，且多孔，极大地限制了涂层的使用寿命。此外，喷涂时羟基磷灰石在高温下易分解，并以非晶态形式承载，降低了涂层的生物相容性和稳定性。为了解决上述问题，近年来发展了等离子喷涂后的真空热处理技术，在 600～800℃，熔融的非晶态的羟基磷灰石转化为晶态；同时，基体与涂层间相互的离子热扩散使界面处形成了化学键结合，提高了涂层结合强度。

等离子喷涂涂层还存在涂层与钛合金间物理性能(主要是弹性模量)差别较大的问题，在界面处会产生梯度较大的内应力，降低了涂层和基体的结合强度。因此，近年来又开展了对钛合金表面等离子喷涂生物活性梯度涂层的研究，在基体与羟基磷灰石涂层之间形成一个化学组成梯度变化的过渡区域，大大降低了界面处的应力梯度。例如，采用等离子喷涂技术在钛合金表面制备 ZrO_2 颗粒，可以提高羟基磷灰石复合涂层的结合强度；或在钛合金表面先制备 ZrO_2 过渡层，再制备羟基磷灰石层，这种双层结构涂层的结合强度更高。这两种复合涂层与基体材料的结合强度均比单一的羟基磷灰石层显著增加。若再将涂层在真空下进行热处理，可使涂层晶化程度大大提高，涂层与过渡层及基体间发生复杂的化学反应，生成新相，形成化学键结合，大大提高了涂层与基体的结合强度，增强涂层的抗浸蚀能力。

6.3.2　离子注入表面改性

离子注入是一个载能离子进入固体材料表面的过程，它可以使靶材近表面区域的原子组成及其结构发生变化，因而会改变材料表面的性能，这种处理方法是半导体器件制造中的常规手段。冶金注入(metallurgical implantation)是一种新兴的技术，该技术可以得到新型的表面合金，其耐磨性、耐蚀性和抗疲劳性都得到改善。离子注入技术作为改变材料表面的物理学、化学、电磁学和力学性能的有效手段，在世界范围内得到广泛应用。离子注入技术早期主要用于半导体材料的表面精细掺杂，随着强流氮离子注入机的出现，氮离子注入金属迅速步入工业实用阶段[39]。

高速离子注入金属后，与金属中的原子、电子发生弹性碰撞(离子能量较低)、非弹性碰撞(离子能量较高)，逐渐将离子的动能传递给反冲原子和电子，完成能量的传递和沉积；如果晶格原子从碰撞中获得足够的能量(大于移位阈功，即克服断键能和克服势垒做功之和)，则被撞击原子将越过势垒而离开晶格位置进入原子间隙成为间隙原子；如果反冲原子获得的反冲能量远远超过移位阈功，它会继续与晶格原子碰撞，产生新的反冲原子，发生级联碰撞。在级联碰撞中，金属原来的晶格位置会出现许多空位，形成辐射损伤，即损伤强化。离子注入金属表面后，有助于析出金属化合物和合金相，形成离散强化相、位错网，可灵活地引入各种强化因子，即掺杂强化和固溶强化。通过离子注入，可减少黏着和互扩散，增强氧化膜，提高润滑性。

6.3.3　等离子体聚合

等离子体聚合方法是一种比较理想的方法，可以有效地控制选择性的表面处理。等离子体聚合膜的厚度为纳米级。与传统的聚合材料不同，等离子体聚合膜呈三维交联结构，其与基片间为共价键结合，因此非常稳定，而且表面非常光滑，根据需要可以在表面引入不同的功能团。等离子体聚合工艺主要有三种。

1. 等离子体聚合

有机单体在等离子体中的相关粒子碰撞作用下会形成各种碎片或官能团，这些碎片或官能团在基片表面形成三维网状交联结构的新物质。由于这种物质是由很小的分子碎片甚至原子随机组成的，有人将这种聚合反应称为原子聚合。由于等离子体聚合形成三维交联网络结构，其产物通常非常稳定而坚固。它与基底材料表面之间以共价键结合，因此与基底之间的结合也非常稳定。根据在等离子体中产生的官能团的性质，可以获得各种特定的表面特性，这可能是等离子体聚合材料最让人感兴趣的地方。

2. 等离子体诱导接枝

等离子体诱导接枝技术是利用非聚合性气体产生等离子体，在表面产生活性自由基，同时将官能团直接引入表面。等离子体聚合物的分子结构有随机性，其结果往往不可预测，只能由大量的工艺实验和经验来寻找所希望的表面特性。等离子体诱导接枝将选定的官能团接枝到表面，因此结果是可预知的。

3. 等离子体共接枝与聚合

这种方法是将前两种方法结合起来使用。先采用非聚合性气体在材料表面引入特定的官能团，再用有机单体材料在表面上产生等离子体聚合薄膜，从而产生非常薄而光滑的表面；或先产生等离子体聚合薄膜，再用非聚合性气体在表面引入特定的官能团。

在生物材料制备工艺中，常用的等离子体反应器主要有三类，如图 6-7[37]所示：

(1)内电极反应器。内电极反应器的电源可以是直流、交流或射频。等离子体在一对电极间通过放电产生。

(2)外电极反应器。外电极反应器的电源通常采用射频。射频功率通过玻璃或石英器壁馈入反应器内，产生辉光放电等离子体。

(3)无电极反应器。无电极反应器的电源通常采用微波，微波功率通过波导穿过介电材料器壁传入反应器，维持反应器中的等离子体。

每种反应器都有各自的优缺点，选用哪种反应器一方面根据实验室现有的条件，另一方面根据所要制备的生物材料的种类和使用的方便程度。

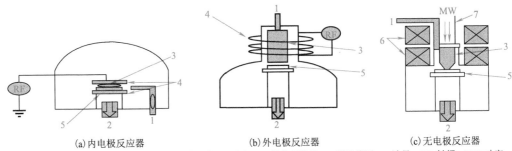

(a)内电极反应器　　(b)外电极反应器　　(c)无电极反应器

1-单体及载气输入口；2-真空系统；3-等离子体；4-电极；5-被处理样品；6-磁场线圈；7-波导；RF-射频；MW-功率

图6-7　在生物材料制备工艺中常用的三类等离子体反应器示意图

6.4　离子束技术

材料表面的生物化是采取将生物分子固定于植入体表面的方法，即通过植入体表面生物改性来引入植入体-组织界面，以最大限度地发挥生物分子的作用。将天然生物材料诸如蛋白、多肽、明胶、细胞生长因子等大分子物质固定于生物材料表面，充当邻近细胞、基质、可溶性因子的受体，使表面形成一个能与生物活体相适应的过渡层。目前研究的思路和方法较多，主要包括引入生物活性物质、改善表面的亲/疏水性能、改善表面电荷分布、设计微相分离结构、接枝两性离子聚合物/生物大分子等方法[40]。

6.4.1　引入生物活性物质

在生物材料表面引入活性药物材料，如肝素、尿激酶、前列腺素等，这种生物化方法的关键是以物理或化学方法引入这些高抗凝血活性物质，在使用过程中材料表面维持一定量的抗凝血活性药物。材料表面引入生物活性分子可以促进细胞的黏附和生长，因此将生物活性分子固定到材料表面是提高其细胞相容性的重要方法。生物活性分子在聚合物表面的固定主要有物理吸附和化学固定两种。物理吸附通过静电吸附作用将含有多个负电荷的生物活性分子固定于材料中带正电荷的部位，这是在材料表面引入活性分子中最简便的一种方法；化学固定将生物活性分子中的某些基团与基质表面的反应性基团通过化学键合使其牢固地固定于材料表面，可获得长期的组织相容性，这是用物理吸附方法所无法达到的。

利用生物化学手段在材料表面固化某些能干扰血液与材料表面相互作用的生物活性物质，形成生物活性表面，可改善抗凝血材料的生物相容性，提高其抗凝血性能。具有抗凝血性能的生物活性物质的种类很多，其中比较重要的有肝素、抗凝血酶、尿激酶、链激酶、香豆素、二酮类药物、阿司匹林、吲哚美辛、双苯吡酮及双嘧达莫。所有这些抗凝血物质都曾被用来提高高分子材料表面的抗凝血性，而其中又以肝素的应用为最多。

1. 表面肝素化

表面肝素化就是指肝素或其衍生物在材料表面的固定化[41]。肝素是一种相对分子质量为20000左右、含硫量为9%～12.9%的酸性糖胺聚糖，属于不均一的多糖分子。肝素是目前应用最为广泛的调节血栓的试剂，其抗凝血活性是基于抗凝血酶对血液凝结过程中的丝氨酸蛋白酶具有抑制活性，其抗凝血机制是抗凝血酶构象的变化。其链节单位系由葡萄糖胺磺酸、葡萄糖醛酸及艾杜糖磺醛酸等所组成。其重复结构单元如图6-8所示。

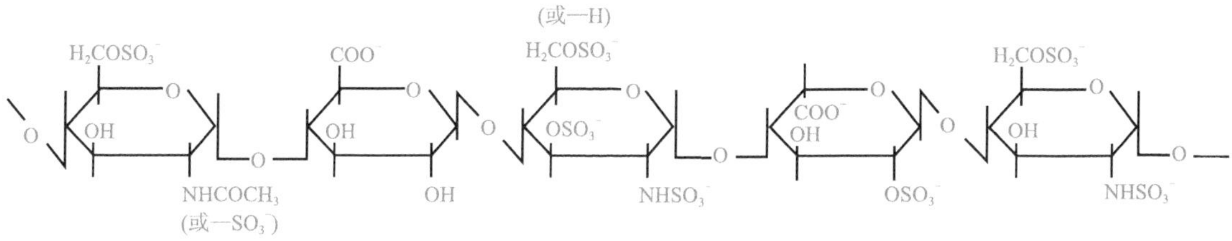

图 6-8 肝素重复结构单元

直接利用肝素的最简单方法就是把肝素掺和到高分子材料中。不过，就肝素的利用来说，这种肝素化方法是有缺点的，比较多的肝素被包埋在材料的内部而不能发挥其作用；同时在和血液接触的过程中，它又容易溶解在血液中而流失。

肝素可通过离子交换反应、功能基团反应（—OH、—NH）固定在高分子材料表面，对于那些化学上惰性的高分子材料，肝素则可以通过第三种物质的媒介作用而与它们结合起来。

2. 表面固定尿激酶

尿激酶是一种用作溶栓剂的生理性蛋白质，是血纤维蛋白溶酶原活化剂，可用来治疗外周血管内血栓、肺栓塞、心肌梗死等[42]。溶栓剂发展可分为 3 个阶段：尿激酶为第一代，促尿激酶和血纤维蛋白溶酶原活化剂及其复合物为第二代，血纤维蛋白酶原活化剂的衍生物及以栓为靶向的溶栓剂为第三代。但尿激酶具有出血、血小板重新聚集等缺点，Zhang 等[43]发现在尿激酶中混合抗血小板试剂后，可有效解决这一问题。他们合成了一种新型血纤维蛋白溶酶原活化剂——dscuPA33khC，复合了能阻抗血小板聚集的抗栓肽、单链尿激酶及能抑制血栓的 C-末端水蛭素。这种新型血纤维蛋白溶酶原活化剂不仅具有很高的血小板靶向溶栓活性，还具有抗血栓功能，大大提高了其抗凝血性能。

6.4.2 改善表面的亲/疏水性能

表面接枝亲水性基团，如在表面接枝聚乙二醇或甲基丙烯酸羟乙酯等亲水链，可使材料在体液或血液环境中表面完全亲水。提高材料表面的亲水性，可以降低表面自由能。表面的亲水性及自由能与血液成分的吸附、变性等有密切联系[44]。提高材料表面亲水性，使表面自由能降低到接近血管内膜的表面自由能值，可取得抗血栓性能。聚氧乙烯（PEO）由于具有独特的高亲水性和高流动性，呈现出良好的生物惰性，可阻抗多种蛋白质和血细胞的黏附，是一种改善高分子材料血液相容性的理想材料[45]。乙二醇聚合物（PEG、OEG）因具有高亲水性、柔韧性、无毒性及无免疫原性等特点[46]，被广泛地应用于表面改性。PEG 在溶液中具有很高的链稳定性及很大的排斥体积，因此能阻抗其他分子的影响[47]。Li 等[48]和 Zheng 等[49]通过分子模拟研究发现，PEG 的长链通过构象的弹性变化阻碍蛋白质吸附到材料表面，高表面密度和长链的 PEG 表现出较好的阻抗蛋白质吸附性能；OEG 虽然链短，但可以通过氢键作用在表面形成一层牢固结合的水屏障，使得链的弹性增大，阻抗蛋白质吸附的能力增强。因此，很多研究者用 PEG 作间隔臂连接其他具有抗凝血性能的生物活性大分子以对材料表面改性。Chen 等[47]在 PDMS 表面先使用 PEG 改性，再以 PEG 为间隔臂，在其链端共价键合具有选择性黏结蛋白溶酶原的赖氨酸，研究表明，改性表面的蛋白质移除率可达 94.3%，并可明显观察到表面血栓的溶解。Salchert 等[50]以羧基-PEG 为间隔臂，将苯甲脒衍生物接枝在马来酸酐共聚物表面，改性后的表面膜能高度结合凝血酶，显示出极好的抗凝血效果。

疏水性极强的材料界面自由能低，对血液成分的吸附能力下降而具有较好的血液相容性。

聚四氟乙烯因其超疏水性而具有良好的血液相容性。Vandencasteele 等[51]研究了氧气等离子体技术改性 PTFE 表面的阻抗蛋白质吸附能力。研究发现，等离子体技术处理过的 PTFE 的接触角可高达 160°，形成了超疏水性表面。这种超疏水表面增加了表面粗糙度，大大阻抗了蛋白质的吸附。

6.4.3 改善表面电荷分布

血液中的红细胞、白细胞、血小板及部分血浆蛋白等在血液环境中呈电负性，而血管内壁也带有负电荷[52]。因此通常认为带负电性的血管内壁和负电性的血液组分的静电排斥作用是有利于抗凝血的。使抗凝血生物材料表面也带上负电，可以减少血栓的形成。带负电的磺酸基和硫酸基在肝素的抗凝血性能中发挥了重要的作用，含有磺酸基和硫酸基的物质具有类似肝素的抗凝血性能[53,54]。因此可利用磺化、硫酸化等反应对聚合物材料进行改性来提高材料的亲水性、纤溶能力和抗凝血性。Barbucci 等[55]研究硫酸透明质酸的生物相容性，发现硫酸基团通过与凝血酶的经典相互作用使凝血酶失活，带负电的硫酸基团通过静电排斥作用可阻抗带负电的血小板的吸附和聚集，从而提高抗凝血性能。甲壳素和壳聚糖是无毒、可降解及生物相容性优异的天然聚合物。经硫酸改性的甲壳素和壳聚糖的结构与肝素相似[56]，它们既保持了基体的物化性质和生化性质，又具备了肝素的抗凝血功能，且硫酸化程度越高，抗凝血性越好[57]。

6.4.4 设计微相分离结构

以嵌段共聚高分子材料为例，微相分离结构由两种或多种不同性质的单体段聚合而成。当单体之间不相容时，它们倾向于发生相分离，但由于不同单体之间由化学键相连，不可能形成通常意义上的宏观相变，而只能形成纳米到微米尺度的相区，这种相分离通常称为微相分离，不同相区所形成的结构称为微相分离结构。聚合物的微相分离导致纳米尺度的有序结构的生成，因而具有极大的潜在应用价值。随着可控聚合技术的发展，作为微相分离研究对象的共聚物的分子结构更加复杂多变。从分子尺度来看，可以形成线型、星型、梳型、无规接枝和交联网状等高分子结构。从分子聚集态尺度来看，可以无定形的玻璃态存在，也能形成微晶颗粒分散在玻璃态本体中。根据组成的不同，可以形成层状、柱状、球状、BCC、HCP等结构。高分子材料的宏观性能不仅决定于单体的结构，还与单体的排列方式、高分子的聚集状态、分相结构等不同尺度的结构密切相关。

宏观上生物体血管内壁是极其光滑的，微观上却是一个多相分离结构。微相分离是血管壁内皮的结构特征。粗糙度过高的材料容易引起凝血；表面光洁的玻璃的凝血也很严重。具有一定粗糙度的微相分离结构的高分子材料可能具有比较好的血液相容性[58]，模仿这类结构可望改善材料的抗凝血性。微相分离结构的高分子生物材料由于具有某种特定形态的表面软链段富集，能优先吸附血浆蛋白中的白蛋白，白蛋白具有抑制血小板黏附的作用。目前主要通过共混或共聚方法在高聚物如聚氨酯表面引入微相分离结构。聚氨酯表面具有微相分离结构，由疏水性的硬链段和亲水性的软链段构成[59]。当亲水性的软链段聚集在聚氨酯表面时，材料表面与血液的相互作用减少，抗凝血性能提高。值得注意的是，微相分离结构对材料抗凝血性能提高的机制并没有完全弄清楚，使该方法的研究受到制约。

阎捷等[60]用阴离子聚合法合成了系列嵌段共聚物（block copolymer）的薄膜试样（两嵌段

的聚苯乙烯(polystyrene，PS)/聚丁二烯(polybutadiene，PB)，用扫描探针显微镜(scanning probe microscope，SPM)和透射电子显微镜(transmission electron microscope，TEM)观测嵌段共聚物的微相分离微结构。因其相对质量比的差异，表现了各不相同的微相分离的形态学微结构。随着 PB 含量从 10%到 35%变化，以及溶剂量的减少，两嵌段共聚物微结构呈现出从球形到薄片状再到交联网状结构变化的趋向，且都存在一些球形 PB 粒子中包覆 PS 胶束的结构，球形 PB 粒子的粒径呈细化的趋势。

甄建军和翟文[61]在聚氨酯弹性体固化过程中添加微相分离促进剂，基于甲苯二异氰酸酯(toluene diisocyanate，TDI)型弹性体的初始热分解温度提高了 12.6℃，微相分离的增加有利于弹性体耐热性能的提高；同时在高温下，添加了微相分离促进剂的 TDI 型弹性体力学性能要高于没有添加微相分离促进剂的 TDI 型弹性体，这说明微相分离提高了弹性体的耐热性能。

6.4.5　接枝两性离子聚合物/生物大分子

两性离子聚合物表面含有两性离子基团或阴阳离子端基混合物。带电端基官能团的溶剂化作用和氢键作用能使两性离子聚合物表面形成水合层，这种基于静电作用形成的水合层表面可有效阻抗非特异蛋白质吸附[62]。在抗凝血材料表面接枝两性离子聚合物可大大提高材料的抗凝血性能。磷酸胆碱是一类亲水的具有磷脂结构的化合物，其两性离子基团可以在表面形成水化层，有效降低材料表面蛋白质构象的变化，阻抗蛋白质的吸附。MPC 因含有磷酸胆碱基团，能够抑制蛋白质的吸附和细胞的黏附。用 MPC 改性的生物材料表面可显著提高生物相容性和抗凝血性[63]。研究发现两性离子磷酸胆碱自组装膜具有很强的抗蛋白质吸附能力，其表面的两性离子通过静电相互作用能形成水合层，当蛋白质接近表面时，水合层会产生一个很强的排斥力来阻抗蛋白质的吸附，从而使其具有抗凝血性能[64]。聚磺酸甜菜碱甲基丙烯酸甲酯(SBMA)和聚羧酸甜菜碱甲基丙烯酸甲酯(CBMA)通过原子转移自由基反应聚合在材料表面，研究表明，这两类两性离子聚合物都能阻抗蛋白质吸附，显示出优异的抗凝血性能[65]。

接枝生物大分子(如蛋白质、氨基酸、胶原、壳聚糖等)等产生免疫吸附，这主要是基于蛋白质、氨基酸或核酸与细胞有更好的亲和性；天然高分子(如甲壳素、胶原、明胶、蛋白微丝等)生物材料的研究表明，它们的抗凝血性能和组织亲和性优于一般合成生物材料，关键在于一系列处理过程中如何维持天然生物材料的结构性能，尤其是维持材料的免疫性能。改性的结果仍然保持了生物材料原有的特性，只是将材料的某些性能提高或增强，以获得较为满意的生物材料。

金属表面缺乏接枝键合所需基团，可通过等离子体处理或自聚体单分子层沉积等方法来处理金属表面，从而增强固定生物大分子的能力。Morra 等[66]早在 2004 年就已通过实验证实结合在钛金属表面的超薄等离子沉积层非常牢固，并且可以促进细胞黏附和紧密地固定生物活性分子。Puleo[67]则通过进一步研究发现，利用此法将溶菌酶和骨形成蛋白-4 固定于经过等离子处理 Ti-6Al-4V 植入体表面能保持蛋白质的活性。

6.5　表 面 修 饰

表面修饰是指在不改变材料本体性能的前提下，赋予其表面新的性能。在人体生理环境中使用的医用材料必须具有优良的生物相容性。然而，大多数植入材料与人体接触后，材料表面一些不可控的非特异性蛋白质吸附引发了一系列的机体防御反应，如血小板聚集、形成纤维包裹膜、机体炎症等不良反应[68]。因此，有效阻止蛋白质的非特异性吸附非常有利于提高材料的生物相容性。此外，细胞在材料表面的非特异性黏附往往也会引起一些不良作用，而某些细胞(如内皮细胞)在材料表面的选择性黏附对提高材料的生物相容性有帮助。植入材料的表面性能决定了材料与人体血液、组织之间的生物反应，因而对材料的表面修饰就成为提高材料生物相容性的重要手段。目前研究较多的生物材料表面修饰方法主要集中在以下方面。

6.5.1 生物大分子的覆盖

将某些生物活性分子，如多糖、脂类、氨基酸等固定在材料表面，以改善生物相容性。蓝旭等[69]应用精氨酸-甘氨酸-天冬氨酸(Arg-Gly-Asp，RGD)多肽对 HAP 进行表面修饰处理。研究表明，RGD 多肽表面修饰的 HAP 的细胞相容性明显优于纯 HAP，RGD 多肽表面修饰的 HAP 可黏附较多的 MSC 在其表面和孔隙内生长、分化和增殖，RGD 多肽表面修饰对以 HAP 为支架材料组织工程化骨的修复功能有明显优化作用。Park 等[70]研究发现，赖氨酸-精氨酸-丝氨酸-精氨酸(Lys-Arg-Ser-Arg)多肽可选择性增强硫酸乙酰肝素介导的成骨细胞黏附机制，这种黏附作用不同于整合素介导的细胞黏附机制，具有成骨细胞特异性黏附作用。用这种短肽包埋的基质材料可显著提高成骨细胞的黏附，减少内皮细胞或成纤维细胞的黏附，是一种良好的骨组织工程支架材料包埋剂。对于多种组织组成复杂器官的组织工程再造，细胞的特异性黏附更具有应用价值。在基质材料的不同空间引入不同的细胞黏附序列，引导不同组织细胞在特定位置生长，可望再造多组织复杂器官。

6.5.2 表面制备生物活性涂层

羟基磷灰石与自然骨有极其相似的化学成分，大量的体内埋植试验也表明，羟基磷灰石涂层可以有效促进埋植体与骨的化学结合，具有相当高的生物相容性。因此，利用羟基磷灰石涂覆在金属表面可以提高金属与周围组织的生物相容性。许多研究表明，利用低温液相沉积、气相沉积及离子束辅助沉积等方法均可以在金属材料表面涂覆一层羟基磷灰石薄膜，获得与骨组织十分相近的表面层。

此外，通过腐蚀、毛化等手段获得粗糙的材料表面，也可以有效地改善表面的生物相容性。Cooper 等[71]用氟化物处理钛表面 TiO_2 涂层发现，经过处理的钛表面增强了未分化细胞向成骨细胞分化的能力，在骨形成初期至第 21 天时，经过处理的钛表面骨形成量明显多于对照组。在成骨细胞向骨细胞转化过程中，Ⅰ型胶原和碱性磷酸酶早期表达，随着细胞向成骨细胞的分化，细胞分泌特异的蛋白质，如骨桥蛋白、骨涎蛋白、蛋白多糖、硫酸软骨素、α_2 巯基糖蛋白(α_2HS-glycoprotein)。李德华等[72]用喷砂联合草酸酸蚀处理钛植入体，所形成的粗糙表面特征有无数微小的二级窝洞，直径约 $2\mu m$，用人胚成骨细胞培养，4 天时处理的植入体表面细胞层碱性磷酸酶活性、蛋白质含量及培养液中骨钙素含量均高于光滑表面对照组。骨桥蛋白等被定向吸附于植入体表面，在植入体与骨组织之间形成一层厚约 $0.5\mu m$ 不含胶原的黏合线，黏合膜通过矿化基质骨桥蛋白、骨涎蛋白为骨组织和植入体的结合起到了桥梁作用，植入体-骨界面的黏合线与骨折愈合时在新、旧骨界面形成的黏合线一致。

6.5.3 材料表面内皮化

通过修饰生物材料表/界面,调控内皮细胞行为,促进内皮细胞在其表面黏附、铺展,并实现全面覆盖的过程称为表面内皮化。生物材料的快速发展为更加安全有效地治疗各类疾病提供了新途径,材料植入体内与机体反应首先发生在材料表/界面,因此,如何调控细胞在材料表/界面的行为,促进表面内皮化,从而避免异物诱发血栓或者血管堵塞是生物材料领域的核心问题。心血管疾病是全球头号死因,临床对心血管疾病的治疗主要是通过原位血管移植重新建立血运,但自体血管供体短缺,人工血管(组织工程血管)的出现缓解了移植血管供不应求的情况,也促使了生物材料表面内皮化的快速发展。生物材料表面内皮化最初是通过体外内皮细胞种植发展起来的,通过人体自身血管内膜的最表层细胞向生物材料的表面生长,形成一层内皮细胞的膜状组织(内皮层),该层由正常健康的扁平状内皮细胞通过单层排列的形式组成。内皮层作为防止血栓形成的天然屏障,其表面的内皮细胞不仅起着半通透性屏障的作用,在控制大分子(如脂蛋白)在高分子材料和机体组织液之间的传递方面也起着重要作用。

1. 材料表面内皮化的设计与构建

植入机体的材料与血液接触后,血液中的蛋白质和脂质吸附于材料表面,然后这些分子发生构象变化,致使血液成分发生相互作用,诱发凝血因子活化的内源性凝血反应,继而使血小板、红血球等细胞成分附着于蛋白质表面,粘着凝集的血小板发生变性将释放出第Ⅲ因子而促使凝血系统活化,产生凝血反应,进而形成血栓,引起致命的后果。一般认为机体内存在凝血及抗凝两个对立的系统。凝血系统主要包括凝血因子和血小板;抗凝血系统主要包括肝素、抗凝血酶及溶纤系统。当体内血栓与抗血栓两者形成机制的平衡被打破时,产生血栓的因素增强或抗血栓机制减弱,血栓在体内形成[73]。当血液在以内皮细胞为内壁的血管中正常流动时,一般不出现凝血现象。然而,当高分子材料植入体内与血液相接触时,血液的流动状态和血管壁状态都发生了变化,材料被生物体作为异物而识别,二者界面在发生了一系列复杂的相互作用后,产生凝血现象。为了改善高分子材料与机体的相容性,需对材料表面进行修饰改性,现研究最广泛的当属材料表面内皮化。

材料表面内皮化的研究主要依赖于对天然血管内皮层的模拟。人体内皮细胞组成的天然血管内壁是目前知道唯一的血液相容性物质,其生理构造较为复杂,主要由内膜、中膜和外膜共同构成,从内而外依次是内皮细胞层、细胞外基质和平滑肌细胞层。它们共同组成天然血管的完整结构,维持血管舒张、压缩和正常的血液流动。健康的血管内皮通常提供抗凝和抗增殖表面,通过释放信号分子如一氧化氮、血栓调节蛋白、前列环素、肝素分子、生长因子、组织纤溶酶原激活剂和组织因子途径抑制剂,作为抗血栓形成、脂质摄取和炎症的天然保护[74]。血管内壁的内皮细胞具有抗凝、调控细胞增殖和抑制血栓形成等重要功能,材料表面内皮细胞化,可以减少血栓的形成和血小板激活,这对于材料的生物相容性的改善具有显著的影响。因此,仿照人体血管,使内皮细胞和高分子材料杂化,即在材料表面培养内皮细胞,使其最终生长出一层内皮,进而改善植入材料对机体本身的影响。

为了实现内皮细胞在材料表面的黏附和生长,需在材料表面营造类似体内细胞的外基质环境,使材料表面更接近细胞生长的生理条件。另外,通过共价键结合作用可将内皮细胞固定在材料表面,再种植和培养内皮细胞,可以使细胞组织在材料表面牢固地附着和稳定地生长。内皮化生物材料涉及多种材料,包括基于细胞外基质的蛋白质、表面改性的合成聚合物、可生物降解的支架和合成肽等。目前用于增强材料表面内皮化的主要策略包括：①固定具有促进内皮细胞迁移、黏附与增殖的生物活性分子，如血管内皮生长因子、纤连蛋白、RGD多肽等，通过提高内皮细胞往材料表面的迁移与增殖速率，从而来加速内皮化形成；②固定具有特异性识别并能捕获内皮祖细胞的生物活性分子，如CD34抗体、血管内皮生长因子2型受体、血管内皮钙黏蛋白或源于内皮细胞的细胞外基质多肽等，通过动员、捕获、募集内皮祖细胞并分化成内皮细胞，以此实现材料表面的快速内皮化；③基因工程技术，利用基因工程技术将目的基因转入内皮细胞，以增强其在材料表面的细胞增殖、分化、黏附等能力，加速内皮层的形成；④对材料表面进行修饰，使其包被磁力分子、特异性适配体等。材料表面内皮化的设计策略如图6-9所示。

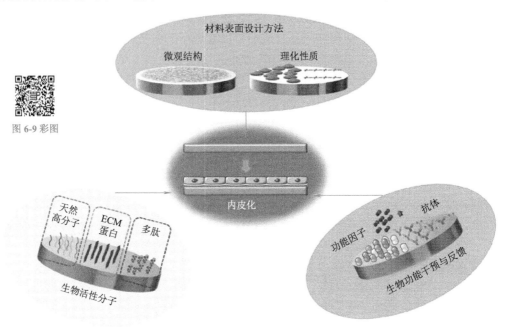

图6-9 彩图

图6-9　材料表面内皮化的设计策略[75]

材料表面内皮化的关键是提高内皮细胞的黏附和促进细胞生长，材料表面的物理形貌和物理化学特性都与细胞的黏附、生长有着紧密的联系，影响材料内皮化的因素主要有以下几个方面。

(1)材料表面的亲疏水性与表面自由能。与疏水表面相比，亲水表面倾向于增强细胞黏附、增殖和分化的早期阶段。此外，极高的表面能可以促进细胞黏附，阻碍细胞运动。因此，表面亲水性的综合设计在内皮细胞黏附、增殖、迁移和内皮化中起着重要作用。

(2)材料的表面荷电特性。哺乳动物细胞膜表面带有分布不均的负电荷，一般可认为带正电荷的材料表面与带负电荷的细胞之间的静电作用有利于内皮细胞的黏附，带负电荷的材料表面与带负电荷的细胞会由于静电排斥而不利于黏附。

(3)材料的化学结构。材料的化学结构是影响内皮细胞黏附的一个重要因素。细胞的亲和性要求所用的生物材料必须既能支持细胞的黏附，又能使黏附细胞在材料上很好生长，二者缺一不可。

(4)材料的表面形态结构。一般说来，粗糙表面有利于内皮细胞的黏附。因为表面性质对生物膜的形成有影响，粗糙有利于生物膜的迅速再生长。另外，多孔结构也有利于细胞黏附与生长。因为多孔结构有利于营养物质的渗透，也有利于细胞的正常代谢，孔结构的大小对细胞的生长也有影响。

(5)材料表面负载的活性因子。来自培养基或培养细胞自身分泌的蛋白质等活性因子在材料表面的吸附将改变材料的化学性质，进而影响内皮细胞与材料的黏附、增殖与分化。

2. 材料表面内皮化的研究进展

材料表面的快速内皮化及完全内皮化能有效地避免炎症反应与降低血栓的形成，进而提高材料生物相容性和血液相容性。目前已有大量的促进生物材料内皮化的研究策略，主要可以分为材料表面改性和基因工程修饰两大类。

1) 材料表面改性

将内皮细胞直接种植到材料表面，当其与血液或组织液等液体环境接触时很易受到冲刷而脱落，这样内皮细胞在材料表面就无法正常增殖生长，不能实现材料表面内皮化和提高材料的相容性。因此，借助一些处理技术对材料表面进行一定的改性，将内皮祖细胞募集到材料表面以促进内皮化是非常有必要的。内皮细胞表达的标记物常见的有 CD34、CD133、VEGT 受体和血管内皮钙黏蛋白，研究发现对其配体或抗体进行表面修饰可促进内皮祖细胞的捕获和生长，从而在材料表面上更好地内皮化[76-79]。Ceylan 等[80]采用自组装技术，将 REDV 多肽固定于内皮细胞培养基仿生结构纳米纤维涂层改性的医用不锈钢表面，体内结果显示，与裸的不锈钢支架相比，经 REDV 改性后的支架表现出极大的选择性促进内皮细胞的黏附与增殖能力。Yu 等[81]在透明质酸细胞阻抗界面接枝不同密度梯度的 REDV 多肽，体外细胞培养结果发现，该界面的内皮细胞黏附数量、迁移速率均显著提高，且表现出迁移定向性(图 6-10)。此外，Gabriel 等[82]对可生物降解的聚己内酯(polycaprolactone，PCL)进行直接表面改性，他们发现与未经表面处理的聚合物相比，内皮细胞在经过精氨酸-甘氨酸-天冬氨酸共价涂层改性的 PCL 表面的黏附能力大约提高了 11 倍。Bačáková 等[83]在聚苯乙烯表面进行氟离子注入，结果显示处理后的聚苯乙烯表面对细胞的黏附能力明显增强。Seeto 等[84]在动态条件下测试了内皮祖细胞在肽接枝聚乙二醇水凝胶上的黏附性能，结果显示肽接枝聚乙二醇水凝胶为细胞黏附提供了一个良好的增殖生长平台。

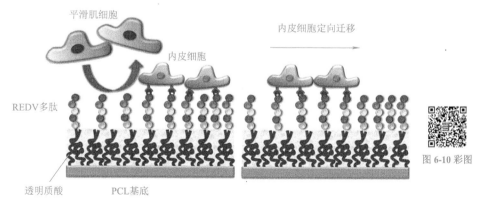

图 6-10　内皮细胞在改性材料表面的黏附与迁移[81]

将内皮细胞种植到材料表面后，细胞的生长是实现内皮化的关键。一般来说，接种后内皮细胞生长得越快，材料表面内皮化的效果就越好。内皮细胞直接生长的环境即材料表面，通过一定的改性处理后能够促进细胞增殖，但是目前为止并没有研究资料报道材料表面特性与细胞生长之间的精确关系。Gumpenberger 等[85]用紫外灯照射 PTFE 试样对其进行光化学改性，研究表明改性后 PTFE 明显促进内皮细胞增殖。Motwani 等[86]指出纳米尺寸可以促进细胞相互作用，所以纳米形貌表面有利于内皮细胞生长增殖。Narayan 和 Venkatraman[87]使用致孔剂对聚左旋乳酸(PLLA)和聚乳酸-羟基乙酸共聚物(PLGA)进行改性，结果发现细胞在改性后的 PLGA 上的生长随着 PLGA 中孔洞尺寸和孔洞间距的减小而加快。

2)基因工程修饰

近年来，随着基因工程技术在组织工程的应用，有望通过基因重组技术对种植的内皮细胞进行基因修饰，通过改变抗凝和促凝基因的表达水平，增强内皮细胞抗凝物质的合成，减少促凝物质的产生，增强种植内皮细胞的抗血栓功能，从而提高内皮化表面的血液相容性。

来源于骨髓和一些器官中的间充质干细胞是一种原始的多能干细胞，具有多向分化潜能，而其中骨髓间充质干细胞易于分离培养，增殖能力强，体外培养多次传代后仍保持多向分化潜能，研究表明可以在体外用血管内皮生长因子诱导骨髓间充质干细胞分化为血管内皮细胞。骨髓中除间充质干细胞和造血干细胞外，还含有骨髓基质细胞，骨髓基质细胞中含有多种细胞的前体细胞/祖细胞，其中包括内皮祖细胞，并能向这些细胞的成熟型分化，有望成为组织工程种子细胞的新来源，当然这还有待于进一步研究其诱导分化的机制。如果能利用分子生物学技术，从基因水平研究材料引起的炎症、凝血等问题产生的机理，进而设计高生物相容性的材料，就可使高分子材料在临床上的应用取得突破性进展。

表面内皮化的医用高分子材料具有抗血小板聚集及抗血栓形成等作用，但也存在一些问题：①获取的内皮细胞如何满足临床及时之需，研究认为单期培养法较二期培养法便捷，在手术中将取得的内皮细胞种植于材料表面，然后直接将其植入体内，经济而且方便，但临床效果令人失望，这可能与内皮细胞数目的不足和体液的冲刷作用有关，而二期培养法也有培养周期长，花费的人力、物力多等缺点，在临床上推广受限制；②如何获取大量功能性内皮细胞，包括内皮细胞的来源、分离、纯化、扩增和培养技术的优化；③内皮细胞预衬、材料表面预处理等技术条件还有待进一步提高。相信随着细胞分子生物学技术和基因工程技术的日臻成熟，生物材料表面内皮化的研究将进入一个崭新的阶段。

伪内膜表面是在材料与血液的界面上先沉积上纤维蛋白原、血细胞等，形成一个很薄的血栓层，继而成纤维细胞和内皮细胞在血栓层上生长，形成伪内膜。伪内膜相当于在材料表面覆盖了一层类生物膜，此膜不会激发凝血系统，是理想的抗凝血表面。在材料表面形成伪内膜的方法有多种，如种植内皮细胞、涂布白蛋白层、导入磷脂基团等。这些物质都是人体的组成部分，是天然的血液相容性材料，材料表面形成的伪内膜可显著改善血液与材料接触状况，防止破坏血液成分，是提高材料抗凝血性能最直接、最有效的方法。目前人们把一种细胞黏附蛋白首先固定在材料表面，然后在其上种植、培养细胞。疏水多孔高分子材料能均匀吸附蛋白质，形成厚度不大、分布均匀的纤维蛋白网层，在其上面形成的新的内皮细胞层可以防止血栓的形成。通常情况下，形成伪内膜的材料要具有多孔性，如编织血管、针织血管、膨体 PTFE 等。

在过去的二三十年里，人们为得到一种理想的应用材料表面进行了多方面的努力。这种表面除不要太昂贵外，还应具有减少组织炎症发生、血栓形成和细菌吸附的性能[88]。用蛋白质和抗凝血剂对材料表面进行修饰的努力受到临床应用的限制，而使用含有亲水性物质的复合材料在抗凝血、抗菌和耐磨（或亲水润滑）方面具有光明的前景，在今后的工作中应努力提高其与基材的结合能力，提高其耐久性。

习题与思考题

6-1　解释表面接枝聚合物刷的合成方法中"由表面接枝"和"接枝到"的概念，并绘图说明。

6-2　介绍五种用于医用高分子材料表面接枝的方法。

6-3　解释材料表面生物化概念，并介绍一种表面生物化方法。

6-4　材料表面生物相容性的改性方法大致包括哪些？简述其中三种改性方法。

6-5　何谓微相分离结构？

6-6　解释材料表面内皮化概念。

参 考 文 献

[1]　余红伟, 赵秋光, 王源升. 高分子材料表面接枝的方法及应用[J]. 胶体与聚合物, 2003, 21(3): 34-38.

[2]　ALEXANDER S. Adsorption of chain molecules with a polar head a scaling description[J]. Journal de physique, 1977, 38(8): 983-987.

[3]　DE GENNES P G. Polymer solutions near an interface: adsorption and depletion layers[J]. Macromolecules, 1981, 14(6): 1637-1644.

[4]　UHLMANN P, IONOV L, HOUBENOV N, et al. Surface functionalization by smart coatings: stimuli-responsive binary polymer brushes[J]. Progress in organic coatings, 2006, 55(2): 168-174.

[5]　YU B, ZHOU F, HU H Y, et al. Synthesis and properties of polymer brushes bearing ionic liquid moieties[J]. Electrochimica acta, 2007, 53(2): 487-494.

[6]　KLEIN J. Molecular mechanisms of synovial joint lubrication[J]. Proceedings of the institution of mechanical engineers, part J: journal of engineering tribology, 2006, 220(8): 691-710.

[7]　郭锴, 李军, 伊敏. 聚合物光接枝表面改性研究与应用[J]. 大学化学, 1999, 14(3): 7-12.

[8]　WILLIAMS D F. On the mechanisms of biocompatibility[J]. Biomaterials, 2008, 29(20): 2941-2953.

[9]　王曼. 聚乙烯表面紫外光接枝 MPC 及其性能研究[D]. 南京: 南京理工大学, 2007.

[10]　KYOMOTO M, MORO T, SAIGA K I, et al. Lubricity and stability of poly(2-methacryloyloxyethyl phosphorylcholine)polymer layer on Co-Cr-Mo surface for hemi-arthroplasty to prevent degeneration of articular cartilage[J]. Biomaterials, 2010, 31(4): 658-668.

[11]　IOZZO R V. Proteoglycans: structure, biology, and molecular interactions[D]. New York: Marcel Dekker, Inc., 2000.

[12]　VARKI A, CUMMINGS R, ESKO J, et al. Essentials of glycobiology[D]. New York: Cold spring harbor laboratory press, 1999.

[13]　KANEIDER N C, DUNZENDORFER S, WIEDERMANN C J. Heparan sulfate proteoglycans are involved in opiate receptor-mediated cell migration[J]. Biochemistry, 2004, 43(1): 237-244.

[14]　KREER T, MÜSER M H, BINDER K. Frictional drag between polymer bearing surfaces[J]. Computer physics communications, 2002, 147(1-2): 358-361.

[15]　YIN F, BEDROV D, SMITH G D. A molecular simulation study of the structure and tribology of polymer brushes: comparison of behavior in theta and good solvents[J]. European polymer journal, 2008, 44(11): 3670-3675.

[16]　WANG K, XIONG D S, NIU Y X. Novel lubricated surface of titanium alloy based on porous structure and hydrophilic polymer brushes for artificial joint[J]. Applied surface science, 2014, 317: 875-883.

[17]　KITANO K, INOUE Y, MATSUNO R, et al. Nanoscale evaluation of lubricity on well-defined polymer brush surfaces using QCM-D and AFM[J]. Colloids and surfaces B: biointerfaces, 2009, 74(1): 350-357.

[18] RUIZ J C, ALVAREZ-LORENZO C, TABOADA P, et al. Polypropylene grafted with smart polymers（PNIPAAm/PAAc）for loading and controlled release of vancomycin[J]. European journal of pharmaceutics and biopharmaceutics, 2008, 70（2）: 467-477.

[19] ZHAO J, CHEN M, AN Y Q, et al. Preparation of polystyrene brush film by radical chain-transfer polymerization and micromechanical properties[J]. Applied surface science, 2008, 255（5）: 2295-2302.

[20] LIMPOCO F T, ADVINCULA R C, PERRY S S. Solvent dependent friction force response of polystyrene brushes prepared by surface initiated polymerization[J]. Langmuir, 2007, 23（24）: 12196-12201.

[21] KLEIN J, KUMACHEVA E, MAHALU D, et al. Reduction of frictional forces between solid surfaces bearing polymer brushes[J]. Nature, 1994, 370: 634-636.

[22] ZHANG L Z, LI L Y, CHEN S F, et al. Measurements of friction and adhesion for alkyl monolayers on Si（111）by scanning force microscopy[J]. Langmuir, 2002, 18（14）: 5448-5456.

[23] MÜLLER M T, YAN X P, LEE S, et al, Lubrication properties of a brushlike copolymer as a function of the amount of solvent absorbed within the brush[J]. Macromolecules, 2005, 38（13）: 5706-5713.

[24] ZAPPONE B, RUTHS M, GREENE G W, et al. Adsorption, lubrication, and wear of lubricin on model surfaces: polymer brush-like behavior of a glycoprotein[J]. Biophysical journal, 2007, 92（5）: 1693-1708.

[25] BRISCOE W H, TITMUSS S, TIBERG F, et al. Boundary lubrication under water[J]. Nature, 2006, 444（7116）: 191-194.

[26] RAVIV U, GIASSON S, KAMPF N, et al. Lubrication by charged polymers[J]. Nature, 2003, 425（6954）: 163-165.

[27] BUREAU L, LE´GER L. Sliding friction at a rubber/brush interface[J]. Langmuir, 2004, 20（11）: 4523-4529.

[28] 周骏. 羧铵两性离子单体在生物材料表面的接枝聚合及其抗凝血性能的研究[D]. 南京: 南京大学, 2003.

[29] ISHIHARA K, IWASAKI Y, EBIHARA S, et al. Photoinduced graft polymerization of 2-methacryloyloxyethyl phosphorylcholine on polyethylene membrane surface for obtaining blood cell adhesion resistance[J]. Colloids and surfaces B: biointerfaces, 2000, 18（3-4）: 325-335.

[30] 夏成勇, 刘长建. 小口径人工血管表面改性研究进展[J]. 中国动脉硬化杂志, 2007, 15（9）: 718-720.

[31] ISHIHARA K, OSHIDA H, ENDO Y, et al. Hemocompatibility of human whole blood on polymers with a phospholipid polar group and its mechanism[J]. Journal of biomedical materials research, 1992, 26（12）: 1543-1552.

[32] WANG J, HUANG N, YANG P, et al. The effects of amorphous carbon films deposited on polyethylene terephthalate on bacterial adhesion[J]. Biomaterials, 2004, 25（16）: 3163-3170.

[33] GRISTINA A G. Biomaterial-centered infection: microbial adhesion versus tissue integration[J]. Science, 1987, 237（4822）: 1588-1595.

[34] 李鹏, 吕旺春, 王进, 等. 医用涤纶表面壳聚糖化学接枝法制备及细菌黏附研究[J]. 功能材料, 2004, 35（S1）: 2443-2444, 2448.

[35] YOUNG D H, KÖHLE H, KAUSS H. Effect of chitosan on membrane permeability of suspension-cultured glyline max and phaseolus vulgaris cell[J]. Plant physiology, 1982, 70（5）: 1449-1454.

[36] MUZZARELLI R, JEUAIAUX C, GOODAY G W. Chitin in nature and technology[M]. New York: Plenum press, 1985.

[37] 侯铮迟, 谢雷东, 盛康龙. 聚合物表面辐射接枝改性研究进展[J]. 辐射研究与辐射工艺学报, 2006, 24（1）: 5-10.

[38] 戴秀娟, 江南. 低温等离子体技术在生物医学上的应用[J]. 物理, 2006, 35（3）: 238-243.

[39] 唐恩凌, 张静. 低温等离子体技术在材料表面改性中的应用[J]. 电工材料, 2008（3）: 38-41.

[40] WANG Y X, ROBERTSON J L, SPILLMAN W B, et al. Effects of the chemical structure and the surface properties of polymeric biomaterials on their biocompatibility[J]. Pharmaceutical research, 2004, 21（8）: 1362-1373.

[41] 解云川. 医用氯乙烯材料表面肝素化的研究[D]. 西安: 西北工业大学, 2001.

[42] PIRAS A M, CHIELLINI F, FIUMI C, et al. A new biocompatible nanoparticle delivery system for the release of fibrinolytic drugs[J]. International journal of pharmaceutics, 2008, 357（1-2）: 260-271.

[43] ZHANG L L, WANG J, YU M M, et al. Functional properties of a recombinant chimeric plasminogen activator with platelet-targeted fibrinolytic and anticoagulant potential[J]. Molecular genetics and metabolism, 2004, 82（4）: 304-311.

[44] 张安兄, 吕德龙, 钟伟, 等. 生物材料的血液相容性[J]. 上海生物医学工程, 2004, 25（3）: 53-58.

[45] 陈宝林, 计剑, 季任天, 等. 聚氨酯-接枝-磺化聚氧乙烯的合成及其血液相容性研究[J]. 高分子学报, 1999（4）: 449-453.

[46] LAREDO J, XUE L, HUSAK V A, et al. Silyl-heparin bonding improves the patency and in vivo thromboresistance of carbon-coated polytetrafluoroethylene vascular grafts[J]. Journal of vascular surgery, 2004, 39（5）: 1059-1065.

[47] CHEN H, WANG L, ZHANG Y X, et al. Fibrinolytic poly（dimethyl siloxane）surfaces[J]. Macromolecular bioscience, 2008, 8（9）: 863-870.

[48] LI L Y, CHEN S F, ZHENG J, et al. Protein adsorption on oligo（ethylene glycol）-terminated alkanethiolate self-assembled monolayers: the molecular basis for nonfouling behavior[J]. The journal of physical chemistry B, 2005, 109（7）: 2934-2941.

[49]　ZHENG J, LI L Y, TSAO H K, et al. Strong repulsive forces between protein and oligo (ethylene glycol) self-assembled monolayers: a molecular simulation study[J]. Biophysical journal, 2005, 89 (1): 158-166.

[50]　SALCHERT K, GOUZY M F, GLORIUS M, et al. Immobilization of an anticoagulant benzamidine derivative: effect of spacer arms and carrier hydrophobicity on thrombin binding[J]. Acta biomaterialia, 2005, 1 (4): 441-449.

[51]　VANDENCASTEELE N, NISOL B, VIVILLE P, et al. Study of plasma modified-PTFE for biological applications: relationship between protein resistant properties, plasma treatment, surface composition and surface roughness[J]. Plasma processes and polymers (print), 2008, 5 (7): 661-671.

[52]　吉岩, 常津, 许晓秋, 等. 诊疗用聚氨酯导管的抗凝血研究进展[J]. 化学工业与工程, 2001, 18 (1): 44-51.

[53]　TAMADA Y. Sulfation of silk fibroin by sulfuric acid and anticoagulant activity[J]. Journal of applied polymer science, 2003, 87 (14): 2377-2382.

[54]　TADDEI P, AROSIO C, MONTI P, et al. Chemical and physical properties of sulfated silk fabrics[J]. Biomacromolecules, 2007, 8 (4): 1200-1208.

[55]　BARBUCCI R, MAGNANI A, RAPPUOLI R, et al. Immobilisation of sulphated hyaluronan for improved biocompatibility[J]. Journal of inorganic biochemistry, 2000, 79 (1-4): 119-125.

[56]　JAYAKUMAR R, NWE N, TOKURA S, et al. Sulfated chitin and chitosan as novel biomaterials[J]. International journal of biological macromolecules, 2007, 40 (3): 175-181.

[57]　HARISH PRASHANTH K V, THARANATHAN R N. Chitin/chitosan: modifications and their unlimited application potential-an overview[J]. Trends in food science & technology, 2007, 18 (3): 117-131.

[58]　易树, 尹光福. 生物材料表面界面特性与其血液相容性的关系[J]. 中国口腔种植学杂志, 2003, 8 (2): 83-88.

[59]　WANG W S, GUO Y L, OTAIGBE J U. Synthesis and characterization of novel biodegradable and biocompatible poly (ester-urethane) thin films prepared by homogeneous solution polymerization[J]. Polymer, 2008, 49 (20): 4393-4398.

[60]　阎捷, 路平, 杨序纲. 嵌段共聚物微相分离微结构的研究[J]. 电子显微学报, 2006, 25 (4): 353-355.

[61]　甄建军, 翟文. 微相分离对聚氨酯弹性体耐热性能的影响研究[J]. 弹性体, 2009, 19 (1): 23-25.

[62]　CHEN S F, YU F C, YU Q M, et al. Strong resistance of a thin crystalline layer of balanced charged groups to protein adsorption[J]. Langmiur, 2006, 22 (19): 8186-8191.

[63]　YAO K, HUANG X D, HUANG X J, et al. Improvement of the surface biocompatibility of silicone intraocular lens by the plasma-induced tethering of phospholipid moieties[J]. Journal of biomedical materials research part A, 2006, 78A (4): 684-692.

[64]　CHEN S F, ZHANG J, LI L Y, et al. Strong resistance of phosphorylcholine self-assembled monolayers to protein adsorption: insights into nonfouling properties of zwitterionic materials[J]. Journal of the American chemical society, 2005, 127 (41): 14473-14478.

[65]　LADD J, ZHENG Z, CHEN S, et al. Zwitterionic polymers exhibiting high resistance to nonspecific protein adsorption from human serum and plasma[J]. Biomacromolecules, 2008, 9 (5): 1357-1361.

[66]　MORRA M, CASSINELLI C, CASCARDO G, et al. Adsorption of cationic antibacterial on collagen-coated titanium implant devices[J]. Biomedicine & pharmacotherapy, 2004, 58 (8): 418-422.

[67]　PULEO D A. Understanding and controlling the bone-implant interface[J]. Journal of biomedical materials research, 1997, 37 (2): 222-228.

[68]　冯波, 翁杰, 屈树新. 骨植入材料表面生物化改性研究进展[J]. 功能材料, 2004, 35 (S1): 2321-2324.

[69]　蓝旭, 梁军, 葛宝丰, 等. 表面修饰羟基磷灰石修复骨缺损骨形态发生蛋白-2 的表达[J]. 生物医学工程与临床, 2008, 12 (1): 1-4.

[70]　PARK K H, NA K, CHUNG H M. Enhancement of the adhesion of fibroblasts by peptide containing an Arg-Gly-Asp sequence with poly (ethylene glycol) into a thermo-reversible hydrogel as a synthetic extracellular matrix[J]. Biotechnology letters, 2005, 27 (4): 227-231.

[71]　COOPER L F, ZHOU Y S, TAKEBE J, et al. Fluoride modification effects on osteoblast behavior and bone formation at TiO_2 grit-blasted c.p. titanium endosseous implants[J]. Biomaterials, 2006, 27 (6): 926-936.

[72]　李德华, 刘宝林, 宋应亮, 等. 改良喷砂钛植入体表面加快骨愈合的细胞学研究[J]. 中华口腔医学杂志, 2003, 38 (4): 254-256.

[73]　王扬, 郝红, 王君莲, 等. 生物高分子材料血液相容性研究[J]. 材料导报, 2010, 24 (15): 77-80.

[74]　ADIPURNAMA I, YANG M C, CIACH T, et al. Surface modification and endothelialization of polyurethane for vascular tissue engineering applications: a review[J]. Biomaterials science, 2016, 5 (1): 22-37.

[75]　BIAN Q H, CHEN J Y, WENG Y J, et al. Endothelialization strategy of implant materials surface: the newest research in recent 5 years[J]. Journal of applied biomaterials & functional materials, 2022, 20: 22808000221105332.

[76]　FU G W, YU Z J, CHEN Y Q, et al. Direct adsorption of Anti-CD34 antibodies on the Nano-Porous stent surface to enhance

endothelization[J]. Acta cardiologica sinica, 2016, 32(3): 273-280.

[77] CHEN J L, WANG S, WU Z C, et al. Anti-CD34-grafted magnetic nanoparticles promote endothelial progenitor cell adhesion on an iron stent for rapid endothelialization[J]. ACS omega, 2019, 4(21): 19469-19477.

[78] VOSSLER J D, MIN JU Y M, WILLIAMS J K, et al. CD133 antibody conjugation to decellularized human heart valves intended for circulating cell capture[J]. Biomedical materials, 2015, 10(5): 055001.

[79] LI L F, LIU H Y, XU C X, et al. VEGF promotes endothelial progenitor cell differentiation and vascular repair through connexin 43[J]. Stem cell research & therapy, 2017, 8(1): 237.

[80] CEYLAN H, TEKINAY A B, GULER M O. Selective adhesion and growth of vascular endothelial cells on bioactive peptide nanofiber functionalized stainless steel surface[J]. Biomaterials, 2011, 32(34): 8797-8805.

[81] YU S, GAO Y, MEI X, et al. Preparation of an arg-glu-asp-val peptide density gradient on hyaluronic acid-coated poly(ε-caprolactone) film and its influence on the selective adhesion and directional migration of endothelial cells[J]. ACS applied materials & interfaces, 2016, 8(43): 29280-29288.

[82] GABRIEL M, VAN NIEUW AMERONGEN G P, VAN HINSBERGH V W M, et al. Direct grafting of RGD-motif-containing peptide on the surface of polycaprolactone films[J]. Journal of biomaterials science-polymer edition, 2006, 17(5): 567-577.

[83] BAČÁKOVÁ L, MAREŠ V, LISÁ V, et al. Molecular mechanisms of improved adhesion and growth of an endothelial cell line cultured on polystyrene implanted with fluorine ions[J]. Biomaterials, 2000, 21(11): 1173-1179.

[84] SEETO W J, TIAN Y, LIPKE E A. Peptide-grafted poly(ethylene glycol) hydrogels support dynamic adhesion of endothelial progenitor cells[J]. Acta biomaterialia, 2013, 9(9): 8279-8289.

[85] GUMPENBERGER T, HEITZ J, BÄUERLE D, et al. Adhesion and proliferation of human endothelial cells on photochemically modified polytetrafluoroethylene[J]. Biomaterials, 2003, 24(28): 5139-5144.

[86] MOTWANI M S, RAFIEI Y, TZIFA A, et al. In situ endothelialization of intravascular stents from progenitor stem cells coated with nanocomposite and functionalized biomolecules[J]. Biotechnology and applied biochemistry, 2011, 58(1): 2-13.

[87] NARAYAN D, VENKATRAMAN S S. Effect of pore size and interpore distance on endothelial cell growth on polymers[J]. Journal of biomedical materials research part A, 2008, 87(3): 710-718.

[88] 万澎波, 陈万涛. 植入体表面修饰影响骨结合机制研究进展[J]. 口腔颌面外科杂志, 2007, 17(2): 181-184.

第7章

纳米生物材料

7.1 概　述

纳米材料学的蓬勃发展始于 20 世纪 80 年代末。伴随着 1990 年 7 月第一届国际纳米科学技术会议与第五届国际扫描隧道显微学会议的召开以及《纳米技术》《纳米生物学》两种国际期刊的问世，纳米材料学正式成为材料科学的一个新分支。纳米材料具有其他传统材料所不具备的奇异的物理、化学和力学性质，因此在众多的领域和行业中都具有广泛的应用前景。

随着纳米材料研究的不断深入，人们开始考虑将"纳米化"的概念引入生物材料中。目前纳米技术在生物材料方面的研究应用虽然还处于初级阶段，但发展势头良好，在一些领域已经开始发挥重要的作用，例如，磁性纳米生物材料可以制成具有磁导向性的药物载体微球，在外加磁场的作用下靶向定位于作用对象，从而提高疗效、降低副作用[1]；纳米金粒子可以用于 DNA 分子的比色检测[2]；利用一端为亲水性 RGD，另一端含磷酰化氨基酸残基的两亲性多肽可以通过 pH 介导自组装形成纳米纤维，并作为模板指导羟基磷灰石结晶生长，这种纳米纤维与矿化羟基磷灰石形成的复合材料可重现细胞外基质，而且羟基磷灰石晶体的 c 晶轴与纤维的长轴方向一致，与天然骨骼中胶原纤维和羟基磷灰石晶体的排列方式一致[3-5]；有些高分子纳米材料具有无毒、亲水、生物相容性和细胞亲和性好以及可降解等优点，因而成为组织工程(尤其是组织工程支架)材料。

7.1.1 纳米生物材料的概念和基本效应

纳米生物材料是指在三维方向上至少有一维处于纳米尺度(1～100nm)的生物医用材料。它能对生物进行诊断、治疗、修复或者替换病损组织。自然界对纳米材料并不"陌生"，在自然界中可以找到各种纳米结构和复杂的纳米材料，事实上生物体的骨骼、牙齿等处都发现了纳米结构，核酸和蛋白质这两种最能体现生命特征的物质也在纳米尺度。纳米生物材料的发展也为生物科技的研究带来了新的方向。

与一般的纳米材料一样，纳米生物材料也具有小尺寸效应、表面效应、量子尺寸效应、宏观量子隧道效应等基本效应。了解这些特征对于研究纳米生物材料是十分必要的。

1. 小尺寸效应

当颗粒尺寸处于纳米尺度时，由于粒子包含的原子数很少，材料的声、光、电、磁、热等物理性质发生变化，这样的效应称为小尺寸效应，也称体积效应。光学性质方面，由于金属纳米粒子对光的反射率极低，所有的金属在纳米颗粒状态下均呈黑色；热力学性质方面，相比于块体，纳米金属颗粒的熔点要低得多，如金的常规熔点为 1064℃，而当颗粒尺寸减小到 2nm 时熔点仅为 327℃，金属银的粒子尺度下降到 5nm 时熔点仅为 100℃；磁学性质方面，大块纯铁的矫顽力约为 80A/m，而当尺寸减小到 20nm 以下时其矫顽力可增加 1000 倍，若颗粒尺寸进一步减小到 6nm 以下，其矫顽力反而变为零（即表现出超顺磁性）。

2. 表面效应

纳米粒子的表面原子数与总原子数之比随粒径减小而急剧增大所引起的性质变化称为表面效应。随着粒径的减小，表面原子数急剧增大。当纳米粒子的粒径为 10nm 时，表面原子数占总原子数的 20%；粒径为 2nm 时，表面原子数占原子总数的 80%；当粒径减小到 1nm 时，99%的原子都集中到了粒子的表面，如图 7-1 所示。

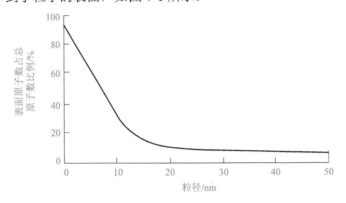

图 7-1 粒子表面原子数占总原子数比例与粒径的关系

由于表面原子存在大量悬键，具有不饱和性，纳米晶粒表现出很高的化学活性。例如，一些无机纳米粒子暴露在空气中能吸附气体并与气体发生反应，而金属纳米粒子暴露在空气中将会发生燃烧。这些特性使得纳米粒子在催化、吸附等方面具有广阔的应用前景。

3. 量子尺寸效应

当粒子尺寸下降到波尔量子半径附近时，金属费米能级附近的电子能级由准连续转变为离散能级，并且纳米半导体微粒存在不连续的最高占据分子轨道和最低未占据分子轨道能级而使能隙变宽的现象称为量子尺寸效应。

20 世纪 60 年代，久保等针对金属超微粒子费米面附近电子能级状态分布提出了著名的久保理论，其中包括简并费米液体假设和超微粒子电中性假设。另外，针对低温下电子能级的离散性，采用电子模型求得金属纳米晶粒的能级间距 δ 为

$$\delta = \frac{4E_F}{3N}$$

式中，E_F 为费米能级；N 为粒子中的总导电电子数。

由上述公式可知，当粒子为宏观物体时可以认为 N 趋于无穷大，因此能级趋于零，所以宏观物体的能级几乎是零；而对于纳米微粒，N 是很小的，因而 δ 有一定的值，即能级发生分裂。

当能级间距大于热能、磁能、静电能、光子能量或超导态的凝聚能时，量子尺寸效应将会导致纳米微粒的电、磁、声、光、热性能发生显著变化，如导电性能的转变及光谱线频移。

4. 宏观量子隧道效应

宏观量子隧道效应是指纳米粒子的一些宏观量（如磁化强度）具有贯穿势垒的能力。这一效应限定了磁盘、磁带等存储介质的存储时间极限。这是因为它不但是未来微电子器件的发展基础，也是其进一步微型化的极限。例如，在制造半导体集成电路时，当电路的尺寸接

近电子波长时，电子将通过隧道效应而穿透绝缘层，使器件无法正常工作。因此，宏观量子隧道效应已成为微电子学、光电子学中的重要理论。

7.1.2 纳米生物材料的制备方法

随着纳米技术应用研究的不断发展，纳米材料的研究种类已经涉及无机材料、有机材料、非晶态材料、复合材料等；同时特定领域的应用往往需要特定尺寸的均一纳米颗粒，纳米颗粒的形貌和结构也会对其功能产生重要的影响。因此，制备高纯、超细、均匀的纳米颗粒对于获得有应用价值的纳米颗粒、实现纳米材料产业的规模化至关重要。目前纳米颗粒的制备方法多种多样，按照反应物的聚集状态主要可以分为固相法、液相法和气相法，以及在这些基本方法的基础上衍生出的其他方法。

1. 固相法

固相法主要包括物理粉碎法、固相物质热分解法、旋转涂层法和机械合金法等。固相反应不使用溶剂，具有高选择性、高产率、低能耗、工艺过程简单等特点。

物理粉碎法通过机械粉碎、电火花爆炸等制备纳米粒子。其原理是利用原料和介质之间的相互研磨和冲击，以达到使微粒超细化的效果，但很难使粒径小于 100nm。这种方法的特点是操作简单、成本低，但产品的纯度低、颗粒分布不均匀。

固相物质热分解法利用金属化合物的热分解来制备超微颗粒，但其粉末易固结，还需要再次粉碎，成本较高。

旋转涂层法是一种比较新的制备方法。将聚苯乙烯微球涂覆到基片上，由于转速不同，可以得到不同的空隙度；然后用物理气相沉积法在其表面沉积一层银膜，经过热处理，即可得到银纳米颗粒的阵列。中国科学院物理研究所开发了对玻璃态合金在高压下纳米晶化的方法。

机械合金法是美国 INCO 公司 Banjamin 为了制作 Ni 的氧化物粒子弥散强化合金而研发的一种新工艺。该工艺流程简单、制备效率高，而且能制备出用常规方法难以获得的高熔点金属或纳米合金材料，但在制备的过程中易引入杂质，颗粒的分布也不均匀。王尔德等[6]用机械合金化方法，在氢气作为保护气条件下，以镁粉、镍粉和五氧化二钒直接通过球磨制备纳米晶复合物 Mg-Ni-V_2O_5。

对于固相反应，反应速度是影响粒径的主要因素，而反应速度是由研磨方式和反应体系所决定的。另外，表面活性剂的加入对改变颗粒的分散性有明显作用，其用量对粒径的影响存在最佳值。不同的反应配比对产物的均匀程度也有影响，一般配比越大，均匀性越差，但分散性越好。

2. 液相法

20 世纪 80 年代以来，随着对材料结构与性能关系研究的不断深入，出现了液相法实现纳米"超结构过程"的基本途径。依据化学手段，在不需要复杂仪器的前提下，通过简单的溶液过程就可对性能进行"剪裁"。液相法是目前实验室和工业上最为广泛采用的合成纳米材料的方法，与固相法相比，液相法的特点主要表现在：可控制化学组成、颗粒的表面活性好、易控制颗粒形状和粒径、工业化成本较低。

液相法制备纳米颗粒主要通过化学方法，制备的关键是如何控制粒径及获得窄而均匀的粒径分布。制备的过程是使溶液通过水分解或者离子反应生成沉淀物。沉淀物的种类很多，如氢氧化物、草酸盐、碳酸盐、氧化物等。将沉淀的粒子干燥或煅烧分解即可制得纳米粉体。液相法主要包括沉淀法、水解法、喷雾法、乳液法、溶胶-凝胶法等，其中应用最广的是溶胶-凝胶法和沉淀法。

1) 沉淀法

沉淀法是指包括一种或多种离子的可溶性盐溶液在加入沉淀剂(如 OH^-、$C_2O_4^{2-}$ 等)后于一定温度下发生水解，形成不溶性的氢氧化物、水合氧化物或盐类从溶液中析出，将溶剂和溶液中原有的阳离子洗去，经热解或热脱即得到所需的氧化物粉料。沉淀法包括共沉淀法、直接沉淀法、均相沉淀法等。

直接沉淀法是在混合的金属盐溶液中加入沉淀剂，仅通过沉淀操作从溶液中直接得到某目标金属的纳米颗粒沉淀物，随后经干燥得到纳米粉体。Němec 等[7]使用化学沉淀法制备出粒径为3.8～20nm的CdSe纳米晶体，试验过程中通过选择合适的光密度调整纳米晶体的半径，粒径也与沉积时间和温度有关，可以根据需要改变产品的纳米尺寸和分形维数。

共沉淀法指在混合的金属盐溶液中添加沉淀剂，得到各成分均一的沉淀，然后进行热分解。该方法是制备两种以上金属元素复合氧化物的纳米粉体的主要方法。杨晓娟等[8]采用化学共沉淀法合成了 4 种尖晶石型复合氧化物 MFe_2O_3($M=Cu^{2+}$、Zn^{2+}、Cu^{2+}、Mg^{2+})。具体地，称取所需量(0.01mol)的金属硝酸盐 $M(NO_3)_2$ 或 $CdSO_4$，加 20mL 水溶解，再加入 0.5 mol/L 的 $Fe(NO_3)_3$ 溶液 40mL(0.02mol)，搅拌均匀，在 70℃和不断搅拌条件下加入 NaOH(6mol/L)沉淀剂，保持体系的 pH 约为 9，完全沉淀后，陈化 1h，抽滤，洗涤，于110℃烘干，再于马弗炉中 400℃下灼烧 1h，即得复合氧化物粉末，平均粒径为 32～47nm。

2) 溶胶-凝胶法

溶胶-凝胶(sol-gel)法是指将前驱物(水溶性盐或油溶性醇盐)溶于水或有机溶剂中形成均质溶液，溶质发生水解反应生成纳米级的粒子并形成溶胶，溶胶经蒸发干燥转变为凝胶，最后将凝胶干燥焙烧得到纳米粉体。该法为低温反应过程，允许掺杂大剂量的无机物和有机物，制备的纳米材料具有纯度高、化学均匀性好、活性大、颗粒细小及粒径分布窄等优点。Zhang 等[9]用无水乙醇作为溶剂，盐酸作为水解催化剂，由钛酸四丁酯水解得到二氧化钛溶胶，将 TiO_2 溶胶与苯酚混合加入正庚烷中，在搅拌的同时，滴入甲醛溶液，然后在 90℃下静止该反应体系 1.5h，得到象牙色的微球，最后在高温下焙烧象牙色的微球得到 TiO_2 多孔球形纳米晶体，粒径为 20～40nm，试验过程中发现合适的热处理条件对纳米球体的体积和结构都有较大的影响，在 300℃下焙烧得到无定形结构，500℃下焙烧得到锐钛矿结构，700℃下焙烧得到金红石结构。

对于采用溶胶-凝胶法制备的纳米材料，以下三种因素对材料的结构有重要影响。

(1) 前驱物或醇盐的形态是控制胶体行为及纳米材料结构与性能的关键。例如，加入乙二酸、DMA(*N*, *N*-二甲基乙酰胺)、DMF(*N*, *N*-二甲基甲酰胺)等可以对颗粒的表面进行包覆和修饰，使材料的比表面积和孔结构随之发生相应的变化。

(2) 醇盐与水及醇盐与溶剂的比例对溶胶的结构和粒度有很大的影响，同时也在很大程度上决定着胶体的黏度和胶凝化程度，并会影响凝胶的后续干燥过程。

(3) 溶胶的 pH 不仅影响醇盐的水解缩聚反应，而且对陈化过程中凝胶的结构演变甚至干凝胶的显微结构和组织产生影响。

3) 乳液法

乳液法是利用两种互不相溶的溶剂在表面活性剂的作用下形成均匀的乳液，从乳液中析出固相，这样可使成核、生长、聚结、团聚等过程局限在一个微小的球形液滴内，从而可形成球形颗粒，又避免了颗粒之间进一步团聚。乳液法具有实验装置简单，能耗低，操作容易；所得纳米粒子粒径分布窄，且单分散性、界面性和稳定性好；粒径易于控制，适应面广等优点。

乳液通常是由有机溶剂、表面活性剂、助表面活性剂和水所组成的透明的热力学稳定体系。有机溶剂多为 $C_6 \sim C_8$ 直链烃或环烷烃；表面活性剂一般有 AOT(2-乙基己基)磺基琥珀酸钠、 AOS、SDS(十二烷基硫酸钠)、SDBS(十六烷基磺酸钠)等阴离子表面活性剂，CTAB(十六烷基三甲基溴化铵)等阳离子表面活性剂，TritonX(聚氧乙烯醚类)等非离子表面活性剂等；助表面活性剂一般为中等碳链 $C_5 \sim C_8$ 的脂肪酸。

徐甲强等[10]在浓度为 0.1mol/L 的 $Zn(NO_3)_2$ 溶液中加入环己烷、正丁醇和 ABS，搅拌后得透明液，然后加入双氧水，控制温度为 60℃，用 6mol/L 的 $NH_3 \cdot H_2O$ 做沉淀剂，控制 pH=8～8.8 得到 $Zn(OH)_2$ 溶胶，经过一系列试验步骤得到平均粒度为 20nm 的 ZnO 粉末。

3. 气相法

气相法指直接利用气体或者通过各种手段将物质变为气体，使之在气体状态下发生物理或化学反应，最后在冷却过程中凝聚长大形成纳米微粒的方法[11]。气相法制备的纳米微粒主要具有如下特点：表面清洁；粒度整齐，粒径分布窄；粒度容易控制；颗粒分散性好。气相法通过控制可以制备出液相法难以制得的金属、碳化物、氮化物、硼化物等非氧化物超微粉。气相法主要包括溅射法、蒸发-冷凝法、化学气相沉积法等。

7.2 高分子纳米生物材料

高分子纳米生物材料也称为高分子纳米微粒或者高分子超微粒，主要通过微乳液聚合的方法得到。高分子纳米生物材料具有良好的生物相容性和生物可降解性，已经成为非常重要的纳米生物医学材料，在造影成像、靶向药物、控释剂及疑难病的介入诊断方面有着广阔的应用前景。

7.2.1 磁共振造影剂中使用的高分子纳米生物材料

磁共振成像(magnetic resonance imaging，MRI)是一种公认的肿瘤影像学诊断方法，在临床上已经被广泛应用。MRI 的主要特点在于：①在空间和时间上具有很高的分辨率；②在工作磁场强度范围内，不会给人体带来辐射伤害，是一种有效的非损伤性检查[12,13]。但是，由于 MRI 的灵敏度低，无法获得分子水平上的成像。通过造影剂来缩短水分子中质子的弛豫时间(T_1)，可以提高成像灵敏度。现有的临床造影剂多为钆(Gd)螯合物的小分子，如 DTPA-Gd(Magnevist)，由于小分子质量螯合物快速旋转，弛豫率(r_1)相对较低，同时在体内也没有特异性的分布。更多的研究集中在螯合 Gd 的大分子造影剂上，同时，利用靶向分子，使造影分子集中分布于肿瘤部位，从而加强成像效果。早在 1946 年，哈佛大学 Purcell 等和斯坦福大学 Bloch 分别发现了核磁共振(nuclear magnetic resonance，NMR)物理现象[14,15]，自此之后，核磁共振作为一种有效的分析测试手段广泛应用于化学、物理和生物学等领域[16]。1971 年，Damadian[17]发现正常组织与肿瘤病变组织的纵向弛豫时间(T_1)和横向弛豫时间(T_2)有着明显不同。Lauterbur[18]首次提出将核磁共振概念应用于医学诊断中，在此之后的几年时间中，Lauterbur 发表了第一幅冲水试管磁共振成像图、第一幅活鼠磁共振成像图。1976 年，Lauterbur 第一次研发出核磁共振信号的空间编码程序，这种编码程序可以重建人体结构图像。1978 年，Mansfield 和 Pykett[19]成功报道了首例人体解剖学医学图像。1980 年，磁共振设备开始商业化应用于临床。据美国放射学会(American College of Radiology，ACR)统计，2005 年美国约有 2300 万例 MRI 检查[20]。随着科技的进步和临床应用的增多，MRI 将会有更大的发展空间。

1. MRI 造影剂

MRI 造影剂是一类能够对 MRI 造影的效果和时间有较大幅度改善的试剂。 目前临床上 MRI 一般采用 T_1 或者 T_2 加权成像，但是通常也需要对人们所关心的某些目标部位提高对比度，这就会涉及一些对比试剂的使用，也就是造影剂。造影剂能够缩短水质子的 T_1 和 T_2，提高图像质量，获取更多有用的图像信息。在造影剂存在的情况下，一些 MRI 图像能够精确到 0.1mM 的水平。

最常用的 MRI 造影剂是与 **Gd^{3+}螯合的配合物(T_1-CAs)**，它通过改变配合物内外层水的交换速率来缩短水的纵向弛豫时间 **T_1 以提高 MRI 的对比度**。钆(III)配合物能够成为良好的增强造影剂的原因是：①钆(III)具有七个未配对的电子，使它成为最稳定的顺磁性金属离子；②具有对称的电子基态；③具有相对较长的电子弛豫时间($10^{-9}\sim10^{-8}$s)；④具有较高的磁矩(1.9BM)[21]。然而 Gd^{3+}在生物体内是有较大毒性的，在将其与相应配体结合形成配合物后毒性则大为降低，因而可确保其在体内安全使用。多齿型配体与 Gd^{3+}形成的配合物性能稳定，一般配体与 Gd^{3+}形成八齿配位，Gd^{3+}的第九个配位点通常由环境中水分子占据。有关新型造影剂的设计、化学合成及应用是目前非常活跃的研究领域。新一代造影剂的设计不仅需要考虑未配对电子存在下核的弛豫机制，还要探索造影剂分子结构与每一个影响弛豫的因素之间的关系[22]。当然，造影剂的发展不可能离开有效的化学合成方法。两类高效的配合物(开环和大环类配合物)的合成与发展几乎主导了顺磁性造影剂的发展历程，即最具代表性的 DTPA(开环)和 DOTA(大环)类的配合物，其配体及配合物结构如图 7-2 所示。

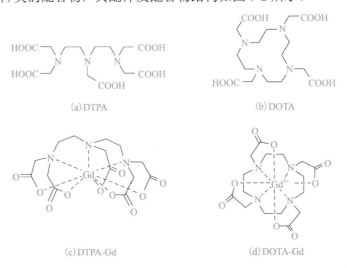

(a) DTPA (b) DOTA

(c) DTPA-Gd (d) DOTA-Gd

图 7-2　**DTPA 和 DOTA 配体以及 DTPA-Gd 和 DOTA-Gd 配合物的结构**

在顺磁性 Gd^{3+}螯合物造影剂中，研究最多的是二乙烯三胺五乙酸(DTPA)和 1,4,7,10-四氮杂环十二烷-1,4,7,10-四乙酸(DOTA)Gd^{3+}螯合物。但这些低分子质量造影剂的一个主要缺点是它们在血液循环中停留的时间很短，从体内很快排出，这就要求相对高的注射剂量和注射频率。因此，延长 MRI 造影剂在血液循环中的时间及体内代谢半衰期、提高造影剂的靶向能力非常重要。目前主要通过纳米载体来实现这一目标[23,24]。在体内，具有良好生理相容性的纳米载体可以降低其被代谢器官及免疫系统吞噬的概率，而且其降解及排出比小分子慢，因而在血液内的停留时间延长。另外，由于纳米载体本身具有被动靶向作用，或偶联抗体、叶酸等肿瘤靶向基团具有主动靶向作用，能将 MRI 造影剂靶向输送到肿瘤部位，实现肿瘤的靶向显影。对于 T_1 型 MRI 对比剂，由于纳米载体体积大，其旋转变慢，旋转相关时间延长，还能显著提高水质子的弛豫速率，进一步提高 MRI 的灵敏度。因此将小分子 Gd^{3+} 螯合物连接到大分子纳米载体上，包括线型聚合物[25]、树枝状聚合物[24]、超支化聚合物[26]、蛋白质[27]、糖类[28]、聚合物组装体[29]等，能显著提高 MRI 的灵敏性及靶向性，在肿瘤的早期诊断中有更好的效果。例如，Sideratou 等[26]将 EDTA-Gd 或 DPTA-Gd 以及叶酸、PEG 通过化学改性接到超支化聚酯 H40 表面，得到了具有良好稳定性、肿瘤靶向性的超支化大分子 MRI 造影剂。聚合物胶束被广泛应用于抗癌药物负载体系，近些年来，聚合物胶束体系也逐渐被用为 Gd^{3+} 螯合物 MRI 造影剂载体。在较早的一个例子中，Zhang 等[29]将 DTPA-Gd 螯合物连接在聚(L-谷氨酸)-b-聚(乳酸)的亲水壳层，胶束的 MRI 弛豫度较小分子有所提高。2009 年，Shiraishi 等[30]将 DOTA-Gd 螯合物接到聚(乙二醇)-b-聚(L-赖氨酸)的赖氨酸链段，在水溶液中组装成胶束，研究了胶束在生物体内的分布及代谢情况。为了解决胶束结构不稳定的问题，Turner 等[31]合成了壳交联的聚(丙烯酸甲酯)-b-聚(丙烯酸)胶束，并将 DTPA-Gd 螯合物偶联到胶束外层，得到了结构稳定可控、弛豫度高(r_1= 39.0 s^{-1}mM^{-1}, 0.47 T, 40℃)的壳交联胶束核磁共振显影剂。

2. 靶向基团

1) RGD

RGD 是一种由 Arg-Gly-Asp(精氨酸-甘氨酸-天冬氨酸)这三种氨基酸组成的序列多肽，广泛存在于细胞外基质(extra cellular matrix，ECM)的蛋白中(如层黏蛋白、玻璃连接蛋白、纤维蛋白原和骨桥蛋白等)。RGD 受体及其整合素与肿瘤生长、侵袭和转移过程的高度限制性关系使之成为肿瘤追踪的新靶点。设计一系列含有 RGD 序列的多肽或者短肽化合物，以其作为追踪、导向肿瘤组织的重要单元，连接相应的放射性元素或者造影剂单元，以实现这些功能单元的靶向性成为目前多肽研究和造影剂研究的共同追踪的热点。

同时，RGD 与肿瘤的作用并不仅仅是靶向性，研究表明，含有 RGD 序列的多肽化合物对肿瘤的影响还包括抗肿瘤转移、促使肿瘤细胞的凋亡、抑制肿瘤血管的凋亡等。此外，RGD 多肽还可以作为一些抗肿瘤药物的载体在肿瘤药物治疗和肿瘤基因靶向方面也有较多的应用[32]。

如今，筛选出具有更好亲和力的 RGD 多肽应用在肿瘤治疗和肿瘤显像方面已经成为科研工作者共同努力的方向，也成为攻克整合素和 RGD 多肽从实验室研究走向临床使用的一个重要难关。目前研究较多的含有 RGD 序列的合成多肽的主要包括一些 RGD 三肽、四肽、五肽、环肽等，如 RGD、RGDS、RGDfK 和 c-RGDfK 等。RGD 环肽和一些含有二硫键的 RGD 环肽被证明具有较高的生物活性和较好的稳定性，日益成为 RGD 研究的热点问题之一。同时有研究[33-35]表明，与 RGD 相连接的下一个氨基酸，即与天冬氨酸相连的第四个氨基酸对 RGD 多肽的活性和稳定性影响较大，以疏水基为佳；第五个氨基酸对 RGD 的活性也有较大的影响，以精氨酸为最佳，赖氨酸次之，连接为中性氨基酸时活性最低。

磁共振成像作为一种临床医学使用的体内结构无损成像方法，以其无损性、高分辨率和高灵活性越来越受到推崇，在临床医学上和分子成像上的应用与发展也越来越广泛，而作为进一步提高其分辨率的 MRI 增强造影剂显得尤为重要，如何进一步提高造影剂的灵敏度和靶向性等成为突破造影剂在临床上使用限制的重要课题之一。RGD 序列多肽化合物对整合素 $\alpha_v\beta_3$ 的强烈相互作用使其成为肿瘤组织的靶向性探针试剂，并且对肿瘤组织的生长与扩散具有明显的抑制等作用，这些都使得作为靶向性试剂的 RGD 链肽和环肽等多肽化合物的合成与应用越来越广泛。将 RGD 序列多肽化合物与 MRI 造影剂进行结合，研制出具有一定肿瘤组织靶向性的 MRI 造影剂，实现造影剂的靶向性，减少体内给药量，减少造影剂分子在其他非目标组织或者器官的聚集，具有重大意义。

近几年来，在 T_1 型钆配合物系列造影剂分子的不断研究与发展下，越来越多的 DOTA 和 DTPA 系列造影剂配体被研制出来，经过各种修饰之后，其弛豫性能、人体组织或器官选择性等都得到了大幅提高，这些得益于人们对 MRI 造影剂的造影原理等认识和研究的不断深入，人们对于理想配体所应当具备的性能和条件认识越来越深刻并且日趋成熟，同时这也得益于精妙的化学合成方法的不断改进。尤其是现代合成方法与合成技术的不断发展，使得人们能够更加方便地通过合成得到结构上更为合理更为稳定的配体化合物，通过一系列的设计使其从理论上首先具备了一个理想造影剂所应当具备的条件，然后通过精密而完美的弛豫测试或者动物学组织学研究来加以确定。与此同时，多肽的合成与发展也在近几年变得越来越迅速，不论在国内还是国外，大批从事多肽定制合成与研制的公司和科研院所林立，为多肽的合成与发展提供良机。加之固相合成多肽的发展为多肽合成提供了一个几乎是革命性的变化，在此条件下，各种类型序列的多肽化合物(从简单的多肽到一些复杂的含有多个氨基酸序列的多肽，或者含有一些二级结构、多环结构的多肽分子)都相继出现在各类文献中。与此同时，甄选出含有特定序列的多肽化合物以确定特定序列的生物活性或生物功能，研究外源性序列多肽在生物体内的各种功能也得到了更为深入的发展。RGD 序列就是其中之一，含有 RGD 序列的多肽化合物以其肿瘤治疗和肿瘤靶向的特定作用而不断地被应用于临床诊疗研究、体内成像等各个领域。含有 RGD 序列的肿瘤靶向性多肽与更为理想造影剂配体的有机结合而成的一种具有肿瘤组织靶向性的高弛豫率高敏感性的造影剂也越来越吸引人们的关注。Dijkgraaf 等[36]合成了一种具有精氨酸-甘氨酸-天冬氨酸-D-苯丙氨酸-赖氨酸序列的环状 RGD 多肽化合物 cyclo[Arg-Gly-Asp-D-Phe-Lys]，并借助点击化学成功将四个环中 RGD 多肽与 DOTA 造影剂单元相连，得到了一种具有四聚体多肽的靶向性造影剂 RGD-(cyclo-[RGDfK])$_4$(结构如图 7-3 所示)，并对其弛豫性能进行了相关测试，结果表明，四聚体 RGD-(cyclo-[RGDfK])$_4$ 与单体和二聚体相比具有更好的肿瘤靶向性。

2) 叶酸

叶酸受体是一种特异性细胞表面蛋白，在肿瘤细胞膜上高度表达，可以作为肿瘤识别标记物[37]。人体叶酸受体主要有 FR-α、FR-β、FR-γ 3 种亚基的糖蛋白。FR-α 有 3 个潜在的 N-糖基化位点，FR-β 有 2 个 N-糖基化位点，FR-α、FR-β 分别与还原型叶酸辅酶反式结合[38,39]。造影剂分子外围键接叶酸分子后，通过叶酸与受体的特异性结合，使得高表达叶酸受体的肿瘤组织部位主动摄取造影剂分子，继而实现主动靶向的肿瘤造影[40,41]。图 7-4 为叶酸与叶酸受体 FR-α 作用示意图，图中 NAG 是 N-乙酰-β-D-葡萄糖苷酶。

Wang 等设计合成了以叶酸为靶向基团的纳米颗粒药物，通过对照组和含有叶酸靶向基团药物细胞摄取量的对比，表明含叶酸的药物在增强的通透性和滞留效应的基础上能很好地提高肿瘤细胞主动靶向效果[42]。Ravouru 等发现叶酸可以作为很好的脑靶向基团[43]。Wang 等发现卵巢癌细胞可以摄取叶酸靶向造影剂，通过设计未连接叶酸对照组和连接叶酸实验组，进行 MRI 研究，发现连接叶酸的造影剂有更好的成像对比效果[44]。Sun 等制备了 PEG 包裹的叶酸靶向 MRI 造影剂，实验结果表明叶酸靶向的造影剂细胞摄取量是对照组摄取量的 12 倍[45]，Li 等合成一种基于 PEI 的叶酸靶向造影剂，实验结果证明该造影剂能很好地靶向叶酸过表达的肿瘤细胞[46]。

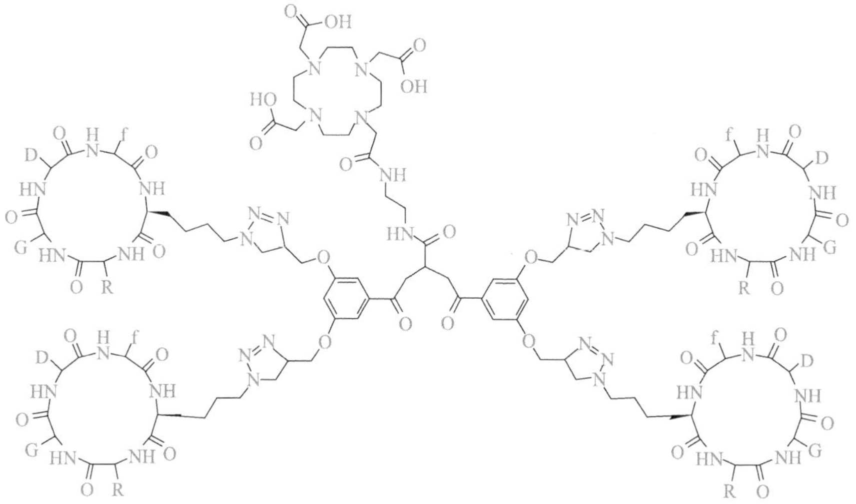

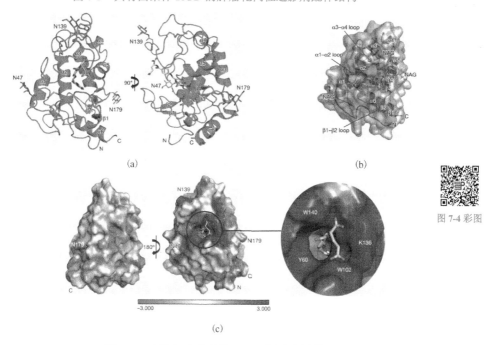

图 7-3　具有四聚体 RGD 的肿瘤靶向性造影剂配体结构

图 7-4 彩图

图 7-4　叶酸与叶酸受体 FR-α 作用示意图

7.2.2　靶向药物载体中使用的高分子纳米生物材料

药物仅在病变部分起作用一直是医药学家的追求。在传统的药物疗法中，由于所投放的药物几乎均匀地分布于全身，输送到患病部位之外的药物常常导致毒副作用。如果能进行靶向给药，就可以期待在减小副作用的同时，大大地提高病变部位的药物治疗效果，还可以安全地使用现在由于毒副作用大还难以使用的药物，也可以使现在效果不太好的药物变得非常有效。

1906 年，Enrilich 首次提出将药物选择性地分布于病变部位以降低其对正常组织的毒副作用，并使病变组织的药物浓度增大，从而提高药物利用率这一靶向给药的概念。由于人们长期以来未能在细胞水平及分子水平上了解药物的作用，以及靶向制剂的材料和制备的方法等方面都存在着困难，直到分子生物学、细胞生物学和材料学等各个学科的发展后才给靶向制剂的发展开辟了更广阔的天地。自 20 世纪 70 年代末 80 年代初，人们才开始比较全面地研究靶向制剂，包括其制备、性质、体内分布、靶向性评价以及药效与毒理。

靶向给药系统(targeting drug delivery system，TDDS)或称靶向制剂，诞生于 20 世纪 70年代，是指药物通过局部或全身血液循环而浓集定位于靶组织、靶器官、靶细胞的给药系统，是药物运转系统(drug delivery systems，DDS)理念的具体体现。这种制剂能将药品运送到靶器官或靶细胞，而正常部位几乎不受药物的影响。靶向制剂最初指狭义的抗癌制剂，随着研究的逐步深入，研究领域不断拓宽，在给药的途径、靶向的专一性及特效性方面均有突破性的进展，靶向制剂已发展成指一切具有靶向性的制剂[47]。

纳米粒子为固体胶体颗粒，粒径为 10～1000 nm，由于材料及制备工艺的不同，可形成纳米微球(nano spheres)和纳米微囊(nano capsules)。药物可以吸附在其表面，也可以包封在内部或溶解于其中。纳米粒子具有超细小体积，因此能穿过组织间隙并被细胞吸收，且可以通过人体最小的毛细血管，还可以通过血脑屏障。靶向药物载体系统就其导向机理可分为被动靶向和主动靶向两种类型。下面分别阐述高分子纳米粒子在其载体体系中的应用进展。

1. 主动靶向药物载体

主动靶向药物利用抗体-抗原和配体-受体结合等生物特异性来实现药物的靶向传递。将单克隆抗体(monoclonal antibody，MCAB)通过共价交联或吸附在纳米粒子的表面，形成有免疫活性的纳米粒子；它具有双重靶向性，即被动靶向性和主动靶向性，一方面它属于纳米粒子体系，可通过控制粒子大小使其选择性地被动滞留在特定的器官；另一方面，可通过改变粒子表面修饰的抗体在体内免疫应答而特异性作用于其相关抗原的细胞。

利用受体与其配体识别的特异性和结合的专一性，可以设计出针对其受体为靶的靶向药物载体系统[48]。这类配体应对受体有很强的亲和力，包括细胞表面标识物(如糖、外源凝聚素等)、糖基化交联物(如天然糖蛋白及经过化学修饰的糖基大分子)，被广泛用作通过受体介导的胞吞作用的主动靶向的配体。含有半乳糖及甘露糖残基的大分子可分别靶向肝细胞及巨噬细胞。其中，在肝细胞表面的无唾液的糖蛋白受体由于分布有限，亲和力高，进入配体内部较快，是引人注目的靶向给药受体。

Ito 等[49]将磁性纳米颗粒 Fe_3O_4 包封于抗 HER2 免疫脂质体中，并将这种免疫脂质体作为治疗 HER2 过度表达肿瘤的靶向载体。体外测试表明，这种方法能对 SKBr3 肿瘤细胞起到良好的 HER2 介导抗增殖效果。将载有磁性纳米颗粒的脂质体导入结合有 Herceptin 单抗的SKBr3 细胞中，并在频率为 360KHz、磁场强度为 120Oe 的交变磁场中保持 30min，此时脂质体的温度迅速升高到 42.5℃(该温度恰好是高热疗法所对应的温度)；而未结合单抗或结合Rituxan 单抗的细胞中这一过程的温度仅升高 1～2℃[图 7-5(a)]。图 7-5(b)给出的是经交变磁场作用后的剩余存活细胞数量。其中结合 Rituxan 单抗的细胞经磁场辐照后并没有产生显著的增殖抑制倾向；而与 Herceptin 单抗结合的 SKBr3 细胞在辐照后减少了约 1/4，由于 24h 后这些 SKBr3 细胞中仍含有相当数量的磁性物质(15.6 pg/cell±0.27 pg/cell)，可以再用交变磁场辐照以实施高热治疗，二次辐照后剩余存活细胞的数量大幅降低，而且在之后至少 8 天内都可以强烈地抑制细胞增殖。这些试验结果表明：利用磁性纳米颗粒在交变磁场中的发热效果实施高热疗法，对于结合 Herceptin 单抗的 SKBr3 过度表达肿瘤细胞有极好的增殖抑制效果，有希望成为治疗该类癌症的新方法。

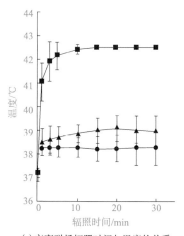

(a) 交变磁场辐照时间与温度的关系

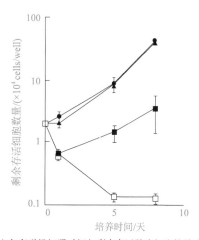

(b) 交变磁场辐照时间与剩余存活肿瘤细胞的关系

●-内含载有磁性纳米颗粒抗 HER2 免疫脂质体；
▲-内含载有磁性纳米颗粒抗 HER2 免疫脂质体并结合 Rituxan 单抗；
■-内含载有磁性纳米颗粒抗 HER2 免疫脂质体并结合 Herceptin 单抗；
□-将内含载有磁性纳米颗粒抗 HER2 免疫脂质体并结合 Herceptin 单抗的肿瘤细胞以 24h 为间隔多次进行辐照和高热疗法

图 7-5　HER2 免疫脂质体包封磁性纳米颗粒对 SKBr3 肿瘤细胞的介导抗增殖效果

转铁蛋白(transferrin，Tf)是由肝脏合成的一种单链糖蛋白，是血浆中的主要含铁蛋白质，直接参与体内铁的代谢，承担对铁的吸收、储存和利用部位之间的转运。Tf 和铁转蛋白受体(transferrin receptor，TfR)介导的内吞作用是生物细胞最具特点的转运过程之一。有研究[50]表明，利用 Tf-TfR 的转运途径，将治疗性药物特异性转运至肿瘤部位及脑内发挥药效是可行的。Birnbaum 等[51]合成了一种包被有聚合物的 Tf-聚左旋赖氨酸-DNA(Tf-pLL-DNA)复合物。聚合物由聚 [N-(2-羟丙基)甲基丙烯氨](pHPMA) 和附着在它上面的寡肽侧链(Gly-Phe-Leu-Gly)组成。该复合能够消除蛋白间的相互作用，与未包被 pHPMA 的 pLL-DNA 及包被 pHPMA 的 pLL-DNA 相比，明显增强了 K562 细胞对 DNA 的摄取和转染活性，如图 7-6 所示。这一结果表明 Tf 的应用可明显起到主动靶向的效果。

2. 被动靶向药物载体

被动靶向药物是通过药物在特定器官或组织积累的性质或者在外来作用(如电场、磁场等)下靶向定位于特定的肿瘤区域实现靶向定位给药的药物。被动靶向药物的载体主要有脂质体、微泡、毫微粒等微粒。纳米粒子的被动靶向性与其粒径有很大的关系。粒径大于 7μm 时通常被最小的肺毛细血管机械地截留，被单核白细胞摄取进入肺组织或肺气泡，可直接用于抗肺癌药物的载体；粒径为 2~7μm 的微粒被毛细血管网摄取后，积集于肝、脾中；粒径为 0.1~0.2μm 时，被网状内皮系统的巨噬细胞内吞转运到肝枯否细胞溶酶体中；粒径小于 50nm 时，能穿过肝脏内皮或淋巴传递到达骨髓[51]。

近年来，靶向给药系统发展的趋势是利用脂质体、毫微粒、乳剂、微泡等作为载体，将药物包封或嵌入各种类型的胶体系统，注射用药后，能选择性地浓集于肝、肺、淋巴组织、肿瘤细胞，并释放药物发挥疗效。脂质体、毫微粒、乳剂、微泡等微粒载体系统与大分子载体系统的主动靶向不同,它们随血液循环到达靶区,即被动靶向。静脉给药后,微粒常分布于网状内皮系统丰富的组织,并被网状内皮系统巨噬细胞所吞噬,故常采用局部动/静脉栓塞给药、组织内给药或与特异性生物大分子结合的方式提高其靶向性。

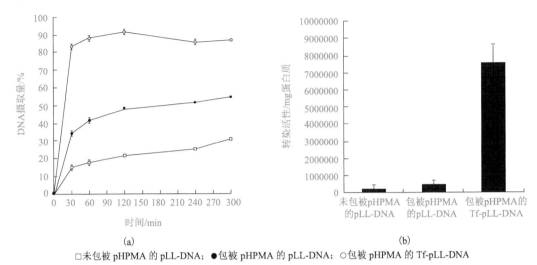

(a)　　　　　　　　　　(b)

□未包被 pHPMA 的 pLL-DNA;●包被 pHPMA 的 pLL-DNA;○包被 pHPMA 的 Tf-pLL-DNA

图 7-6　未包被 pHPMA 的 pLL-DNA 以及包被 pHPMA 的 pLL-DNA
复合物与 Tf-pLL-DNA 复合物的 DNA 细胞摄取量和转染活性对比

微泡是近年发展起来的新携载类型。药物呈分子或微粒状态分散于微泡材料中,静/动脉注射、栓塞、肌注、皮下注射、埋植或口服均可,是一种很有发展前途的微粒给药系统。将超声波技术和微泡结合起来可以充分利用二者之间的协同作用[52],如图 7-7 所示,微泡在超声波的作用下破裂,微泡中的气体能有效地降低其空化阈,使得药物更容易释放出来并在能量波的作用下进入靶向细胞中。

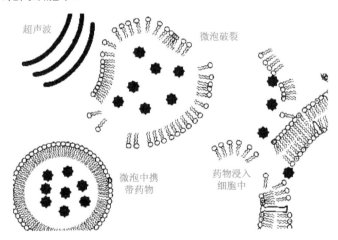

图 7-7　超声波与微泡的协同作用

Mu 等[53]利用超声造影剂微泡携带按不同比例配备的尿激酶(urokinase,UK)和 RGDS 混合物,研究微泡与二者之间的结合率及其在体内的靶向血栓溶解效果。结果表明:当 UK 和 RGDS 的比例为 1∶1 时,二者与微泡的结合率最高(表 7-1),而且含有 UK 的试样比不含 UK 的试样具有更高的血栓溶解活性(表 7-2);由图 7-8 可以看出,UK 和 RGDS 都在试验兔的股动脉处的血栓表面聚集，因为该处既发射出了对应 UK 的异硫氰酸荧光素（fluorescein isothiocyanate，FITC）绿色荧光，又发射出了对应 RGDS 的 5-TRAMRA 橘红色荧光，这也证实了微泡的靶向效应。

表 7-1　不同比例和保持时间的 UK-RGDS 与微泡的结合率　　　　（单位：%）

UK：RGDS	保持 0.5h		保持 1h		保持 2h	
	UK	RGDS	UK	RGDS	UK	RGDS
1：1	56.9±13.7	50.3±15.2	72.9±16.3	66.5±15.7	73.4±11	67.1±11
1：2	0.5±0.4	0.5±0.3	7.0±7.7	8.1±8.8	8.8±7.2	7.8±6.9
2：1	20.0±4.3	18.0±2.6	64.4±17.8	54.3±14.3	49.7±21.3	45.9±21.7

表 7-2　各组试样的血栓质量减少测试结果

组别	试样数	测试前的血栓质量/g	测试后的血栓质量/g	质量损失
A	20	0.326±0.020	0.289±0.018	0.036±0.011
B	20	0.323±0.032	0.283±0.026	0.040±0.012
C	20	0.329±0.018	0.268±0.025	0.061±0.016
D	20	0.323±0.021	0.263±0.022	0.059±0.012

注：A. 注射 0.2mL 生理盐水；B. 注射 0.2mL 造影剂 SonoVue；C. 注射 0.2mL UK；D. 注射 0.2mL 含 UK-RGDS 的造影剂。

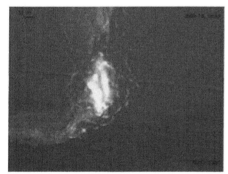
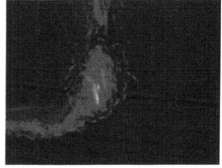

(a) 照射波长为490nm　　　　　　　　　　(b) 照射波长为546nm

图 7-8　注射含 UK-RGDS 造影剂后试验兔股动脉处血栓的荧光显微观察

图 7-8(a) 和图 7-8(b) 观察的是同一区域

7.2.3　纳米控释系统中使用的高分子纳米生物材料

药物和信号分子的控制释放体系统称为控释系统（controlled release delivery system，CRDS），是通过改变负载药物或信号分子载体的结构，使药物或信号分子从载体中的释放可以通过一定的方式和途径进行控制，并在较长时间维持一定的有效浓度。

近年来，药物缓释系统的研究得到突飞猛进的发展并取得可靠的临床疗效，人们制备了许多具有靶向性、药物释放的可控性，药理学稳定且易于药物释放的可降解缓慢释放体系。多种生物材料通过简单的改性加工或直接用来作为药物的缓释载体，均取得满意的疗效。随着纳米材料和纳米技术的发展，纳米控释系统逐渐显示出比传统材料缓释载体较为明显的优势。Ohya 等[54]利用水溶液中聚乙二醇与壳聚糖的分子内氢键作用制备聚乙二醇修饰的壳聚糖纳米粒子，它可与含有极性阴离子基团的水溶性药物通过氢键或静电相互作用结合，可利用它与胰岛素的结合治疗糖尿病；Constancis 等[55]利用亮氨酸和谷氨酸聚合制成了聚氨基酸的纳米粒子，该纳米粒子在 pH 为 7.4 时可直接从水溶液中吸取胰岛素。Yoo 和 Park[56]研究发现，将阿霉素装载到聚乳酸-聚乙醇酸共聚物的纳米粒子中，高相对分子质量的聚乳酸-聚乙醇酸共聚物更有利于药物的缓慢释放，从而减缓肿瘤的生长；电磁脉冲或超声波与纳米粒子的交互作用也可提高药物的释放效果，当纳米粒子到达肿瘤内脉管系统并吸附到血管壁上时，由超声波或者电磁脉冲产生的局部热效应导致气穴现象，从而引起肿瘤细胞膜的穿孔，促使大分子的治疗试剂从血液进入癌细胞，起到治疗作用。另有研究表明，将钆装载到纳米粒子上，对肿瘤细胞也有一定的抑制作用[57]。

　　Damgé等[58]将生物可降解的聚酯和丙烯酸树脂复配制得的纳米粒子作为胰岛素的药物载体，其对胰岛素的包封率达到 96%以上（表 7-3）。对饱腹的糖尿病试验鼠分别给予常规胰岛素、封装有胰岛素的纳米颗粒和作为对照的生理盐水，给予常规胰岛素的血糖水平比给予封装胰岛素纳米颗粒的血糖水平下降得更快，但二者之间的区别并不明显，如图 7-9 所示。4h 后前者的血糖浓度开始上升并在 10h 后超过了控制水平，而后者的血糖浓度在 6～12h 都保持在一个较低的水平，并将药物的有效时间至少延长了 8h，缓释效果非常明显。出现这种现象的原因在于：包封于纳米颗粒中的胰岛素在外部聚合物降解的过程中缓慢而持续不断地释放出来，有效地延长了药物作用的时间。

表 7-3　装载和未装载胰岛素的纳米颗粒的主要参数

参数	未装载胰岛素	装载胰岛素
平均粒径/nm	331±11	358±12
Zeta 电位/mV	36.7±1.4	41.8±3.4
包封率/%		96.3±0.4

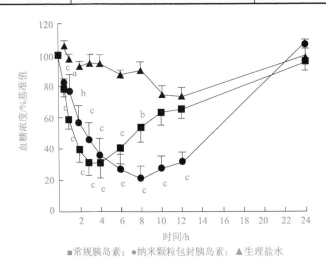

■常规胰岛素；●纳米颗粒包封胰岛素；▲生理盐水

图 7-9　饱腹糖尿病试验鼠在分别给予常规胰岛素、纳米颗粒
包封胰岛素和生理盐水后血糖浓度随时间变化的关系

给予的胰岛素浓度为 10IU/kg；血糖浓度基准值为（414±10）mg/dL

美国加利福尼亚大学洛杉矶分校和西北大学的研究者采用 PMOXA-PDMS-PMOXA 嵌段共聚物复配抗炎症药物地塞米松（DEX）作为一种抗炎症药物投送体系[59]，与众不同的是，该系统采用比传统的药物释放包衣更薄的纳米级聚合薄膜（每层约 4nm）来模仿真实的生物膜，使得薄膜间的药物得以缓慢地释放。为了检测药物的炎症反应，分别将包覆复配 PolyDEX 和未包覆的聚乙烯微片植入试验鼠的背部，如图 7-10 所示。大量的免疫细胞通过渗透的方式集中到植入的聚乙烯微片表面，这会导致植入体降解并阻碍植入药物对周围组织产生效应；而包覆 PolyDEX 的植入体能模仿生物膜的结构，其周围的情况与未植入时没有很大的区别，因此 PolyDEX 能掩盖植入体使其免于机体免疫系统的进攻。

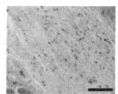
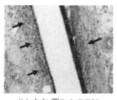
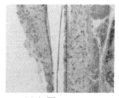

(a) 对照组　　　　　(b) 未包覆 PolyDEX　　　　　(c) 包覆 PolyDEX

图 7-10　包覆和未包覆 PolyDEX 对聚乙烯植入体的抗炎症反应

7.2.4　基因治疗中使用的高分子纳米生物材料

基因治疗是指将人类的正常基因或有治疗作用的基因通过一定方式导入人体靶细胞（需修复或治疗的细胞），以纠正基因的缺陷或者发挥治疗作用，从而达到治疗疾病目的的生物医学新技术。1995 年 Blaese 等[60]首次成功地进行了临床基因治疗，即腺苷脱氨酶（adenosine deaminase，ADA）缺陷病的人体基因治疗。近年来，基因治疗的研究对象已由原来的遗传病扩展到肿瘤[61]、传染病和心血管疾病[62]等，而且研究的重点已转移到肿瘤基因治疗方面[63]，另外基因治疗方法还可被用于遗传免疫方面[64]，预防病毒性疾病和肿瘤。

基因治疗的载体可分为两大类：一类是病毒类载体系统；另一类是非病毒类载体系统，前者是迄今为止最有效的基因转移方法，由于病毒高度分化，具有感染和寄生特性，其基因转递效率通常达 90% 以上。病毒载体是目前基因治疗临床试验中主要使用的载体。目前作用基因治疗的病毒类载体主要来源于鼠和人类的 DNA、RNA 病毒，以反转录病毒、腺病毒（Ad）、腺相关病毒（AAV）、慢病毒和单纯疱疹病毒（HSV）为多。最近几年，又有更多的病毒被开发改造为基因治疗的载体，包括牛痘病毒、杆状病毒、EB 病毒（EBV）、水疱性口炎病毒（VSV）和人巨细胞病毒（CMV）等，并且其中一些已经进入了临床试验阶段。

然而，病毒载体不可避免地会存在安全性问题。特别是在 1999 年基因治疗临床试验中出现首例运用腺病毒载体致人死亡事件后，人们逐渐把注意力转向非病毒载体。

纳米粒大小与病毒相仿，具有表面效应、小尺寸效应和宏观量子隧道效应等特性，而且具有良好的生物相容性，是良好的基因载体材料。它与病毒载体相比有如下优点：①低免疫原性；②高容量性；③可对插入其中的 DNA 片段有很好的保护作用。将纳米材料应用于基因治疗的基本机理是：载体将 DNA、RNA、PNA（肽核苷酸）、dsRNA（双链）等基因治疗分子包裹其中，或由静电相互吸引或吸附其表面形成复合物，在细胞摄粒作用下，纳米颗粒进入细胞内，释放基因治疗分子，发挥其治疗效能。

壳聚糖是一种从虾皮、蟹壳等中提取出来的天然高分子氨基多糖，相对分子质量一般为几万至几十万不等。壳聚糖具有生物兼容和体内缓慢降解的特性，无毒性，对皮肤黏膜无刺激性和无免疫原性,在可控、缓释的药物载体研究中有广泛的应用。为了缓和花生抗原诱导的小鼠过敏性反应,Roy 等[65]利用壳聚糖与质粒 DNA 复配得到纳米颗粒并给小鼠口服。首先将 10μg 的质粒加入硫酸钠溶液中并加热至 55℃,随后加入同样加热到 55℃的壳聚糖溶液(pH=5.7;乙酸钠缓冲)并高速搅拌 20s,经后续处理得到壳聚糖-DNA 纳米颗粒。小鼠在服用含有显性花生过敏基因(pCMVArah2)的纳米颗粒后会产生分泌型免疫球蛋白 A 和血清免疫球蛋白 G2a。实验结果如图 7-11 所示,相比于用"裸"pCMVArah2DNA 处理的小鼠,服用上述纳米颗粒的小鼠表现出的过敏性反应显著减弱,组织产生的免疫球蛋白 E、血浆组胺和血管渗漏水平明显降低。这一结果有助于今后研究口服过敏基因免疫药物对食物过敏的治疗。

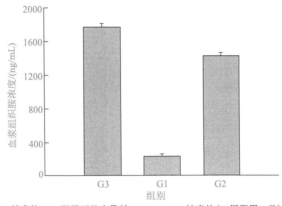

G1 服用一份壳聚糖- pCMVArah2 纳米粒;G2 服用两份壳聚糖-pCMVArah2 纳米粒(一周服用一份);G3 服用"裸"pCMVArah2DNA

图 7-11 小鼠经致敏处理后的血浆组胺浓度

血脑屏障可选择性地使一些分子质量小、脂溶性大的物质透过,却严格限制亲水性化合物、大分子物质及带电荷物质进入脑内,因此脑内的药物浓度一直受到局限。人们设想了一种既能高效穿透血脑屏障又能把对脑组织的创伤降到最低的治疗方法,即运用纳米载体携带药物或治疗基因对脑肿瘤(特别是胶质瘤)进行分子水平的治疗。事实上,纳米载体和药物的结合并没有特异性,理论上它可以携带各种性质的药物入脑,包括一些具有治疗和诊断意义的物质,如神经生长因子和神经保护因子,纳米载体还可作为基因载体靶向定位于脑肿瘤,通过基因表达产物起到治疗作用。由于纳米微球可以被动扩散入生物膜,它进入血液循环后一样能在周围组织蓄积,因此使其特异性地识别并进入脑组织是必须考虑的问题。有研究证明,利用水溶性的维生素 B1 包被的纳米微粒,通过特异性识别血脑屏障上的维生素 B1 转运受体,并增加其在血脑屏障连接处聚集的数量,利用血脑屏障上的维生素 B1 转运受体的转运能力易化转运机制,或者通过增加纳米颗粒在血脑屏障连接处的浓度,而使其靶向性地被动扩散入脑[66]。

PLA、PLGA 在人体内的最终降解物为二氧化碳和水,因此具有良好的生物相容性和生物可降解性,作为载体具备能携带蛋白质、多肽、基因、疫苗的优势,逐渐应用于基因治疗[67, 68],同时也是经过美国 FDA 批准应用于临床的一种具有生物可降解和生物相容性的高分子聚合体,在生物医学领域应用广泛。叶惠平等[69]利用 PLGA 为材料,制备 PLGA 纳米颗粒(nanoparticles,NP)包裹表皮生长因子受体(epidermal growth factor receptor,EGFR)反义寡核苷酸,转染鼠头颈鳞癌 SCCⅦ细胞株,了解它对目的基因的抑制效应,同时探讨其细胞毒性。用透射电镜观察反义 EGFR-NP,可见 NP 呈圆形,大小均匀,粒径分布范围窄,集中分布在 100～200nm，NP 平均粒径为 116nm±7.57nm，载寡核苷酸 NP 包封率大于 80%[图 7-12 (a)]；采用四甲基偶氮唑盐微量酶比色法 (MTT 法) 检测细胞生长抑制情况，结果显示：在反义 EGFR 纳米组中 SCCⅦ细胞在 48h 后出现生长抑制的情况 [图 7-12 (b)]，这可能与 EGFR 下调具有一定的抗肿瘤作用有关；同时 RT-PCR 结果均提示在反义 EGFR 纳米组，EGFR-mRNA 的抑制效应十分明显 [图 7-12 (c)]。上述结果表明：PLGA 纳米颗粒可以有效地载入反义寡核苷酸，达到抑制靶基因的效果，在基因治疗中具有良好的前景。

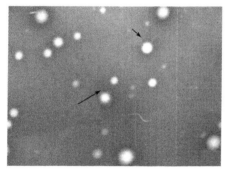

(a) 反义EGFR-NPs的透射电镜观察8000000×(箭头所指)

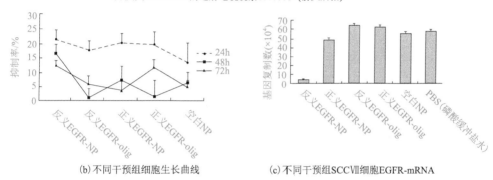

(b) 不同干预组细胞生长曲线

(c) 不同干预组SCCⅦ细胞EGFR-mRNA

图 7-12　PLGA 纳米颗粒对基因的抑制效应

7.2.5　免疫分析中使用的高分子纳米生物材料

免疫分析主要是利用抗体能够与相应抗原及半抗原发生自发的、高选择性的特异性结合这一性质，通过将特定抗体 (抗原) 作为选择性试剂来对相应等测抗原 (抗体) 进行分析测定的方法。通常免疫分析比一般化学分析的灵敏度要高 1 万或 100 万倍。免疫分析的提出和发展是 20 世纪以来在生物分析化学领域所取得的最伟大的成就之一，估计全世界每年要进行数亿次的免疫分析，对生命科学和医学的进步做出了巨大贡献。

1. 标记免疫分析的种类

在标记免疫分析出现之前，免疫分析基本处于定性或半定量阶段。标记免疫分析是将标记技术与抗原抗体的免疫反应相结合的一类分析方法。标记免疫分析引入了探针系统进行检测，大大提高了灵敏度。一般地，它是将酶、荧光素、放射性核素等对抗体或抗原进行标记，这种标记试剂保持了抗体或抗原的免疫活性，也不影响标记试剂本身的活性，当它与标本中的相应抗体或抗原反应后，可以不必测定抗原或抗体复合物本身，而测定复合物中的标记试剂，通过标记试剂的放大作用进一步提高了免疫技术的敏感性。根据标记试剂，标记免疫分析主要分为放射免疫分析(RIA)、化学发光免疫分析(CLIA)、酶免疫分析(EIA)和荧光免疫分析(FIA)等。

1)放射免疫分析

1959 年，美国科学家 Yalow 和 Bersonl 创立的胰岛素放射免疫分析巧妙地将传统的免疫方法与现代标记方法相结合[70]，在分析中引入放射性核素和竞争分析原理，使免疫分析从定性变为定量，从常量分析提高到微量和超微量分析，开创标记免疫分析的先河。该技术的精髓在于：一是不直接测量待测物，而是探测待测物上的标记信号，利用标记物的放大效应，改善了待测物的可测下限；二是废除了无机或有机试剂，代之以抗体作为结合试剂，大大提高了方法的特异性。其方法准确灵敏、技术成熟、仪器试剂成本较低。而该技术也有其固有的缺陷，如试剂盒的使用寿命短，批内批间不精密度较大，每次测定同时须做标准曲线，难以进行自动化分析，以及存在放射性污染等，影响了它以后的发展，如今电化学发光免疫分析、化学发光免疫分析、酶免疫分析、磁酶免疫分析等相继推出，发展很快，RIA法将被淘汰。

2)化学发光免疫分析

Halmanlsl 在 1977 年基于放射免疫分析的基本原理，将酶的化学发光与免疫反应结合起来，建立了化学发光免疫分析，它是继荧光免疫分析法、酶免疫分析法和放射免疫分析之后，在近年来迅速发展起来的一种新型免疫分析技术[71,72]。其特点是以化学发光物质为示踪物，是一种简便、快速、灵敏度高的测定方法。其重复性好，无放射性污染，因而是值得推广的一种方法。它包括标记化学发光物质的化学发光免疫分析、标记酶的化学发光酶免疫分析和电化学发光免疫分析三种分析方法。

3)酶免疫分析

1971 年，Engvall 和 Perlaman 及 Weeman 和 Schuur 两组学者用酶代替同位素制备了酶标记试剂，创立了酶联免疫吸附试验(enzyme-linked immunosorbent assay, Elisa)，将抗原抗体反应的特异性与酶对底物高效催化作用结合起来。此法的基本原理是在抗体或抗原分子上连接酶分子，进行免疫反应，免疫复合物上的酶将特定的底物转化为特定的颜色，用分光光度计测定，由颜色的深浅确定待测物的量。酶免疫分析是将抗原和抗体反应的高亲和力、高特异性与酶促底物反应的高催化力、高灵敏性巧妙地结合起来的一种技术。根据酶促反应测定方法的不同，又可 Elisa 将分为酶标比色法、荧光 Elisa 法、发光 Elisa 法等。因为制备的酶标记物可稳定保存较长时间，且此法既无放射性污染又不需要昂贵的测试仪器，所以比放射免疫分析更易推广。

4)荧光免疫分析

1941 年，Cons 和 Kaplan 用荧光素和抗体结合来定位组织中的抗原，从而提出了荧光免疫分析法的概念。荧光免疫分析的原理与放射免疫分析法相同，只是标记物由同位素改成荧光素，荧光素等有机荧光分子一直是分析领域中常用的标记物。常用的荧光素有异硫氰基荧光素(FITC)、四乙基罗丹明(RB200)等。在特定的激发波长下，某些有机荧光分子很容易被激发至饱和状态并发出荧光，而这些荧光分子还能在很短的时间内进行多次的重复激发和测量。正是因为有机荧光分子具有这些特点，自 20 世纪 70 年代以来，Ambrose、Mathies 和 Nguyen 等分别成功地实现了荧光单分子检测。然而在实际检测分析中，由于生物制品、溶剂及溶质等的散射光、本底荧光及化学发光物质的干扰，以及荧光染料之间的一些光谱重叠，传统荧光分析的敏感性大大降低，其灵敏度仅是理论值的 0.1%～1%，很难适应对微量抗原抗体的检测识别。在这个大背景下，两种现代荧光免疫分析方法迅速发展，荧光偏振免疫分析法就是其中之一[73]，它以其快速、精确和特异的优势很快便为人们广泛接受。Soini 和 Kojola 在 1983 年建立了时间分辨荧光免疫分析(time-resolved fluoroimmunoassay，TRFIA)，TRFIA 使用的标记物不再是荧光素，而是采用镧系元素[铕(Eu^{3+})、铽(Tb^{3+})、钐(Sm^{3+})]等标记抗体或抗原，Eu^{3+} 等在紫外线激发下，发射荧光强度高且衰变时间长($60\sim900\mu s$)，可待短寿命的本底荧光(仅 $1\sim10ns$)衰退后再进行测量，获得 Eu^{3+} 的特异荧光信号，几乎可以完全消除非特异荧光物质的干扰，大大提高了分析的灵敏度，一举成为标记免疫分析技术中的新秀。

Pelkkikangas 等[74]用表面包被 17β-雌二醇的特异性单克隆重组抗体 Fab 片段的 92nm 的 Eu^{3+}纳米颗粒(Seradyn)作为给体，Alexa Fluor680 作为受体标记雌二醇，和样品中的雌二醇竞争结合 Eu^{3+}纳米颗粒上的 Fab 位点，通过测定 Alexa Fluor680 的时间分辨信号，得到样品中的雌二醇浓度，见图 7-13(a)。通过优化 Eu^{3+}纳米颗粒数量、标记雌二醇浓度、反应时间和纳米颗粒表面包被 Fab 密度，雌二醇的检测限达到 70pg/L。实验中发现颗粒表面的包被密度太小[图 7-13(b3)]，纳米颗粒表层能够参与能量转移的 Eu^{3+}太少，灵敏度低；而包被密度太高[图 7-13(b1)]，对于不同受体分子参与能量转移的 Eu^{3+}严重重叠；只有包被密度合适[图 7-13(b2)]，才可以得到最高的灵敏度。另外，实验发现参与整个能量转移的纳米颗粒体积只是整个颗粒的一部分，而整个颗粒都会产生背景荧光信号，通过减小纳米颗粒的体积，有望提高纳米颗粒有效能量转移的体积比例，从而进一步提高体系的灵敏度。

2. 荧光探针

荧光探针又称荧光染料，是一种广泛使用的荧光标示剂，其优点是检测速度快、重复性好、用样量少、无辐射等。利用荧光探针可测定 RNA 和 DNA 的结构、研究 DNA 碱基损伤修复、辨别蛋白质分子中氨基的状态和蛋白质分子的活性区，检测皮摩级的蛋白质、区分不同构象的核酸及有关药物的化学反应活性。荧光免疫分析采用时间分辨技术，可用于许多激素、蛋白质、病毒抗原及 DNA 杂交体的分析。此外，激光诱导荧光光谱在活细胞、活体体液、DNA 碱基序列和细菌原体的鉴定，以及恶性肿瘤的早期诊断和治疗中起到了重要的作用[75]。

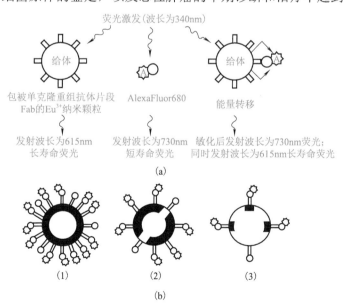

图 7-13　荧光共振能量转移免疫分析示例

作为荧光探针的染料必须通过一定的反应基团与抗体或抗原蛋白质结合，形成染料蛋白质结合物，而这一过程通常是由共价结合来完成的。蛋白质分子中往往含有众多反应基团，如赖氨酸的 E-氨基，肤氨酸、半肤氨酸、蛋氨酸中的巯基，门冬氨酸、谷氨酸中的羟基以及酪氨酸中的酚羟基等。它们可以与染料分子中相应的活性反应基团在一定条件下发生反应。抗原抗体标记与普通活性染料染色不同，在高温和高 pH 条件下容易失活，故其活性基团必须在中性或弱酸性、低温下反应，方能最大限度地减少失活。目前已有多种荧光探针应用于荧光免疫分析，其中以荧光素衍生物和罗丹明衍生物应用最为广泛。常见的荧光探针及其特点如表 7-4 所示。

表 7-4　常见的荧光探针及其特点

名称	特点
四甲基罗丹明异硫氰酸酯	量子产率相对较低，但发射波长较长(620nm)，因此样品中来自短波长区域的生物物质自发荧光干扰较少
四乙基罗丹明醋异硫氰酸酯	与异硫氰酸荧光素相近
异硫氰酸醋荧光素	黄色结晶，光稳定性较好，但斯托克斯(Stocks)位移较小，且对样品散射敏感
丽红胺罗丹明 B 磺酰氯	通过磺酸基与蛋白质氨基结合，其最大吸收波长为 575nm，发射波长为 600nm，呈橘红色荧光
二甲氨基萘磺酰氯	最早开发的荧光探针之一，与蛋白质结合后荧光很强，但因激发波长较短，存在背景干扰的问题
天然荧光染料(藻红素 PE、叶绿素等)	具有较大的摩尔消光系数和 Stocks 位移，缺点是分子质量过大

由于对荧光染料分子进行设计、改造、修饰可以改变其在生物标记过程中的应用性能，对其进行改造和修饰是目前这一领域国内外所关注的重要问题之一。例如，采用胺衍生物改性 DNA 与活性染料结合制备的荧光 DNA 杂交探针，可大幅度提高细胞标记的标记灵敏度。Deshler 等[76]提出了将对照试剂引入细胞表面的新方法。由于细胞表面存在许多糖蛋白，制备的 N-乙酰腙基甘露糖胺或 N-乙酰丙酮醇通过代谢途径进入细胞表面(图 7-14)。

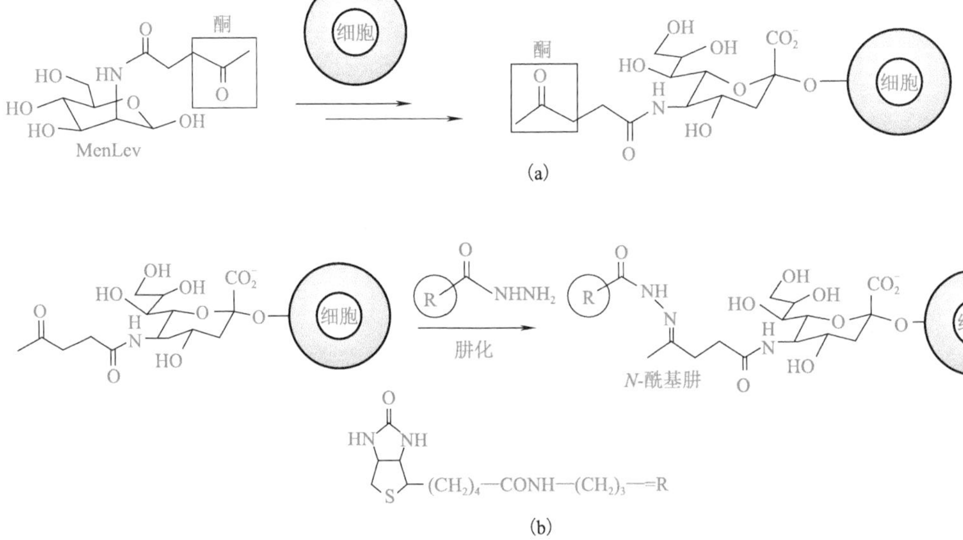

图 7-14　N-乙酰腙基甘露糖胺引入细胞表面

7.3　陶瓷纳米生物材料

生物陶瓷无毒副作用，具有良好的生物相容性和耐蚀性，在生物医用材料的研究和临床应用中占有十分重要的地位。目前，生物陶瓷材料的研究已从短期的替代与填充发展成为永久性牢固种植，从生物惰性材料发展到生物活性材料和生物可降解材料。但是由于常规陶瓷材料中气孔、缺陷的影响，材料低温性能较差；弹性模量远高于人体骨，力学性能与人体骨不匹配，易发生断裂破坏；强度和韧性也不能完全满足临床上的要求，致使其应用受到很大的限制。

纳米材料的出现和蓬勃发展有助于提高生物陶瓷材料的力学性能和生物学性能。由于纳米微粒的尺寸一般在 1～100nm，与常规陶瓷材料相比，纳米陶瓷中的内在气孔或缺陷尺寸大大减小，材料不易造成穿晶断裂，有利于提高固体材料的断裂韧性。晶粒的细化又使晶界数量大大增加，有助于晶界间的滑移，使纳米陶瓷材料表现出独特的超塑性。同时，纳米材料固有的表面效应使其表面原子存在许多不饱和的悬键，具有很高的化学活性。这一特性可以增加该材料的生物活性和成骨诱导能力，达到植入材料在体内早期固定的目的。

HAP 是动物与人体骨骼的主要无机成分，是一种综合性能优异的生物医用材料。其生物陶瓷具有良好的生物相容性、生物活性和化学稳定性，能与骨形成紧密的结合。大量的生物相容性试验证明羟基磷灰石无毒、无刺激、不致过敏、不致突变、不致溶血。作为替代人体硬组织的重要材料，羟基磷灰石生物陶瓷在恢复外形与功能的整形外科及种植牙齿修复领域里将发挥其越来越重要的作用。但是经过对传统羟基磷灰石陶瓷材料大量的应用基础及临床应用的研究，发现羟基磷灰石在骨重建、骨诱导、力学性能(如羟基磷灰石陶瓷不能用在承载较大的部位)等方面存在不足。

纳米羟基磷灰石粒子由于颗粒尺寸细微化、比表面积急剧增大等特点，具有和普通羟基磷灰石粒子不同的理化性能，如溶解度较高、表面能更大、生物活性更好等。目前，对纳米羟基磷灰石的应用研究包括硬组织修复材料、独特的抗肿瘤材料，以及药物、蛋白质、基因的载体等。

1. 力学性能

由于 HAP 生物陶瓷脆性高、抗折强度低，目前仅能应用于非承载的小型植入体，如人工齿根、耳骨、充填骨缺损等，而不能在受载场合下应用。研究表明，对高效能生物陶瓷的基本要求是高密度和细晶粒，只有高密度才能保证陶瓷的强度。当密度大于 75%时，弹性模量与 HAP 的烧结密度呈线性关系；强度取决于残余微孔隙率、晶粒尺寸和杂质等；致密的 HAP 断裂韧性随着孔隙率的增大而呈线性降低；HAP 的晶粒越细，其生物活性越高，骨植入人体的扭转模量、拉伸模量和抗拉强度就越高，疲劳抗力也相应提高[77-79]。

邓湘云等[80]利用两段式无压烧结的方法，制备了致密的纳米羟基磷灰石陶瓷，采用纳米压痕方法测试了纳米羟基磷灰石陶瓷的微观结构和力学性能。结果如图 7-15 所示，随着晶粒尺寸的减小，羟基磷灰石陶瓷的硬度和弹性模量均有所上升。当 HAP 的晶粒尺寸从 2μm 降至 800nm 后，硬度和弹性模量分别增加了 46.9%和 23.4%。分析羟基磷灰石陶瓷力学性能提高的原因，主要有两个方面：①晶粒细化可以产生更多的晶界，使位错运动的阻力增大，从而提高材料的硬度和弹性模量；②随着晶粒尺寸的减小，晶格常数发生变化，产生晶格畸变，使纳米陶瓷内部形成显微应力，阻碍位错的运动，导致纳米羟基磷灰石陶瓷的硬度和弹性模量提高。

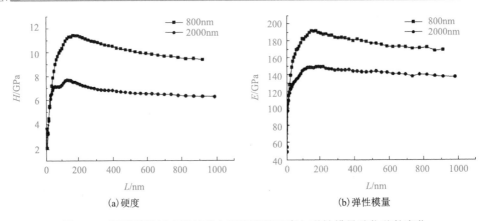

(a) 硬度　　　　　　　　　　　　(b) 弹性模量

图 7-15　不同晶粒尺寸羟基磷灰石陶瓷的硬度与弹性模量随位移的变化

2. 治疗癌症和肿瘤

研究发现，**HAP** 纳米颗粒对癌细胞有一定的抑制作用。Horenstein 等把乳腺癌细胞植入鼠体内，以 HAP 纳米粒子为治疗药物，发现其对乳腺癌细胞有明显的抑制作用[81]。李世普和陈晓明对 HAP 微粒抑癌作用进行了研究[82]，发现纳米 HAP 要杀死癌细胞、不伤害正常细胞必须具备两个条件：①纳米粒子必须在一定的尺度范围内，即 20～100nm；②纳米材料具有分散性。

夏东等通过对纳米粒子 HAP、$CaCO_3$ 对人肺癌细胞 A_{549} 和小鼠成纤维细胞 L_{929} 生物学特性研究[83]，证实 HAP 对 A_{549} 细胞生长和集落有一定抑制作用，对 L_{929} 细胞无明显影响，其机理可能是肿瘤细胞存在对含钙纳米粒子特异性反应的分子基础，肿瘤细胞表面钙结合蛋白（CaM）是正常细胞的几倍，这提示肿瘤细胞比正常细胞有更强的钙摄入能力。当肿瘤细胞外存在 HAP 等纳米粒子钙池时，肿瘤细胞的超强钙摄入能力可能导致过多钙离子的摄入，出现毒性，从而抑制其生长。此外，HAP 纳米粒子具有不同于烧结 HAP 的物理化学性质，其粒径为 10～100nm，溶解度比烧结 HAP 大，具有很高的表面能、较强的离子交换能力、强极化力，也有可能与肿瘤细胞表面发生作用，或进入癌细胞并与其中的某些组分发生作用，从而对癌细胞产生抑制作用。

袁媛等[84]采用溶胶-凝胶法合成了含 CO_3^{2-} 的纳米羟基磷灰石，并采用体外细胞培养的方法探索了纳米 HAP 对人正常 L-02 肝细胞和 BEL-7402 肝癌细胞活性的抑制性能。试验采用 MTT 法研究纳米 HAP 对人正常 L-02 细胞活性的影响。结果如表 7-5 所示（其中作用时间为 48h），与对照组相比，当纳米 HAP 的浓度为 25μg/mL 和 50μg/mL 时，无显著性差异，纳米 HAP 几乎对细胞的活性无影响；而对于 BEL-7402 细胞，当纳米 HAP 的浓度为 100μg/mL 和 200μg/mL 时，有显著性差异。添加纳米 HAP 后，BEL-7402 肝癌细胞的生长均受到明显的抑制（表 7-6）。当 HAP 浓度由 12.5μg/mL 增加到 25μg/mL 时，其对 BEL-7402 细胞的抑制率由 43.29%±6.11%提高到 56.90%±3.71%；而当 HAP 浓度由 25μg/mL 增加到 100μg/mL 时，其对 BEL-7402 细胞的抑制率基本保持不变，这说明 BEL-7402 细胞对 HAP 具有一定的耐受性；当 HAP 浓度由 100μg/mL 增加到 200μg/mL 时，其对 BEL-7402 细胞的抑制率又上升到 72.25%±7.75%。以上结果表明 HAP 纳米粒子对 L-02 细胞的抑制率较小，而对 BEL-7402 细胞的生长增殖有较强的抑制作用。此外，在试验中还发现 HAP 纳米粒子对 BEL-7402 细胞的抑制作用中同时存在着细胞坏死和细胞凋亡；且 HAP 纳米粒子浓度越高；其诱导细胞凋亡的作用越强，凋亡细胞所占比例越大。

表 7-5　600℃处理的纳米 HAP 对 L-02 细胞的活性影响

浓度/(μg/mL)	OD$_{490nm}$($\bar{X}\pm s$)	抑制率/%	t 值
0(对照组)	0.9325±0.01463		
25	0.9125±0.00596	1.94±3.71	0.595
50	0.8975±0.01292	3.49±5.37	1.567
100	0.8750±0.01509	5.91±3.05	2.934
200	0.8633±0.01782	7.12±7.75	3.045

表 7-6　600℃处理的纳米 HAP 对 BEL-7402 细胞的活性影响

浓度/(μg/mL)	OD$_{490nm}$($\bar{X}\pm s$)	抑制率/%	t 值
0(对照组)	0.9325±0.0337		
12.5	0.5275±0.0440	43.29±6.11	16.68
25	0.4025±0.0440	56.90±3.71	51.20
50	0.3950±0.0593	57.74±5.37	37.43
75	0.4038±0.0245	56.61±3.61	29.10
100	0.3913±0.0323	58.05±3.05	46.20
150	0.3188±0.0236	65.78±2.83	42.30
200	0.2588±0.0270	72.25±7.75	53.79

7.4　纳米生物复合材料

纳米复合材料是由各种纳米单元之间，或纳米单元与基体材料以各种方式复合成形的一种新型复合材料。纳米复合材料中的纳米粒子按成分可以是金属，也可以是非金属，包括无机物和有机高分子等；按相结构可以是双相，也可以是多相；根据原子排列的对称性和有序程度可以是晶态、非晶态或者准晶态。纳米生物复合材料是纳米复合材料在生物医用领域的具体应用。

纳米复合材料包括三种形式，即由两种以上纳米尺寸的粒子进行复合，或由两种以上厚度的薄膜交替重叠或纳米粒子和薄膜复合的复合材料。从材料学观点来讲，生物体内多数组织均可视为由各种基质材料构成的复合材料，尤以无机-有机纳米生物复合材料最为常见，如骨骼、牙齿等就是由羟基磷灰石纳米晶体和有机高分子基质等构成的纳米生物复合材料。

纳米复合材料的发展时间虽然不长，但已成为 21 世纪最具有前途的材料学研究领域之一，这是因为纳米复合材料在很多方面都具有其他传统材料所不具备的优异、独特的性能。目前纳米复合材料已经开始广泛应用于结构材料、催化材料、磁性材料、生物医药等诸多领域。由于纳米生物复合材料涵盖的内容庞杂繁复，难以逐一介绍，下面仅就几种重要的材料系列为主，论述其在生物医用领域的研究和应用。

HAP 是天然骨的主要无机成分，具有良好的生物活性和生物相容性，植入人体后能在短时间内与人体的软硬组织形成紧密结合，是一种性能非常优良的骨修复材料。但是易碎、强度差、韧性差的缺点制约了 HAP 的临床应用。

为了提高 HAP 的生物可吸收性，人们在制备 HAP 时加入无机氧化物和离子型助剂，或将 HAP 的粒径减小到纳米级水平。纳米 HAP 的晶粒尺寸、晶界宽度都只限于纳米量级，使得材料的内在缺陷减少，同时具有表面效应和体积效应，在力学和生物学方面有很大的优越性和应用潜力，是一种理想的组织植入材料。它与生物磷灰石的结构非常相似，与天然骨中的无机成分非常相近[85]，根据纳米效应的相关理论，单位质量的纳米级粒子的表面积明显大于微米级粒子，使得处于粒子表面的原子数目明显增加，提高了粒子的活性，十分有利于骨组织的整合，适合细胞生长，且骨传导性能和溶解性能较微米 HAP 有所提高。此外纳米 HAP 颗粒表面光滑平整，植入体内时对有机生命体没有物理损伤，力学性能也比微米 HAP 有很大提高，其抗压强度可达 193MPa[86]。此外，为了改善纳米 HAP 的力学性能，人们还将 SiC 或 Al 晶须加入其中，但同时也会导致 HAP 生物活性和生物相容性有所下降。

1. 纳米 HAP 与天然有机物的复合材料

胶原蛋白(Collagen，Col)是一种蛋白质，组织相容性好，能促进细胞黏附、增殖，可被人体分解吸收，分解产物无副作用，具有弱抗原性，是天然骨的主要成分之一，但是其强度较低且容易变形。人工纳米 HAP/Col 复合材料的制备在一定程度上模拟了天然的矿化过程，称为生物仿生的制备方法。李志宏等[87]在搅拌条件下将一定浓度的 $(NH_3)_2HPO_4$、$Ca(NO_3)_2·4H_2O$ 溶液按 Ca/P 为 1.67 依次加入胶原蛋白、壳聚糖(chitosan，CS)或者不同配比的胶原蛋白-壳聚糖的中性溶液，控制 HAP 的质量分数为 70%(与自然骨中相当)，采用共沉淀法制备得到了纳米羟基磷灰石-胶原蛋白、纳米羟基磷灰石-壳聚糖和纳米羟基磷灰石-胶原蛋白-壳聚糖复合材料。用 X 射线衍射(X-ray diffraction，XRD)检测以上复合材料的结晶尺寸发现：胶原蛋白使纳米 HAP 的结晶尺寸有所增大，而壳聚糖的影响恰好相反，如表 7-7 所示。可能的原因是 HAP 的 c 轴沿胶原蛋白纤维排列，因而二者的化学键结合较强，胶原蛋白的极性促进了 HAP 沿 c 轴的生长；而壳聚糖的相反电性会阻碍 HAP 沿 c 轴的生长；同时加入胶原蛋白和壳聚糖时，二者的相互影响反而使得复合材料的结晶尺寸最小。表 7-8 给出了不同成分纳米 HAP 的抗压强度。显然纯纳米 HAP 的抗压强度要远低于其他几种复合材料。HAP/Col/CS 的抗压强度整体上又比 HAP/Col 和 HAP/CS 要高，其中以 HAP/Col/CS(75∶15∶15)最高。这是由于胶原蛋白和壳聚糖增加了纳米 HAP 基体之间的结合力；另外，壳聚糖游离的氨基也可以和胶原蛋白的羟基相互交联，提高材料的强度。

表 7-7　纳米 HAP 与 Col、CS 复合材料粉体的结晶尺寸　　　　　　(单位：nm)

参数	HAP	HAP/Col (70∶30)	HAP/Col/CS (75∶15∶15)	HAP/CS (70∶30)
结晶尺寸	23.7	26.2	17.1	19.9

表 7-8　纳米 HAP 与 Col、CS 复合材料粉体的抗压强度　　　　　　(单位：MPa)

参数	HAP	HAP/Col (70∶30)	HAP/Col/CS (75∶20∶10)	HAP/Col/CS (75∶15∶15)	HAP/Col/CS (75∶10∶20)	HAP/CS (70∶30)
抗压强度	8.2	83.6	98.3	128.6	120.7	109.3

Oyane 等[88]将钙溶液和磷溶液预处理的乙烯和乙烯醇的共聚物(ethylene-vinyl alcohol copolymer，EVOH)片材浸入亚稳的含层黏连蛋白(laminin)的钙磷溶液中，在 EVOH 表面生长了磷灰石/laminin 复合材料。TEM 表明磷灰石为针状晶体，laminin 并没有聚集在 EVOH 片层的表面，而是在纳米尺度上均匀地分散于整片材料中(图 7-16)。今后有可能在这一复合材

料的基础上开发出具有良好生物相容性和生物活性的蛋白质-磷灰石纳米复合材料。

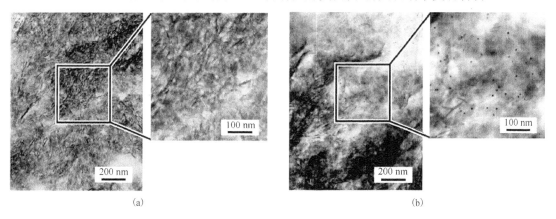

图 7-16 EVOH 片材浸入钙磷溶液(a)和含层黏连蛋白的钙磷溶液(b)24h 后的超薄切片 TEM 照片

2. 纳米 HAP 与人工合成有机物的复合材料

人工合成有机物具有良好的力学性能,通过将人工合成有机物与 HAP 复合,可以明显提高 HAP 的力学强度和韧性。

McManus 等[89]模仿天然骨的组织结构,制备了多种纳米陶瓷/PLA 复合材料。先将 PLA 粉末溶解于氯仿中,然后按照不同的质量分数(30%、40%和 50%)加入纳米陶瓷粉末(HAP、氧化铝和二氧化钛),浇铸后在室温下干燥 48h,获得纳米陶瓷/PLA 复合材料。弯曲测试表明:纳米陶瓷/PLA 复合材料的弯曲模量比起纯 PLA 普遍高出 1～2 个数量级;纳米陶瓷/PLA 比为 40/60 和 50/50 这两种成分的复合材料的弯曲模量也远高出传统的陶瓷/PLA 材料(成分相同的条件下),如表 7-9 所示。

表 7-9 陶瓷/PLA 复合材料的弯曲模量

弯曲模量/MPa				
纯 PLA	所用陶瓷	陶瓷/PLA/%(质量分数)		
		30/70	40/60	50/50
60 ± 3	纳米 HAP	160 ± 30	890 ± 70	980 ± 60
	普通 HAP	150 ± 10	250 ± 50	570 ± 60
	纳米氧化铝	630 ± 80	1750 ± 130	3520 ± 180
	普通氧化铝	700 ± 40	590 ± 80	750 ± 80
	纳米二氧化钛	200 ± 70	1470 ± 90	1960 ± 250
	普通二氧化钛	230 ± 20	500 ± 60	870 ± 30

将聚酸酐用于骨修复材料中,若能调节其降解速率与骨组织的生长匹配,将得到很好的骨修复材料。Li 等[90,91]制备纳米 HAP/聚酸酐复合材料的方法是采用光引发的原位聚合,主要研究了四种丙烯酸酐和纳米 HAP 的原位聚合复合材料。四种酸酐分别由均苯双-(甘氨酸酰亚胺)(pyromellitylimidoalanine,PMA-ala)、柠檬酸(citric acid,CA)、癸二酸(sebacic acid,SA)、1,4-双-(对-羧基苯氧)-丁烷(1,4-bis(carboxyphenoxy)butane,CPB)和丙烯酸酐反应而得。光引

发后的聚酸酐分别称为聚均苯双-(甘氨酸酰亚胺)丙烯酸酐[poly (methacrylated pyromel-litylimidoalanine)，PM (PMA-ala)]、聚柠檬酸丙烯酸酐[poly (methacrylated citric acid)，PMCA]、聚癸二酸丙烯酸酐[poly (methacrylated)，PMSA]和聚 1,4-双-(对-羧基苯氧)-丁烷丙烯酸酐 [poly (methacrylated 1,4-bis (carboxyphenoxy)butane)，PMCPB]。首先将纳米 HAP 分散在液态的酸酐单体中长时间超声处理，再加入光引发剂，紫外线引发原位聚合，然后在 120℃热聚合。TEM 表明针状的纳米 HAP 均匀分散在聚酸酐基体材料中。复合材料的力学性能是纯聚酸酐材料的 2～3 倍，表明原位复合对材料力学性能有很大的改善。当纳米 HAP 含量在 0～30%(质量分数)内时，4 个体系的材料力学性能均随着纳米 HAP 含量的升高而升高，如图 7-17所示。其中纳米 HAP /PMCA 体系的力学性能最好，抗压强度从约 70MPa 升高到 278MPa，压缩弹性模量从约 4GPa 升高到约 9GPa，这是由于柠檬酸的丙烯酸酐官能度最大，交联密度最大，力学性能最高。纳米 HAP/聚酸酐体系的力学强度根据聚酸酐结构的不同可以在很大范围内调节，如其抗压强度可在 18～280MPa 内调节，可与天然骨相当(密质骨抗压强度为 130～220MPa，松质骨抗压强度为 5～20MPa)。

　　这种复合材料的降解性能可以根据聚酸酐的亲/疏水性进行调节。纳米 HAP 的加入延缓了材料的降解速率(图 7-18)，这是由于 HAP 可以中和材料降解后释放的酸。在相同 HAP 含量的情况下，材料降解的速率由慢到快依次为 PMCPB、PM (PMA-ala)、PMCA、PMSA 复合材料。前两种均含有苯环，疏水性强。虽然 PMSA 疏水性比 PMCA 大，但后者交联度高，降解比 PMSA 慢。这些材料中降解最慢的一种在模拟体液中 3 个月后，质量仅仅损失 10%，模量仅仅下降 5%；降解最快的一种在模拟体液中 20d 质量可下降 60%以上，模量可降至原来的一半以下。因此可以通过结构的控制来调节复合材料的降解速率。

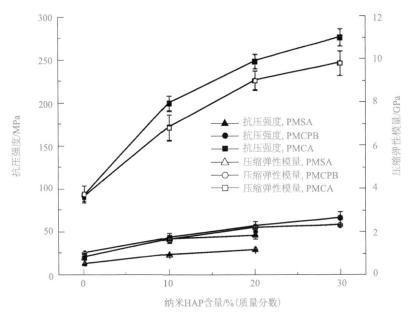

图 7-17　聚酸酐-纳米 HAP 的力学性能与 HAP 含量的关系

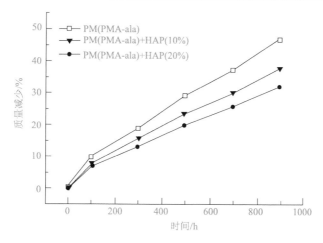

图 7-18　PM（PMA-ala）与 PM（PMA-ala）-纳米 HAP 的降解速率对比

7.5　纳米组织工程支架材料

组织工程是运用工程科学与生命科学的基本原理和方法，研究与开发生物体替代物来恢复、维持和改进组织功能的一个学科。其基本思路是：首先在体外分离、培养细胞，然后将一定量的细胞种植到具有一定形状的三维生物材料支架上，并加以持续培养，最终形成具有一定结构的组织和器官。

组织工程支架材料的主要作用有三个。

（1）提供一个有利于细胞黏附、增殖、分化及生长的三维支架式外环境，并能为细胞提供结合位点，诱发生物反应，诱导基因的正常表达和细胞的正常生长，起到传递生物信号的作用。

（2）作为营养物质、氧气和生物活性物质（如生长因子）的载体，能储藏、运输这些物质，排泄代谢废物，并在组织生长形成过程中不断降解、被机体吸收利用且可调节细胞的生理功能，进行免疫保护。

（3）作为具有一定力学性能，具有一定形貌、结构和尺寸的三维支架材料，能够传递应力，且能精确控制再生组织的形态结构和尺寸，引导组织按预定形态生长。生物材料表面的空间微观结构，如粗糙程度、孔径及分布等对细胞形态、黏附、铺展、定向生长及生物活性均有多方面影响。

由于纳米材料具有其他传统材料难以匹敌的特异性能，近年来在组织工程领域的应用正成为新的研究热点。

7.5.1　纳米纤维组织工程支架

从生物学的观点来看，几乎所有的人体组织和器官都具有纳米纤维的形式和结构，如骨骼、胶原质、软骨和皮肤等。可见，只有具有三维纳米纤维结构的支架才能最大限度地模仿天然 ECM 的结构，进而具备生物功能，实现与机体组织的完全整合。因此，仿生组织工程支架的设计与构建必须由纳米纤维来实现。

与其他纳米材料相同，纳米纤维支架材料也存在尺寸效应和表面（界面）效应，这两个特性使纳米支架材料更能有效地诱导细胞生长和组织再生，因而在性能上与具有相同组成的微米级支架材料存在非常显著的差异。纳米纤维支架的优点不仅表现为存在纳米生物效应，而且为人们在分子水平研究材料与机体组织的相互作用提供了平台，由此实现了在分子水平对植入材料的设计与制造。纳米纤维支架的上述优点促使人们努力寻找合适的方法制备纳米纤维，并构建具有适当结构的支架。下面介绍几种主要的纳米纤维支架构架方法。

1. 静电纺丝

静电纺丝技术由 Formhals 于 1934 年提出，其原理是利用外加电场力使聚合物溶液或熔体克服表面张力在纺丝喷头毛细管尖端形成射流，当电场强度足够高时，在静电斥力和表面张力的共同作用下，聚合物射流沿不稳定的螺旋轨迹弯曲运动，在几十毫秒内被牵伸千万倍，随溶剂挥发，射流固化形成亚微米至纳米级超细纤维。20 世纪八九十年代，Reneker[92]进行了大量的实验和理论探索，建立了较为完整的相关技术体系。近年来随着纳米科技的不断发展，静电纺丝已成为一种重要的纳米材料加工技术。

目前，静电纺丝已经被广泛应用在组织工程研究的各个领域。与其他组织工程支架制备技术相比，静电纺丝技术主要有以下特点。

(1) 能够制备直径与天然 ECM (其中胶原纤维的直径为 50～500nm) 相近的连续超细纤维，因而支架可以最大限度地仿生人体内 ECM 结构。

(2) 能够简洁地制备各种聚合物支架，支架材料可以是单一的聚合物，也可以是多种聚合物的复合体，并可以在支架中引入无机粒子(如羟基磷灰石)、生长因子、细胞调控因子甚至活细胞。

(3) 制备的支架具有较高的孔隙率和较好的孔道连通。通过调节加工参数，静电纺丝纳米纤维的孔隙率可达 90%左右，能够满足细胞生长对材料孔隙率的要求，由纳米纤维层层堆积而成的结构也确保了支架具有良好的孔道连通性。此外，纳米纤维具有极大的比表面积。这些都为细胞的生存提供了良好的微环境，有利于细胞的黏附、分化、增殖和分泌 ECM。

(4) 通过选择适当的材料和加工参数，可以获得降解率可控的纳米纤维支架，并能对材料表面进行理化修饰，提高支架的生物相容性。

(5) 通过调节溶液浓度、纺丝参数等可以很好控制支架的厚度、三维结构和力学性能。

为了获得适用于皮肤和口腔黏膜领域的组织工程支架材料，Blackwood 等[93]采用不同组分的 PLLA 和 PLGA 制备了静电纺丝纳米纤维支架。将支架植入雄性 Wistar 大鼠背部的皮下组织，发现所有支架都表现出了良好的细胞渗透性，细胞能长入支架内部；在支架边缘无明显炎症反应，也无包膜形成，如图 7-19 所示。通过体外细胞培养发现，PLGA 的降解率会随着乙交酯含量的提高而提高，PLLA 的支架在体外细胞培养 12 个月之后仍然十分稳定，PLGA(LA/GA=85：15、75：25)在 3～4 个月后就能降解 50%，而且这两种支架能够支持人皮肤角化细胞、成纤维细胞和内皮细胞的黏附与增殖，培养 1 周后发现有新的胶原蛋白生成，因而这两种支架有望成为替代皮肤的新一代可降解生物材料。

2. 自组装技术

自组装是在没有人为干扰的条件下由组元的自主装配形成的一种相对稳定的系统或结构。静电纺丝所获得的纤维支架的纤维直径都在几十到几百纳米的超纳米尺度，远未达到 Dalby 等得到的细胞能感知的极限纳米尺度(10nm)[94]。对于纤维材料的研究还证实，纤维表面曲率对细胞的定向生长也有影响，细胞因能识别小尺寸纤维的表面曲率而被激活，产生明显的排列取向，纤维直径对细胞的生长有明显影响，随纤维直径减小，细胞沿纤维轴向的生长加速[95]。因此，数百纳米直径的纤维可能会与纳米纤维存在大的差异。自组装技术可获得直径小于 10nm 的纤维及其三维纤维支架。

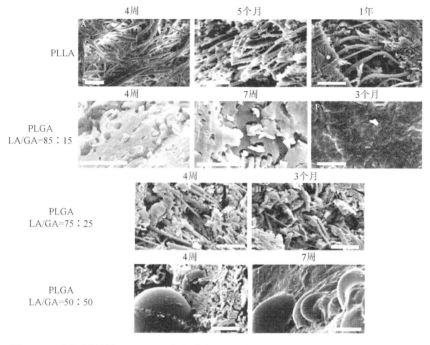

图 7-19　支架材料植入 Wistar 大鼠背部一段时间后的 SEM 照片（标尺为 20μm）

3. 细菌纤维素

细菌纤维素（bacterial cellulose，BC）由 Acetobacter、Agrobacterium、Pseudomonas、Rhizobium 和 Sarcina 等菌株中获得。从化学组成来看，BC 与植物纤维素相似，都是由吡喃型葡萄糖单体（β-D-葡萄糖）通过 β-1,4-糖苷键连接而形成的一种无分支、大分子直链聚合物，直链之间彼此平行，不呈螺旋构象，无分支结构。在合成过程中，培养液的液面形成三维的凝胶状 BC。这种独特的超微纤维网络结构使其具有优越的机械特性。细菌纤维素的弹性模量为一般植物纤维素的数倍至 10 倍以上，并且抗拉强度高。此外，细菌纤维素有很强的持水能力，良好的生物可降解性，具有作为生物医用材料最适宜的微孔径，其分布量大，而且含有丰富的纳米孔隙，这些特点赋予材料较好的渗透性，适于营养物质、生物因子扩散及血管的长入等。与其他天然组织工程支架材料（如胶原、明胶等）相比，细菌纤维素也显示出许多优点：其来源广泛，制备相对简单，无交叉感染和免疫反应，易于塑形，含水率高，自身呈三维网状结构，干态及湿态强度高（其微纤维的弹性模量可达到 138GPa，抗拉强度可超过 2GPa，与 Kevlar 纤维相当）。与静电纺丝纤维相似，细菌纤维素是一种连续的纳米纤维，其微纤直径小于 10nm，从纳米纤维的制造到三维结构的获得一步完成，因此，这类连续纳米纤维不仅在组织工程和植入物方面得到应用，还在药物释放、膜技术、微电子和农业等方面具有发展前途。

在软骨组织工程研究中，为了支持细胞增殖，确定新生组织的特定形状，并且维持细胞分化功能，必须使用三维的支架材料。许多天然材料与聚合物已经被广泛研究，但这些材料的力学性能不甚理想。BC 以其独特的性能、在湿态时优异的力学性能、原位可塑性开始受到关注。Svensson 等[96]利用牛软骨细胞对天然 BC 材料和经硫酸化及磷酸化修饰的 BC 材料进行了评价，所使用的 BC 元素成分如表 7-10 所示。实验结果表明，未经修饰的天然 BC 材料在保持良好的力学性能的前提下，对软骨细胞增殖的支持可以达到 II 型胶原基质的 50%左右，远高于细胞培养用的培养皿材料和藻酸钙；从图 7-20 可以看出，软骨细胞能够黏附在 BC 材料上，由于经过修饰的 BC 更接近天然软骨中的葡萄胺聚糖，使细胞附着得更紧密，细胞形态也在原来近似球状的基础上有所伸长。另外，人软骨细胞也能在 BC 的基础上进行 II 型胶原蛋白的 RNA 表达。这些结果都表明 BC 材料能良好地支持软骨细胞生长、增殖，适合于构造软骨组织工程支架。

表 7-10　电子能谱测得的 BC 试样的元素含量(原子分数)　　　　　(单位：%)

元素	BC	BC-P1	BC-P2	BC-S
O	45.74	41.64	43.16	45.10
N	0.00	1.46	1.44	4.28
C	52.25	51.87	50.08	44.89
P	0.00	1.48	2.33	0.00
S	0.00	0.00	0.00	4.16
Si	2.01	3.55	2.99	1.57

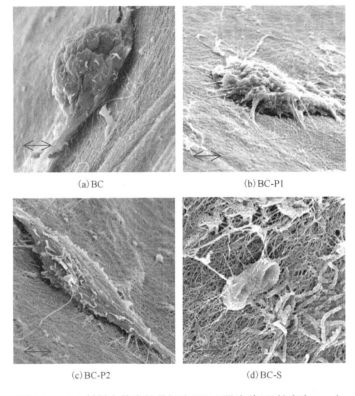

(a) BC　　　　　　　　　　(b) BC-P1

(c) BC-P2　　　　　　　　　(d) BC-S

图 7-20　BC 材料上的牛软骨细胞 SEM 照片(标尺长度为 4μm)

Bäckdahl 等[97]评价了 BC 作为潜在的组织工程血管支架的可行性。研究显示平滑肌细胞可以在 BC 膜上黏附、增殖，并向内部生长。平滑肌细胞在体外培养 2 周后可向支架内生长约 40μm。同时，他们利用 SEM 观察了静态培养的 BC 膜生长形态学，并比较了 BC、猪动脉和膨体聚四氟乙烯(expanded polyte-trafluoroethylene，ePTFE)支架在力学性能上的差异，如

图 7-21 所示，BC 在应变率低于 35%时无线性弹性应变。SEM 表明在拉升的过程中结构中的细纤维重排为粗纤维簇；ePTFE 在应变率小于 55%时表现出弹性行为，随后发生屈服并开始塑性变形；猪动脉的应力-应变行为与 BC 相似，只是其非线性弹性伸长要比后者高出大约一个数量级。BC 膜在静态原位培养时，有两个不同结构的表面。作为下表面的气/液接触面结构较为密集，表面相对平滑，而上表面为结构较疏松的多孔形态。根据这一独特结构，Bäckdahl 等提出在 BC 作为血管支架时，可以在气/液面上接种内皮细胞，因为内皮细胞在光滑面的黏附性更好。

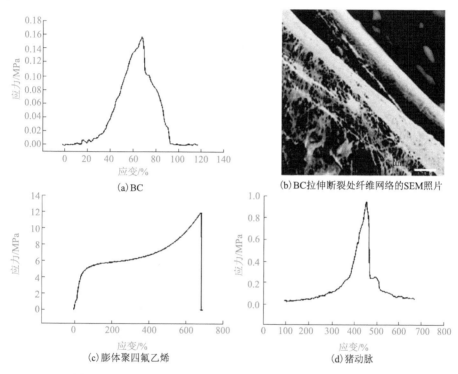

(a) BC

(b) BC拉伸断裂处纤维网络的SEM照片

(c) 膨体聚四氟乙烯

(d) 猪动脉

图 7-21　BC、膨体聚四氟乙烯和猪动脉的拉伸应力-应变曲线
（拉伸速度为 0.25mm/s）及 BC 拉伸断裂处纤维网络的 SEM 照片

7.5.2　纳米复合组织工程支架

　　纳米复合材料可以模拟出与人体组织相似的细胞外基质微环境，因而是组织工程研究中应用最为广泛的材料。生物体内多数组织均可视为由各种基质材料构成的复合材料，尤以无机-有机纳米生物复合材料最为常见，如骨、牙等是由羟基磷灰石纳米晶体和有机高分子基质等构成的纳米生物复合材料。合成生物材料具有良好的力学强度和可控的降解速率，但是大部分合成材料缺乏细胞识别的位点，不能支持细胞在材料表面的黏附、增殖、分化及细胞外基质的分泌。通过天然材料与合成材料复合，可以在保持支架材料的力学强度及降解行为不变的前提下获得具有生物活性的表面。

　　纳米磷灰石/胶原/聚乳酸复合物(nHPA/Col/PLA) 是一类在组成成分和微观等级结构上与天然骨十分相似的纳米复合物，是骨组织工程良好的支架材料。Liao 等[98]采用仿生学的方法制备了多孔 nHPA/Col/PLA 骨组织工程支架，孔径尺寸为 100～300μm (图 7-22)。将新生大鼠颅盖骨的成骨细胞在该复合材料上培养，1 周内就可在支架材料的网孔内黏附、铺展和增殖。

用 BMP-2 转染的细胞复合支架材料修复 15mm 兔桡骨节段性缺损在术后 12 周愈合,同时部分植入的材料复合物被新生骨组织代替。纳米磷灰石/胶原/聚乳酸复合材料用于大段骨缺损有很好的临床应用前景。

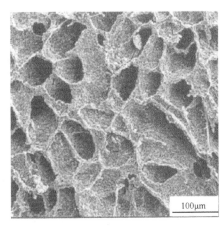

图 7-22　纳米磷灰石/胶原/聚乳酸骨组织工程支架材料的多孔结构 SEM 图片

王涛[99]将纳米羟基磷灰石与 β-TCP 合成制备双相磷酸钙陶瓷组织工程支架材料——NanoBCP。该复合材料无溶血现象,不影响凝血功能,无毒性反应。皮下植入实验显示纤维组织能够长入材料内部,对肌肉无刺激,具有良好的生物相容性。将自体骨髓间充质干细胞(bone marrow stem cell,BMSC)在经过体外诱导的情况下与 NanoBCP 陶瓷复合后直接进行颅骨缺损的修复,结果显示在不添加外源性生长因子的情况下,NanoBCP 与 BMSC 复合植入 4 周就发现新生骨出现;术后 16 周发现大量的新骨生成,某些部位可以见到血管长入,形成骨髓样结构。用作颅骨修复的两组陶瓷在术后 4 周已有吸收,16 周 NanoBCP/BMSC 组陶瓷中央部已有高密度骨形成,对标准的颅骨缺损有良好的修复效果。单纯 NanoBCP 组 24 周骨缺损部分愈合,骨缺损中央部密度不均匀。这是由于其成骨方式为骨引导方式,周围的细胞及纤维长入,材料中央部成骨较弱。NanoBCP/BMSC 组除骨引导成骨外,BMSC 也发挥成骨作用。可见 NanoBCP 作为支架材料,用于组织工程化骨组织的构建是可行的。

7.6　纳米生物材料展望

随着纳米材料和纳米技术在生物材料研究领域的不断发展,不同学科间的交叉和融合趋势也越来越明显。目前纳米材料和纳米技术已经成为整个生物医用材料研究的热点,不断有新材料和新技术涌现出来,如生物芯片材料、纳米生物仿生材料、生物纳米马达、蛋白质微接触印刷、DNA 模板电子器件及纳米生物传感器等。

近 10 余年来,纳米材料研究工具也取得很大进展。除了 SEM、扫描隧道显微镜(scanning tunnel microscope,STM)与 AFM(atomic force microscope,原子力显微镜)外,还出现了众多新型研究工具,如超低温电镜、质谱仪、能量滤过透射电镜、纳米水平蚀刻技术、荧光反射显微镜、激光捕获单分子技术、飞秒动力 X 射线衍射、光镊(optical tweezer)等。原位与原位外的实验方法对于获取生物材料的结构信息(如 3D 结构、表面形态与动力学等),具有非常重要的作用。

总之，纳米生物材料科学通过探索生命科学与材料科学交叉领域的根本原理，在纳米尺度设计构建出具有目标功能的纳米材料和纳米器件，目前已经展示出激动人心的前景。这一领域的研究和应用的不断深入必将为让人类社会的进步做出巨大的贡献。

习题与思考题

7-1 解释纳米生物材料的定义。

7-2 简述一种纳米生物材料的制备方法。

7-3 什么是纳米控释系统？

7-4 简述基因治疗的定义。

7-5 介绍陶瓷纳米生物材料的优势。

7-6 简述纳米复合材料的定义和分类。

7-7 组织工程支架材料的作用有哪些？

参 考 文 献

[1] GUPTA P K, HUNG C T. Magnetically controlled targeted micro-carrier systems[J]. Life sciences, 1989, 44(3):175-186.

[2] ELGHANIAN R, STORHOFF J J, MUCIC R C, et al. Selective colorimetric detection of polynucleotides based on the distance-dependent optical properties of gold nanoparticles[J]. Science, 1997, 277(5329): 1078-1081.

[3] HARTGERINK J D, BENIASH E, STUPP S I. Self-assembly and mineralization of peptide-amphiphile nanofibers[J]. Science, 2001, 294(5547): 1684-1688.

[4] HARTGERINK J D, BENIASH E, STUPP S I. Peptide-amphiphile nanofibers: a versatile scaffold for the preparation of self-assembling materials[J]. Proceedings of the national academy of sciences of the United States of America, 2002, 99(8): 5133-5138.

[5] NIECE K L, HARTGERINK J D, DONNERS J J M, et al. Self-assembly combining two bioactive peptide-amphiphile molecules into nanofibers by electrostatic attraction[J]. Journal of the American chemical society, 2003, 125(24): 7146-7147.

[6] 王尔德, 于振兴, 刘祖岩. 纳米晶复合物 Mg-Ni-V_2O_5 储氢性能研究[J]. 功能材料, 2002, 33(3): 280-282, 285.

[7] NĚMEC P, MIKEŠ D, ROHOVEC J, et al. Light-controlled growth of CdSe nanocrystalline films prepared by chemical deposition[J]. Materials science and engineering: B, 2000, 69: 500-504.

[8] 杨晓娟, 刘尔生, 陈耐生, 等. 几种尖晶石型复合氧化物纳米粉体的制备及气敏性[J]. 应用化学, 1998, 15(5): 14-17.

[9] ZHANG B L, CHEN B S, SHI K Y, et al. Preparation and characterization of nanocrystal grain TiO_2 porous microspheres[J]. Applied catalysis B: environmental, 2003, 40(4): 253-258.

[10] 徐甲强, 潘庆谊, 孙雨安, 等. 纳米氧化锌的乳液合成、结构表征与气敏性能[J]. 无机化学学报, 1998, 14(3): 355-359.

[11] 王世敏, 许祖勋, 傅晶. 纳米材料制备技术[M]. 北京: 化学工业出版社, 2002.

[12] VILLARAZA A J L, MILENIC D E, BRECHBIEL M W. Improved speciation characteristics of pegylated indocyanine green-labeled panitumumab: revisiting the solution and spectroscopic properties of a near-infrared emitting anti-her1 antibody for optical imaging of cancer[J]. Bioconjugate chemistry, 2010, 21(12): 2305-2312.

[13] VILLARAZA A J L, BUMB A, BRECHBIEL M W. Macromolecules, dendrimers, and nanomaterials in magnetic resonance imaging: the interplay between size, function, and pharmacokinetics[J]. Chemical reviews, 2010, 110(5): 2921-2959.

[14] BLOCH F. The principle of nuclear induction[J]. Science, 1953, 118(3068): 425-430.

[15] PURCELL E M, TORREY H C, POUND R V. Resonance absorption by nuclear magnetic moments in a solid[J]. Physical review, 1946, 69(1-2): 37-38.

[16] 田建广, 夏照帆, 杜泽涵. 生物核磁共振[M]. 上海: 第二军医大学出版社, 2001.

[17] DAMADIAN R. Tumor detection by nuclear magnetic resonance[J]. Science, 1971, 171(3976): 1151-1153.

[18] LAUTERBUR P C. Image formation by induced local interactions: examples employing nuclear magnetic resonance[J]. Nature, 1973, 242: 190-191.

[19] MANSFIELD P, PYKETT I L. Biological and medical imaging by NMR[J]. Journal of magnetic resonance, 1978, 29(2): 355-373.

[20] U.S.A. Market for medical imaging contrast agent media[R]. Las Vegas: Bio-tech systems, inc, 2006.

[21] MEADE T J, TAYLOR A K, BULL S R. New magnetic resonance contrast agents as biochemical reporters[J]. Current opinion in neurobiology, 2003, 13(5): 579-602.

[22] CARAVAN P. Strategies for increasing the sensitivity of gadolinium based MRI contrast agents[J]. Chemical society reviews, 2006, 35(6): 512-523.

[23] LAMMERS T, SUBR V, ULBRICH K, et al. Polymeric nanomedicines for image-guided drug delivery and tumor-targeted combination therapy[J]. Nano today, 2010, 5(3): 197-212.

[24] Su J, et al. Amphiphilic dendritic polymers. Prog Chem, 2008, 20(12): 1980-1986.

[25] VAIDYA A, SUN Y E, KE T Y, et al. Contrast enhanced MRI-guided photodynamic therapy for site-specific cancer treatment[J]. Magnetic resonance in medicine, 2006, 56(4): 761-767.

[26] SIDERATOU Z, TSIOURVAS D, THEODOSSIOU T, et al. Synthesis and characterization of multifunctional hyperbranched polyesters as prospective contrast agents for targeted MRI[J]. Bioorganic & medicinal chemistry letters, 2010, 20(14): 4177-4181.

[27] PRASUHN D E, YEH R M, OBENAUS A, et al. Viral MRI contrast agents: coordination of Gd by native virions and attachment of Gd complexes by azide-alkyne cycloaddition[J]. Chemical communications, 2007(12): 1269-1271.

[28] CIPOLLA L, GREGORI M, SO P W. Glycans in magnetic resonance imaging: determinants of relaxivity to smart agents, and potential applications in biomedicine[J]. Current medicinal chemistry, 2011, 18(7): 1002-1018.

[29] ZHANG G D, ZHANG R, WEN X X, et al. Micelles based on biodegradable poly(L-glutamic acid)-b-polylactide with paramagnetic gd ions chelated to the shell layer as a potential nanoscale MRI-visible delivery system[J]. Biomacromolecules, 2008, 9(1): 36-42.

[30] SHIRAISHI K, KAWANO K, MINOWA T, et al. Preparation and in vivo imaging of PEG-poly(L-lysine)-based polymeric micelle MRI contrast agents[J]. Journal of controlled release, 2009, 136(1): 14-20.

[31] TURNER J L, PAN D, PLUMMER R, et al. Synthesis of gadolinium-labeled shell-crosslinked nanoparticles for magnetic resonance imaging applications[J]. Advanced functional materials, 2005, 15(8): 1248-1254.

[32] 侯瑞珍. RGD 序列肽的合成、脂质体的制备及抗肿瘤作用的研究[D]. 长春: 吉林大学, 2007.

[33] SAMANEN J, ALI F, ROMOFF T, et al. Development of a small RGD peptide fibrinogen receptor antagonist with potent antiaggregatory activity in vitro[J]. Journal of medicinal chemistry, 1991, 34(10): 3114-3125.

[34] 孙迎庆, 郭雁, 茹炳根. 含 RGD 的配基与其受体相互作用研究进展[J]. 生物化学与生物物理进展, 1997, 24(2): 121-126.

[35] CHENG S, CRAIG W S, MULLEN D, et al. Design and synthesis of novel cyclic RGD-containing peptides as highly potent and selective integrin $\alpha v \beta_3$ antagonists[J]. Journal of medicinal chemistry, 1994, 37(1): 1-8.

[36] DIJKGRAAF I, RIJNDERS A Y, SOEDE A, et al. Synthesis of DOTA-conjugated multivalent cyclic-RGD peptide dendrimers via 1,3-dipolar cycloaddition and their biological evaluation: implications for tumor targeting and tumor imaging purposes[J]. Organic & biomolecular chemistry, 2007, 5(6): 935-944.

[37] SABHARANJAK S, MAYOR S. Folate receptor endocytosis and trafficking[J]. Advanced drug delivery reviews, 2004, 56(8): 1099-1109.

[38] ELNAKAT H, RATNAM M. Distribution, functionality and gene regulation of folate receptor isoforms: Implications in targeted therapy[J]. Advanced drug delivery reviews, 2004, 56(8): 1067-1084.

[39] RATNAM M, HAO H, ZHENG X, et al. Receptor induction and targeted drug delivery: a new antileukaemia strategy[J]. Expert opinion on biological therapy, 2003, 3(4): 563-574.

[40] KONDA S D, AREF M, WANG S, et al. Specific targeting of folate-dendrimer MRI contrast agents to the high affinity folate receptor expressed in ovarian tumor xenografts[J]. Magma, 2001, 12(2-3): 104-113.

[41] CHOI H, CHOI S R, ZHOU R, et al. Iron oxide nanoparticles as magnetic resonance contrast agent for tumor imaging via folate receptor-targeted delivery[J]. Academic radiology, 2004, 11(9): 996-1004.

[42] WANG M Y, HU H Y, SUN Y Q, et al. A pH-sensitive gene delivery system based on folic acid-peg-chitosan-pamam-plasmid DNA complexes for cancer cell targeting[J]. Biomaterials, 2013, 34(38): 10120-10132.

[43] RAVOURU N, KONDREDDY P, KORAKANCHI D, et al. Formulation and evaluation of niosomal nasal drug delivery system of folic acid for brain targeting[J]. Current drug discovery technologies, 2013, 10(4): 270-282.

[44] WANG Z J, BODDINGTON S, WENDLAND M, et al. MR imaging of ovarian tumors using folate-receptor-targeted contrast agents[J]. Pediatric radiology, 2008, 38(5): 529-537.

[45] SUN C, SZE R, ZHANG M Q. Folic acid-peg conjugated superparamagnetic nanoparticles for targeted cellular uptake and detection by MRI[J]. Journal of biomedical materials research part A, 2006, 78(3): 550-557.

[46] LI J C, ZHENG L F, CAI H D, et al. Polyethyleneimine-mediatedsynthesis of folic acid-targeted iron oxide nanoparticles for in vivo tumor MR imaging[J]. Biomaterials, 2013, 34(33): 8382-8392.

[47] 杨荣平, 徐永勤, 张小梅, 等. 靶向给药系统设计理论研究概述[J]. 重庆中草药研究, 2006, 6(53): 34-40.

[48] ŘÍHOVÁ B. Receptor-mediated targeted drug or toxin delivery[J]. Advanced drug delivery reviews, 1998, 29(3): 273-289.

[49] ITO A, KUGA Y, HONDA H, et al. Magnetite nanoparticle-loaded anti-HER2 immunoliposomes for combination of antibody therapy with hyperthermia[J]. Cancer letters, 2004, 212(2): 167-175.

[50] LI H Y, SUN H Z, QIAN Z M. The role of the transferrin-transferrin-receptor system in drug delivery and targeting[J]. Trends in pharmacological sciences, 2002, 23(5): 206-209.

[51] BIRNBAUM D T, KOSMALA J D, HENTHORN D B, et al. Controlled release of estradiol from PLGA microparticles: the effect of organic phase solvent on encapsulation and realease[J]. Journal of controlled release, 2000, 65(3): 375-387.

[52] UNGER E C, HERSH E, VANNAN M, et al. Local drug and gene delivery through microbubbles[J]. Progress in cardiovascular diseases, 2001, 44(1): 45-54.

[53] MU Y M, LI L, AYOUFU G. Experimental study of the preparation of targeted microbubble contrast agents carrying urokinase and RGDS[J]. Ultrasonics, 2009, 49(8): 676-681.

[54] OHYA Y, CAI R, NISHIZAWA H, et al. Preparation of nanoparticle of PEG-grafted chitosan and its application as a carrier of water-soluble drugs[J]. Kichin kitosan kenkyu, 1999, 5(2): 198-199.

[55] CONSTANCIS A, MEYRUEIX R, BRYSON N, et al. Macromolecular colloids of diblock poly(amino acids) that bind insulin[J]. Journal of colloid and interface science, 1999, 217(2): 357-368.

[56] YOO H S, PARK T G. In vitro and in vivo antitum or activities of nanoparticles based on doxorubicin-PLG conjugates[J]. Polymer preprints, 2000, 41(1): 992-993.

[57] TOKUMITSU H, HIRATSUKA J, SAKURAI Y, et al. Gadolinium neutron-capture therapy using novel gadopentetic acid-chitosan complex nanoparticles: In vivo growth suppression of experimental melanoma solid tumor[J]. Cancer letters, 2000, 150(2): 177-182.

[58] DAMGÉ C, MAINCENT P, UBRICH N. Oral delivery of insulin associated to polymeric nanoparticles in diabetic rats[J]. Journal of controlled release, 2007, 117(2): 163-170.

[59] CHOW E K H, PIERSTORFF E, CHENG G H, et al. Copolymeric nanofilm platform for controlled and localized therapeutic delivery[J]. ACS nano., 2008, 2(1): 33-40.

[60] BLAESE R M, CULVER K W, MILLER A D, et al. Tlymphocyte-directed gene therapy for ADA /SCID: initialtrial result after 4 years[J]. Science, 1995, 270(5235): 475-480.

[61] GUNJI Y, OCHIAI T, SHIMADA H, et al. Gene therapy for cancer[J]. Surgery today, 2000, 30(11): 967-973.

[62] RIOS C D, CHU Y, DAVIDSON B L, et al. Ten steps to gene therapy forcardirovascular diseases[J]. Journal of laboratory and clinical medicine, 1998, 132(2): 104-111.

[63] GUSTIN A, PEDERSON L, MILLER R, et al. Application of molecular biology studies to gene therapy treatment strategies[J]. World journal of surgery, 2002, 26(7): 854-860.

[64] WANG L H, JU D W, SUN Y H, et al. The potent antitumor effects of combined pq6 gene and GM2 CSF gene therapy through efficient induction of antitumor immunity[J]. Journal of cancer research and clinical oncology, 2001, 127(2): 101-108.

[65] ROY K, MAO H Q, HUANG S K, et al. Oral gene delivery with chitosan-DNA nanopart icles generates immunologic protection in a murine model of peanut allergy[J]. Nature medicine, 1999, 5(4): 387-391.

[66] 李瑞, 尤永平. 纳米载体在胶质瘤基因治疗中的应用[J]. 国际神经病学神经外科学杂志, 2007, 34(3): 246-249.

[67] JOHANSEN P, MEN Y, AUDRAN R, et al. Improving stability and release kinetics of microencapsulated tetanus toxoid by co-encapsulation of additives[J]. Pharmaceutical research, 1998, 15(7): 1103-1110.

[68] BALA I, HARIHARAN S, KUMAR M N V R. PLGA nanoparticles in drug delivery: the state of the art[J]. Critical reviews in

therapeutic drug carrier systems, 2004, 21(5): 387-422.

[69] 叶惠平, 邹剑, 张懿, 等. PLGA 纳米颗粒作为基因治疗载体的实验研究[J]. 华西医学, 2009, 24(8): 2092-2094.

[70] 伊伯元, 王仁芝, 李振甲, 等. 标记免疫学[M]. 北京: 原子能出版社, 1998.

[71] ARAKAWA H, MAEDA M, TSUJI A. Enzyme immunoassay of cortisol by chemiluminescence reaction of luminol-peroxidase[J]. Bunseki kagak, 1977, 26(5): 322-327.

[72] 王鹏, 张文艳, 周泓, 等. 免疫电化学发光[J]. 分析化学, 1998, 26(7): 898-903.

[73] HAGE D S. Immunoassays[J]. Analytical chemistry, 1999, 71: 294-304.

[74] PELKKIKANGAS A M, JAAKOHUHTA S, LÖVGREN T, et al. Simple, rapid, and sensitive thyroid-stimulating hormone immunoassay using europium(III) nanoparticle label[J]. Analytica chimica acta, 2004, 517(1-2): 169-176.

[75] 王丽秋, 彭孝军. 生物标示用 3H-吲哚菁染料[J]. 染料工业, 2002, 39(4): 8-10, 12.

[76] DESHLER J O, HIGHETT M I, SCHNAPP B J. Localization of xenopus Vg1 mRNA by vera protein and the endoplasmic reticulum[J]. Science, 1997, 276(5315): 1128-1131.

[77] LIAO S S, TAMURA K, ZHU Y H, et al. Human neutrophils reaction to the biodegraded nano-hydroxyapatite/collagen and nano-hydroxyapatite/collagen/poly(L-lactic acid) composites[J]. Journal of biomedical materials research part A, 2006, 76A(4): 820-825.

[78] LIAO S S, WANG W, UO M, et al. A three-layered nano-carbonated hydroxyapatite/collagen/PLGA composite membrane for guided tissue regeneration[J]. Biomaterials, 2005, 26(36): 7564-7571.

[79] KONG X D, CUI F Z, WANG X M, et al. Silk fibroin regulated mineralization of hydroxyapatite nanocrystals[J]. Journal of crystal growth, 2004, 270(1-2): 197-202.

[80] 邓湘云, 刘茜, 李德军, 等. 纳米羟基磷灰石陶瓷的制备及其力学性能的研究[J]. 天津师范大学学报(自然科学版), 2007, 27(3): 9-12.

[81] HORENSTEIN A L, CRIVELLIN F, FUNARO A, et al. Design and scaleup of downstream processing of monoclonal antibodies for cancer therapy: from research to clinical proof of principle[J]. Journal of immunological methods, 2003, 275(1-2): 99-112.

[82] 李世普, 陈晓明. 生物陶瓷[M]. 武汉: 武汉工业大学出版社, 1989.

[83] 夏东, 刁路明, 杨飞, 等. 无机纳米粒子对人肺癌细胞 A_{549} 和小鼠成纤维细胞 L_{929} 生物学特性研究[J]. 湖北医科大学学报, 2000, 21(2): 109-111.

[84] 袁媛, 唐胜利, 洪华, 等. 纳米羟基磷灰石的制备及其抗肿瘤活性的研究[J]. 中国生物医学工程学报, 2005, 24(1): 26-30.

[85] WEBSTER T J, ERGUN C, DOREMUS R H, et al. Enhanced functions of osteoblasts on nanophase ceramics[J]. Biomaterials, 2000, 21: 1803-1810.

[86] AHN E S, GLEASON N J, NAKAHIRA A, et al. Nanostructure processing of hydroxyapatite-based bioceramics[J]. Nano letters, 2001, 1(3): 149-153.

[87] 李志宏, 武继民, 许媛媛, 等. 纳米羟基磷灰石-胶原蛋白-壳聚糖复合生物材料[J]. 功能材料, 2007, 38(S5): 1748-1750.

[88] OYANE A, UCHIDA M, ONUMA K, et al. Spontaneous growth of a laminin-apatite nano-composite in a metastable calcium phosphate solution[J]. Biomaterials, 2006, 27(2): 167-175.

[89] MCMANUS A J, DOREMUS R H, SIEGEL R W, et al. Evaluation of cytocompatibility and bending modulus of nanoceramic/polymer composite[J]. Journal of biomedical materials research part A, 2005, 72(1): 98-106.

[90] LI H Y, CHEN Y F, XIE Y S. Photo-crosslinking polymerization to prepare polyanhydride/needle-like hydroxyapatite biodegradable nanocomposite for orthopedic application[J]. Materials letters, 2003, 57(19): 2848-2854.

[91] LI H Y, CHEN Y F, XIE Y S. Nanocomposites of cross-linking polyanhydrides and hydroxyapatite needles: mechanical and degradable properties[J]. Materials letters, 2004, 58(22-23): 2819-2823.

[92] RENEKER D H. Polymer Fibers Made by Electrospinning[C]. International conference for inauguration of SOTSEA. Seoul, 2002.

[93] BLACKWOOD K A, MCKEAN R, CANTON I, et al. Development of biodegradable electrospun scaffolds for dermal replacement[J]. Biomaterials, 2008, 29(21): 3091-3104.

[94] DALBY M J, RIEHLE M O, JOHNSTONE H, et al. Investigating the limits of filopodial sensing: a brief report using SEM to image the interaction between 10 nm high nano-topography and fibroblast filopodia[J]. Cell biology international, 2004, 28(3): 229-236.

[95]　WEN X J, TRESCO P A. Effect of filament diameter and extracellular matrix molecule precoating on neurite outgrowth and schwann cell behavior on multifilament entubulation bridging device in vitro[J]. Journal of biomedical materials research: part A, 2006, 76(3): 626-637.

[96]　SVENSSON A, NICKLASSON E, HARRAH T, et al. Bacterial cellulose as a potential scaffold for tissue engineering of cartilage[J]. Biomaterials, 2005, 26: 419-431.

[97]　BÄCKDAHL H, HELENIUS G, BODIN A, et al. Mechanical properties of bacterial cellulose and interactions with smooth muscle cells[J]. Biomaterials, 2006, 27(9): 2141-2149.

[98]　LIAO S S, CUI F Z, ZHANG W, et al. Hierarchically biomimetic bone scaffold materials: nano-HA/collagen/PLA composite[J]. Journal biomedical material research: B appllied biomaterial, 2004, 69B(2): 158-165.

[99]　王涛. 纳米双相磷酸钙瓷用于组织工程支架材料的实验研究[D]. 成都: 四川大学, 2005.

第8章

组织工程学概述

8.1 组织工程的提出

疾病和创伤引起的组织、器官的缺损或功能障碍是人类健康所面临的主要危害之一，也是导致死亡的最主要原因。据统计，美国每天有数以千计的患者因此类病症到医院就诊，每年有 800 万例组织和器官缺损的患者进行外科手术治疗。其中包括器官移植、组织修复、人工取代物或使用医疗器械维持生命，如肾透析器、机械心脏瓣膜等[1,2]。人们首选的自体器官移植是一种"以创伤治疗创伤"的方法，虽然临床效果令人满意，但供区极为有限。据 2007 年统计，美国有 92587 例患者在等待器官移植，大量的患者因为没有及时得到供体组织和器官(如心脏、肝脏和肾移植物)而死亡[3]。同种异体器官移植存在免疫排斥反应；人工取代物存在生物相容性问题；医疗器械不能替代器官的所有功能，不能很好地修复组织或器官的主要损伤，使患者早日康复。如何克服自体或异体组织、器官移植中存在的不足，从根本上解决组织、器官缺损修复和功能重建等问题，已成为生命科学领域的国际性前沿课题。

追溯组织工程的起源问题，从过去到现在一直非常突出的一点就是：外科医生在为患者创造或修复身体的某一部分来恢复其功能。在患者身体组织可能提供的替代物中寻找新的材料重建身体的受损部位，是重建外科的传统做法。第二次世界大战期间发现并获得了大量新的合成材料，使人们产生了用合成材料改进天然器官的想法[3]。当注意的焦点放在了在实验室里制造机体的活性替代物时，出现了组织工程。这一技术代表了用实际组织的生物成分重建替代物的戏剧性的转变。

1984 年华人学者冯元桢首次提出了组织工程的概念，之后美国化学工程师 Langer 和麻省理工学院医学院的临床医生 Vcanti 正式提出了组织工程的概念[3-7]。1987 年，美国国家科学基金会在加利福尼亚州的 Lake Tahoe 举行的专家讨论会上明确了组织工程的定义："组织工程是运用工程科学和生命科学的原理及方法，从根本上认识正常和病理的哺乳动物组织和结构功能的关系，并研究生物学的替代物，以恢复、维持和改进组织的生物替代物"[3]。

过去的几十年内，组织工程研究在全世界范围内得到了延伸和扩展。美国在组织工程学研究方面处于领先地位，相当数量的研究机构、许多相关大学及公司参与了组织工程研究，部分研究成果已趋于商品化，形成了价值 60 亿美元的产业，并以每年 25%的速度递增。培育的骨骼、软骨、血管、皮肤及神经组织正在进行体内试验。再造的肝脏、胰脏、乳房、心脏、手指、角膜等正在实验室里生长成形。组织工程化皮肤产品已经实现商品化，正式进入临床应用。软骨组织工程产品已进入临床试验，临时的助肝装置正在进行临床试验，组织工程化骨产品不久也将面世。个别器官再造研究领域已经取得了明显进展。美国不仅在组织工程学研究中处于领先地位，研究成果的产业化步伐也非常快——有 50 余家美国公司从事组织工程产品的产业化。例如,Interpore 公司研制的由珊瑚骨架衍生而来的骨组织工程支架材料在 1997 年中 9 个月的销售收入为 950 万美元。人工皮肤产品年效益达 750 万美元,预计国际市场可达 15 亿美元。全球组织工程学市场将从 2020 年的 111.3 亿美元增长到 2030 年的 441.7 亿美元。我国对组织工程的研究起步相对较晚,但在许多方面取得了重大进展。早在 1999 年,中国科学技术部已经将组织工程的基本科学问题列入国家重点基础研究发展规划项目。上海第九人民医院曹谊林教授在裸鼠体内再造出人耳廓样软骨,达到国际领先水平。另外,中国人民解放军军事医学科学院的基础医学研究所已经掌握了构建人体软骨和骨组织的关键技术,在动物体内成功构建了气管软骨、关节软骨等工程组织[6]。

　　组织工程学是一个崭新的概念,它融合了材料学、工程学和生命科学的基本原理、基本理论、基本技术和基本方法,在体外构建一个有生物活性的植入体,植入体内修复组织缺损,替代器官功能;或作为一种体外装置,暂时替代器官功能,达到提高生存质量、延长生命活动的目的。它的科学意义不仅在于为解除患者痛苦提供了一种新的治疗方法,更主要的是提出了“复制”组织、器官的新思想,它标志着“生物科技人体时代”的到来,是“再生医学的新时代”,是“一场深远的医学革命”。

8.2　组织工程三要素

　　众所周知,生物组织是由细胞、细胞外基质(由细胞分泌的固定在与细胞连续的空间里的一组复合物组成)和信号系统构成的。信号系统通过不同的基因或级联基因活化而起作用,它们分泌或转录的产物负责引导组织构建和分化。组织工程的基本原理是从机体内获得少量的活体组织,用特殊的酶或其他方法将细胞(又称种子细胞)从组织中分离出来并在体外进行培养扩增,然后将扩增的细胞与具有良好生物相容性、可降解和可吸收的生物材料按一定的比例混合,使细胞黏附在生物材料上形成细胞-材料复合物。将该复合物植入机体的组织或器官病损部位,随着生物材料在体内逐渐被降解和吸收,植入的细胞在体内不断增殖并分泌细胞外基质,最终形成相应的组织或器官,达到修复创伤和重建功能的目的。组织工程学与细胞生物学、生物化学及分子生物学等相关学科交叉,反过来也促进相关学科的联合和发展。同样地,材料科学、化学工程学及生物工程学方面的原理也合理地用于生命系统。不同学科之间的交叉不仅可以发挥不同学科的应用潜力,还能提出很好的问题。组织工程的研究要点在于了解细胞及组织移植的要求和支架或模板材料的构造。图 8-1 为组织工程的三要素,其最终焦点是假体[3-12]。

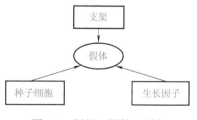

图 8-1　组织工程的三要素

8.2.1　种子细胞

　　工程化组织要求具有活力的细胞有稳定可靠的来源。用于工程化组织产品的细胞的最佳来源取决于多种因素,包括移植物的功能要求,收集、培养和储存这些细胞及工程化组织产品的可行性。

　　如果一个工程化组织依赖于植入后其细胞在体内的生长情况,其细胞的体外增殖就退居其次。对于骨髓移植,因为骨髓细胞具有重组受者造血组织的潜质,所以其体外培养和增殖就显得不那么重要。这一过程的成功依赖于扩大培养系统而不改变培养细胞的理想特征。目前只有少量细胞(如角质形成细胞、成纤维细胞、软骨细胞和成肌细胞)可通过体外培养获得足够的数量。另一些细胞(如正常的肝细胞、神经细胞和胰岛细胞)目前还不可能通过培养获得足量的正常细胞以供临床使用,正在研究其他方法(如基因改造或培养细胞株)以改进这一问题。细胞来源可以是同基因(供受者是同一个体)、同种异体基因(供受者是同一种属但基因不同)或异种基因(供受者的种属不同)。

种子细胞的来源一直是限制组织工程发展的瓶颈,某些种子细胞在体外培养过程中经过一段时间后,细胞极易老化,从而丧失分泌基质的功能,因而难以由少量的组织经体外分离培养获得大量的组织细胞。因此,如何防止细胞功能老化和寻求广泛的细胞来源是组织工程研究中首先需要解决的关键问题。目前已经较为确定的是软骨组织可以用同种异体组织作为种子细胞来源。另外,采取措施延缓细胞功能老化也是目前正探索的问题。组织特异干细胞是目前最有希望获得突破的细胞来源。在 2000 年美国奥兰多全美第三届组织工程学大会上,组织特异干细胞的研究表明任何一种组织中皆有特异干细胞,其特点是可以由少量细胞分化扩增成大量具有良好分泌功能的组织细胞。

种子细胞是组织工程研究的基础,也是制约组织工程发展的瓶颈。其主要原因是许多组织细胞(如软骨细胞、内皮细胞)的供体来源和扩增能力非常有限,无法通过取少量组织进行体外扩增细胞来构建大块组织,很难实现"小损伤修复大缺损"的组织工程基本设想。组织工程研究不断发展,从干细胞(包括胚胎干细胞和成体干细胞)逐渐进入种子细胞研究领域,并越来越成为研究的重点。干细胞来源广,增殖力强,又能定向诱导分化为多种目的细胞并形成相应组织,因此,应用干细胞能够实现"小损伤修复大缺损"的基本设想,这为解决组织工程种子细胞问题提供了良好机遇。

成体干细胞因其强大的扩增能力、多向分化潜能及可自体取材的特征,已逐渐成为组织工程化组织构建种子细胞的首选。我国的种子细胞研究从一开始就非常重视成体干细胞的应用性研究,成功地将多种成体干细胞用于组织工程化组织构建与缺损修复,从而形成了我国以成体干细胞应用研究基础为特色的种子细胞研究体系。目前,我国已初步建立了包括骨髓基质干细胞、脂肪干细胞、皮肤干细胞(包括表皮及毛束干细胞)、角膜缘细胞、神经干细胞等多种成体干细胞的分离、培养、扩增及诱导分化技术,并应用扩增的细胞进行体内、外组织构建及动物组织缺损修复,部分成体干细胞已成功应用于临床组织缺损修复[5]。

与成体干细胞相比,胚胎干细胞因具有无限增殖能力和分化的全能性,已成为最具潜力的新型种子细胞[11-13]。我国部分实验室也已成功地建立了人的胚胎干细胞系,并在体外初步地将胚胎干细胞诱导分化为神经细胞、血管内皮细胞、软骨细胞以及成骨细胞等多种细胞,甚至已初步应用胚胎干细胞分化来源的细胞进行血管及皮肤等大量组织构建的尝试。但由于其存在的伦理性、安全性及免疫排斥等问题,以及基于人的胚胎干细胞系建立的困难性,目前该领域研究较为局限。

发育同源细胞间互相替代的研究取得了突出成就,引起了人们的高度关注。例如,在肌腱组织构建中,肌腱组织来源极其有限,细胞数量少、扩增能力差。对此,利用发育同源、取材方便、扩增能力强的皮肤成体纤维细胞来替代肌腱细胞,成功修复了大动物体内肌腱组织缺损,并进一步在体外研究中通过基因芯片、定量 PCR(real-time polymerase chain reaction,即时聚合酶链式反应)、免疫细胞化学等多种手段证实皮肤成体纤维细胞与肌腱细胞在细胞表型及功能上的相似性。研究提示:除干细胞外,自体发育同源细胞也可以进一步拓展为种子细胞的来源。随着免疫学的发展，今后有可能开拓成为通用型种子细胞[14,15]。

　　尽管成体干细胞及发育同源细胞的应用实现了组织工程"小损伤修复大缺损"的设想，但目前的研究仍采用自体细胞为主的个体化治疗，从组织工程长远发展趋势来看，实现规模化治疗将是组织工程技术的重要发展方向。如何从个体化治疗向规模化治疗迈进并实现组织工程技术的产业化，这对种子细胞研究提出了新的挑战。探索同种异体干细胞或通用型种子细胞应用的可行性，将是解决组织工程种子细胞来源问题的重要途径。

　　胚胎干细胞作为种子细胞的另一重要来源，同样面临着免疫排斥问题。通过体细胞核移植技术建立自体胚胎干细胞系，或通过孤雌生殖的方法建立通用型同源双倍体胚胎干细胞系，将有可能解决胚胎干细胞的免疫排斥问题及组织工程种子细胞的来源问题，为组织工程产业化奠定基础[16,17]。

8.2.2　组织工程支架

　　组织工程支架是指能与组织活体细胞结合并能植入生物体的三维结构体，它是组织工程化组织的最基本构架。组织工程支架材料最基本的特征是与活体细胞直接结合，如直接与成骨细胞结合的羟基磷灰石、与软骨细胞结合的聚乳酸和聚羟基乙酸网，以及与肝细胞结合的尼龙网等。除此之外，与生物系统结合也是组织工程支架材料的基本特征，如直接植入生物体的组织工程化软骨、骨、肌腱、牙、肺、肝、肾等组织与机体的结合等。除应满足各种理化性质要求外，组织工程支架材料毫无例外都必须具备细胞相容性和组织相容性(统称生物相容性)[3,18-21]。

　　用于工程化骨和软组织的支架材料包括合成的和天然的钙磷材料，以及合成的和天然的多聚物。用于体外组织工程的支架材料和体内促进再生的植入材料需要具有必要的显微结构和化学组成，以容纳间充质细胞并促进其功能发挥，从这点来看，材料的微孔结构是必需的。所需要的孔径、孔隙率及微孔分布和走向应随组织不同而变化。支架材料的化学组成也很重要，它对细胞的附着和浸入的细胞表型表达产生影响；而且我们的目的是再生原来的组织，所以材料应是可降解的，降解速率取决于新组织的形成速度和植入部位组织再塑形的时间。当然，也要考虑支架材料降解产生的微粒对宿主和再生组织的影响。最后，组织工程用支架的力学性能也很重要，它在组织再生过程中，为体内负重提供临时支撑作用，以及抵抗材料内接种的细胞在植入前和细胞滤过时所产生的收缩力[22-24]。

　　支架材料在体内组织再生过程中发挥以下方面的作用：①在结构上加强缺损部位的强度；②阻碍周围组织长入；③作为体外接种的细胞在体内扩增和增殖的支架；④利用与细胞整合素及受体的相互作用，作为一种可溶的细胞功能调节因子；⑤作为细胞、生长因子和基因的生物载体。

8.2.3　生长因子

　　生长因子是在细胞间传递信息并对细胞生长具有调节功能的一些多肽类物质，它可以促进或者抑制细胞的增殖、分化、迁移和基因的表达。生长因子在体外单独发挥特异作用。在组织再生过程中，这些因子综合地起作用。生长因子可按受体的结构分类，成纤维细胞生长因子(fibroblast growth factor，FGF)、表皮生长因子(epidermal growth factor，EGF)和肝细胞生长因子(hepatocyte growth fcator，HGF)等与酪氨酸蛋白激酶受体结合，这些生长因子受体

与连接蛋白的 SH_2 的结构域共同参与细胞的增殖与分化。生长因子通常充当细胞间的信号分子。

将生长因子用于组织工程技术中时有两种方式：一种是生长因子直接复合到支架上或者在支架构建之后再与其复合；另一种是在支架上同时移植能分泌生长因子的细胞。由这两种方式加入复合体中的特异的生长因子有助于诱导宿主细胞的长入，并能促进移植细胞更好地形成再生组织。

BMP 是属于转移生长因子-β 超家族生长因子的一种分泌型信号分子。BMP 分子最早是从骨提取物中分离获得的，在试验动物上具有诱导异位骨形成和治疗骨缺损的作用，对脊椎动物发育过程中的细胞增殖、分化和凋亡等过程起到多种调节作用。其氨基酸序列已经确定，并得到人重组蛋白的表达。目前 BMP 家族有 20 多个成员。BMP 也在胚胎发育过程中起到重要作用，如影响原肠胚形成、神经发生、造血等[25]。

EGF 是由 53 个氨基酸组成的单链多肽，是人体内分泌的一种重要的生长因子，极微量的 EGF 即能强烈促进细胞的有丝分裂和生长，是具有促进伤口愈合功能的生长因子之一。EGF 在体外可以刺激角化细胞分裂，在体内则促进上皮细胞再生。EGF 是天然的有丝分裂源，EGF 激活的受体在体内和体外均可诱导一些特异的蛋白合成增加，从而促进角膜上皮和内皮细胞的增殖与分化。

早期研究使用的 FGF 主要来自牛脑和脑垂体的提取液，是大约 150 个氨基酸结构的酸性或碱性成纤维细胞生长因子（FGF1 或 FGF2）。其后分离的癌基因产物的细胞增殖因子与上述 FGF 结构类似，也被分类在 FGF 家族，并依次命名。目前已发现 23 种成纤维细胞生长因子。FGF 家族能调节包括成纤维细胞、软骨细胞、内皮细胞、平滑肌细胞和星形胶质细胞在内的多种细胞的功能。

转化生长因子（transforming growth factor-β，TGF-β）是控制细胞生长、分化的调控因子，参与胞外基质构成及降解，具有抑制和促进双重作用。这种生长因子具有广泛的临床应用前景，包括促进软组织和硬组织的愈合、控制与纤维化相关的慢性炎症疾病、抑制自体免疫疾病等[26]。

8.3　组织工程研究方法

组织工程的基本原理和主要方法是将体外培养的正常组织细胞扩增后吸附于一种生物相容性良好并可被机体降解吸收的生物材料上，形成具有三维空间结构的复合体。然后将这种细胞-生物材料复合体植入组织器官的病损部位，种植的细胞在生物材料被机体逐渐降解吸收过程中继续生长繁殖，形成新的具有相应形态和功能的组织与器官，达到修复创伤和重建功能的目的。目前，组织工程研究的核心内容包括合适的种子细胞来源、可供细胞黏附生长的生物支架或细胞外基质、用于促进组织再生的生长因子和组织的相容性等问题。

利用组织工程方法生成活体替代组织或器官常可使用三种策略，可根据目标组织或器官而定，如图 8-2 所示。

策略 1：通过活组织切片从自体或异体组织中分离出少量组织特异细胞，经体外扩增达到一定细胞数量后种植在生物相容性良好并可生物降解的三维天然或合成的多孔支架内，在适宜的生长条件下（通常通过培养系统技术对培养条件进行控制），细胞沿聚合物骨架迁移、铺展、生长和分化，最终发育成具有特定形态功能的工程组织，把此细胞-支架结构物植入患者病损部位，随着组织缺损部位的重建，聚合物逐渐降解消失，减弱了体内长期存在异物带来的不利影响。此外，细胞来自患者体内可避免植入组织的免疫排斥反应。

策略 2：将带有或不带生长因子或分化因子的支架材料植入患者病损部位，通过生物过程使细胞长入多孔支架内，经过增殖、分化形成组织，同时与周围组织整合。例如，珊瑚骨架制备的羟基磷灰石陶瓷的孔隙结构与人体骨结构极其相似，可作为骨组织工程支架使用。

策略 3：移植的细胞由生物过程发展成微结构。

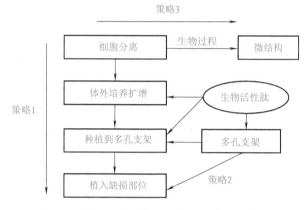

图 8-2　组织工程再生组织或器官的三种策略

8.4　组织工程相关生物材料

组织工程产业具有很大的市场潜力，只有将支架材料、分化的细胞及生长因子有机地结合起来才能开发出组织工程产品，以满足临床应用的需要。这将面临许多技术挑战，其中生物材料起着重要作用，如何研究与开发相应的支架与生物材料，以满足各种应用的需要，使组织工程产品安全且有效，是开发新型组织工程产品的关键。

在过去的 10 年里，作为模板供细胞附着、混悬和传递的基质材料以惊人的速度发展，最初的尝试着重用胶原作为一种天然基质供细胞传递。在皮肤替代物方面已经有许多成功的报道，其中使用的皮肤替代物主要是真皮成分。最近的研究聚焦使用天然细胞外基质蛋白(如胶原)来作为细胞移植的支持物。Yannas 首先设计了一种用胶原和糖胺聚糖制作的人工真皮。其他人则紧随其后尝试制作新的血管和软骨。较差的力学性能和不同来源蛋白基质造成的不同物理特性阻碍了这些方法的发展。人们开始越来越关注与异体胶原诱导相关的免疫问题。同样，还有一些固有的生物物理特性限制了胶原作支架的应用。例如，胶原具有不可模压性，由接种在胶原上生长起来的软骨必须被限定在刚性的"洞"里，如在骨或软骨下面[14,15]。

在利用天然产生的多聚物发展支架的研究之后，20 世纪 80 年代中期人们的注意力转向了用合成多聚物作为细胞移植的基质。合成支架具有生物相容性和可生物降解性等优点。有假说认为合成多聚物支架可能作为细胞锚着点，并且给移植复合物提供内在的结构。使用合成的而不是天然的多聚物使得基质构建实现工程化，这样可以满足物质传递的生物物理条件。合成基质具有改变物理性质的灵活性，方便再生和扩大。合成基质的外形还能被制造成不同的表面形状，以供细胞附着和促进黏附的细胞接触营养物质。人们还有可能通过与多聚物结构一体化来连续地输送营养和激素。比表面积能够改变，不同构造的孔隙率也能够改变。相同孔隙率的多聚物的孔径可以改变。人们可以增加或降低多聚物基质的固有强度和弹性及可压缩性或恢复蠕变。另外，还可以改变多聚物基质的降解率，可以通过系统性改变多聚物表面化学性质，在它们降解时制造一种酸性的或碱性的环境，从而改变细胞植入的环境。例如，糖胺聚糖造成一个局部的碱性环境，而聚乙酸和聚酐则造成一个局部的酸性环境。聚酐和聚直酯表现出表面的侵蚀；其他多聚物则表现为大面积侵蚀。人们通过操纵制作结构来增加或减少多聚物的表面积。同样，合成多聚物还具备可复制性的优点，这样它和天然多聚物在一起时，其有不同的性质和用途。有了合成多聚物，人们就有能力在多聚物结构中加入侧链。这样就可以随着多聚物的分解给细胞输送营养物质和激素。可用于组织工程的聚合物如表 8-1 所示，参见文献[3]及文献[27]～[29]。

表 8-1　可用于组织工程的聚合物

材料	典型应用
聚二甲基硅氧烷	导尿管 人工心脏瓣膜 膜式氧合器 药物释放载体 脑积水分流管 乳房、阴茎和睾丸假体
PEU	导尿管 心脏起搏器 人工心脏和心室辅助装置
聚四氟乙烯	人工心脏瓣膜 人工血管 面部植入物 膜式氧合器 脑积水分流管 导尿管和缝合线
聚乙烯(PE)	关节置换假体 导尿管
聚砜(PSU)	人工心脏瓣膜 阴茎假体
聚甲基丙烯酸甲酯	义齿 人工晶状体 骨折固定用骨水泥
聚甲基丙烯酸-2-羟乙基酯	导尿管 角膜接触镜
PAN	透析膜
聚酰胺	透析膜 缝合线
聚丙烯	缝合线 血浆分离膜
聚氯乙烯	血袋 血浆分离膜

续表

材料	典型应用
EVA	药物释放载体
PLA、PGA、PLGA	缝合线 药物释放载体
PS	组织培养瓶
PVP	血液代用品
PET	人工心脏 人工血管
羟基磷灰石	骨修复
胶原	人工皮肤

注：PEU 指聚氨酯(polyurethane)；PE 指聚乙烯(polyethylene)；PAN 指聚丙烯腈(polyacrylonitrile)；EVA 指乙烯-醋酸乙烯酯共聚物(ethylene-vinylacetate copolymer)；PS 指聚苯乙烯(polystyrene)。

在细胞合成新的细胞外基质前，支架材料为实现结构力学稳定性起到关键作用。因此，最好是让材料的力学特性与组织的力学特性相匹配。结果是，骨的支架常含有陶瓷羟基磷灰石，它具有与骨相似的刚性，软骨和肌腱的支架则用更柔韧的多聚物制成。除了力学稳定性，支架材料还常起到减少对异体细胞的免疫反应的作用。最著名的一个例子就是用包裹后的胰岛细胞治疗糖尿病。

在过去的 10 年，许多研究小组转而研究将合成可生物降解多聚物作为模板用于细胞附着和移植。多聚物作为一种支架，能被工程化，让移植细胞植入毛细血管的几层细胞内，从而让营养物质和气体交换通过弥散的方式进行，直到牢固地结合。人们希望以此方式能产生供体细胞核受者间质与血管构成永久性功能的新组织。

各种各样的可生物降解材料已用作组织支架，包括陶瓷和多聚物。陶瓷主要用于骨组织工程，并运用羟基磷灰石多孔配方以承载来源于骨膜或骨髓的骨祖细胞。陶瓷材料在体内有典型的很长的降解时间，常以年为单位计算。由于具有良好的加工特点，合成多聚物被广泛用于支架材料。这些材料的降解时间从短期的几天到长期的数月不等。多聚物支架的典型形式是纤维网、多孔海绵、泡沫和水凝胶。在纤维网和泡沫中更常使用的多聚物包括线型聚酯(如PGA、PLA 和 PCL 及 PEG)和天然聚合物(如胶原和透明质酸)。多聚物水凝胶最显著的特点就是可注射性，这使放置该结构的侵入性较小，从而降低了手术风险。使用这种类型的多聚物也保证了种入细胞数量的更精确分布。上述材料可以做成一定形状，为细胞提供力学支持，使细胞保持它们的特殊表型，从而抑制移行。普通水凝胶提取物，包括聚氧乙烯和聚氧丙烯的共聚物，以及天然多聚物(包括藻酸盐和琼脂)。当使用水凝胶时，已知浓度的细胞传送较简化，因为相较于细胞传送依赖细胞黏附的纤维，水凝胶的细胞 100%都被包裹在输送系统内，水凝胶还使得混悬的细胞能通过植入的多聚物容积被均一地传入。相对地，多聚物纤维系统中的细胞分布就不那么均一，也很难预测。

随着对新的更复杂的支架需求的增加，所制作的材料被设计成在引导组织生长中可以起到更积极的作用。这些生物材料不再仅仅使细胞保持在合适的位置上，它们可以促进细胞通过细胞表面黏附蛋白附着到聚合物表面。最后，合成的多聚物还在主干部或支链处有一段整合多肽序列或整个被构建的多肽序列。这样，支架可以很好地模拟细胞外基质，诱导细胞直接黏附到材料上。这对那些承受力学负荷的组织尤为重要，使正在生长发育的组织中的细胞所感受的物理刺激以更符合生理性质的方式出现。

8.5　组织工程的研究进展

人类在很早之前就梦想着能够修复损伤与修复缺失组织器官，但是科技水平的限制导致当时的很多想法只停留在想的阶段。随着现在无菌术、麻醉技术、显微外科技术的发展，以及抗菌药物、免疫抑制药物的研发，异体组织器官移植手术的成功率已经大大提高。近几十年来，随着国内外学者对组织工程研究的逐渐深入与工程技术的日益进步，组织工程技术在皮肤、软骨、管状结构和整形外科等领域引起了国内外学者的极大关注。

8.5.1　皮肤

皮肤是人体最大的器官，是人体与外界相接触的屏障，具有排泄、感觉、防止水分蒸发、调节体温、免疫等重要的功能。然而现实生活中，烧伤、创伤、糖尿病等原因会造成皮肤缺损，极大地影响了人们的生活质量。因此，伤口治疗一直是人类面临的挑战。皮肤移植是一种传统的创面治疗方法，但其存在一定的缺点。随着材料科学与生物医学的发展，组织工程已成为治疗皮肤缺损的一种新的有效方法。组织工程化皮肤是一种生物皮肤，通过将种子细胞与适当的支架相结合来修复受损皮肤的功能和形态，如图 8-3 所示[30]。其来源丰富，具有良好的生物活性，不会引起供体部位的病变。皮肤替代品可分为细胞性皮肤替代品和非细胞性皮肤替代品。组织工程化皮肤替代物可以模拟皮肤的一层(表皮或真皮)或两层。因此，它们可以归类为表皮、真皮或真皮-表皮。皮肤组织工程技术的核心步骤包括：①提取自体或异体皮肤细胞进行体外培养、扩增；②将扩增后的细胞种植于组织支架上形成特定的细胞-支架复合体；③继续体外培养后将复合体移植至患者体表创面。组织工程化皮肤通过一系列的重建过程形成与正常皮肤相似的结构。在皮肤组织工程中，合适的皮肤替代物是最重要的，而支架材料的好坏直接影响皮肤替代物的性能。因此选择合适的材料对皮肤组织工程具有重要的意义[31]。

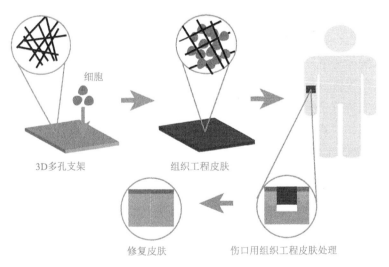

图 8-3　组织工程化皮肤修复皮肤损伤的过程

构建皮肤组织工程支架的生物材料主要分为天然材料、合成材料及由两者构成的复合材料。天然材料是从植物、动物和大自然中获得的。它们具有良好的生物相容性和细胞亲和力，主要有脱细胞真皮基质、蛋白质和多糖。脱细胞真皮基质(acellular dermal matrix，ADM)是一种脱细胞真皮，具有完整的基底膜，能促进表皮细胞、成纤维细胞和内皮细胞的增殖和分化。ADM 在组成和结构上与天然皮肤相似，可为成纤维细胞和角质形成细胞提供合适的微环境。Chi 等[32]发现人 ADM 和 BMSC 接枝的 ADM 均可以促进大鼠全层伤口的愈合，但用 BMSC 接种的 ADM 治疗伤口时，其愈合速度更快。Mirzaei-Parsa 等[33]将脂肪干细胞种植到由聚己内酯/纤维蛋白原纳米纤维和 ADM 组成的双层支架上。他们发现，这些支架在治疗后的第 21 天促进了全层皮肤缺损大鼠模型的伤口愈合、再上皮化、血管生成和胶原重塑。胶原蛋白是一种细胞外蛋白质，富含人体所需的氨基酸(如甘氨酸、脯氨酸、羟脯氨酸等)，促进细胞黏附。与低毒交联剂交联或与其他材料复配是目前弥补胶原蛋白缺点的可行方法。Busra 等[34]研究发现，与碳二亚胺交联和非交联型的胶原相比，京尼平交联的胶原具有更好的力学性能，无细胞毒性和免疫原性使其更有利于细胞黏附。他们还证实了与角质形成细胞和成纤维细胞结合的京尼平交联的羊肌腱胶原蛋白在治疗 13 天后促进了成熟胶原纤维的愈合和产生。Apligraf 和 Integra 是目前基于胶原蛋白的商业产品。壳聚糖是由甲壳脱乙酰制得的一种多糖，广泛应用于皮肤组织工程。壳聚糖是可以水解的，具有凝胶和成膜特性。壳聚糖中存在阳离子，因此它具有抗菌性能，可以防止伤口感染。然而，壳聚糖具有脆性高、韧性差、难以降解和亲和力差的缺点。因此，有必要将壳聚糖与其他材料复合或对壳聚糖进行化学交联以获得其衍生物。Intini 等[35]发现 3D 打印壳聚糖支架的弹性模量与前臂区域皮肤的弹性模量相似。与商业产品治疗糖尿病大鼠的全层伤口相比，壳聚糖支架修复的组织在治疗后的效果更好。

合成材料易于生产，具有良好的力学性能、可调的降解率及较低的成本。然而，合成材料的生物相容性和细胞亲和力远不如天然材料。不同合成材料的降解率明显不同，其降解产物可能还具有细胞毒性，会引起炎症反应。Ghorbani 等[36]采用湿法电纺丝技术制备了多孔三维 PLA 纳米纤维支架，且研究发现 PLA 纳米纤维支架的抗拉强度与大鼠背部皮肤的抗拉强度相近。与未处理的伤口相比，PLA 纳米纤维支架复合 BMSC 加速了大鼠全层伤口的愈合，如图 8-4 所示。此外，用 PLA/BMSC 处理的创面显示出分化的上皮细胞和较高的胶原含量。Zhang 等[37]将癸二酸聚甘油酯(polyglycerol sebacacate，PGS)与不同比例的 NaCl 颗粒(致孔剂)混合(NaCl 质量分数分别为 0、65%、70%、75%)，然后通过颗粒浸出技术获得 PGS 支架。研究结果表明，随着 NaCl 质量分数的增加，多孔 PGS 支架的孔连通性和孔隙率增加，材料的亲水性变差，吸水率提高，且培养 3 天后细胞的增殖能力增强。

一般来说，一种材料很难制备出同时满足所有要求的支架。因此，复合材料通常被用来开发支架材料。天然材料与合成材料复合而成的复合材料既具有天然材料优异的细胞亲和性，又具有合成材料良好的力学性能。通常，具有抗菌能力的材料可以提高细胞活力。生物活性硅酸盐材料可以刺激成纤维细胞分泌关键的生长因子和重要的蛋白质。石墨烯作为一种新型材料，具有良好的力学性能和蛋白质吸附性能。这些具有特殊功能的材料有利于伤口的愈合，它们通常与天然或者合成材料复合使用。复合材料主要包括天然材料与合成材料的相互复合、具有抗菌能力的复合材料、含有生物活性硅酸盐的复合材料，以及含有石墨烯或其衍生物的复合材料。Liu 等[38]研究发现，利用冷冻干燥法制备的壳聚糖/明胶/透明质酸支架比壳聚糖/明胶支架具有更好的吸水能力，这些支架适合成纤维细胞的体外生长和增殖。Zulkifli 等[39]也通过冷冻干燥技术制备了多孔羟乙基纤维素/PVA 复合支架。其研究结果表明，改变复合支架中 PVA 的含量可以调节支架的吸水能力,增加羟乙基纤维素的含量可以得到弹性模量较高的支架。Lou 等[40]采用基因激活策略,通过调节炎症和促进血管的生成,增强血管内皮生长因子的持续表达,从而达到更好的愈合效果。此外,目前商业的皮肤替代品主要有 AlloDerm、Apligraf、Biobrane、Bioseed-S、CryoSkin、Dermagraft、EPIBASE、GraftJacket、Hyalograft 3D、Recell、EPIBASE、GraftJacket、Hyalograft 3D、Recell[41]。

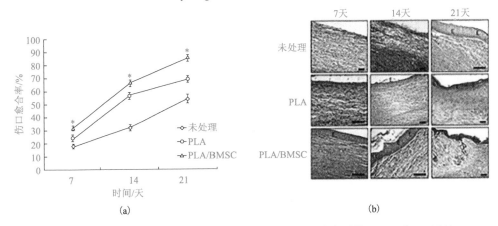

图 8-4   (a) 采用未处理组、PLA 组和 PLA/BMSC 组在实验第 7、14 和 21 天的
伤口愈合率来定量评价愈合过程,(b) 不同组(未处理组、PLA 组和 PLA/BMSC 组)
愈合伤口的苏木精和伊红染色大鼠皮肤组织学(比例尺为 100 μm)

8.5.2   软骨

关节软骨是覆盖在关节面上的一种高度结构化的结缔组织,其具有传递载荷、分配载荷、减缓震荡和抗磨损的功能,对天然关节起到有效的保护作用。然而,由于其无血管和神经网络分布的特征,软骨一旦受损就很难自我修复。目前,关节软骨损伤已成为临床上最为常见的关节退行性疾病,会导致患者疼痛、关节功能障碍及生活质量下降。传统的软骨治疗方法(如切除或移植)仍然存在一些局限性。软骨组织工程是组织工程领域的一个重要分支,旨在通过结合干细胞、生物材料、生长因子和生物力学刺激等技术,改善软骨组织的修复和再生效果,从而缓解软骨疾病症状,恢复关节功能,提高治疗的成功率。

组织工程软骨可以通过组合不同层次的材料和细胞来模拟软骨的结构和功能,以满足软骨再生的需求[42]。水凝胶是一种高含水量的多孔黏弹性材料,由于具有与软骨细胞外基质相似的物理化学特性、可调的力学性能及良好的生物相容性等,目前已被认为是极具应用潜力的软骨修复材料[43]。Chen 等[44]通过将透明质酸-接枝-聚-2-丙烯酰胺-2-甲基丙磺酸钠盐(hyaluronic acid/poly-2-acrylamide-2-methylpropanesulfonic acid sodium salt,HA/PA)和透明质酸-接枝-聚-2-甲基丙烯酰氧乙基磷酰胆碱(hyaluronic acid/poly-2-methacryloxyethyl phosphorylcholine,HA/PM)与 PVA 混合,构建了仿生软骨润滑水凝胶,其可以通过水合润滑恢复软骨的润滑,有助于治疗体内早期骨关节炎。Li 等[45]使用甲基丙烯酸酐明胶(methacrylic anhydride gelatin,GelMA)、纳米羟基磷灰石和聚环氧乙烷(polyethylene oxide,PEO)溶液制备了梯度纳米羟基磷灰石负载细胞的多孔水凝胶支架,用于软骨组织再生,其制备工艺示意图如 8-5 所示。其中,无孔水凝胶有利于 BMSC 成软骨的分化;互连的孔有利于 BMSC 增殖和成骨分化。此外,动物实验表明用于软骨病变的组织工程支架在不同层需要不同的空隙结构，且梯度结构有利于整体修复。Baysan 等[46]制备了丝瓜络增强和湿法静电纺丝聚(3-羟基丁酸酯-3-羟基戊酸酯)(Poly (3-hydrobutyrate-co-3-hydroxyvalerate)，PHBV)纳米纤维掺入壳聚糖水凝胶复合支架，用于纤维软骨的修复。Wang 等[47]以单油酸甘油酯-透明质酸复合的溶致液晶为基础，研制了一种原位自组装凝胶作为软骨长期再生的仿生支架。该凝胶具有显著改善的黏弹性、自恢复能力和机械强度，可提供关节支撑和润滑功能，有利于保护软骨下骨和促进软骨再生。哥伦比亚大学的 Lee 等[48]设计了一种多孔三维可降解生物支架，并负载结缔组织生长因子(connective tissue growth factor，CTGF)和重组人转化生长因子 β_3(transforming growth factor Beta-3，TGF-β_3)植入体内。研究结果表明几个月后假体表层新生软骨生成，并与软骨下骨结合良好，说明其可以诱导内源性细胞在特定区域进行纤维软骨组织的再生。

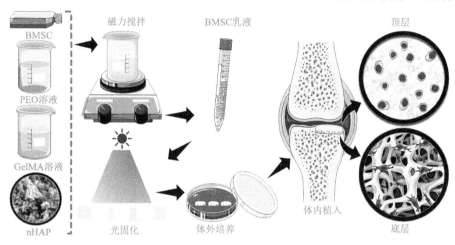

图 8-5　多孔梯度纳米羟基磷灰石支架的制备工艺示意图

8.5.3　管状结构

生物体的许多重要功能是由体内丰富的管状结构执行的，如气管、肠、输尿管、血管和淋巴管。它们的堵塞会造成灾难性的后果，组织工程应用中多功能管状结构的开发为其提供了解决问题的途径。目前，血管、泌尿及胃肠修复的可用选择是自体移植物、异种移植物、人工假体或合成移植物。然而，传统的手术存在缺乏组织供体、解剖结构多变性、寿命较短及免疫系统的排斥等问题。考虑到这些局限性，研究者已经成功开发出了多种具有促进受损、受伤或丢失组织的再生和修复能力的功能性管状结构[49]。Silva 等[50]提出了通过浸渍、冷冻干燥和超临界技术相结合的方法开发了基于壳聚糖的多功能管状结构。这些管状结构的共价交联通过改变表面化学结构和改善其力学性能来促进细胞的黏附。Ju 等[51]将聚己内酯与 I 型胶原共混，通过静电纺丝技术制备了双层管状支架，其 SEM 形貌如图 8-6 所示。研究结果表明，接种有自体血管细胞的双层血管支架可以产生完全细胞化的血管结构，可以取代小直径血管。在绵羊动脉置换模型中，这些血管支架在 6 个月内是可生物降解的，且在生物学上是稳定的，不会引起异物反应。Davoodi 等[52]以含纳米黏土或氧化石墨烯的聚己内酯(polycaprolactone，PCL)和 PGS 的弹性聚酯为基础，制备了一种新型管状生物纳米复合材料，并将其应用于软组织工程领域。含有纳米黏土或氧化石墨烯的 PCL/PGS 共混物的细胞黏附和增殖能力可以与培养板相媲美，且它们具有良好的生物相容性，在生物医学领域显示出巨大的应用潜力。Xie 等[53]通过电沉积法制备了管状海藻酸盐水凝胶，并系统研究了电沉积时间、直流电源电压、海藻酸钠浓度和碳酸钙浓度对管状水凝胶直径的影响。研究结果表明，电沉积法所制备的管状水凝胶对细胞损伤较小，在组织工程血管中具有广阔的应用前景。

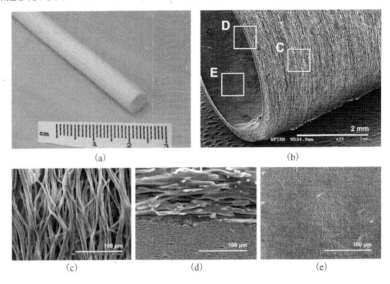

图 8-6 (a)双层静电纺丝 PCL/胶原血管支架的外观及(b)整体、
(c)外层、(d)横截面界面和(e)内层 SEM 形貌图

8.5.4 整形外科

　　整形外科主要包括颌面外科、皮瓣和移植、吸脂和塑身、乳房手术和面部整容手术。随着再生医学的发展，目前临床上用于整形外科的生物材料种类繁多，其应用也多种多样。生物蛋白胶与人体组织具有良好的生物相容性，不会产生刺激性和毒副作用。患者在使用几天后可以重新吸收生物蛋白胶，以促进其组织的生长和修复。在整形外科中，胶原蛋白具有良好的力学性能、生物相容性和生物降解性，可作为面部软组织的填充材料。当胶原蛋白注射到体内后，通常在 4～6 个月内逐渐被人体吸收。脱细胞真皮基质是脱细胞过程的产物，主要用于美容损伤组织的修复，特别是烧伤后的皮肤移植。它不会在人体内产生排斥反应，会随着身体的生长而逐渐增长，为烧伤患者的康复带来希望。此外，羟基磷灰石常被用作口腔和颌面等大面积骨缺损的替代品，以及口腔内牙齿的替代品。Fouad 等[54]将聚乙烯醇支架和羟基磷灰石相结合，再将复合材料植入大鼠骨缺损处。研究结果表明，该复合材料具有良好的生物相容性和骨传导性，并保持了聚乙烯的可塑性。Brizendine 等[55]报道了在根治性尾骨切除术和部分骶骨切除术用于治疗骶脊索瘤后，使用脱细胞真皮移植物修复了女性的骶旁疝。随访 8 个月后，患者恢复情况良好，无明显并发症，也没有复发或肿胀的现象。Thesleff 等[56]将脂肪干细胞与磨碎的自体松质骨和纤维蛋白胶相结合，以修复大面积的颅骨缺损。3 个月后，他们发现有新骨形成，且缺损区骨化过程明显。他们还指出，在不使用外源性生长因子的情况下，单独使用脂肪干细胞也可以促进部分骨缺损的骨化。

8.6　组织工程的应用及展望

　　组织构建技术是组织工程研究的核心，也是组织工程技术的创新所在。目前多种组织工程化组织的成功构建及初步临床应用为组织工程的进一步发展与应用提供了良好的机遇，但组织工程要真正大规模应用于临床仍有一些关键问题有待解决[6, 57]。

首先，目前对组织工程化组织的科学本质还缺乏深刻的认识。虽然人们能够成功构建多种组织，但对这些组织的形成过程与形成机制并不了解。例如，组织工程化组织是怎样形成的？它们与正常组织发育、组织再生、创伤修复等生理或非生理过程有何不同？组织工程技术再造的组织能否在形态、结构与功能上与正常组织达到完全一致？它在体内最终转归成什么？对这些科学本质问题的正确认识有助于全面客观地评价组织工程化组织临床应用的安全性和有效性，从而更精确有效地指导组织构建的进一步研究与应用。因此，阐明这些科学问题，既具有科学意义，又具有应用意义，这是 21 世纪组织构建研究面临的重要挑战。

其次，对影响组织形成的主要相关因素的作用机制缺乏深入的了解。例如，研究发现，组织微环境对肝细胞分化、特定组织形成具有重要影响，但组织微环境包括哪些因素？它如何影响干细胞分化、特定组织形成？目前对这些问题尚无系统的研究。另外，研究还发现，生物力学刺激可以明显改善构建组织的力学强度，但不同组织在生理条件下受力环境是不同的，对于某一特定组织构建需要什么样的力(如施加力的方式、大小、频率等)缺乏详细研究，力学刺激的具体作用机制也尚不清楚[6, 58]。阐明这些影响因素的作用机制，精确地模拟体内生理环境，从而优化组织构建技术是目前组织构建研究的另一个机遇与挑战。

最后，构建具有复杂功能器官的研究才刚刚起步[6, 59]。目前应用组织工程技术构建骨、软骨、表皮、角膜等结构相对单一的组织已较为成熟，但对于组织工程化器官的构建仍无突破性进展。主要原因在于器官组织的组成、结构和功能的复杂性。第一，这一复杂性决定了器官构建对种子细胞(种类、数量、比例、功能)和生物材料(种类、表面活性、三维空间构象)的要求远较单一组织复杂而严格；第二，如何将各种细胞按照器官的正常结构在支架材料上进行三维有序排列与组装，并形成接近正常的有序结构，现有技术手段仍难以解决；第三，怎样保证在器官形成过程中不同组织之间的完美整合，以及构建后的器官与受体的完美整合和各项生理功能的正常发挥将是更为艰巨的挑战。

习题与思考题

8-1　解释组织工程的定义。

8-2　组织工程的三要素是什么？它们之间有什么样的联系？

8-3　阐述种子细胞的来源。

8-4　支架材料在组织工程中有什么作用？

8-5　作为组织工程材料理想的支架材料需要满足什么要求？

8-6　什么是生长因子？根据其作用特性，生长因子可以分为哪几种？

8-7　组织工程主要应用在哪些领域？

参 考 文 献

[1]　SALTZMAN W M. Tissue engineering: principles for the design of replacement organs and tissues[M]. New York: Oxford university press, 2004.

[2]　时东陆. 生物材料与组织工程[M]. 北京: 清华大学出版社, 2004.

[3]　LANZA R, LANGER R, VACANTI J. Principles of tissue engineering[M]. 3rd ed. London: Elsevier academic press, 2007.

[4] LANZA R P, LANGER R, VACANTI J. 组织工程原理[M]. 2版. 杨志明, 张姝江, 林凡, 等, 译. 北京: 化学工业出版社, 2000.

[5] 马原松, 石毅. 组织工程的研究进展[J]. 安徽农业科学, 2006, 35(5): 1040-1041.

[6] 曹谊林, 周广东. 21世纪组织工程面临的机遇与挑战[J]. 中华医学杂志, 2005, 85(36): 2523-2525.

[7] LANGER R, VACANTI J P. Tissue engineering[J]. Science, 1993, 260(5110): 920-926.

[8] STOCK U A, VACANTI J P. Tissue engineering: current state and prospects[J]. Annual review of medicine, 2001, 52: 443-451.

[9] PATRICK C W, MIKOS A G, MCINTIRE L V. Frontiers in tissue engineering[M]. New York: Pergamon, 1998.

[10] 杨志明. 组织工程[M]. 北京: 化学工业出版社, 2002.

[11] POLAK J, MANTALRIS S, HARDING S E. Advances in tissue engineering[M]. London: Imperial college press, 2008.

[12] SKALAK R, FOX C F. Tissue engineering[M]. New York: Liss, 1998.

[13] 胡江, 陶祖莱. 组织工程研究进展[J]. 生物医学工程学杂志, 2000, 17(1): 75-79.

[14] 张文杰, 曹谊林. 组织、器官重建的基础: 干细胞[J]. 中国医学科学院学报, 2005, 27(6): 662-664.

[15] 王蓓, 汪维伟. 间充质干细胞的研究进展[J]. 国外医学外科学分册, 2005(6): 459-462.

[16] THOMSON J A, ITSKOVITZ-ELDOR J, SHAPIRO S S, et al. Embryonic stem cell lines derived from human blastocysts[J]. Science, 1998, 282(5391): 1145-1147.

[17] GERECHT-NIR S, ITSKOVITZ-ELDOR J. Cell therapy using human embryonic stem cells[J]. Transplant immunology, 2004, 12(3-4): 203-209.

[18] SITTINGER M, BUJIA J, ROTTER N, et al. Tissue engineering and autologous transplant formation: practical approaches with resorbable biomaterials and new cell culture techniques[J]. Biomaterials, 1996, 17(3): 237-242.

[19] BELL E. Deterministic models of tissue engineering[J]. Cell engineering, 1995, 1: 28-34.

[20] BELL E. Strategy for the selection of scaffolds for tissue engineering[J]. Tissue engineering, 1995, 1(2): 163-179.

[21] BUGBEE W D, CONVERY F R. Osteochondral allograft transplantation[J]. Clinics in sports medicine, 1999, 18(1): 67-75.

[22] SCOTT J E. Supramolecular organization of extracellular matrix glycosaminoglycans, in vitro and in the tissues[J]. Faseb journal official publication of the federation of American societies for experimental biology, 1992, 6(9): 2639-2645.

[23] 方佩斐, 贾维敏. 组织工程中天然支架材料的研究现状[J]. 安徽卫生职业技术学院学报, 2006, 5(4): 74-75.

[24] KIM B S, MOONEY D J. Development of biocompatible synthetic extracellular matrices for tissue engineering[J]. Trends in biotechnology, 1998, 16(5): 224-230.

[25] 吴贤杰, 郑敏, 吕中法. 骨形成蛋白在毛囊中表达意义的研究进展[J]. 浙江大学学报(医学版), 2004, 33(4): 370-374.

[26] 仇玉明, 董念国, 史嘉玮, 等. 转化生长因子-β_1对体外构建组织工程瓣膜的实验研究[J]. 中国全科医学, 2006, 9(6): 469-471.

[27] PEPPAS N A, LANGER R. New challenges in biomaterials[J]. Science, 1994, 263(5154): 1715-1720.

[28] RATNER B D, HOFFMAN A S, SCHOEN F J, et al. Biomaterials science: anintroduction to materials in medicine[J]. Journal of clinical engineering, 1997.

[29] MARCHANT R E, WANG I. Physical and chemical aspects of biomaterials used in humans[M]//GRECOR S. Implantation biology. Boca Raton: CRC press, 1994: 13-53.

[30] ZHU X S, ZENG L F, ZHAO C H. New progress in tissue engineered artificial skin substitutes[J]. Journal of clinical rehabilitative tissue engineering research, 2007, 11(6): 1145-1148.

[31] WEI C, FENG Y H, CHE D Z, et al. Biomaterials in skin tissue engineering[J]. International journal of polymeric materials and polymeric biomaterials, 2022, 71(13): 993-1011.

[32] CHI K, WU L, CHEN L J, et al. Tissue-engineered skin for skin wound repair: construction by human acellular dermal matrix combined with bone marrow mesenchymal stem cells[J]. Chinese journal of tissue engineering research, 2018, 22(26): 4179-4183.

[33] MIRZAEI-PARSA M J, GHANBARI H, ALIPOOR B, et al. Nanofiber-acellular dermal matrix as a bilayer scaffold containing mesenchymal stem cell for healing of full-thickness skin wounds[J]. Cell and tissue research, 2019, 375(3): 709-721.

[34] BUSRA F M, RAJAB N F, TABATA Y, et al. Rapid treatment of full-thickness skin loss using ovine tendon collagen type I scaffold with skin cells[J]. Journal of tissue engineering and regenerative medicine, 2019, 13(5): 874-891.

[35] INTINI C, ELVIRI L, CABRAL J, et al. 3D-printed chitosan-based scaffolds: an in vitro study of human skin cell growth and an in-vivo wound healing evaluation in experimental diabetes in rats[J]. Carbohydrate polymers, 2018, 199: 593-602.

[36] GHORBANI S, EYNI H, TIRAIHI T, et al. Combined effects of 3D bone marrow stem cell-seeded wet-electrospun poly lactic acid scaffolds on full-thickness skin wound healing[J]. International journal of polymeric materials and polymeric biomaterials, 2018, 67(15): 905-912.

[37] ZHANG X L, JIA C L, QIAO X Y, et al. Porous poly (glycerol sebacate) (PGS) elastomer scaffolds for skin tissue engineering[J]. Polymer testing, 2016, 54: 118-125.

[38] LIU H F, MAO J S, YAO K D, et al. A study on a chitosan-gelatin-hyaluronic acid scaffold as artificial skin in vitro and its tissue engineering applications[J]. Journal of biomaterials sciencepolymer edition, 2004, 15 (1): 25-40.

[39] ZULKIFLI F H, HUSSAIN F S J, HARUN W S W, et al. Highly porous of hydroxyethyl cellulose biocomposite scaffolds for tissue engineering[J]. International journal of biological macromolecules, 2019, 122: 562-571.

[40] LOU D, LUO Y, PANG Q, et al. Gene-activated dermal equivalents to accelerate healing of diabetic chronic wounds by regulating inflammation and promoting angiogenesis[J]. Bioactive materials, 2020, 5 (3): 667-679.

[41] OUALLA-BACHIRI W, FERNÁNDEZ-GONZÁLEZ A, QUIÑONES-VICO M, et al. From grafts to human bioengineered vascularized skin substitutes[J]. International journal of molecular sciences, 2020, 21 (21): 8197.

[42] NIU X L, LI N, DU Z P, et al. Integrated gradient tissue-engineered osteochondral scaffolds: challenges, current efforts and future perspectives[J]. Bioactive materials, 2023, 20: 574-597.

[43] ANNABI N, TAMAYOL A, UQUILLAS J A, et al. 25th anniversary article: rational design and applications of hydrogels in regenerative medicine[J]. Advanced materials, 2014, 26 (1): 85-123.

[44] CHEN Q Y, LIU S, YUAN Z R, et al. Construction and tribological properties of biomimetic cartilage-lubricating hydrogels[J]. Gels, 2022, 8 (7): 415.

[45] LI M X, SONG P, WANG W Z, et al. Preparation and characterization of biomimetic gradient multi-layer cell-laden scaffolds for osteochondral integrated repair[J]. Journal of materials chemistry B, 2022, 10 (22):, 4172-4188.

[46] BAYSAN G, COLPANKAN GUNES O, AKOKAY P, et al. Loofah-chitosan and poly (-3-hydroxybutyrate-co-3-hydroxyvalerate) (PHBV) based hydrogel scaffolds for meniscus tissue engineering applications[J]. International journal of biological macromolecules, 2022, 221: 1171-1183.

[47] WANG H, PENG T T, WU H F, et al. In situ biomimetic lyotropic liquid crystal gel for full-thickness cartilage defect regeneration[J]. Journal of controlled release, 2021, 338: 623-632.

[48] LEE C H, RODEO S A, FORTIER L A, et al. Protein-releasing polymeric scaffolds induce fibrochondrocytic differentiation of endogenous cells for knee meniscus regeneration in sheep[J]. Science translational medicine, 2014, 6 (266): 266ra171.

[49] MIRONOV V, VISCONTI R P, KASYANOV V, et al. Organ printing: tissue spheroids as building blocks[J]. Biomaterials, 2009, 30: 2164-2174.

[50] SILVA J M, RODRIGUES L C, SILVA S S, et al. Engineered tubular structures based on chitosan for tissue engineering applications[J]. Journal of biomaterials applications. 2018, 32 (7): 841-852.

[51] JU Y M, AHN H, ARENAS-HERRERA J, et al. Electrospun vascular scaffold for cellularized small diameter blood vessels: a preclinical large animal study[J]. Acta biomaterialia, 2017, 59: 58-67.

[52] DAVOODI B, GOODARZI V, HOSSEINI H, et al. Design and manufacturing a tubular structures based on poly (ε-caprolactone)/poly (glycerol-sebacic acid) biodegradable nanocomposite blend: suggested for applications in the nervous, vascular and renal tissue engineering[J]. Journal of polymer research, 2022, 29: 1-15.

[53] XIE F, CAO H H, MA L, et al. Biofabrication of controllable tubular calcium alginate hydrogel for tissue engineering[J]. Journal of materials research, 2021, 36 (7): 1487-1495.

[54] FOUAD H, ALFOTAWI R, ALOTHMAN O, et al. Porous polyethylene coated with functionalized hydroxyapatite particles as a bone reconstruction material[J]. Materials, 2018, 11 (4): 521.

[55] BRIZENDINE J B, LEFAIVRE J F, YOST M J, et al. Reconstruction of parasacral hernia with acellular human dermis graft[J]. Hernia, 2006, 10 (4): 360-363.

[56] THESLEFF T, LEHTIMÄKI K, NISKAKANGAS T, et al. Cranioplasty with adipose-derived stem cells and biomaterial: a novel method for cranial reconstruction[J]. Neurosurgery, 2011, 68 (6): 1535-1540.

[57] LAVIK E, LANGER R. Tissue engineering current state and perspectives[J]. Applied microbiology and biotechnology, 2004, 65 (1): 1-8.

[58] MARTIN I, WENDT D, HEBERER M. The role of bioreactors in tissue engineering[J]. Trends in biotechnology, 2004, 22 (2): 80-86.

[59] CASCALHO M, PLATT J L. New technologies for organ replacement and augmentation[J]. Mayo clinic proceedings, 2005, 80 (3): 370-378.

第9章

细胞分子生物学

9.1 概　述

构建组织或器官首先要考虑的是使用何种细胞：①数量足够；②没有病原体和任何形式的污染；③使用自体细胞(autologous)、同种异体细胞(allogeneic)还是异种细胞(xenogeneic)，表 9-1 列出了每一种细胞的优缺点[1,2]。本章主要介绍动物和人细胞的基因表达、新陈代谢、蛋白质合成和分泌、膜性质、对细胞外因素的反应、细胞分裂、细胞骨架的性质、细胞黏着和细胞外基质。细胞的这些性质决定了组织培养的特定环境。对于给定的细胞，需要能有效地进行营养物质的吸收和排泄物的排出，而且它们的生长和行为受到多种细胞外激素和生长因子的控制。同时，单个细胞的性能是组织构建的基础，这是因为组织常常是由多种类型的细胞组成的适合其功能的特殊的微结构体系。

表 9-1　细胞来源

细胞种类	优缺点
自体细胞	患者自己的细胞，无免疫排斥，可随时取用
同种异体细胞	细胞来自其他人体，需等待供体，需考虑免疫排斥反应
异种细胞	来源于不同的种属，不仅需要考虑免疫排斥反应，还需考虑动物病毒的传播

细胞是活体组织形成的基础，在一定情况下，它们可以单独存活。一些生物体(如细菌、原生动物和一些藻类)由单个细胞组成。但是大多数细胞是多细胞生物体的组成部分，典型的动物细胞悬浮在液体中是一个直径约为 20μm 的球，如图 9-1 所示。

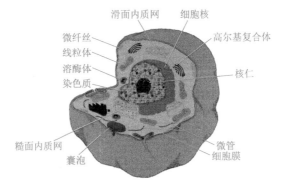

图 9-1　一般动物细胞的结构示意图[1,2]

大多数细胞在悬浮液中的生长不是很好，它们常常黏附于某一基质进行生长。所有的真核细胞都含有细胞核，遗传物质位于细胞核中，最终决定细胞的组成和性能。细胞核由细胞质包围，细胞质结构复杂且含有决定细胞生化性质的细胞器。细胞的外表层是细胞膜，对物质进出细胞非常重要。单个细胞是非常复杂的，含有上千种蛋白质分子，以非常复杂的多分子聚集体结构排列，同时含有疏水性和亲水性相及大量的低分子质量代谢物，包括糖、氨基酸、核苷、脂肪酸和磷脂。尽管新陈代谢的个别步骤可能接近热力学平衡，但细胞作为一个整体完全不平衡，与周围环境连续不断地进行着物质交换。营养物质的化学转变提供能量用来维持细胞的结构及合成数以万计的大分子。保持细胞的健康状态需要给它们不断提供所需的物质及合适的生长环境，如温度、摩尔渗透压浓度，并需要将潜在的有毒排泄物排出。

9.2 细 胞 核

细胞核是细胞的控制中心，在细胞的代谢、生长、分化中起着重要作用，是遗传物质的主要存在部分。细胞核含有的基因是 DNA 分子上有遗传效应的片段，基因中的脱氧核苷酸的排列顺序代表着遗传信息，以一定方式反映到蛋白质的分子结构上。大部分真核基因位于细胞核染色质上，尽管少量的基因由线粒体和叶绿体的 DNA 携带。基因编码非转译 RNA，包括核糖体 RNA 和大量控制蛋白质编码基因表达的小分子 RNA。脊椎动物所含的蛋白编码基因约 30000 个，都处于细胞核中，不可逆 DNA 修饰用来控制关于编码抗体和 T 细胞受体的基因的免疫系统细胞。

DNA 与组蛋白结合，高度有序化形成染色质。编码蛋白质基因由 RNA 聚合酶转录为信使 RNA(messenger RNA，mRNA)。转录过程开始于转录起始序列，结束于转录终止序列。基因常常被分为多个编码序列(外显子)，每个外显子编码一部分成熟的 mRNA。初级 RNA 转录开始于 RNA 从细胞核移动到细胞质之前，需要在 5′端和 polyA 的 3′端有一个甲基鸟苷的"帽子"结构，起到稳定信使、阻止核酸外切酶攻击的作用。5′端帽子和 3′端 polyA 能够协同地调节 mRNA 的翻译效率。外显子之间的 DNA 序列称为内含子，而且大部分初始转录的反义内含子由核小核糖核蛋白(small nuclear ribonucleoprotein particle，snRNP)催化的剪接反应移走了。选择性剪接使相同的基因可能产生不同的 mRNA，因此初始转录过程中外显子便以不同的结合方式间接在一起。细胞质中成熟的 mRNA 由核糖体翻译为多肽。mRNA 仍然含有一个 5′前导序列和一个 3′非翻译序列与蛋白质编码区的侧面相连，而且这些非翻译区可能含有特殊的序列，具有控制翻译和细胞内定位的功能[3,4]。

1. 基因表达控制

涉及细胞基本结构、蛋白质合成或新陈代谢时，所有组织都需要用到很多基因产物，此类基因称为持家基因。但也有其他一些基因，其产物只对一些特殊类型的细胞有用，实际上细胞类型的不同是因为它们所含的蛋白质性能不同，这表明控制基因表达是组织工程的关键。控制可以表现在几个方面，最为常见的是控制转录过程，而且在某种情况下人们所知的基因的"开"和"关"表示基因正在被转录或不在被转录。实际情况中有很多翻译调控的例子，如 mRNA 存在于细胞质中，但没有被翻译为蛋白质，直到条件满足才会进行翻译过程。控制还可以表现在核内 RNA 的加工阶段。此外，mRNA 或蛋白质的稳定性的变化也会对基因表达产生调控。

　　转录控制取决于 DNA 的调节序列，以及与这些序列相互作用的转录因子蛋白质。基因的启动区是 RNA 聚合酶连接的转录起始点的上游序列，RNA 聚合酶与一系列转录因子共同作用合成转录复合物，邻近启动子或与启动子之间有一定的距离，如图 9-2 所示[1,4]。

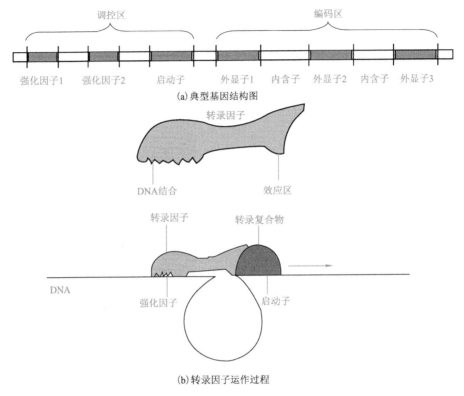

(a) 典型基因结构图

(b) 转录因子运作过程

图 9-2　典型基因结构图和转录因子运作过程

2. 转录因子

　　转录因子是调控转录的蛋白质，常常含有 DNA 结合域和调节域。DNA 螺旋结构使得这些调节域与转录复合物接触，可以提高或抑制它的活度。转录因子中存在多个转录因子家族，可以由其所含的 DNA 结合域进行分类，如同源盒和锌指结构域。它们大多数是核内蛋白，虽然有些存在于细胞质中，激活后便会进入细胞核内。激活过程开始于对核内信号的反应，核受体家族的转录因子直接由脂溶性信号分子激活，如维生素 A 酸和糖皮质激素。

　　蛋白质中每种 DNA 结合域都含有相应的 DNA 靶序列，常常是 20 个或更少的核苷。转录因子的激活域一般含有许多脂肪族氨基酸，构成的酸滴可以促进主要转录复合物的形成。一些转录因子补充组蛋白乙酰化酶，通过乙酰化作用中和组蛋白的氨基打开染色质，使得其他蛋白质可以接近 DNA。尽管将转录因子分类为转录活化剂和转录抑制剂比较合适，但它们的相互联系是相当复杂的，其他因子的存在有时会使得活化剂具有抑制剂的功能[5]。

3. 其他基因活度控制

　　基因控制在某些方面比正转录因子和负转录因子的结合更稳定与长久，某种程度上取决于染色质结构的重新塑造。染色体 DNA 是由组蛋白和核小体结合形成的直径约为 30nm 的细状体螺旋结构，依次排列成高阶结构。在大部分基因组中，染色质在一定程度上是可以运动的，使得转录因子可以与 DNA 相接近，称为常染色质。在其他一些区域，染色质高度浓缩，活度很低，称为异染色质。在类似非哺乳脊椎动物成核红细胞的极端情况下，整个染色体组是异染色质和不活动的。染色质结构由蛋白复合体控制，影响大部分基因表达，但不影响它自身的转录因子[6]。

染色质重新塑造的一个重要因素是从组蛋白 N 端暴露在外的赖氨酸乙酰化，它可部分抑制组蛋白与带负电的 DNA 磷酸二酯链的结合，从而打开染色质结构，使得转录复合物聚集在 DNA 上。组蛋白的乙酰化程度受 DNA 甲基化控制，至少是部分受控制，组蛋白脱乙酰酶补充到甲基化区可以抑制该区的基因活度。DNA 甲基化发生在 DNA GC 序列的胞嘧啶残留物上，某一个链上的 CG 序列将会与另一个链上的 GC 序列进行配对，反平行链上潜在的甲基化位置常常处在两条链相对的位置。多种 DNA 甲基转移酶中包括重新合成甲基化酶，甲基化原来未甲基化的 CG，可以在单链上的 CG 位置形成甲基。当某一位置甲基化后，将会保留后来的 DNA 复制形状，这是因为复制过程中形成的半甲基化位置将会作为维持甲基化的基体。

除了乙酰化，还有许多其他的组蛋白化学改变，而且 DNA 复制完成后可能会保留在染色质内，因此尽管最初的激活和抑制信号已经消失了，但 DNA 甲基化和组蛋白改变仍可以维持分化细胞中基因的活度[7-9]。

9.3　细　胞　质

细胞质(cytoplasm)是细胞膜包围的除核区外的一切半透明、胶状、颗粒状物质的总称。细胞质包含胞质溶胶及除细胞核外的细胞器。细胞质在细胞内扮演着重要的角色，作为"分子液"，使各种细胞器能在其中悬浮及透过脂肪膜聚集一起。它在细胞膜内包围着细胞核和细胞器。细胞质内的大分聚集体酶执行主要的新陈代谢过程，尤其是糖酵解过程，可以将葡萄糖降解为丙酮酸盐。对所有的细胞来说，葡萄糖是非常重要的新陈代谢原料，哺乳动物血糖严格控制在 5～6mmol/L，而且葡萄糖是大多数组织培养液的成分之一。糖酵解使得每个葡萄糖分子形成两个 ATP 分子，通过氧化磷酸化作用最终形成 36 个 ATP 分子[10]。

细胞只含有多种由磷脂双层体构成的细胞器。磷脂分子含有一个极性头部和一个疏水性尾部，它们倾向于聚集成片，所有的极性基团暴露在表面，疏水性尾部相连形成疏水相。大多数细胞器由两层膜组成，该膜由两个磷脂分子片构成，其疏水面相连。线粒体由两层膜包被，外膜平滑，内膜向内折叠形成嵴，两层膜之间有腔，线粒体中央是基质。基质内含有与三羧酸循环所需的全部酶类，内膜上具有呼吸链酶系及 ATP 酶复合体。线粒体能为细胞的生命活动提供场所，是细胞内氧化磷酸化和形成 ATP 的主要场所，有细胞"动力工厂"之称。另外，线粒体有自身的 DNA 和遗传体系，但线粒体基因组的基因数量有限，因此线粒体只是一种半自主性的细胞器。糖酵解过程生成的丙酮酸盐转化为乙酰 CoA(production of cytosolic acetyl-CoA)，继而被柠檬酸循环氧化为两个 CO_2 分子，同时伴随着在线粒体的电子传递键上形成 12 个 ATP 分子。由于氧化代谢对 ATP 的生成非常重要，细胞需要氧气来维持这个代谢过程。

组织细胞的培养常常在大气氧浓度下进行，尽管最佳氧浓度比大气氧浓度低，但动物体的氧浓度常常低于大气氧浓度。太多氧会导致自由基的产生，从而对细胞产生不良的影响。组织培养体系必须在低的氧浓度(如 5%)下进行。丙酮酸盐和乙酰 CoA 的氧化也会导致 CO_2 的产生，需要不断地排出 CO_2 以避免酸化。除了主要的代谢途径，细胞还参与脂、氨基酸和核苷的合成与分解。

细胞质所含的内质网是细胞内的一个精细的膜系统，是交织分布于细胞质中的膜的管道系统。两膜间是扁平的腔、囊或池。内质网分两类：一类是膜上附着核糖体颗粒的，称为粗糙型内质网；另一类是膜上光滑的，没有核糖体附在上面，称为光滑型内质网。粗糙型内质网的功能是合成蛋白质大分子，并把它从细胞输送出去或在细胞内转运到其他部位。凡蛋白质合成旺盛的细胞，粗糙型内质网便发达。在神经细胞中，粗糙型内质网的发达程度与记忆功能有关。光滑型内质网与糖类和脂类的合成、解毒、同化作用有关，并且具有运输蛋白质的功能。

细胞内蛋白质由细胞质中的核糖体合成，连续不断合成新的蛋白质分子，其组成由细胞的基因表达系统决定，同时存在旧蛋白质以蛋白体结构形式的降解，这个连续的循环过程需要大量的 ATP。

细胞膜是细胞与周围环境之间的边界，细胞膜是单向扩散膜，很少的物质能够进入细胞膜，只有一些小分子质量的疏水性分子可以通过，如维生素、类固醇和甲状腺激素等。无机离子通过细胞膜的扩散是受到严格控制的，主要表现在 Na-K 离子交换，排出 Na^+，集中 K^+。这些离子的微分反扩散在膜的两边形成了电势差，红细胞中电势差约 10mV，可使细胞兴奋，如神经细胞中电势差为 80~90mV(内负)。细胞中钙离子的生物学活性高，细胞外维持很低的浓度，约 10^{-7}mol/L，是外部浓度的 10^{-4}，这表明任何对细胞膜的损坏都有可能使得大量的 Ca^{2+}进入细胞内，从而破坏细胞。细胞膜蛋白质是高度疏水的分子，完全包含在脂质体中，但是通常它们也有亲水性区伸出到细胞外或伸进细胞质内部，抑或两者皆有。这些蛋白质含有很多重要的功能，一些有助于细胞与基体或其他细胞的锚定，另一些用来辅助离子和营养物质载体分子通过细胞膜的传输。此外，便是细胞外信号分子受体，它们对控制细胞的性能和行为非常关键，包括激素、神经传递素和生长因子。一些受体用作离子通道，如受到特有配合体刺激时接纳少量的钙。其他受体是酶和受激发时代谢过程的启动子。这些反应途径常常包括蛋白质磷酸化，而且常常促使转录因子的激活和某些靶基因的激活。细胞的反应取决于其所含的受体、这些受体以何种形式与信号传导通路偶联，以及这些通路如何与基因调控相连。组织培养液中的血清含有大量的激素和生长因子模仿细胞表面受体。

脂溶性分子(如甾类激素)可以通过单向扩散进入细胞内。它们的受体是多域分子，该分子同时具有转录因子功能。配位体的结合导致细胞核移动，使受体复合物可以激活靶基因，如图 9-3(a) 所示。

大多数信号分子是蛋白质，此类蛋白质不可以通过细胞膜进行扩散，只能与细胞表面的受体结合。这样的受体有三种：酶联受体、G 蛋白偶联受体和离子通道受体。酶联受体常常为酪氨酸激酶或丝氨酸(serine，Ser)/苏氨酸(threonine，Thr)激酶，如图 9-3(b)所示。所有的受体都含有细胞外配位体结合域和细胞质功能区酶激活点。对于受体酪氨酸激酶，配位体的结合使得受体产生二聚作用，从而形成自体磷酸化效应，受体分子互相磷酸化和激活。磷酸化受体可以激活很多靶基因，大部分情况是磷酸化激活的转录因子转移到细胞核内，从而激活其他靶基因；另一种情况是激酶互相激活，最后激活转录因子。简单地说，每类因子都含有自身关联的受体及各自的信号传导途径，不同的受体可以与相同的信号传导途径相连，或一个受体可以与多于一个的信号传导途径相连。一个途径对其他途径的影响称为串扰。单纯通过生物化学分析很难评价串扰的重要性，但是通过基因试验很容易得到该结论。

离子通道受体刺激 Na^+、K^+、Cl^- 或 Ca^{2+} 的传输。Na^+ 和 K^+ 对于神经或肌肉的电刺激反应性至关重要。如前所述，Ca^{2+} 对低浓度时细胞结构具有非常重要的作用[图 9-3(c)]。

G 蛋白偶联受体[图 9-3(c)]中最著名的是七通膜蛋白，这种蛋白由穿过膜 7 次的单多肽链组成，与由 α、β 和 γ 亚单位组成的三聚 G 蛋白联合。当配位体相连时，激发的受体导致鸟苷二磷酸(guanosine diphosphate，GDP)与尿苷三磷酸(guanosine triphosphate，GTP)的 α 亚单位结合，激发的 α 亚单位被释放并与其他膜成分相互作用。最常见的靶分子是腺苷酸环化酶，可以将三磷酸腺苷(adenosine triphosphate，ATP)转化为一磷酸腺苷(adenosine monophosphate，AMP)。AMP 激活蛋白激酶(protein kinase A，PKA)，磷酸化不同的靶分子，同时影响细胞内的新陈代谢和基因表达。

另一类 G 蛋白偶联受体使用不同的三聚 G 蛋白激活肌醇磷脂通道，如图 9-3(d)所示。这里的 G 蛋白激活磷脂酶 C-β(phospholiphase C-beta，PLC-β)，将磷脂酰肌醇 4,5 二磷酸(phosphatidylinositol(4,5)bisphosphate，PIP_2)分解为二酰甘油(diacylglycerol，DAG)和三磷酸肌醇(inositol triphosphate，IP_3)。DAG 激活重要的膜结合激酶——蛋白激酶 C。与蛋白激酶 A 相似，蛋白激酶 C 拥有多个可能的靶，可以同时导致新陈代谢反应和基因表达变化。IP 与内质网内的 IP_3 受体(IP_3R)结合，打开 Ca^{2+} 通道接受 Ca^{2+} 进入细胞质。通常情况下，细胞中 Ca^{2+} 浓度很低，约 $10^{-7} mol/L$。细胞膜中离子通道的打开或 IP_3 作用导致 Ca^{2+} 浓度上升，对靶分子的多样性有很大的影响[11,12]。

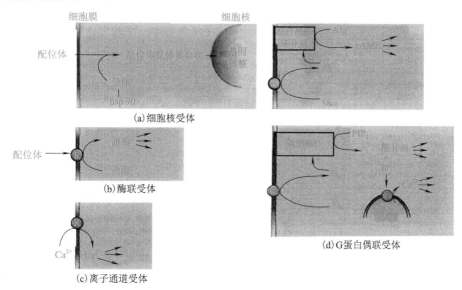

图 9-3 信号传导类型

9.4 细胞成长和死亡

组织工程毫无疑问包括细胞培养，因此了解细胞增殖过程非常重要。典型的动物细胞周期如图 9-4 所示，而一些特殊的细胞分裂类型如图 9-5 所示。细胞周期分为间期与分裂期(M 期)两个阶段。间期又分为三期，即 DNA 合成前期(G_1 期)、DNA 合成期(S 期)与 DNA 合成后期(G_2 期)。G_1 期长短因细胞而异。体内大部分细胞在完成上一次分裂后，分化并执行各自功能，G_1 期的早期阶段特称 G_0 期。在 G_1 期的晚期阶段，细胞开始为下一次分裂合成 DNA 所需的前体物质、能量和酶类等。S 期是细胞周期的关键时刻，DNA 经过复制而含量增加一倍，使体细胞成为 4 倍体，每条染色质丝都转变为由着丝点相连接的两条染色质丝；与此同时，还合成组蛋白，进行中心粒复制。S 期一般需数小时。G_2 期为分裂期做最后准备。中心粒已复制完毕，形成两个中心体，还合成 RNA 和微管蛋白等。G_2 期比较恒定，需 1～1.5h。细胞的有丝分裂需经前期、中期、后期、末期，是一个连续变化过程，由一个母细胞分裂成为两个子细胞。一般需 1～2h。有丝分裂前期，染色质丝高度螺旋化，逐渐形成染色体。染色体短而粗，强嗜碱性。两个中心体向相反方向移动，在细胞中形成两极；而后以中心粒随体为起始点开始合成微管，形成纺锤体。随着核仁相随染色质的螺旋化，核仁逐渐消失。核被膜开始瓦解为离散的囊泡状内质网。有丝分裂中期，细胞变为球形，核仁与核被膜已完全消失。染色体均移到细胞的赤道平面，从纺锤体两极发出的微管附着于每一个染色体的着丝点上。细胞可分离得到完整的染色体群，共 46 个染色体，其中 44 个为常染色体，2 个为性染色体。男性的染色体组型为 44+XY，女性的染色体组型为 44+XX。分离的染色体呈短粗棒状或发夹状，均由两个染色单体借狭窄的着丝点连接构成。有丝分裂后期，由于纺锤体微管的活动，着丝点纵裂，每一个染色体的两个染色单体分开，并向相反方向移动，接近各自的中心体，染色单体遂分为两组。与此同时，细胞被拉长，并由于赤道部细胞膜下方环行微丝束的活动，该部缩窄，细胞遂呈哑铃形。有丝分裂末期，染色单体逐渐解螺旋，重新出现染色质丝与核仁；内质网囊泡组合为核被膜；细胞赤道部缩窄加深，最后完全分裂为两个 2 倍体的子细胞。G_0 期是暂时离开细胞周期，停止细胞分裂，去执行一定生物学功能的细胞所处的时期。

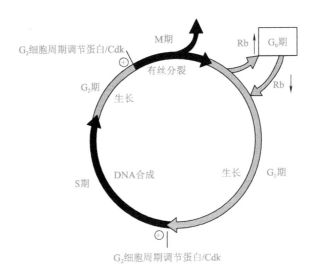

图 9-4 典型动物细胞周期

组织培养过程中，细胞常常具有指数增长能力，如图 9-5(c) 所示，但这在动物体中罕见。尽管一些分化的细胞类型可以继续分裂，但主要趋势是减缓分化或停止分裂。在胚胎后期，大多数细胞分裂为干细胞，而且它们直接的后代是短暂扩充细胞。干细胞可以被自身复制，形成具有特定组织形态的分化后代[图 9-5(d)]。这不一定表明干细胞的每次分裂都必须是不对称的，但一段时间后，一半的后代将再生，一半的后代将分化[13,14]。

胚胎干细胞(embryonic stem cell，ESC)是指当受精卵分裂发育成囊胚时内细胞团的细胞，它具有体外培养无限增殖、自我更新和多向分化的特性。无论在体外还是体内环境，ESC 都能被诱导分化为机体几乎所有的细胞类型。自 1981 年 Evans 和 Kaufman 首次成功分离小鼠

ESC，国内外研究人员已在仓鼠、大鼠、兔、猪、牛、绵羊、山羊、水貂、恒河猴、美洲长尾猴及人类中都分离并获得了 ESC，而且已经证明小鼠 ESC 可以分化为心肌细胞、造血细胞、卵黄囊细胞、骨髓细胞、平滑肌细胞、脂肪细胞、软骨细胞、成骨细胞、内皮细胞、黑素细胞、神经细胞、神经胶质细胞、少突胶质细胞、淋巴细胞、胰岛细胞、滋养层细胞等。人类 ESC 也可以分化为滋养层细胞、神经细胞、神经胶质细胞、造血细胞、心肌细胞等。ESC 不仅可以作为体外研究细胞分化和发育调控机制的模型，还可以作为一种载体，将通过同源重组产生的基因组的定点突变导入个体，更重要的是，ESC 将会给人类移植医学带来一场革命。进一步说，胚胎干细胞是一种高度未分化细胞。它具有发育的全能性，能分化出成体动物的所有组织和器官，包括生殖细胞。研究和利用 ESC 是当前生物工程领域的核心问题之一。对 ESC 的研究可追溯到 20 世纪 50 年代，畸胎瘤干细胞的发现开始了 ESC 的生物学研究历程。以前许多研究工作是以小鼠 ESC 为研究对象展开的，如德美医学小组成功地向试验鼠体内移植了由 ESC 培养出的神经胶质细胞；密苏里州研究人员通过鼠胚细胞移植技术，使瘫痪的猫恢复了部分肢体活动能力。随着 ESC 的研究日益深入，生命科学家对人类 ESC 的了解迈入了一个新的阶段。1998 年末，两个研究小组成功地培养出人类 ESC，保持了 ESC 分化为各种体细胞的全能性。这样就使科学家利用人类 ESC 治疗各种疾病成为可能。然而，人类 ESC 的研究工作引起了全世界范围内的很大争议，出于社会伦理学方面的原因，有些国家甚至明令禁止进行人类 ESC 研究。无论从基础研究角度来讲还是从临床应用方面来看，人类 ESC 带给人类的益处远大于在伦理方面可能造成的负面影响，因此要求展开人类 ESC 研究的呼声也越来越高。

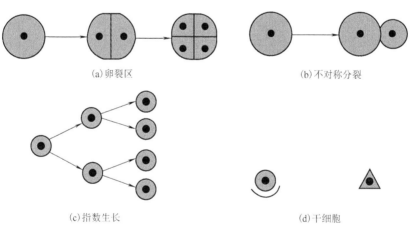

(a)卵裂区 (b)不对称分裂

(c)指数生长 (d)干细胞

图 9-5 细胞分裂类型

ESC 的全能性指 ESC 在解除分化抑制的条件下能参与包括生殖腺在内的各种组织的发育潜力，即 ESC 具有发育成完整动物体的能力，可以为细胞的遗传操作和细胞分化研究提供丰富的试验材料。ESC 发育全能性的标志是 ESC 表面表达时有相专一性胚胎抗原(stage specific embryonicant，SSEA)，而且可以检查到 OTC4 基因的表达。ESC 中碱性磷酸酶(alkaline phosphatase，AKP)及端粒酶活性较高，可用于 ESC 分化与否的鉴定。ESC 的多能性是指 ESC 具有发育成多种组织的能力，参与部分组织的形成。将 ESC 培养在不含分化抑制物的培养基上，可以形成类胚体。将 ESC 在特定培养基中进行培养，可以定向分化成特定组织，如 ESC 在含有白血病抑制因子(leukemia inhibitory factor，LIF)和维生素 A 酸(retinoic acid，RA)的培养基上，可以分化形成全壁内胚层，将 ESC 与胚胎细胞共培养或将 ESC 注入囊胚腔中，ESC 就会参与多种组织的发育。

美国有关科学家指出，一些从成年动物体中提取的干细胞并不如预想的那样能转化成各种器官与组织。这表明在干细胞医疗研究方面，成体干细胞还不能取代胚胎干细胞。

佛罗里达州研究小组进行了有关老鼠干细胞研究的比较试验，一组试验利用从成年老鼠骨髓中提取的干细胞；另一组利用从老鼠胚胎中提取的干细胞。科研人员本来希望从骨髓中提取的干细胞能够分化成原始细胞，如骨髓组织细胞，直至生长成所需的其他组织或器官。结果是，骨髓干细胞起初分化顺利，但最终并没有分化成原始细胞，却产生了奇怪的类似人体肿瘤细胞。爱丁堡大学的科研小组利用从脑细胞中提取的干细胞与胚胎干细胞进行分组比较试验，也发现了类似的问题。

科研人员认为，如果有关人体干细胞试验出现这样的情况，则从成年人体的骨髓、大脑等中提取的干细胞分化形成的新细胞或转化的组织将不适用于治疗疾病，而胚胎干细胞的研究显示出较好的医疗前景。

近年来，生物界认为从成年动物体的骨髓、血液、体细胞等中所提取的干细胞加以适当处理，就可以转变成为动物体其他部分的组织或器官。例如，从血液中提出的干细胞可以分化并转变成心脏、肾、肝脏等组织或器官。

9.5 细 胞 骨 架

广义上讲，细胞骨架是指在细胞核中存在核骨架-核纤层体系。核骨架、核纤层与中间纤维在结构上相互连接，贯穿细胞核和细胞质的网架体系。细胞骨架不仅在维持细胞形态、承受外力、保持细胞内部结构的有序性方面起重要作用，还参与许多重要的生命活动，如在细胞分裂中，细胞骨架牵引染色体分离；在细胞物质运输中，各类小泡和细胞器可沿着细胞骨架定向转运；在肌肉细胞中，细胞骨架和它的结合蛋白组成动力系统；在白细胞的迁移、精子的游动、神经细胞轴突和树突的伸展等方面都与细胞骨架有关。另外，在植物细胞中，细胞骨架指导细胞壁的合成[15]。

微管是由微管蛋白组成的空心管，如图 9-6 所示。微管存在于所有哺乳类动物细胞中，直径大于 12nm，除了红细胞，所有微管均由约 55kDa 的 α-微管蛋白及 β-微管蛋白组成。它们正常时以 β 二聚体形式存在，并以头尾相连的方式聚合，形成微管蛋白原纤维，一般由 13 条这样的原纤维构成一个中空的微管，直径为 22～25nm。少数变异的微管（如线虫等）则有其他数目的原纤维。微管确定膜性细胞器的位置，并作为膜泡运输的导轨。微管是细胞骨架的主干，也是某些细胞器的主体。例如，中心粒就是由 9 组 3 联微管组成的，真核生物的纤毛与鞭毛也由以微管为 9+2 结构，即由 9 个二联微管和一对中央微管构成，其中二联微管由 A、B 两个管组成，A 管由 13 条原纤维组成，B 管由 10 条原纤维组成，两者共享 5 条。A 管对着相邻的 B 管伸出两条动力蛋白臂，并向鞭毛中央发出一条辐线。基体的微管组成为 9+0，并且二联微管为三联微管所取代，结构类似中心粒。组成的轴丝为主体。

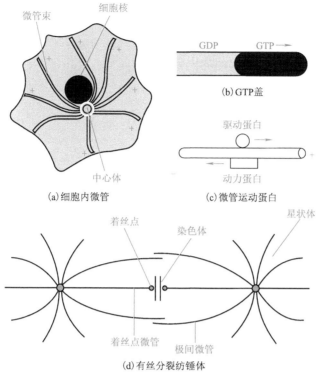

图 9-6　微管示意图

从各种组织中提纯微管蛋白可以发现还存在一些其他蛋白质(含量为 5%～20%)，称为微管相关蛋白。这些蛋白质具有组织特异性，从相同 $\alpha\beta$ 二聚体聚合形成的微管具有独特的性质，已从人类不同组织中发现了多种 α-微管蛋白及 β-微管蛋白，并追踪微管基因表现出部分基因家族，某些基因被认为是编码独特的微管蛋白。

微管形成的有些结构是比较稳定的，如神经细胞轴突、纤毛和鞭毛中的微管纤维，这是由于微管结合蛋白和酶修饰的作用。大多数微管纤维处于动态的聚合和灾变状态(一种突然的、迅速的、一般不可逆转的分解状态)，这是实现其功能所必需的性质(如纺锤体)。与秋水仙素结合的微管蛋白可加合到微管上，并阻止其他微管蛋白单体继续添加，进而破坏纺锤体的结构，长春碱具有类似的功能。紫杉醇(taxol)能促进微管的聚合，并使已形成的微管稳定，然而这种稳定性会破坏微管的正常功能。这些药物可以通过破坏微管功能来阻止细胞分裂，成为癌症治疗的新希望。

目前人类至少发现两种明显区别的 α-微管蛋白及三种明显区别的 β-微管蛋白，它们产生具有特定功能的微管蛋白 mRNA，由于这些编码在结构组分上近似蛋白质分子，在不同组织中存在多少特异性的、具有差异表达的微管蛋白亚型尚待深入研究。

除了 α-微管蛋白与 β-微管蛋白有编码相似的不同变异型，近几年来又发现了多种编码差异更大的新的微管蛋白，形成不同的基因家族。其中 γ-微管蛋白位于细胞内的微管组织中心，是用以提供 α-微管蛋白及 β-微管蛋白进行聚合反应形成微管的起始核心。δ-微管蛋白与 ε-微管蛋白则被认为与中心体的结构与形成有关。其他尚有 η-微管蛋白、ζ-微管蛋白、θ-微管蛋白等多种变异，不过通常仅存在少数真核单细胞生物如原虫或纤毛虫里，可能跟这些生物独特的结构与生理习性有关，进一步详情仍待研究。

微丝是一个实心状的纤维，普遍存在于所有真核细胞中，直径为 4～7nm，形状如图 9-7 所示。在一般细胞中，其占细胞内蛋白质总量的 1%～2%，但在活动较强的细胞中可占 20%～30%。在一般细胞中，微丝主要分布于细胞的表面，直接影响细胞的形状。微丝具有多种功能，在不同细胞中的表现不同，在肌细胞中组成粗肌丝、细肌丝，可以收缩，在非肌细胞中主要起支撑、非肌性运动和信息传导作用。

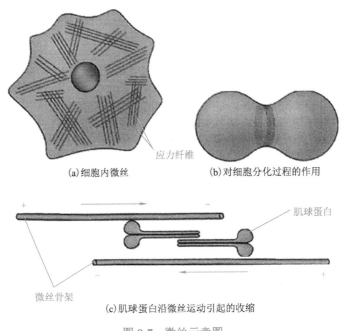

(a)细胞内微丝 (b)对细胞分化过程的作用

(c)肌球蛋白沿微丝运动引起的收缩

图 9-7 微丝示意图

微丝主要由肌动蛋白构成，它和肌球蛋白(一种分子马达蛋白)一起作用，使细胞运动。它们参与细胞的变形虫运动、植物细胞的细胞质流动与肌肉细胞的收缩。微丝中的肌动蛋白与肌球蛋白在细胞质形成三维的网络体系。肌动蛋白位于外质，肌球蛋白位于内质。肌球蛋白连接着细胞质颗粒，由 ATP 供给能量，肌球蛋白与细胞质颗粒的结合体沿着肌球蛋白微丝滑动，从而带动整个细胞质的环流。

与微管蛋白类似，肌动蛋白的基因组成一个超家族，并组成多种极为相似的结构。例如，各种肌肉细胞有不同的肌动蛋白：①骨骼肌的条纹纤维；②心肌的条纹纤维；③血管壁的平滑肌；④胃肠道壁的平滑肌。它们在氨基酸组分上有微小的差异(在 400 个氨基酸残基序列中有 4～6 个变异)，在肌细胞与非肌细胞中都存在 β-肌动蛋白及 γ-肌动蛋白，它们与具有横纹的 α-肌动蛋白可有 25 个氨基酸的差异。

G-肌动蛋白单体(含 ATP)可聚合为呈纤维状的 F-肌动蛋白(含 ADP)，它们可由 Mg^{2+} 及高浓度的 K^+ 或 Na^+ 诱导而聚合，聚合后 ATP 水解为 ADP 及 C-肌动蛋白单体，组成 F-肌动蛋白。骨骼肌的细肌丝(thin filament，由肌动蛋白构成)与粗肌丝(由肌球蛋白构成)相互作用而使肌肉收缩(肌球蛋白可以起到肌动蛋白激活的腺苷三磷酸酶的作用)。肌球蛋白也存在于哺乳动物的非肌细胞中(但以非聚合状态存在)。

细胞骨架的第三种纤维结构称中等纤维或中间纤维(intermediate filament，IF)，又称中间丝、中等纤维，为中空的骨状结构，直径介于微管和微丝之间(8～10nm)，其化学组成比较复杂。构成它的蛋白质多达 5 种，常见的有波形蛋白、角蛋白。在不同细胞中，中间纤维成分变化较大。中间纤维使细胞具有张力和抗剪切力。中间纤维有共同的基本结构，即构建成一个中央 α 螺旋杆状区，两侧则是大小和化学组成不同的端区。端区的多样性决定了中间纤维外形和性质的差异与特异性。以上这些结构单元并不是一成不变的，而是随细胞的生命活动而呈现高度的动态性，它们均由单体蛋白以较弱的非共价键结合在一起，构成纤维型多聚体，很容易进行组装和去组装，这正是实现其功能所必需的特点。

9.6　细胞黏附分子

细胞黏附分子（cell adhesion molecule，CAM）是众多介导细胞间或细胞与细胞外基质间相互接触和结合分子的统称，如图 9-8 所示。图中，NCAM 为神经细胞黏附分子。细胞黏附分子以受体-配体结合的形式发挥作用，使细胞和细胞间、细胞和基质间或细胞-基质-细胞间发生黏附，参与细胞的识别、细胞的活化和信号转导、细胞的增殖与分化、细胞的伸展与移动，是免疫应答、炎症反应、凝血、肿瘤转移及创伤愈合等一系列重要生理和病理过程的分子基础。根据其结构特点，细胞黏附分子可分为整合素家族、选择素家族、免疫球蛋白超家族、钙黏蛋白家族及一些尚未归类的细胞黏附分子。细胞黏附分子参与机体多种重要的生理功能和病理过程，如免疫细胞识别中的辅助受体和协同活化信号、炎症过程中白细胞与血管内皮细胞黏附、淋巴细胞归巢等[16]。

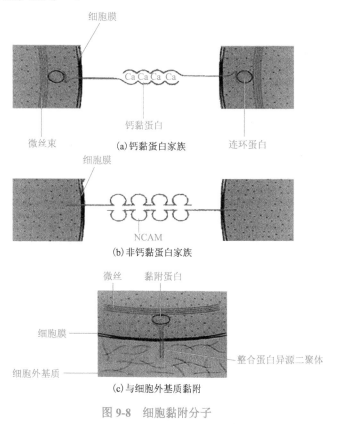

图 9-8　细胞黏附分子

9.7　细胞外基质

ECM 是由细胞分泌到细胞外间质中的大分子物质构成的复杂的网架结构，支持并连接组织结构，调节组织的发生和细胞的生理活动。

细胞外基质按组成可分为三大类：①糖胺聚糖、蛋白聚糖，它们能够形成水性的胶状物，在这种胶状物中包埋许多其他的基质成分；②结构蛋白，如胶原和弹性蛋白，它们赋予细胞外基质一定的强度和韧性；③黏着蛋白，如纤连蛋白和层粘连蛋白，它们促使细胞同基质结合。以胶原和蛋白聚糖为基本骨架，在细胞表面形成纤维网状复合物，这种复合物通过纤连蛋白或层粘连蛋白及其他连接分子直接与细胞表面受体连接或附着到受体上。由于受体多数是膜整合蛋白，并与细胞内的骨架蛋白相连，所以细胞外基质通过膜整合蛋白将细胞外与细胞内连成了一个整体。

构成细胞外基质的大分子种类繁多，可大致归纳为四大类：胶原、非胶原糖蛋白、糖胺聚糖与蛋白聚糖、弹性蛋白。

上皮组织、肌组织及脑与脊髓中的 ECM 含量较少，而结缔组织中 ECM 含量较高。ECM 的组分及组装形式由所产生的细胞决定，并与组织的特殊功能需求相适应。例如，角膜的细胞外基质为透明柔软的片层，肌腱细胞的外基质坚韧如绳索。细胞外基质不仅静态地发挥支持、连接、保水、保护等物理作用，而且动态地对细胞产生全方位影响。

细胞外基质不只具有连接、支持、保水、抗压及保护等物理学作用，而且为细胞的基本生命活动发挥全方位的生物学作用。鉴于细胞外间质的多样性，细胞外间质有多方面的功能，如为细胞提供支持和固定、提供组织间的分离方法、调节细胞间的沟通；细胞外间质调节细胞的动态行为。此外细胞外间质还吸收了多种细胞生长因子和蛋白酶。当生理条件变化时，激活蛋白酶而释放这些细胞生长因子，无须从头合成这些因子，从而迅速激活细胞功能[17,18]。

1. 胶原

胶原是动物体内含量最丰富的蛋白质，占人体蛋白质总量的 30%以上。它遍布于体内各种器官和组织，是细胞外基质中的框架结构，可由成纤维细胞、软骨细胞、成骨细胞及某些上皮细胞合成并分泌到细胞外。

目前已发现的胶原至少有 19 种，由不同的结构基因编码，具有不同的化学结构及免疫学特性。Ⅰ型、Ⅱ型、Ⅲ型、Ⅳ型及Ⅺ型胶原为有横纹的纤维形胶原。

各型胶原都由三条相同或不同的肽链形成三股螺旋，含有三种结构：螺旋区、非螺旋区及球形结构域。其中Ⅰ型胶原的结构最为典型。

Ⅰ型胶原的原纤维平行排列成较粗大的束，成为光学显微镜下可见的胶原纤维，抗拉强度超过钢筋。其三股螺旋由两条 $\alpha 1(I)$ 链及一条 $\alpha 2(I)$ 链构成。每条 α 链约含 1050 个氨基酸残基，由重复的 Gly-X-Y 序列构成。X 常为脯氨酸，Y 常为羟脯氨酸或羟赖氨酸残基。重复的 Gly-X-Y 序列使 α 链卷曲为左手螺旋，每圈含三个氨基酸残基。三股这样的螺旋再相互盘绕成右手超螺旋，即原胶原。

原胶原分子间通过侧向共价交联，相互呈阶梯式有序排列并聚合成直径 50～200nm、长 150nm 至数微米的原纤维，在电镜下可见间隔 67nm 的横纹。胶原纤维中的交联键是由侧向相邻的赖氨酸或羟赖氨酸残基氧化后所产生的两个醛基间进行缩合而形成的。

原胶原共价交联后成为具有抗拉强度的不溶性胶原。胚胎及新生儿的胶原因缺乏分子间的交联而易于抽提。随年龄增长，交联日益增多，皮肤、血管及各种组织变得僵硬，成为老化的一个重要特征。

人 $\alpha 1$(I)链的基因含 51 个外显子，因而基因转录后的拼接十分复杂。翻译出的肽链称为前 α 链，其两端各具有一段不含 Gly-X-Y 序列的前肽。三条前 α 链的 C 端前肽借二硫键形成链间交联，使三条前 α 链"对齐"排列。然后从 C 端向 N 端形成三股螺旋结构，前肽部分则呈非螺旋卷曲。带有前肽的三股螺旋胶原分子称为前胶原(procollagen)。胶原变性后不能自然复性重新形成三股螺旋结构，原因是成熟胶原分子的肽链不含前肽，不能再进行"对齐"排列。

前 α 链在粗糙型内质网上合成，并在形成三股螺旋之前于脯氨酸及赖氨酸残基上进行羟基化修饰，脯氨酸残基的羟化反应是在与膜结合的脯氨酰-4 羟化酶及脯氨酰-3 羟化酶的催化下进行的。维生素 C 是这两种酶所必需的辅助因子。维生素 C 缺乏导致胶原的羟化反应不能充分进行，不能形成正常的胶原纤维，使非羟化的前 α 链在细胞内被降解。因此膳食中缺乏维生素 C 可导致血管、肌腱、皮肤变脆，易出血，称为坏血病。

胶原是细胞外基质的最重要成分，目前已发现至少 19 种胶原，但肝脏中含量较高者仅包括 I 型、III 型、IV 型、V 型、VI 型、X 型和VIII型。正常人肝脏的胶原含量约为 5mg/g 肝湿重，I/III型胶原的比为 1 : 1，各占 33%左右；肝纤维化和肝硬化时肝脏胶原含量可增加数倍，且I/III型胶原的比可增加到 3 : 1 左右。

2. 纤连蛋白

纤连蛋白(fibronectin，FN)是一种大型糖蛋白，存在于所有脊椎动物体内，分子含糖4.5%～9.5%，糖链结构依组织细胞来源及分化状态而异。FN 可将细胞连接到细胞外基质上。

每条 FN 肽链约含 2450 个氨基酸残基，整个肽链由三种类型(I 型、II 型、III 型)的模块(module)重复排列构成。具有 5～7 个有特定功能的结构域，由对蛋白酶敏感的肽段连接。这些结构域中有些能与其他 ECM(如胶原、蛋白聚糖)结合，使细胞外基质形成网络；有些能与细胞表面的受体结合，使细胞附着在 ECM 上。

FN 肽链中的一些短肽序列为细胞表面的各种 FN 受体识别与结合的最小结构单位。例如，在肽链中央的、与细胞相结合的模块中存 RGD 序列，为与细胞表面某些整合素受体识别与结合的部位。化学合成的 RGD 可抑制细胞在 FN 基质上黏附。

细胞表面及细胞外基质中的 FN 分子间通过二硫键相互交联，组装成纤维。与胶原不同，FN 不能自发组装成纤维，而是通过细胞表面在受体指导下进行，只存在于某些细胞(如成纤维细胞)表面。转化细胞及肿瘤细胞表面的 FN 纤维减少或缺失系因细胞表面的 FN 受体异常所致。

3. 层粘连蛋白

层粘连蛋白也是一种大型糖蛋白，与IV型胶原一起构成基膜，是胚胎发育中出现最早的细胞外基质成分。

LN 分子由一条重链(α)和两条轻链(β、γ)借二硫键交联而成，外形呈十字形，三条短臂各由三条肽链的 N 端序列构成。每条短臂包括两个球区及两个短杆区，长臂也由杆区及球区构成。

LN 分子中至少存在 8 个与细胞结合的位点，如在长臂靠近球区的位点。链上有异亮氨酸-赖氨酸-丙氨酸-颉氨酸(isoleucine-lysine-valine-alanine-valine，IKVAV)五肽序列可与神经细胞结合，并促进神经生长。鼠 LN$\alpha 1$ 链上的 RGD 序列，可与 $\alpha_{\sqrt{}}\beta_3$ 整合素结合。

现已发现 7 种 LN 分子，8 种亚单位（$\alpha1,\alpha2,\alpha3,\beta1,\beta2,\beta3,\gamma1,\gamma2$），与 FN 不同的是，这 8 种亚单位分别由 8 个结构基因编码。

LN 是含糖量很高（15%～28%）的糖蛋白，具有 50 条左右 N 连接的糖链，是迄今所知糖链结构最复杂的糖蛋白。此外，LN 的多种受体是识别与结合其糖链结构的。

基膜是上皮细胞下方一层柔软的特化的细胞外基质，也存在于肌肉、脂肪和施万细胞（Schwann cell）周围。它不仅起保护和过滤作用，还决定细胞的极性，影响细胞的代谢、存活、迁移、增殖和分化。

基膜中除 LN 和Ⅳ型胶原外，还具有巢蛋白(entactin)、基底膜蛋白多糖(perlecan)、核心蛋白聚糖(decorin)等多种蛋白质，其中 LN 与 entactin 形成 1∶1 紧密结合的复合物，通过巢蛋白(nidogen，也叫 entactin)与Ⅳ型胶原结合。

4. 糖胺聚糖与蛋白聚糖

糖胺聚糖(glycosaminoglycan，GAG)是由重复二糖单位构成的无分枝长链多糖。其二糖单位通常由氨基己糖（氨基葡萄糖或氨基半乳糖）和糖醛酸组成，但硫酸角质素中糖醛酸由半乳糖代替。糖胺聚糖依组成糖基、连接方式、硫酸化程度及位置的不同可分为 6 种，即透明质酸、硫酸软骨素、硫酸皮肤素、硫酸乙酰肝素、肝素、硫酸角质素。

透明质酸(hyaluronic acid，HA)是唯一不发生硫酸化的糖胺聚糖，其糖链特别长。糖胺聚糖一般由不到 300 个单糖基组成，而 HA 可含 10 万个糖基。在溶液中 HA 分子呈无规则卷曲状态。如果强行伸长，其分子长度可达 20μm。HA 分子全部由葡萄糖醛酸及乙酰氨基葡萄糖二糖单位重复排列构成。由于 HA 分子表面有大量带负电荷的亲水性基团，可结合大量水分子，即使浓度很低也能形成黏稠的胶体，占据很大的空间，产生膨压。

细胞表面的 HA 受体为 CD44（一类分布极为广泛的细胞表面糖蛋白）及其同源分子，属于透明质酸粘素(hyaladherin)族。所有能结合 HA 的分子都具相似的结构域。

HA 虽不与蛋白质共价结合，但可与许多种蛋白聚糖的核心蛋白质及连接蛋白质借非共价键结合，从而参加蛋白聚糖多聚体的构成，在软骨基质中尤其如此。

除 HA 及肝素外，其他糖胺聚糖均不游离存在，而与核心蛋白质共价结合构成蛋白聚糖。

蛋白聚糖是糖胺聚糖(除透明质酸外)与核心蛋白质的共价结合物。核心蛋白质的丝氨酸残基（常有 Ser-Gly-X-Gly 序列）可在高尔基复合体中装配上糖胺聚糖链。其糖基化过程为通过逐个转移糖基首先合成由四糖组成的连接桥(Xyl-Gal-Gal-GlcUA)，然后延长糖链，并对所合成的重复二糖单位进行硫酸化及差向异构化修饰。一个核心蛋白质分子上可以连接 1 至 100 个以上 GAG 链。与一个核心蛋白质分子相连的 GAG 链可以是同种或不同种的。

许多蛋白聚糖单体常以非共价键与透明质酸形成多聚体。核心蛋白质的 N 端序列与 CD44 分子结合透明质酸的结构域具有同源性，故亦属 hyaladherin 族。

蛋白聚糖多聚体的分子质量可达 108kDa 以上，其体积可超过细菌。例如，构成软骨的聚集蛋白聚糖(aggrecan)的 GAG 主要是硫酸软骨素(chondroitin sulfate，CS)，还有硫酸角质素(keratan sulfate，KS)，其含量不足或代谢障碍可引起长骨发育不良，四肢短小。

5. 弹性蛋白

弹性蛋白(elastin)纤维网络赋予组织以弹性，弹性纤维的伸展性比同样横截面积的橡皮条至少高 5 倍。

弹性蛋白由两种类型短肽段交替排列构成：一种是疏水短肽，赋予分子以弹性；另一种是短肽，为富丙氨酸及赖氨酸残基的 α 螺旋，负责在相邻分子间形成交联。弹性蛋白的氨基酸组成似胶原，也富于甘氨酸及脯氨酸，但很少含羟脯氨酸，不含羟赖氨酸，没有胶原特有的 Gly-X-Y 序列，故不形成规则的三股螺旋结构。弹性蛋白分子间的交联比胶原更复杂，通过赖氨酸残基参与的交联形成富于弹性的网状结构。

在弹性蛋白的外围包绕着一层由微原纤维构成的壳。微原纤维是由一些糖蛋白构成的。其中一种较大的糖蛋白是原纤蛋白(fibrillin)，它是保持弹性纤维的完整性所必需的糖蛋白。在发育中的弹性组织内，糖蛋白微原纤维常先于弹性蛋白出现，似乎是弹性蛋白附着的框架，对弹性蛋白分子组装成弹性纤维具有组织作用。老年组织中弹性蛋白的生成减少、降解增强，以致组织失去弹性。

9.8　组织内细胞

从形态学角度看，所有的细胞可以分为上皮细胞和间叶细胞，如图 9-9 所示。上皮细胞是分布在基膜上的细胞层，每个细胞通过特殊的连接方式与周围细胞相连，表现出完全不同的上-下极性。间叶细胞是嵌入松散细胞外基质中分散的星状细胞。它填充了胚胎的大部分，然后形成成纤维细胞、脂肪组织、光滑肌肉和骨骼组织。一个组织常常含有上皮细胞和间叶细胞。通常情况下，这两个成分互相依赖，分泌对方需要的生长因子，维持细胞的生长和分化。

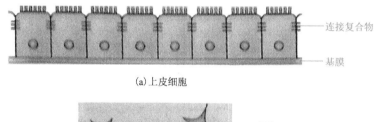

(a) 上皮细胞

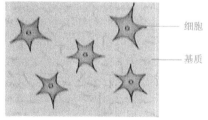

(b) 间叶细胞

图 9-9　上皮细胞和间叶细胞

上皮细胞常常是组织的功能部分，如内脏的不同部分的上皮细胞具有保护、吸收或分泌的功能，而底部的间叶细胞供给力学支撑、生长因子和肌肉运动过程中的生理反应。

脊椎动物上皮细胞通过紧密接头、黏着接头和细胞桥粒结合在一起，后两种包括钙黏素。间叶细胞也可以由钙黏素结合在一起，但结合很疏松。早期胚胎细胞的黏着常由钙黏素支配，因此多种类型的早期胚胎可以完全分解成单独的细胞。

人体中的各种细胞需要连续不断地获取营养和氧气，细胞产生的代谢废物也需及时排出。正常情况下机体的新陈代谢所需要的氧气和营养物质由心血管系统向全身输送。组织工程有可能生长出大的无血管结构，但仅限于二维情况下。例如，几个分子厚的表皮层可以在体外培养，且能成功用于皮肤移植，但是厚度较大的组织便需要血管系统的支持。

组织工程不需要复制正常动物体结构的所有功能，但是细胞分子生物学的限制不容忽视，包括以下方面。

(1) 如何通过供给正确的基体和培养液使得细胞保持在一个理想的状态？

(2) 如何构建一个含两种或多种细胞的工程化组织，且细胞间能够互相支持以维持生存？

(3) 如何能够构建可以供给营养和排出废弃物的血管系统？

(4) 如何控制细胞分裂？

习题与思考题

9-1 简述组织工程使用的细胞来源的优缺点。

9-2 简述胚胎干细胞的定义及其特性。

参 考 文 献

[1] LANZA R, LANGER R, VACANTI J. Principles of tissue engineering[M]. 3rd ed. London: Elsevier academic press, 2007.

[2] LANZA R P, LANGER R, VACANTI J. 组织工程原理[M]. 2版. 杨志明, 张姝江, 林凡, 等, 译. 北京: 化学工业出版社, 2000.

[3] ALBERTS B, JOHNSON A, LEWIS J, et al. Molecular biology of the cell[M]. 4th ed. New York: Garland publishing, 2002.

[4] DARNELL J E. Molecular cell biology[M]. 5th ed. New York: W.H.Freeman, 2003.

[5] SLACK J M W. Essential developmental biology[M]. 2nd ed. Oxford: Blackwell science, 2005.

[6] BROWN T A. Gene cloing and DNA analysis: an introduction[M]. 4th ed. Oxford: Blackwell science, 2001.

[7] HARTL D, JONES E W. Genetics: analysis of genes and genomes[M]. 5th ed. Sudbury: Jones and bartlett, 2001.

[8] HARTWELL L H, HOOD L, GOLDBERG M L, et al. Genetics: from genes to genomes[M]. 2nd ed. New York: McGraw-Hill, 2004.

[9] LATCHMAN D S. Eukaryotic transcription factors[M]. New York: Academic press, 2003.

[10] PRIMROSE S B, TWYMAN R M, OLD R W. Principles of gene manipulation[M]. 6th ed. Oxford: Blackwell science, 2002.

[11] WOLFFE A. Chromatin: structure and function[M]. 3rd ed. New York: Academic press, 1998.

[12] DOWNWARD J. The ins and outs of signaling[J]. Nature, 2001, 411(6839): 759-762.

[13] HANCOCK J T. Cell signaling[M]. Harrow: Longman, 1997.

[14] HEATH J K. Principles of cell proliferation[M]. Oxford: Blackwell Science, 2001.

[15] HUNTER T. Signaling-2000 and beyond[J]. Cell, 2000, 100(1): 113-127.

[16] BECKERLE M C. Cell adhesion[M]. Oxford: Oxford university press, 2002.

[17] KREIS T, VALE R. Guidebook to the cytoskeletal and motor proteins[M]. 2nd ed. Oxford: Oxford university press, 1999.

[18] KREIS T, VALE R. Guidebook to the extracellular matrix and adhesion proteins[M]. 2nd ed. Oxford: Oxford university press, 1999.

第10章

组织工程化皮肤

10.1 概　　述

皮肤是人体最大的器官，主要起屏障作用，以隔离外部环境，其重要功能包括体液平衡、体温调节、免疫监视和自我伤口愈合等(表 10-1)。当外界损伤或疾病等原因造成皮肤缺损时，其危害可以是轻微的，也可以是致命的。皮肤缺损的原因主要是热损伤，仅在美国每年大约就有 250 万人烧伤，其他原因包括慢性溃疡(继发于压迫、静脉瘀血和糖尿病)、创伤、皮肤肿瘤切除或其他皮肤疾病。传统的修复方法有自体植皮、同种异体植皮、异种植皮和人工合成代用品的应用。但由于供区不足、免疫排斥及传播疾病等缺点，寻找一种理想的皮肤替代物一直是临床上一个亟待解决的难题[1-3]。

表 10-1　皮肤的生理机能

机能	功能单元
体液平衡	汗腺
免疫监视	朗格汉斯细胞及其他细胞
防止机械或电损伤	胶原纤维、弹性纤维和角蛋白纤维
维持身体各部分形状	胶原纤维
体温调节	汗腺、血管
自我伤口愈合	炎症细胞及相关组织细胞
分泌排泄	组织巨噬细胞
合成生长因子、维生素等	细胞

伤口修复是一个可溶性递质、血管成分形成、细胞外基质和基质细胞互相影响和协调的协同过程。伤口处理主要是尽快封闭伤口，形成功能性和具有一定美观性的瘢痕。过去 20 年细胞生物学和分子生物学的显著进展为人们理解伤口修复和组织重建中的基础生物学过程起到了很大的推动作用。这些基础知识的突飞猛进带来了伤口治疗医学的发展，导致了溃疡、普通伤口和高张力性瘢痕的快速愈合，阻止瘢痕疙瘩和纤维增生发生。目前，一种生长因子和几种皮肤替代物已经投放市场，作为治疗难愈性溃疡的新选择。此外，由于肿瘤基质的产生与伤口愈合过程相似，伤口修复相关知识的积累会给肿瘤治疗医学带来意想不到的发展。伤口愈合与组织再生过程中的科技突破有利于将来伤口处理和组织工程技术的发展。

10.2 皮肤的解剖生理学

皮肤是一类功能性器官,总表面积为 $1.5\sim2m^2$。它可以保持人体的温度和水分,避免人体受到细菌及外界环境的伤害。皮肤依构造可分为表皮、真皮及皮下组织(图 10-1),它的每一部分都肩负着不同的功能。皮肤的主动功能和被动功能由表皮与真皮的特定细胞及结构来实现。皮肤两层解剖结构复杂的功能关系维持着皮肤的正常特性。组织工程在皮肤中的应用依赖于对皮肤结构成分、它们的空间器官化和它们之间的功能关系的深刻理解[4]。

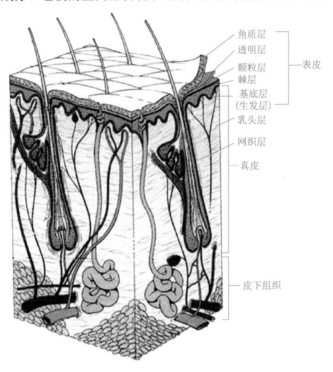

图 10-1 皮肤组织结构示意图

10.2.1 表皮

皮肤是机体和外界环境之间的一道物理屏障,因此表皮作为皮肤的最外层,必须是坚韧的,而且对有毒物质或有害的微生物是不可渗透的,表皮还要控制机体在相对干燥的外界环境中避免水分丧失。表皮以细胞形态可分为五层:角质层、透明层、颗粒层、棘层、基底层。

角质层在表皮的最外层,由 $4\sim8$ 层极扁平无核的角化细胞组成,含有角蛋白及角质脂肪,无血管和神经。外层的角化细胞到一定时间会自行脱落,同时会有新形成的角化细胞来补充。这在美容领域称为死皮。角质层最能表现皮肤是否健美、坚韧而富有弹性,并且有抗摩擦、防止体内组织液向外渗透、防止体外化学物质和细菌侵入的作用,它的再生能力极强,角化细胞含有保湿因子,可防止表面水分蒸发,同时又有很强的吸水性。

透明层是透明的角质,由 2 或 3 层扁平无核细胞组成,为白色或油状体的外观,也有保护表皮的功能。

颗粒层由 $2\sim4$ 层菱形细胞组成,细胞核很苍白,有角蛋白颗粒,在掌趾等部位分布明显,对光线反射有阻断作用，可防止异物侵入，过滤紫外线，逐渐向角质层演变。

棘层也称种子层，与基底层合称生长带，由 4～8 层带棘的多角形细胞组成，细胞棘突特别明显，是表皮中最厚的一层，它可以不断地制造出新细胞，从而一层层往上推移，具有细胞分裂增殖的能力。各细胞间有空隙，储存淋巴液，并通过淋巴液将营养补给到颗粒层。

基底层又称生发层，位于表皮最深处，呈栅栏状排列，只有一层细胞可以分裂，慢慢演变，1 个细胞裂变成 2 个细胞所需要时间为 19 天，是表皮中唯一可以分裂复制的细胞，每当表皮破损时，基底层细胞就会增长修复而皮肤不留瘢痕。每 10 个基底层细胞中有 1 个透明细胞，细胞核很小，是黑素细胞，它位于表皮与真皮交界处，镶嵌于基底层细胞。它的主要作用是产生黑色素颗粒，呈树枝状，深入 10 个基底层及棘层细胞中。黑色素颗粒数量可影响基底层细胞和棘层细胞中黑色素的含量。细胞繁殖再生及部分新陈代谢均在此层进行。层中色素释放功能是皮肤颜色深浅的主因。

表皮最主要的成分是角化细胞，它们由细胞桥粒形成互相结合的重叠结构，使得细胞与细胞互相黏连。

10.2.2 真皮

真皮厚度为 0.3～3mm，比表皮厚约 7 倍，含大量水分，所含水分占全身总水分的 18%～40%，可区分为乳头层与网织层（图 10-2）。乳头层位于真皮的上层，走向与表皮垂直，并连接表皮与真皮，维系表皮和真皮的结构。网织层位于乳头层的深部。乳头层与网织层没有明显的界线。网织层主要由粗大的胶原纤维组成，网织层缺失往往导致伤口过度瘢痕形成和伤口收缩。胶原纤维之间有较多的弹性纤维。弹性纤维使皮肤伸展后恢复正常。老年时弹性纤维变性，失去弹性，皮肤呈松弛状态，出现皱纹。网织层内的细胞成分较少，有血管、淋巴管、神经，以及感受器、腺体、毛发、汗腺、皮脂腺、竖毛肌等。

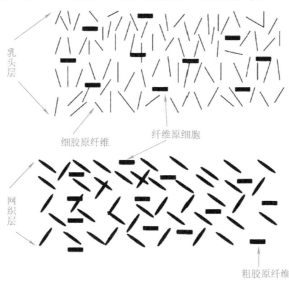

图 10-2 真皮细胞外基质示意图

真皮为皮肤提供物理强度和柔韧性，结缔组织支架包含了众多的血管、淋巴系统和神经束。真皮相对无细胞，主要由相互交织的胶原纤维这一类细胞外基质组成，弹性纤维、蛋白聚糖和糖蛋白散布于胶原纤维之间。

成纤维细胞，即真皮的主要细胞，产生和维持大部分细胞外基质。内皮细胞沿血管排列，它通过控制白细胞的外渗，在皮肤免疫系统中起着重要的作用。真皮中造血组织来源的细胞（如巨噬细胞、淋巴细胞）负责监控功能。这些神经纤维分泌一些神经肽，通过作用于内皮细胞、白细胞和角质形成细胞来影响免疫和炎症反应。

10.2.3　创伤愈合过程

组织对创面的即刻反应是形成血凝块，阻止进一步出血；同时释放一些炎症细胞因子，这些细胞因子可以调节该区域的血流量，并吸引淋巴细胞和巨噬细胞来对抗感染；后期刺激血管形成和胶原沉积。后面这些过程导致了肉芽组织的形成，它是一种高度血管化、富含细胞的结缔组织。成纤维细胞富含肌动蛋白，又称肌成纤维细胞，它在一些因子如血小板源性生长因子（platelet-derived growth factor，PDGF）和转化生长因子（transforming growth factor-β，TGF-β）的作用下得到补充。在 PDGF 等因子的刺激下，创面床形成了肉芽组织，并在肌成纤维细胞和 TGF-β 等因子的作用下逐步被瘢痕组织所替代，角质形成细胞受到刺激而增生并迁移至创面床以恢复表皮覆盖。从使用的全层人皮肤替代物和真皮基质两种产品的前期临床观察来看，表皮覆盖在调控其下方的炎症反应方面起到关键的作用。将无炎症的活的结缔组织植入创面缺损处，结果表明也有益于指导肉芽组织形成。

综上所述，创面愈合过程包括很多组织因子和成分的相互作用。慢性创面愈合能力较差主要是由因子之间的不平衡造成的，并不是缺乏任何一个特殊因子所致。大多数以因子为基础的方法已接近成功。对假定的创面愈合因子的鉴定已经发展出了几种方案，即通过局部应用一种或多种可以促进细胞黏附和迁移的因子来加速创面愈合。转化生长因子、表皮生长因子（epidermal growth factor，EGF）、血管内皮生长因子（vascular endothelial growth factor，VEGF）和血小板源性生长因子已经作为候选者得到了这方面的研究。在这些因子中，只有 PDGF 在临床试验中显示有效，并且已被准许用于临床。RGD 片层肽序列可以促进结缔组织细胞迁移，因此可促进在创面床内生成真皮支架。与安慰剂相比，这个方法能加速大腿镰状细胞溃疡和糖尿病性溃疡的愈合，但与标准疗效相比，未显示差异。另外，人们已采用细胞复合提取物为创面提供合适的多种成分混合物，包括用血小板提取物提供基本的血小板源性生长因子，用角质形成细胞提取物提供角化细胞快速生长所需的复合成分混合物。需要说明的是，以上作用并不是很明显，这部分归因于创面愈合反应本身的复杂特性。此外，对于严重的或巨大的皮肤组织缺损，细胞因子并不是一种有效的治疗手段。

表皮和真皮的反应由真皮成纤维细胞和表皮的角质形成细胞通过自分泌和旁分泌及炎症细胞因子来调控，这些因子调控着角质形成细胞的生长与分化、前炎症反应、血管增生和细胞外基质的沉积。通过组织工程制成的活组织能提供因子传递和短暂的复杂控制功能，并从化学的、结构的和最后的正常细胞成分等方面提供所需的组合[5]。

10.3　组织工程化皮肤

尽管表皮有很大的愈合能力，但仍有需要替换大面积的表皮或表皮缺乏正常再生能力的情况发生。真皮再生能力弱，在缺少真皮的情况下所形成的瘢痕组织缺乏正常真皮的弹性、柔韧性及强度。结果瘢痕组织限制运动，引起疼痛，并在美容上不可接受。工程化组织不仅覆盖创面，还能刺激真皮再生，这样将给人的创面愈合带来显著的好处。

组织工程化皮肤是由活性细胞接种在支架材料上形成的组织工程化皮肤，有真皮层或同时具有真皮层和表皮层，因此是一种活性生物敷料。组织工程化皮肤替代自体皮肤移植是创面愈合治疗领域的一个重大进展。工程化皮肤结构需要复制的关键特性有：①一种具有恰当帮助真皮修复和支持表皮生长能力的真皮或者间质成分；②一层具有容易使创面达到生物覆盖能力的表皮；③一层可以使屏障特性快速重建的表皮；④一个准许免疫系统、神经系统和血管系统生长的环境；⑤一种能在结构和附加功能(如降低长期瘢痕形成和色素重建)方面正常化的组织。

组织工程并不立足于再生某个皮肤结构，如毛囊或皮脂腺，缺少它们的临床意义远小于缺少真皮和表皮的意义，后者是必须用来覆盖和保护下层组织的。虽然带功能性附件结构的组织工程化皮肤的发展还需要一些时间，但现在有一些初步证据显示带皮脂腺的人类皮肤替代物是有可能实现的。没有必要通过组织工程的方法外加一些成分来刺激真皮成分(如血管和免疫细胞)再生，因为真皮成分再生迅速，并使创面区域恢复正常，例如，朗格汉斯细胞在数月内有效地迁入创面和再生。血管再生受到细胞外基质的结构和创面处炎症程度的控制，通过使用外源因子改变血管生成是否对某些伤口有额外的益处需要进一步确证。虽然添加黑素细胞至人类皮肤替代物中在技术上是可行的，但是对一种基本上缺乏黑素细胞的人类皮肤替代物(Apligraf)的临床研究显示，在移植区宿主黑素细胞的再生能够再色素化，使每个个体达到正常的肤色。因此，组织工程方法基本上集中在提供或模仿真皮、表皮或两者的结构和生理学特点。一些技术方法已经用来生产活的全层组织以供移植。

10.3.1　表皮替代物和支持基质

表皮再生是创面最重要的内容，没有表皮覆盖，则没有能避免已暴露的下层组织不受污染和液体流失的屏障。重建表皮的方法很多，包括从使用细胞悬液到已有分化好表皮的全层皮肤替代物。已有将聚硅氧烷膜作为临时覆盖物缝在真皮模板表面的应用实例。但是为形成永久的生物性封闭创面，必须采用活的表皮角质形成细胞。

1975 年，Rheiwald 和 Green 以 3T3 细胞作为滋养层，采用共培养的方法培养出人类表皮角质形成细胞。小鼠的 3T3 成纤维细胞滋养细胞系统能够使表皮角质形成细胞大量扩增，从而可以生成足够薄的多层化的表皮片，新铺在严重烧伤患者的身体表面。一旦移植成功后，表皮片迅速形成表皮并重建表皮覆盖。一定时期内，经培养的自体上皮移植物(cultured epithelial autograft，CEA)刺激紧邻表皮下新的结缔组织("新"真皮)形成，但是瘢痕形成和伤口收缩仍是很棘手的问题。研究显示，先移植尸体真皮，再移植 CEA，能够极大地提高移植存活率。1981 年，O'Connor 等首次应用此方法在体外培养出适于移植的人自体表皮细胞膜片，在两例烧伤后的肉芽创面上，培养的表皮细胞膜片附着良好，4 年后移植的上皮仍可见到。CEA 技术在随后的十几年中不断得到改进，对于大面积烧伤患者，至今仍是被全世界所认可的治疗方案之一[1,2]。

尽管 CEA 技术是大面积烧伤治疗的一大进步，但经过长期的临床观察，单纯 CEA 技术存在一些缺点：①耗时长，从取材到培养成完整的膜片需 3～4 周；②细胞膜片菲薄易损，难以操作；③移植到创面后，接受率低，极易造成移植物脱失；④即使在上皮化后，新生表皮不耐摩擦，容易发生水泡，造成残余创面。为了克服上述缺点，研究者一直在致力于寻找既能支持表皮细胞生长，又便于操作的基质，如胶原、硫酸软骨素、透明质酸膜、纤维蛋白胶及脱细胞真皮基质等。

10.3.2　真皮替代物和支架材料

真皮替代物的研究随着 CEA 的发展而不断引起人们关注。采用尸体皮肤进行同种异体移植存在一些问题，包括发生免疫排斥反应、引发潜在感染、移植物的来源及原料质量的差异性等问题。为了达到尽可能地保持正常真皮结构的目的，可以采用去细胞的真皮组织，这将为再上皮化提供一种天然支架。尸体真皮的移植物可以处理为无免疫原性、无细胞的、带有完整基底膜的真皮基质，来帮助表皮超薄自体移植物的"粘贴"和愈合。目前，只有真皮乳头层用于临床。这个方法的缺点是深部网织层真皮和更表层的乳头层真皮在结构上存在不同。深部网织层能够防止创面收缩，目前正在研究一种较深层的网状真皮来源的相似类型的植入物。为深部真皮修复提供一种合适的支架仍然是对从事天然基质与合成基质材料的研究者的一种挑战。

组织工程已经研究了通过使用支架和活细胞来引起肉芽组织形成的可能性。早期组织工程研究目标之一是促进真皮愈合，1980 年，Yannas 和 Burke 将牛的胶原、氨基葡聚糖、硫酸软骨素共价交联成有一定孔隙的海绵网格，再在其表面涂上一层薄的硅橡胶膜(临时性的"表皮")，制成一种人工真皮替代物，将这种双层膜状物置放在创面上，14～46 天后撕去硅橡胶膜，植上薄的网状皮片。这种人工皮肤替代物能诱发成纤维细胞长入及再血管化，网状皮片的获得率提高了 85%～95%。

现在已经开发出多种胶原海绵产品。研究者在改善成纤维细胞渗入、通过将胶原交联以提高胶原蛋白抵抗能力方面也已做了很多工作，包括胶原交联、结合其他基质蛋白、加透明质酸或改进支架的孔隙等[6-8]。

在此理论基础上，Integra Artificial Skin 应运而生，由 Integra Life Sciences 公司制造的这种组织工程化皮肤作为新真皮被应用于全厚皮肤烧伤创面。在一项回顾性调查中，121 例应用 Integra Artificial Skin 的烧伤患者无 1 例有严重增生性瘢痕形成，7%的患者有中度的增生性瘢痕，其余 93%的患者无或仅有轻度增生性瘢痕，其中 63 例患者有涉及关节活动部位的皮肤创伤，在应用 Integra Artificial Skin 治疗后，患者的关节活动功能均良好。

Biobrane 长期以来在临床上被用作一种临时性敷料来覆盖大面积烧伤创面。它是双层膜状物，外层是薄的硅橡胶膜，内层整合有大量的胶原颗粒，可以迅速与创面紧密贴附。Biobrane 允许创面生理性液体蒸发，同时可防止蛋白质等大分子物质丢失；Biobrane 还可以有效减轻疼痛，促进表皮再生并减小脓毒血症发生的风险。

Dermagraft 是由 Advanced Tissue Sciences 公司生产的一种人工真皮。将从新生儿包皮中获取的成纤维细胞接种于生物性可吸收的聚乳酸网架上，14～17 天后成纤维细胞大量增殖并分泌胶原、纤维连接蛋白、蛋白多糖、生长因子等，形成由成纤维细胞、细胞外基质和可降解生物材料构成的人工真皮。从一份包皮中获取的成纤维细胞经培养扩增可覆盖 5～6 个足球场大小的面积。Dermagraft 既可用于烧伤创面，又可用于皮肤慢性溃疡创面，研究表明，Dermagraft 能有效减小创面收缩，促进接种于其上的表皮细胞膜片黏附、生长(基底膜分化良好，可见锚着纤丝、层粘连蛋白等)。

Dermagraft-TC 是 Advanced Tissue Sciences 公司生产的另一种人工真皮，它作为一种临时性敷料被用于烧伤创面。将新生儿成纤维细胞接种于人工合成敷料 Biobrane 上，成纤维细胞在 Biobrane 的胶原层黏附、扩增，随后分泌基质，外层的硅橡胶膜发挥着表皮的屏障作用。研究表明，Dermagraft-TC 对烧伤创面的黏附情况及随后植入其上的表皮细胞膜片的接受率均与尸体皮肤相似，并且没有免疫排斥反应的发生[9-12]。

虽然基质支架材料能改善瘢痕形态学，但是没有发现一种无细胞基质能够引导真正的真皮再生。部分原因是它们限制了细胞繁殖、进入移植物的成纤维细胞类型，以及它们对炎症和重塑过程的控制(如细胞在合成新的基质的同时降解老的基质的能力)。在真皮的修复过程中，为了避免形成瘢痕组织，必须控制炎症反应，因此真皮支架材料必须是无炎性的，不致引起异物反应，过去应用的如某些戊二醛交联的胶原物质已经体现出这个问题。基质有足够长的时间以指导组织形成，这一过程必须要与基质在炎症过程中的作用相平衡。一个解决上述问题的方法是形成活的生物学组织，而不是仅依靠外来物质[1-3]。

10.3.3　复合人工皮肤

用组织工程方法对所取少量皮肤组织进行消化、分离，将表皮细胞、成纤维细胞分别培养和扩增，达到一定细胞数量后重组成全层皮肤组织(包括表皮层及结缔组织)，即复合人工皮肤。这种皮肤产品的结构基本等同于人类的皮肤组织，包含可角化的复层鳞状上皮(表层)和含成纤维细胞的结缔组织(深层)。组织工程化皮肤包括两种活的细胞成分，即位于表层的表皮细胞和位于深层的成纤维细胞。组织工程化皮肤不仅具有正常皮肤的部分功能，种植后不易变形，而且具有良好的修复皮肤创伤的作用，目前尚未观察到免疫排斥反应，可建立异体皮肤库[13]。

人自体皮肤移植是那些愈合有困难的创面重新覆盖体表和封闭伤口的金标准。当真皮床相对完整时，移植经培养的表皮移植物易于成功，这可能是真皮因子影响了上皮的迁移、分化、黏附和生长。表皮和真皮相互协同作用维持了内环境的稳定。

Boyce 等改良了最初由 Yannas 等提出的方案，通过在改良的胶原-糖胺聚糖基质中种植成纤维细胞，再在其表面覆盖表皮角质形成细胞形成双层复合人工皮肤。这种复合人工皮肤的自体细胞移植物用于治疗严重烧伤已取得了一些成功，在引导性研究中能改善慢性创面的愈合。一项类似的技术已经用于治疗遗传性大疱病的患者[14-18]。

1981 年，Bell 等[10]将培养、扩增的 SD(Sprague Dawley)大鼠成纤维细胞融铸于胶原网格中，胶原收缩后成为一种真皮类似物，5～7 天后再在其表面种入未经培养的自体表皮细胞，这种复合人工皮肤被固定在供体鼠背部的开放创面上。表皮细胞植入后第 4 天，就可观察到胶原网格被表皮细胞部分覆盖，5 周后可见多层分化的表皮细胞覆盖创面且具有规整、光滑的基底层；移植后 1 周就有血管长入真皮层，7 周时血管形成情况与周围组织无明显差别；术后 50 天，80%的移植物仍保持原来的大小和形状。这种复合人工皮肤应该是第一种真正意义上的复合皮肤替代物。

Apligraf(又称为 Graftskin)是第一种商品化的、既含有表皮层又含有真皮层的组织工程化皮肤，这种由 Organogenesis 公司注册生产的产品已在加拿大和美国获准用于临床治疗静脉性溃疡。将从新生儿包皮中获取的成纤维细胞溶于牛胶原中塑形，再在其表面接种新生儿表皮角质形成细胞。10 天左右，表皮角质形成细胞融合成片，覆盖其下的"真皮层"。整个复合物随后被置于气-液界面以促使角质形成细胞分化形成角质层。在一项临床研究中，Apligraf 与传统治疗静脉性溃疡的压迫疗法相比，6 个月治愈率分别为 63%和 48.8%($P=0.012$，P 值

(probability value)是概率值或显著性水平的简称，代表在零假设为真的情况下，样本观察结果或更极端结果出现的概率。在统计学中，P 值越小，表示结果越显著，即两组之间的差异越有可能是由实际因素造成的，而非偶然因素），平均愈合时间分别为 61 天和 181 天（$P=0.003$）；对于超过 6 个月的难治性溃疡，Apligraf 治疗组愈合时间明显短于对照组（92 天，$P=0.001$）。

10.4　组织工程化皮肤的构建

构建组织工程化皮肤的目的是使其在形态和功能上都非常接近皮肤，除了具有真皮和表皮的基本结构，还应该具有皮肤附属器的结构，能实现快速血管化及神经重建等。虽然已经有很多组织工程化皮肤问世，但仅仅是表皮替代物或真皮替代物，不具有真正的皮肤功能。近年来，随着对组织工程化皮肤的深入研究，对种子细胞、支架材料、生长因子这些基本组成的共同模拟被认为是组织工程化皮肤成功构建的关键，如图 10-3 所示[19]。

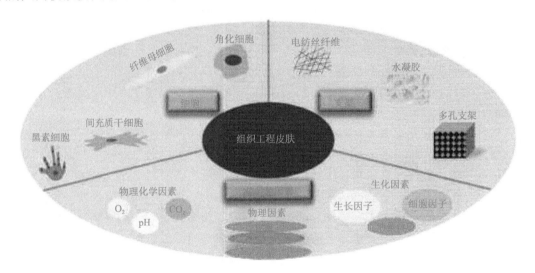

图 10-3　组织工程化皮肤中的关键因素

10.4.1　种子细胞

多种脱细胞支架虽然已经商业化，且不会引起对同种异体细胞的免疫反应，但多项体内研究和临床报告已表明，含有细胞的支架明显优于无细胞的支架。目前，应用于皮肤组织工程的细胞主要包括角质形成细胞、成纤维细胞、内皮细胞、脂肪干细胞、间充质干细胞和骨髓充质干细胞等。表皮角质形成细胞是一种高度增殖的细胞，研究者通常通过形成多层结构以实现对外界因素的皮肤屏障功能。例如，Barros 等[20]通过明胶涂层包裹角质形成细胞来模拟天然表皮的多层结构。真皮成纤维细胞是人类真皮中的主要细胞，其可以参与愈合过程并产生胶原和弹性蛋白纤维[21]。

人脐静脉内皮细胞通常用于构建皮肤血管网络。这些细胞形成血管的内层，参与血管系统的重塑。已有研究表明，将人类细胞和周细胞掺入三维生物打印皮肤的真皮层中，可以促进内皮细胞网络的形成，使得周细胞直接与由内皮细胞形成的血管样结构相关联。没有内皮细胞的生物打印移植物表现出显著的收缩[22]。此外，间充质干细胞可能具有皮肤组织工程合适的细胞群的所有特征。这些细胞在创伤愈合中具备自我更新和多向分化的能力，它们除了可以替代主要的皮肤细胞，还可以形成皮肤的附属物。在天然皮肤组织中，不同类型的细胞呈现出不同的功能并形成理想的结构，因此多种类型种子细胞的掺入有助于改善工程皮肤组织的质量。

10.4.2 支架材料

支架材料的选择和优化在组织工程化皮肤的构建中起着至关重要的作用。除了具有机械支撑功能，还可以促进创面结合，促进肉芽组织形成、成纤维细胞的重塑、血管生成及再上皮化，从而有助于组织工程化皮肤的成功植入。然而，构建一个最佳的支架需要考虑两个基本方面，即生物材料的选择和支架的制备方法。目前，各种生物材料(包括天然材料和合成材料)已经在皮肤组织工程中得到了广泛的研究。每种类型的材料涉及不同的特性，且这些特性与制备方法相对应，共同决定了支架的最终性能。

作为皮肤细胞外基质的主要成分，胶原蛋白具有良好的生物相容性、低的抗原性及可变的官能团。胶原蛋白可以促进细胞的附着和增殖[23]。在三维结构中，胶原纤维可以提供细胞间及细胞与基质间的相互作用。为了克服胶原蛋白生物稳定性低的缺点，研究者提出将其与适当的材料进行交联或共混的方法[24]。弹性蛋白在胶原支架中的结合也会导致真皮结构的力学和生物学特性的改善。除了应用天然皮肤组织中存在的生物材料，纤维蛋白在伤口愈合过程中也有很大的应用潜力。皮肤损伤后，血浆中的纤维蛋白原转化为一种不溶于水的蛋白-纤维蛋白，所形成的网络有利于捕获血小板和免疫细胞。此外，纤维蛋白也有利于促进真皮成纤维细胞的黏附和增殖[25]。研究人员使用纤维蛋白网布和纤维蛋白涂层对 Hcel®NaT 创面敷料进行了功能化处理，发现纤维蛋白(尤其是网状纤维蛋白)可以通过支持人类真皮细胞的黏附、迁移和扩散来改善伤口的愈合过程[26]。

制造支架的技术也是生产皮肤组织替代物的基本问题。目前，静电纺丝、冷冻干燥、水凝胶和生物打印法已被广泛应用于皮肤组织工程支架的构建。静电纺丝是一种通过电流体动力过程生产纳米纤维结构的技术。在这种技术中，液体被带电以产生纳米纤维。调整电压、工作距离、流速、聚合物浓度、温度和湿度等参数是成功生产合适支架的基础。目前，二维和三维静电纺丝支架在皮肤组织再生中得到了广泛应用，且三维支架比二维支架更受欢迎。在三维结构中，孔隙率、细胞间接触、细胞迁移和质量转移可以在自然微环境中更好地模拟。已有研究表明，通过在三维静电纺丝纳米纤维中加入氯化钠，有利于克服其小孔缺点，并促进细胞的渗透。此结构中的深层建立了高增殖能力的成纤维细胞，表层建立了更多分化的角质形成细胞。

冷冻干燥是皮肤组织工程中另一种很有前途的方法。研究者采用冷冻干燥法制备了一种用于皮肤组织工程的纤维素纳米纤维/聚乙烯醇双层支架，所设计的结构具有良好的生物相容性，其孔径可随聚合物浓度的变化而调整[27]。近年来，三维生物打印技术实现了对组织的逐层组装。通过使用明胶、Ⅰ型胶原、层粘连蛋白和牙本质蛋白打印真皮、基底层和表皮，可以建立完全三维生物打印的皮肤等效结构。Choi 等[28]用甲基丙烯酸酯丝素蛋白(methylacrylate silk fibroin，Silk-GMA)和甲基丙烯酸明胶(methacrylated gelatin，Gel-GMA)构建了全层皮肤模型，这些皮肤模型通过数字光处理三维打印机接种角质形成细胞、成纤维细胞及代表表皮层和真皮层的血管内皮细胞，其制作示意图如 10-4 所示。研究结果表明，使用 Silk-GMA 和

Gel-GMA 生物墨水的三维打印人工皮肤模型为细胞增殖和血管形成提供了合适的三维环境。此外，皮肤水凝胶也表现出优异的力学性能，且随着表皮生长因子的应用，表皮层和真皮层的伤口愈合也得到增强。

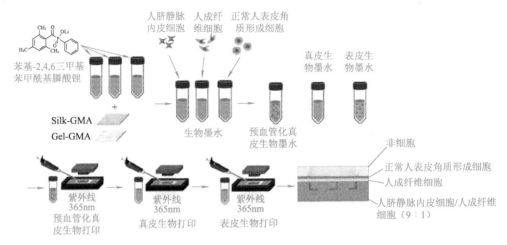

图 10-4　人工皮肤模型的制作示意图

10.4.3　生长因子

生长因子(growth factor)是一类通过与特异的、高亲和性的细胞膜受体结合，调节细胞生长与其他细胞功能等多效应的多肽类物质。它是由多种细胞分泌，作用于特定的靶细胞，调节细胞分裂、基质合成与组织分化的细胞因子。生长因子是由多种细胞分泌的生物活性蛋白质，其与特定受体结合后通过信号通路发挥作用[29]。多种生长因子参与伤口的愈合，并在各种细胞的增殖和迁移中发挥作用。在皮肤受伤时，各种类型的细胞会分泌生长因子，这些生长因子将在伤口微环境中创建生长因子库，从而触发细胞启动伤口愈合的过程。EGF 通过刺激细胞的迁移和增殖，从而促进伤口愈合。它们对 I 型胶原纤维还具有重塑作用。脂质体包裹的 EGF 可以提高小鼠皮肤创面 ECM 的抗拉强度[30]。β 细胞蛋白是 EGF 家族的一员，可以调节表皮的动态平衡、伤口血管的生成、毛囊形态的形成及毛发周期的诱导[31]。碱性成纤维细胞生长因子已被认为在伤口愈合中起主要的作用，其在伤口中的主要表现为新生血管、上皮形态和肉芽组织的形成及真皮-表皮的增殖[32]。血管内皮生长因子通过刺激内皮细胞的迁移和增殖来实现新生血管形成，并在伤口愈合过程中由血小板、成纤维细胞、角质形成细胞和巨噬细胞大量分泌[33]。角质形成细胞生长因子在修复生长的表皮和再上皮化方面发挥着重要作用[34]。胰岛素生长因子对角质形成细胞有丝分裂起作用，可诱导血管的生成，并由伤口中的成纤维细胞大量分泌，从而促进伤口愈合[35]。总之，生长因子具有许多优点，通过组织工程化皮肤提供足够的生长因子可以加速伤口的愈合[36]。

10.5　组织工程化皮肤的发展现状、临床应用及展望

目前，许多人工皮肤已经商业化，还有许多正在开发中[37]。大多数组织工程化皮肤在皮肤创面愈合中只起到临时替代的作用。缺乏临时的血液供应和免疫排斥的激活是阻碍同种异体组织工程化皮肤永久整合的两个主要问题。根据它们复杂的解剖结构，目前组织工程化皮

肤结构可以分为单层结构和两层以上的结构。

在人角质形成细胞体外培养和扩增的基础上，已开发出多种自体表皮替代物，用于上皮化。表皮替代物的应用直接缓解了皮肤活检的不足。真皮所提供的机械稳定性和弹性能防止创面收缩和瘢痕增生。如果是全层烧伤，必须连续施用等量物，以产生适宜的营养和免疫环境。由同种异体、异种真皮基质 (如 AlloDerm[38]、GraftJacket[39] 和 Matriderm[40]) 或合成材料 (如 Integra[41]、Biobrane[42] 和 Hyalomatrix PA[43]) 生产的大量脱细胞真皮替代物可以刺激自体内皮细胞和成纤维细胞生长，帮助移植后缺损区域形成真皮结构。一些由人类新生儿成纤维细胞组成的生物活性真皮替代品 (如 Dermagraft[44] 和 TransCyte[45]) 有利于血管化、表皮化和 ECM 的形成。双层皮肤替代品结合了表皮层和真皮层，在组织学上模拟了正常皮肤的结构。在不考虑经济因素的情况下，与单层产品相比，目前表皮/真皮复合组织工程化皮肤成为皮肤修复的最佳治疗方法。在皮肤组织工程中，薄壁组织和间质之间的相互作用似乎对表皮形成过程中组织结构和功能的规划具有指导意义。人们普遍认为成纤维细胞对上皮形态发生的诱导作用是通过细胞间相互作用和 ECM 分泌介导的[46]。由于多种种子细胞类型之间的相互作用，表皮/真皮复合替代品显示出增强的伤口愈合和角化能力。所开发的全层活体皮肤类似物已在临床应用中成功用于治疗难治性溃疡。

组织工程化皮肤是美国 FDA 批准最早用于临床的产品。第一代产品为单层上皮细胞移植，虽然愈合较快，但瘢痕较多，且易发生瘢痕挛缩。第二代产品则成功研制了真皮层，成为双层结构产品，其临床效果也得到明显改善。其代表产品有 Dermagraft-TM，Dermagraft-TC 和 Apligraff。Apligraff 于 1998 年 5 月被 FDA 批准用于临床，是第一个含活细胞的真正意义上的组织工程化皮肤，以胶原为支架，在胶原的下层接种新生儿包皮的表皮细胞，这种具有双面细胞的组织工程化皮肤用于治疗静脉性溃疡，在 24 周内，有 47% 的创面完全愈合，而用传统方法治疗后只有 19% 的创面愈合。由 Naughton 研究小组开发出的 Dermagraft-TC 也是一种含活细胞的组织工程化皮肤，经-70℃保存，复苏后，有 50% 以上细胞存活，用于治疗糖尿病溃疡，在 12 周内 50.8% 的创面达到愈合。Valle 研制了一种双层皮肤代用品 (hSE)，通过活检获取少量皮肤，分离培养上皮细胞和成纤维细胞，经扩增后，与人源性胶原制成的支架材料复合，构成组织工程化皮肤，临床用于修复皮肤缺损，皮肤愈合的质量较好，收缩现象较少，较其他方法显著地提高了创面的修复效果。

中国人民解放军陆军军医大学伍津津教授领导的组织工程实验室于 1992 年开始人工皮肤研究，应用组织工程法在体外重建毛囊，建立了毛囊器官型培养模型；此后又在胶原凝胶中利用毛囊真皮细胞首次在体外培养条件下诱导毛囊上段角质形成细胞形成了毛囊结构，并在此基础上成功建立了活性皮肤替代物的培养模型及动物移植模型。他们开创性地研制出壳多糖的凝胶制备方法，将胶原、硫酸软骨素、壳多糖及成纤维细胞按比例混合在一起，形成真皮替代物，再接种表皮细胞，生产了组织工程化皮肤。经过 10 年努力，该实验室研制出世界上唯一具有主动抗感染能力并同时具备表皮层、真皮层的组织工程化皮肤。伍津津等研制的这种人工皮肤组织学和功能上完全接近天然皮肤，具有分化良好的表皮层和真皮层，并可随意剪切和缝合。经过动物移植试验，该人工皮肤能很好地与天然皮肤融合，移植 3 个月后即与天然皮肤融为一体，长久性地修复了皮肤缺损。国内有关专家认为，这一成果标志着我国在组织工程化皮肤领域已达到国际领先水平。此外，该项目已被列入国家 863 计划项目子课题，并获得国家发明专利。

另外，由第二军医大学附属长海医院烧伤外科主任、全军烧伤研究所所长、国家重点学科(烧伤外科)及教育部创新团队带头人夏照帆教授牵头进行的"皮肤替代物的研制及临床应用"课题研究取得了阶段性的突破。他们所建立的体外构建含表皮细胞层的活性复合皮已经通过动物试验，并成功在临床上进行了试用。临床观察结果显示，所制备的真皮支架和复合皮肤可以促进创面愈合，缩短愈合时间，减轻瘢痕增生，改善创面外观。

除了临床上可用的组织工程化皮肤外，研究者还努力探索优化的 3D 结构来修复皮肤组织。皮肤生物学的最新进展强调了细胞-细胞相互作用在表皮形态发生过程中的重要性。皮肤组织工程领域的进步极大地促进了人们对体外表皮形态的了解，从而有利于重建高度复杂和创新的 3D 皮肤等同物，在组织结构和功能方面模仿人类皮肤。当在模拟皮肤解剖位置的环境中生长时，根据真皮替代品中使用的种子细胞类型，这些组织工程化皮肤在表皮再生方面表现出明显的差异。骨髓间充质干细胞与表皮干细胞结合可以加速伤口的再上皮化，且在激活血管和毛囊形成方面比单独的表皮干细胞具有更好的治疗潜力[47]。与骨髓间充质干细胞一样，脂肪干细胞(adipose-derived stem cells，ADSCs)能够分化为各种皮肤细胞，从而促进伤口愈合[48]。真皮成纤维细胞与 ADSCs 的比例为 1:1 时，在促进角化细胞增殖和分化方面优于成纤维细胞或单独 ADSCs[49]。随着对伤口愈合机制的研究，细胞的适当组合及其在愈合初期的相互作用可能是永久性组织工程化皮肤构建的一条出路。

组织工程皮肤产品除了广泛用于烧伤、溃疡、创伤和多种原因造成的皮肤缺损修复、移植，还可作为药物载体治疗皮肤病或全身性疾病，以及基因治疗。此外，组织工程化皮肤产品还可用于药物或化妆品的检测和筛选。

用组织工程化皮肤移植物作为常规手段治疗皮肤创面已经变为现实，这种方法有着巨大的社会和商业价值及广阔的研究和临床应用前景。现有的几种组织工程化皮肤虽然在治疗烧伤及慢性溃疡上取得了长足进步，但对组织工程化皮肤的研究着重于对表皮和真皮的研究，对毛囊和皮脂腺的研究相对较少。

习题与思考题

10-1　阐述皮肤组织的结构和功能。

10-2　简述组织工程化皮肤结构需要复制的关键特征。

10-3　介绍真皮替代物、表皮替代物及复合人工皮肤的构建技术。

10-4　简述构建组织工程化皮肤的三大关键因素。

10-5　阐述组织工程化皮肤的临床应用。

参 考 文 献

[1]　LANZA R, LANGER R, VACANTI J. Principles of tissue engineering[M]. 3rd ed. London: Elsevier academic press, 2007.

[2]　LANZA R P, LANGER R, VACANTI J. 组织工程原理[M]. 2 版. 杨志明，译. 北京：化学工业出版社，2000.

[3]　SILVER F H. Biomaterials, medical devices and tissue engineering: an integrated approach[M]. Boston: Chapman and hall press, 1994.

[4]　阮建明，邹俭鹏，黄伯云. 生物材料学[M]. 北京：科学出版社，2004.

[5]　张君毅，王春梅. 组织工程化皮肤研究进展[J]. 整形再造外科杂志，2005(3)：52-55.

[6]　刘涛，金岩. 无细胞组织工程真皮材料的研究进展[J]. 国际生物医学工程杂志，2006, 29(3)：170-173.

[7] 杜心欣, 瓦龙美. 天然生物材料在皮肤组织工程中的应用[J]. 医学综述, 2006, 12 (9): 515-517.

[8] 吴国选, 伍津津. 组织工程化皮肤修复创面的研究进展[J]. 实用医药杂志, 2005, 22 (11): 1038-1041.

[9] BELL E, IVARSSON B, MERRILL C. Production of a tissue-like structure by contraction of collagen lattices by human fibroblasts of different proliferative potential in vitro[J]. Proceedings of the national academy of sciences of the United States of America, 1979, 76 (3): 1274-1278.

[10] BELL E, EHRLICH H P, BUTTLE D J, et al. Living tissue formed in vitro and accepted as skin-equivalent of full-thickness[J]. Science, 1981, 221 (4486): 1052-1054.

[11] 李志清, 王甲汉, 王颖, 等. 组织工程全层皮肤在烧伤患者深度难愈创面的应用[J]. 广东医学, 2006, 27 (5): 692-693.

[12] 柯昌能, 徐盈斌, 利天增. 提高人工复合皮修复能力的新策略[J]. 中华烧伤杂志, 2006, 22 (2): 153-155.

[13] BOYCE S T, GLATTER R, KITZMILLER W J. Treatment of chronic wounds with cultured skin substitutes: a pilot study[J]. Wounds, 1995, 7 (1): 24-29.

[14] BURKE J F, YANNAS I V, QUINBY W C, et al. Successful use of a physiologically acceptable artificial skin in the treatment of extensive burn injury[J]. Annals of surgery, 1981, 194 (4): 413-428.

[15] GREEN H, KEHINDE O, THOMAS J. Growth of cultured human epidermal cells into multiple epithelial suitable for grafting[J]. Proceedings of the national academy of sciences of the United States of America, 1979, 76 (11): 5665-5668.

[16] YANNAS I V, BURKE J F, ORGILL D P, et al. Wound tissue can utilize a polymeric template to synthesize a functional extension of skin[J]. Science, 1982, 215 (4529): 174-176.

[17] YANNAS I V, LEE E, ORGILL D P, et al. Synthesis and characterization of a model extracellular matrix that induces partial regeneration of adult mammalian skin[J]. Proceedings of the national academy of sciences of the United States of America, 1989, 86 (3): 933-937.

[18] YANNAS I V, BURKE J F. Design of an artificial skin. I. Basic design principles[J]. Journal of biomedical materials research, 1980, 14: 65-81.

[19] KAVIANI M, GERAMIZADEH B. Basic aspects of skin tissue engineering: cells, biomaterials, scaffold fabrication techniques, and signaling factors[J]. Journal of medical and biological engineering, 2023, 43 (5): 508-521.

[20] BARROS N R, KIM H J, GOUIDIE M J, et al. Biofabrication of endothelial cell, dermal fibroblast, and multilayered keratinocyte layers for skin tissue engineering[J]. Biofabrication, 2021, 13: 035030.

[21] BALTAZAR T, MEROLA J, CATARINO C, et al. Three dimensional bioprinting of a vascularized and perfusable skin graft using human keratinocytes, fibroblasts, pericytes, and endothelial cells[J]. Tissue engineering part A, 2020, 26 (5-6): 227-238.

[22] CHOPRA A, MURRAY M E, BYFIELD F J, et al. Augmentation of integrin-mediated mechanotrans-duction by hyaluronic acid[J]. Biomaterials, 2014, 35 (1): 71-82.

[23] WILLARD J J, DREXLER J W, DAS A, et al. Plant-derived human collagen scaffolds for skin tissue engineering[J]. Tissue engineering part A, 2013, 19 (13-14): 1507-1518.

[24] MA L, GAO C Y, MAO Z W, et al. Collagen/chitosan porous scaffolds with improved biostability for skin tissue engineering[J]. Biomaterials, 2003, 24 (26): 4833-4841.

[25] BACAKOVA M, PAJOROVA J, STRANSKA D, et al. Protein nanocoatings on synthetic polymeric nanofibrous membranes designed as carriers for skin cells[J]. International journal of nanomedicine, 2017, 12: 1143-1160.

[26] BACAKOVA M, PAJOROVA J, SOPUCH T, et al. Fibrin-modified cellulose as a promising dressing for accelerated wound healing[J]. Materials, 2018, 11 (11): 2314.

[27] GHAFARI R, JONOOBI M, AMIRABAD L M, et al. Fabrication and characterization of novel bilayer scaffold from nanocellulose based aerogel for skin tissue engineering applications[J]. International journal of biological macromolecules, 2019, 136: 796-803.

[28] CHOI K Y, AJITERU O, HONG H, et al. A digital light processing 3D-printed artificial skin model and full-thickness wound models using silk fibroin bioink[J]. Acta biomaterialia, 2023, 164: 159-174.

[29] MARTINO M M, TORTELLI F, MOCHIZUKI M, et al. Engineering the growth factor microenvironment with fibronectin domains to promote wound and bone tissue healing[J]. Science translational medicine, 2011, 3 (100): 100ra89.

[30] BROWN G L, CURTSINGER L J, WHITE M, et al. Acceleration of tensile strength of incisions treated with EGF and TGF-beta[J]. Annals of surgery, 1988, 208 (6): 788-794.

[31] SCHNEIDER M R, ANTSIFEROVA M, FELDMEYER L, et al. Betacellulin regulates hair follicle development and hair cycle induction and enhances angiogenesis in wounded skin[J]. Journal of investigative dermatology, 2008, 128 (5): 1256-1265.

[32] NEWMAN A C, NAKATSU M N, CHOU W, et al. The requirement for fibroblasts in angioenesis: fibroblast-derived matrix proteins are essential for endothelial cell lumen formation[J]. Molecular biology of the cell, 2011, 22(20): 3791-3800.

[33] XIE Z W, PARAS C B, WENG H, et al. Dual growth factor releasing multi-functional nanofibers for wound healing[J]. Acta biomaterialia, 2013, 9(12): 9351-9359.

[34] AUF DEM KELLER U, KRAMPERT M, KÜMIN A, et al. Keratinocyte growth factor: effects on keratinocytes and mechanisms of action[J]. European journal of cell biology, 2004, 83(11-12): 607-612.

[35] KIM D S, CHO H J, YANG S K, et al. Insulin-like growth factor-binding protein contributes to the proliferation of less proliferative cells in forming skin equivalents[J]. Tissue engineering part A, 2009, 15(5): 1075-1080.

[36] CLARK R A F, GHOSH K, TONNESEN M G, et al. Tissue engineering for cutaneous wounds[J]. Journal of investigative dermatology, 2007, 127(5): 1018-1029.

[37] MACNEIL S. Progress and opportunities for tissue-engineered skin[J]. Nature, 2007, 445(7130): 874-880.

[38] WAINWRIGHT D J. Use of an acellular allograft dermal matrix (AlloDerm) in the management of full-thickness burns[J]. Burns, 1995, 21(4): 243-248.

[39] BOND J L, DOPIRAK R M, HIGGINS J, et al. Arthroscopic replacement of massive, irreparable rotator cuff tears using a graftjacket allograft: technique and preliminary results[J]. Arthroscopy, 2008, 24(4): 403-409.

[40] RYSSEL H, GAZYAKAN E, GERMANN G, et al. The use of MatriDerm in early excision and simultaneous autologous skin grafting in burns-a pilot study[J]. Burns, 2008, 34(1): 93-97.

[41] HEIMBACH D M, WARDEN G D, LUTERMAN A, et al. Multicenter postapproval clinical trial of integra dermal regeneration template for burn treatment[J]. The journal of burn care & rehabilitation, 2003, 24(1): 42-48.

[42] FELDMAN D L, ROGERS A, KARPINSKI R H. A prospective trial comparing biobrane, duoderm and xeroform for skin graft donor sites[J]. Surgery, gynecology & obstetrics, 1991, 173(1): 1-5.

[43] GRAVANTE G, DELOGU D, GIORDAN N, et al. The use of hyalomatrix PA in the treatment of deep partial-thickness burns[J]. Journal of burn care & research, 2007, 28(2): 269-274.

[44] GENTZKOW G D, IWASAKI S D, HERSHON K S, et al. Use of dermagraft, a cultured human dermis, to treat diabetic foot ulcers[J]. Diabetes care, 1996, 19(4): 350-354.

[45] NOORDENBOS J, DORÉ C, HANSBROUGH J F. Safety and efficacy of transcyte for the treatment of partial-thickness burns[J]. The journal of burn care & rehabilitation, 1999, 20(4): 275-281.

[46] AOKI S, TAKEZAWA T, UCHIHASHI K, et al. Non-skin mesenchymal cell types support epidermal regeneration in a mesenchymal stem cell or myofibroblast phenotype-independent manner[J]. Pathology international, 2009, 59(6): 368-375.

[47] PENG L H, MAO Z Y, QI X T, et al. Transplantation of bone-marrow-derived mesenchymal and epidermal stem cells contribute to wound healing with different regenerative features[J]. Cell and tissue research, 2013, 352(30): 573-583.

[48] ALTMAN A M, MATTHIAS N, YAN Y S, et al. Dermal matrix as a carrier for in vivo delivery of human adipose-derived stem cells[J]. Biomaterials, 2008, 29(10): 1431-1442.

[49] LU W, YU J H, ZHANG Y J, et al. Mixture of fibroblasts and adipose tissue-derived stem cells can improve epidermal morphogenesis of tissue-engineered skin[J]. Cells, tissues, organs, 2012, 195(3): 197-206.

第 11 章

骨组织工程

11.1 概　　述

　　一位青少年被发现股骨干中段患了肿瘤，为此患者大段骨被切除了。为什么患者不能靠骨质再生来填补巨大的缺损？一个婴儿被诊断为成骨不全(脆骨病)，这是一种由 I 型胶原基因单个点突变引起的疾病，如果其外显率轻微，父母将看见孩子长成一个体内多根骨头多发骨折的侏儒。鉴于已知的病因，我们如何来治疗这种疾病？一位老年妇女摔倒，髋部骨折，不能恢复活动。骨质疏松症不仅导致其全身骨量的减少，而且使产生足量新骨的能力降低，致使骨折不能愈合。这种情况下，怎样才能再补充骨形成细胞？类似的骨折和骨组织损伤是一项重大的医学健康问题，在美国每年有 100 万人接受相关治疗。现行的骨修复技术包括自体和异体骨移植技术，但由于数量和价格的限制，大多数人得不到应有的治疗，表 11-1 列出了美国骨移植的状况[1-3]。

表 11-1　美国骨移植状况

参数	数值
年骨折发生量/人	6200000
年骨移植量/人	500000
自体移植量/人	350000
异体移植量/人	150000
平均移植费用/美元	5000
总医疗费用/美元	2500000000

　　上述这三例医学难题发生的原因完全不同，但有可能通过以细胞为基础的治疗方法，用组织工程化骨来治愈他们的疾病。任何医学干预的关键是动员和诱发机体发挥超常的功能。在第一例中，解决的方法是培养足量的成骨祖细胞以植入切除的缺损。现在已能体外培养间充质祖细胞，然后回植体内，骨将会超常大量再生。在第二例中，正常的 I 型胶原基因将以分子的形式插入成骨祖细胞内，这些成骨祖细胞将会以正常的 I 型胶原基质来构建。另外，可用化疗药物破坏脆骨患者的自身骨髓，然后植入正常的、免疫匹配的、含正常成骨祖细胞的同种骨髓，正常的成骨祖细胞将产生正常的后代，以替代常规消亡的遗传学上有缺陷的成骨细胞。在第三例中，与年龄相关的骨缺损和降低的骨修复能力可通过周期性地注入自体成骨祖细胞来补充。

11.2　骨组织的解剖生理学

骨是一种结缔组织，是由特殊的细胞和蛋白纤维混合于水、无机盐和碳水化合物所形成的胶冻状的基质中而构成的。骨组织并不是完全僵硬不变的，骨在生长过程中和损伤以后，会不断地分解和再建，重塑其形状并使之匀称。骨基质中含有的无机盐约占骨组织质量的65%，约35%是有机物。无机物主要有磷酸钙$[Ca_3(PO_4)_2]$和碳酸钙$(CaCO_3)$，有机物主要由骨胶原纤维和糖胺聚糖蛋白组成，它使骨有韧性和一定的弹性。活体骨骼既坚硬粗壮，又柔韧有弹性，每一部分都有血液供应，并处于不断生长和更新的状态中。

骨主要由骨膜、骨质和骨髓三部分构成，图 11-1 是长骨的结构示意图。骨的表面除关节面以外的部位均覆盖有骨膜。骨膜由致密结缔组织构成，含有丰富的血管、神经、淋巴管和大量的成骨细胞，对骨有营养和保护作用，在骨损伤后修复和骨生长发育过程中也具有重要作用。

松质骨位于骨的深部，由许多骨小梁构成。骨小梁呈针状或不规则的细杆状，均由若干层骨板平行排列而成。由骨板组成的骨小梁互相连接，搭成网架，网眼内充以骨髓、神经和血管等，骨小梁的网眼实为骨髓腔。大量互相连通的小型骨髓腔充分表现出骨小梁网在空间结构形式上的疏松特征。扁骨的板障、长骨骨骺的大部分和骨干内表面的小部分都是由松质骨构成的。

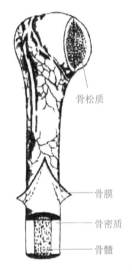

骨松质

骨膜

骨密质

骨髓

图 11-1　长骨的结构示意图

密质骨分布于长骨骨干和骨骺的外侧部分。由规则排列的骨板及分布于骨板内、骨板间的骨细胞构成，有以下 4 种骨板：①外环骨板，位于骨干表面，由几层到十几层骨板构成，由容纳来自骨膜的血管和神经的穿通管横穿骨板抵达中央管；②内环骨板，位于骨髓腔面，为几层排列不规则的骨板，其内表面与骨内膜紧密相接；③骨单位，又称哈佛系统，位于内、外环骨板之间，由10～20层同心圆排列的筒状骨板构成，其中央有一条中央管，管内有血管、神经穿行；④间骨板，位于骨单位之间，排列不规则，是骨改建过程中旧的骨单位残留的遗迹[4,5]。

骨细胞存在于骨板中或骨板间呈椭圆形的骨陷窝中，骨陷窝是扁的并沿着骨板层平行排列。在其周围又发出很多细管，称为骨小管。骨细胞的突起可伸入骨小管中，以摄取附近血管隙和组织液中的养料。

成骨细胞和骨的形成有关，在骨生长时盖在新形成的骨基质的表面，起到使骨基质沉积的作用，而且可使有机磷化物分离出的磷酸根离子发生钙化。成骨细胞的胞体较大，呈柱状或椭圆形，分布在骨质的表面。幼儿的成骨细胞比较多。细胞核呈圆形，核仁明显。细胞质具有强嗜碱性，被碱性染料染为深蓝色。在电镜下可见细胞质内含有大量的粗糙型内质网和发达的高尔基复合体，具有分泌类骨质的功能。

破骨细胞由多核巨细胞组成，直径为100μm，含有 2～50 个核，主要分布在骨质表面、骨内血管通道周围。破骨细胞的数量较少，它是由多个单核细胞融合而成的，胞浆为嗜碱性，但随着细胞的老化，渐变为嗜酸性。在破骨细胞吸收骨基质中有机物和无机矿物质的过程中，基质表面变得不规则，形成近似细胞形状的陷窝，称为骨吸收陷窝（Howship Lacunae）。在陷窝内对着骨质的一面，细胞伸出许多毛样突起，很像上皮细胞表面的纵纹缘和刷毛缘。电镜下，贴近骨质的一侧有许多不规则的微绒毛，即细胞突起，称为皱褶缘。在皱褶缘区的周缘有一环形的胞质区，含多量微丝，但缺乏其他细胞器，称为亮区，此处的细胞膜平整并紧贴在骨质的表面。亮区犹如一道以胞质构成的围墙，将所包围的区域形成一个微环境。破骨细胞向局部释放乳酸及柠檬酸等，在酸性条件下，骨内无机矿物质自皱褶缘吞饮，于皱褶缘基质内形成一些吞饮泡或吞噬泡。在破骨细胞内，无机矿物质被降解，以钙离子的形式排入血流中。无机矿物质的丢失使骨基质内的胶原纤维裸露，破骨细胞分泌多种溶酶体酶，特别是组织蛋白酶 B 和胶原溶解组织蛋白酶。破骨细胞离开骨表面后，其皱褶缘消失，细胞内发生变化，进入静止期。

图 11-2 为成骨细胞(a)、骨细胞(b)、破骨细胞(c)结构模式图。

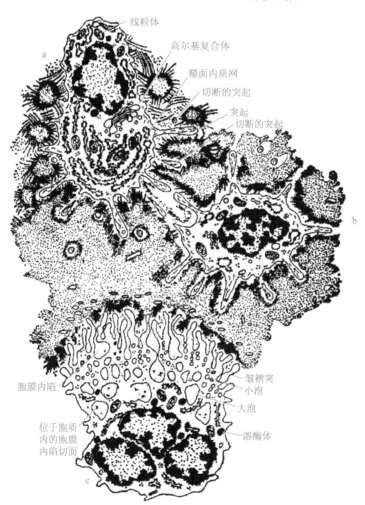

图 11-2 成骨细胞、骨细胞、破骨细胞结构模式图

骨组织没有再生能力，它的再生主要依据骨膜。当骨受伤时，骨膜内层细胞即分裂增生，填充到伤口内，形成肉芽组织，继而成为致密结缔组织，然后成为纤维软骨，再经软骨内骨化形成松质骨，松质骨进一步改建为密质骨，该过程与正常骨发育过程中松质骨转变成密质骨的过程基本相同。

11.3　骨组织工程

骨组织工程学是一门应用工程学和生命科学的原理与方法，以载体结合被分离细胞，并能在宿主体内降解释放细胞，形成新的有功能组织的科学。其基本方法是：取少量自体组织，在体外分离、培养细胞，将一定量的培养细胞种植到具有一定空间结构的三维支架上，再将此细胞-支架复合物植入体内或在体外继续培养，通过细胞的生长繁殖、相互黏附、分泌细胞外基质，形成具有一定结构和功能的组织与器官。近年来应用骨组织工程临床治疗骨缺损成为目前研究的热点。这不仅可以减少自身骨移植的供区损伤，也可避免同种异体移植供体来源有限和免疫排斥反应的问题。目前骨组织工程的研究主要包括：①种子细胞的体外培养；②支架材料的研究开发；③组织培养中各种生长因子的调控作用[6,7]。

11.3.1　种子细胞

骨组织工程种子细胞的来源是多渠道的，目前其来源主要有皮质骨、松质骨、骨膜、骨髓、骨外组织及胚胎干细胞。皮质骨、松质骨、骨膜来源的成骨细胞能表达成骨细胞表型且骨膜中含有较多的骨原细胞，而骨原细胞具有分化潜能，可以增殖分化为成骨细胞。因此，成骨细胞是骨组织工程学研究较多的种子细胞之一。但是上述三种来源的成骨细胞存在较多的缺陷，如取材困难、来源有限、扩增能力有限及免疫排斥等，因而不能满足骨组织工程的要求。胚胎干细胞具有分化为三个胚层的能力，体外培养后可分化为肠上皮细胞(内胚层)，软骨、骨、平滑肌、横纹肌(中胚层)及神经细胞(外胚层)等，并且可以大量扩增和定向诱导为具体干细胞，应用这种干细胞可以进行多种移植。Buttery 等证实用含地塞米松、β-甘油磷酸、维生素 C 等的培养液或与成骨细胞共同培养均可诱导 ESC 向成骨细胞转化，因此胚胎干细胞可以作为骨组织工程学的种子细胞，但是存在免疫排斥较强的缺陷。于是寻找一种取材方便，对机体损伤小；体外培养中具有较强的增殖和向成骨方向定向分化的能力；植入体内后能耐受机体免疫排斥，继续保持良好的生物学活性；安全性好的种子细胞变得非常必要。骨髓基质干细胞可以从骨髓中抽取并可以多次抽取，因此它的来源不受限制，取材方便，对供体损伤小，易于分离培养，并且体外增殖能力强，大量传代培养后仍具有成骨能力，成为目前应用最广泛的种子细胞[8-15]。

11.3.2　支架材料

支架材料也是组织工程中的重要组成部分，它为种子细胞提供了黏附、增殖、分化的空间结构和生长模板，并且可以引导组织再生，控制组织或器官的性状。支架材料有不同的分类方法：依结构可以分为封闭式和开放式；依形态可以分为纤维状、海绵状、凝胶状等；依来源可以分为天然生物材料和合成生物材料。天然生物材料主要有胶原、脱钙骨基质及经物理化学高温处理的动物骨、纤维蛋白、硫酸软骨素、壳聚糖、藻酸盐、几丁质等。合成生物材料又可以分为合成无机材料和合成可降解有机高分子材料，前者以生物活性玻璃陶瓷、自凝固磷酸钙水泥、羟基磷灰石、磷酸三钙、珊瑚转化的羟基磷灰石为代表；后者以聚乳酸、聚羟基乙酸及其共聚物、硅氧烷凝胶、聚醚酯为代表。

骨组织工程中理想的支架材料应当具有以下特征：①三维多孔的连接网络，有利于细胞生长、养分传输和代谢产物排放；②生物相容性和可降解性好，降解速率和吸收速度可以调控，以适应细胞或组织在体内或体外的生长；③化学表面适合细胞的黏附、增殖和分化；④力学性能与所植入组织的要求相匹配。随着对材料-生物体相互作用机理的不断研究，人们对生物材料的要求已从机械强度、亲水性、可降解性和易加工程度等理化性能和生物相容性的基本要求，发展到对生物材料的形状结构进行精密设计和加工，对生物材料进行表面改造和修饰，赋予生物材料特定的生物特性和功能。仿生学材料就是近年发展的趋势，RGD 序列或基因与支架整合后可提高细胞的黏附与增殖、生长能力。其他技术如药物控释技术等也在试验中广泛应用，可以通过控制生长因子的释放调整组织再生速度。将重组人体骨形态发生蛋白(recombinant human bone morphogenetic protein-22，rhBMP22)、碱性成纤维细胞生长因子和血管内皮生长因子在植入体内前包被到水凝胶中，有促进成骨和成血管的作用。目前先进的工程制造技术对支架材料的发展做出了巨大的贡献，可以对毫米和微米尺度的结构进行控制，特别是近年采用的纳米技术，可以对生物材料的纳米结构进行设计和加工，再结合计算机辅助设计、计算机辅助加工和快速原型制造等技术，可以在短期内制造出既具有精确解剖学形态又具备所需孔径和孔隙率的三维多孔支架材料。但需建立化学因素单一化的或生物活性精细确定的"表面"模型，并对模型的理化性质进行精确测定，对细胞在不同模型上的生物学行为进行定量观测，以揭示细胞/材料表面相互作用的分子机制。在此基础上，对表面进行分子设计，以减少不必要的界面反应，使表面结构具有有序性、特定分子间的可识别性和运动性，增加表面相容性和生物活性，并能对环境中的生化、力学等各种刺激信号作出响应，进而从分子水平诱导人们所需的特异性、可控性生物响应，实现理想的功能替代。可以相信，通过人们的不懈努力，终将会找到理想的支架材料[16-19]。

11.3.3　生长因子

生长因子(growth factor，GF)是具有诱导和刺激细胞增殖、维持细胞存活等生物效应的蛋白类物质，其对细胞增殖、组织或血管的修复和再生都具有重要的促进作用。在骨创伤早期，生长因子主要启动成骨细胞活性，促进成骨，后期作用逐渐减弱，但也参与骨的生长调节。髓基质中含有多种生长因子，如 BMP、转化生长因子-β(transforming growth factor-β，TGF-β)、酸性成纤维生长因子(basic fibroblast growth factor，bFGF)、胰岛素样生长因子(insulin like growth factor，IGF)、血管内皮生长因子(vascular endothelial growth factor，VEGF)、肿瘤坏死因子(tumor necrosis factor，TNF)、白细胞介素-1(interleukin-1，IL-1)等。它们不仅可单独作用，相互之间也存在着密切的关系。

BMP 由 Urist 于 1965 年发现并提出，是目前已知最有效的促骨生长因子，能诱导间充质细胞分化为成骨细胞和骨细胞，促进钙化作用，产生钙化的骨基质。它有很多种克隆，其中以 BMP-2 诱导骨化活性最强。许多学者利用基因工程将生长因子基因转入骨髓基质细胞，使细胞增殖的同时表达定向分化所需要的生长因子，通过自体分泌的方法来调节细胞增殖和分化。Tsuchida 等用转入 BMP-2 的大鼠骨髓基质细胞体内修复自体及异体的骨缺损试验表明，转入 BMP-2 的基质细胞能修复骨缺损,并且自体与异体移植没有明显差别。Libeberman 等还成功地将 BMP-2 基因转染骨髓基质细胞,结果显示成骨能力更强。Sandhu 等用不同浓度的 BMP(57~2.3mg/mL)混合 PLA,进行狗的脊柱融合试验,发现高浓度 BMP 组的机械强度比低浓度 BMP 组的机械强度好。Iwata 等将关节囊分离出的基质细胞与不同浓度的 BMP 于紫外线消毒的培养皿中培养,发现培养时间对 BMP 的成骨能力有影响。近 20 年来,许多学者将 BMP 应用于临床,取得了较好的疗效,而且并发症少。例如,Boden 等将 20mg 的重组人类骨形成蛋白-2(recombinant human bone morphogenetic protein-2,rhBMP-2)复合在透明质酸(hyaluronic acid,HA)与 TCP(60% 的 HA,40% 的 TCP)的混合物上后植入 11 例患者的椎间隙中,并进行椎弓根钉内固定,6 个月后椎间融合良好(融合率达 100%);6~12 个月后计算机体层成像(computed tomograph,CT)扫描重建显示大量新骨形成,对照组 5 例自体骨移植、TRSH(thermal resistance sterilization in health care,是一种灭菌方法,它通过利用热能来消灭病原体,确保医疗器械的无菌状态)固定病例,融合率仅为 40%,Oswestry 功能障碍指数(Oswestry disability index,ODI)评分有显著差异。Johnson 等将 rhBMP 与灭活同种异体骨混合后治疗 30 例股骨骨不连患者,其中 28 例在 6 个月后完全愈合。转化生长因子 β 是调节骨形成的重要生长因子,与骨的形成密切相关,在骨形成和修复过程中起着十分重要的作用。Ingram 等观察 TCF-β 对人成骨样细胞增殖和分化的影响,发现 TCF-β 能刺激细胞从长梭形分化为成骨样星形细胞,刺激细胞增殖、ALP 活性及 I 型胶原的分泌。尽管 BMP 在临床前的研究令人振奋,但在临床中促进骨折愈合的剂量较大,其安全性和费用常常制约其应用,其生物活性的保持与相关信号传递途径等可能是未来研究的重点。另外,如何在体内环境下保持并延长生长因子的生物活性,提高其成骨潜能,是生长因子能否真正在临床发挥作用的关键所在,是当前急需解决的问题[20-22]。

11.3.4　组织工程化骨

骨缺损是临床上一直困扰人们的重要课题。几个世纪以来,人们尝试了各种修复材料,利用组织工程学原理解决临床骨折、骨缺损及关节融合等治疗问题已成为骨科研究的一个热点。近年来,随着基因技术、材料学、分子生物学的发展,组织工程化骨为骨缺损的修复提供了新希望,图 11-3 示出了骨组织工程基本思路。目前,骨组织工程研究中关于生长因子、种子细胞、载体支架的研究较多,已取得了一些成果,但仍未能应用于临床[23]。

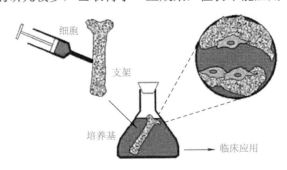

图 11-3　骨组织工程基本思路示意图

在早期的骨组织工程研究中,一系列研究都是围绕确定让细胞锚着的基本特征,这时维持细胞的功能十分重要。当明确了这些性质后,就能够将其与适合的多聚物支架结合用于移植。例如，当有些细胞在传统培养条件下培养时，如在塑料或胶原包被的培养皿中，基因转录被抑制，细胞特异 mRNA 减少，而结构相关基因的 mRNA 成倍增加。与之对照，当在富含黏连蛋白和IV型胶原的细胞外基质上培养时，有些类型的细胞表现出更长的寿命并保持数种细胞的特异功能。当细胞在细胞外基质上培养时，基因转录的能力仍然持续存在。Mooney等发现细胞的形态和功能可通过任何在细菌平皿上天然生成的 ECM 底物中的包被密度来控制。有些细胞在低密度 ECM 上培养时形态呈圆形，当 ECM 包被密度增加后会导致细胞更加广泛地分布并呈现上皮样形状态。ECM 包被密度似乎还影响细胞进入合成期(S 期)和可以继续细胞周期的能力，在低密度 ECM 时不表现 S 期，而在高密度 ECM 中进入 S 期的比例比较高。有些细胞还能靠调节 ECM 包被密度就可在生长和分化两种形式间转换，从而改变底物对抗细胞产生的力学载荷的能力。这些研究和其他一些研究都提示细胞的形态可以靠操作调控多聚物的理化性质而改变，并且细胞形态在决定细胞功能方面非常重要[14,15]。

现代组织工程化骨构建的研究热点是如何在时间上控制各种不同生物活性的生长因子在骨愈合的不同阶段发挥作用，以模仿自然骨生成过程，目前证明最主要的生长因子为成骨因子及成血管因子。血管内皮生长因子和骨形态发生蛋白是骨重建过程中血管生成和骨生成主要的调节者，目前这两种生长因子研究最多[23]。生长因子通过调节细胞增殖、分化过程并改变细胞产物的合成而作用于成骨过程，因此，在骨组织工程中有广泛的应用前景。常用的生长因子有成纤维细胞生长因子、转化生长因子 β、胰岛素样生长因子、血小板源性生长因子、BMP 等。它们不仅可单独作用，相互之间也存在密切的关系，可复合使用。目前国外重点研究的项目之一就是计算机辅助设计并复合生长因子的组织工程生物仿真下颌骨支架。bFGF 是人体内发现的最为有效的成血管因子之一，其在刺激毛细血管内皮细胞迁移和增殖的同时，促使毛细血管向断端及移植物中长入，提供营养、运送钙质，并使断端骨痂和骨移植物中血管重建时限提前，从而促进需要血供的软骨性成骨，加速软骨痂的成熟和骨化[24,25]。王微等[26]发明了一种新型复合材料，将聚乳酸-聚羟基乙酸共聚物包裹 bFGF 制备成微球囊，并与磷酸钙骨水泥复合成支架材料，然后将骨髓间充质干细胞覆盖在支架材料表面，构建组织工程化骨，植入新西兰兔桡骨缺损处，结果显示该材料在动物体内有较好的成血管效果。

目前，用组织工程化骨修复骨缺损的研究(从取材、体外培养、细胞到支架材料复合体形成等)都得到了成功。有人用自体骨髓、珊瑚和 rhBMP-2 复合物修复兔下颌骨缺损，结果表明：术后 3 个月，单独珊瑚组及空白对照组缺损未完全修复；珊瑚-骨髓组和珊瑚-rhBMP-2组及单独骨髓组已基本修复了缺损；而骨髓-珊瑚-rhBMP-2 复合物组在 2 个月时即可修复缺损。人们用骨基质成骨细胞与松质骨基质复合物自体移植修复颅骨缺损的动物试验也取得了满意的治疗效果。

迄今为止，应用组织工程技术已能在体内成功构建骨组织[27]，在小型哺乳动物(如裸鼠、兔)洞缺性或尺、桡骨段缺性骨缺损模型上获得成功，甚至成功修复大动物颅骨[28]、牙槽骨、股骨缺损。但对于大动物大范围或受区血供不佳的骨缺损，由于细胞-支架复合物移植到骨缺损部位早期，移植物没有独立的血液供应，骨痂形成缓慢，成骨效果不稳定。这限制了组织工程化骨的临床应用。因此，如何建立有效的血液供应、促进组织工程化骨形成、缩短骨愈合时间是目前骨组织工程中的研究重点和难点，也是制约组织工程化骨大规模临床应用的关键[29]。目前组织工程化骨血管化策略主要包括以下四种[30]：①支架设计开发；②体外预血管化；③应用细胞因子；④体内预血管化。带血管蒂的骨组织工程是将骨细胞种植于预制带管蒂的生物支架材料上，将它作为一种细胞传送装置。Pelissier 等[31]将中空的复合骨髓基质细胞的珊瑚陶瓷材料置于大鼠大腿肌袋中，分离股动静脉并将其植入支架材料的管道内，发现血管束的植入明显促进了细胞材料复合物的血管化及成骨能力。Vögelin 等[32]将兔大隐动静脉分离出来后，在胫骨近中段将含有动静脉的血管化骨膜瓣联合 rhBMP-2 与聚乳酸共透明质酸基质植入骨缺损部位，经影像学及组织学观察，可见有显著的血管化原位骨组织形成，证实血管化骨膜瓣不但可以显著增加成骨，还能阻止异位成骨。

组织工程化骨的构建可以分为体内构建和体外构建两种形式。体内构建是将成骨细胞-支架复合物植入体内，修复骨缺损。体外构建则是通过体外组织培养的方法应用水降解支架材料，接种成骨细胞，构建骨组织。体外构建虽然具有一些在体内构建难以实现的优点，但是在传统的静态培养条件下不能构建出厚度大于 0.7cm 的骨组织。生物反应器和灌注培养系统的先后出现改善了细胞、组织在体外培养的条件，有助于模拟体内环境、获得营养、排出代谢产物和进行物质交换，以及促进组织工程产品实现商品化。

目前对骨组织工程研究中应用的生物材料的基本要求和特征为[33]：①良好的生物相容性和生物降解性；②骨诱导性和骨传导性；③一定的机械强度；④易于塑形；⑤具有负荷最大量细胞的高渗透性；⑥支持骨细胞生长和功能分化的表面化学性质与微结构；⑦可与其他活性分子(如骨形态发生蛋白、转化生长因子 β)复合共同诱导骨的发生；⑧易消毒性。用于骨组织工程的基质材料主要包括合成材料、天然衍生材料和复合材料。常用的合成材料有聚乳酸、羟基磷灰石生物陶瓷、磷酸钙骨水泥(calcium phosphate cement，CPC)、羟基磷灰石-聚乳酸复合材料等。天然衍生材料包括天然骨衍生材料、天然高分子衍生材料(胶原、纤维蛋白、藻酸盐等)及珊瑚骨衍生材料。天然衍生材料作为骨组织工程的支架材料，具有生物相容性好，能够形成与人体骨类似的多孔结构、其降解产物易于被吸收而不产生炎症反应等优点，但也存在力学性能差、难以加工成形、降解速率与成骨速率不协调等问题。人工合成可降解聚合物材料的组成成分、分子质量、力学性能、降解速率等都能预先设计和控制，也容易塑形和构建多孔三维结构，但很多材料的降解产物会使体内酸度过高，容易诱发炎症反应。针对这些材料的优缺点，通过复合的方法取长补短是现阶段骨组织工程基质材料研究的必然选择。

11.3.5　组织工程化软骨

软骨组织工程的重点主要集中在两个领域：骨科和整形重建外科。在骨科领域，研究者主要的兴趣在于关节软骨的修复。修复软骨缺陷的手术方法从诱导内源性修复机制发展为软骨移植，近期又进一步发展为细胞修复技术如自体软骨细胞移植(autologous chondrocyte implantation，ACI)[34,35]。1993 年，Freed 等将关节软骨细胞移植到聚乙交酯(polyglycolide，PGA)、PLA 上，进行体外培养与体内移植，证实体外培养 6 周后细胞数扩增了 8.3 倍，达到正常关节软骨水平；体内移植 6 个月后形成一定形状的亮白软骨，含有丰富的蛋白多糖及 II 型胶原。1994 年，他们以同样的方法修复关节软骨缺损，修复 6 个月后，缺损表面平整平滑，细胞呈柱状排列，蛋白多糖类基质分布均匀一致，有软骨下板重建，且与周围组织结合紧密[36]。

组织工程化软骨的构建在临床治疗上具有非常重要的意义，它避免了"挖肉补疮"式的自体移植与潜在免疫排斥的异体移植，同时在临时支架降解后将形成与自体组织生理功能一样的活组织，是比生物惰性的人工假体更为优越的一种软骨修复方式。软骨组织工程技术已成为继外科重建后的新治疗手段，有望为提高人类的健康水平做出积极贡献，同时也具有显著的社会效应和经济价值。

近年来，水凝胶在软骨组织工程中的应用引起了广泛的关注[37]。水凝胶具有三维网络多孔结构,有利于溶质和营养成分的扩散,可以培养不同种类的细胞(如软骨细胞、干细胞等)[38]。因此,水凝胶是较为理想的软骨组织工程支架材料。水凝胶作为软骨组织工程支架具有以下优点:①微创治疗;②水凝胶的水溶液环境有利于保护细胞;③水凝胶基体有利于营养物质的运输和细胞分泌物的交换。用于临床治疗时,水凝胶既可以直接植入体内作为组织的替代材料,也可在水凝胶交联之前将细胞悬浮于液态前驱体组分中,混合后直接注射到缺损部位,然后在体温下快速原位交联成形。所需营养由体液交换提供,细胞可渗透其中进行生长,最终修复受损的组织。

1. 微凝胶在软骨组织工程中的应用

随着组织工程技术的发展,一些新的构建软骨组织工程结构的方法被开发出来。例如,软骨组织工程结构可以采用小的凝胶结构模块来进行组装构建,通过这种模块化的方法,可组装构建具有特定功能和结构的较大软骨组织。微凝胶(microgel)属于微米级凝胶颗粒,是一种具有分子内交联结构的聚合物微粒,具有优良的加工性能和施工性能,在攻克许多软骨组织工程难题方面具有很大的应用价值。

乳化法是制备微凝胶最为常用的方法。制备过程中,多相混合溶液经过机械搅拌,在有机相内形成水凝胶前驱物的小液滴。微凝胶的尺寸可通过调节机械搅拌力、各相溶液的黏度及改变两相间界面张力(表面活性剂的加入)来进行控制。由上述步骤所得的液滴可通过各种各样的交联机制进行交联,形成球形微凝胶。乳化法主要的优点在于制备微凝胶工艺简便,可通过优化制备工艺条件减小微凝胶粒径。但是,这种技术所制备的微凝胶粒径普遍比其他微凝胶制备方法分布宽,且制备得出的微凝胶都呈球形。

已有多种材料制得的微凝胶支架被开发出来。通常人们研究这种支架传递物质或补给小分子、蛋白质的作用,也有科研人员研究其作为细胞载体(即细胞微胶囊)的可能性。Fang 等[39]制备了含有合成肽聚(g-苯甲基-L-谷氨酸)(poly(g-phenylmethyl-L-glutamate),PBLG)的多孔微球支架。通过控制明胶制孔剂的量可调节该支架的孔隙率,得到内部植入软骨细胞的球形微凝胶支架。该微凝胶支架的制备及软骨再生过程如图 11-4 所示。

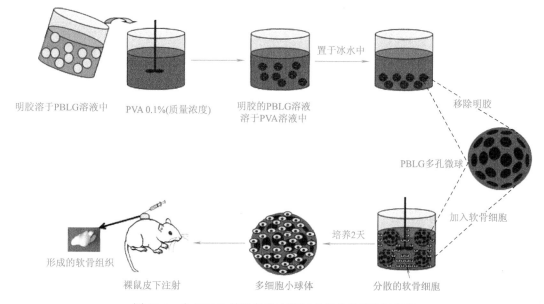

图 11-4　含 PBLG 的微凝胶支架制备及软骨再生过程图

植入 PBLG 微凝胶支架中的软骨细胞逐步增殖，并出现沉积软骨细胞外基质。体外培养 2 天后，将载有软骨细胞的微凝胶皮下注射入小鼠体内。4 周、8 周、12 周后，观察到表现出典型软骨结构和软骨基质积聚的新生组织。生物化学分析表明新生组织中 GAG 和 II 型胶原逐渐增加。该微凝胶具有可控降解特性和优异的生物相容性，有望用于软骨组织工程中。

2. 可注射水凝胶在软骨组织工程中的应用

可注射水凝胶是指具有一定流动性的、能够通过注射的方法应用的一类水凝胶。它利用高分子材料对外界刺激的响应，使聚合物在生理条件下发生状态或构象的变化，由溶液转化为凝胶。可注射水凝胶的制备及应用过程如图 11-5 所示[40]。与传统的水凝胶相比，可注射水凝胶具有微创应用的优势[41]，避免了创伤性的外科手术，容易被患者所接受。此外，可注射水凝胶的物理形态和天然软骨基质结构比较接近[42]，力学性能可控，具有良好的细胞传递性[43]，特别适用于软骨组织的临床修复。

制备可注射水凝胶支架时，必须将凝胶的前驱物或大分子单体与活细胞复合后，在较短的时间内采用合适的物理或化学方法将其固化成为三维支架。因此，固化机理直接影响整个凝胶形成过程的动力学、水凝胶支架的稳定性及细胞在凝胶内部的存活与生长。软骨组织工程用水凝胶的固化方法主要有离子交联、自由基聚合、热致相转变交联、共轭反应交联等。

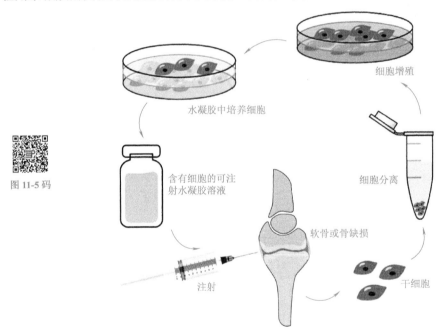

图 11-5　可注射水凝胶在软骨及骨组织工程中的应用原理示意图

1) 离子交联[44]

离子交联是指带电荷的聚合物与带相反电荷的多价离子或聚合物作用，通过离子键合作用形成水凝胶。海藻酸盐是形成离子交联水凝胶最主要的一类高分子，易与二价金属离子如钙离子等络合形成水凝胶。海藻酸盐水凝胶可保持较好的形状，具有良好的生物相容性，并且凝胶化过程温和，因此，钙离子交联形成的海藻酸盐水凝胶在软骨组织工程得到了广泛应用。这类凝胶材料可通过控制海藻酸盐和钙离子的浓度、分子质量和组成来制备具有各种性能的水凝胶材料。Stevens 等[45]利用 G 链段含量高的海藻酸钠(G 链段质量分数为 65%~75%)

和 CaCl$_2$ 制备了一种可注射水凝胶，用作骨膜软骨形成支架。由于海藻酸钠中 G 链段含量高，聚合物中柔韧的弹性链段相对较短，水凝胶具有较高的力学强度和压缩模量。将海藻酸钙水凝胶与骨膜外植体在体外培养 6 周后，骨膜外植体的大部分面积由透明软骨形成。

尽管海藻酸盐可注射水凝胶存在很多优点，应用前景良好，但其缺点也不容忽视。由于 Ca^{2+} 直接交联海藻酸盐的过程非常迅速，这种水凝胶材料的注射操控性较差；海藻酸盐水凝胶缺乏与细胞或蛋白质的特异相互作用，不利于细胞的黏附和增殖；在生理条件下离子会扩散出水凝胶，导致水凝胶解体，呈现出较差的机械强度和不可控的降解行为[46]。因此，实际应用时需对其进行改良。将钙离子包埋于脂质囊泡中，使其在生理条件下从囊泡热缓释，这样能一定程度上延缓水凝胶的发生，从而提高注射的操控性；将可引起细胞特异性黏附的 RGD 短肽序列接枝到海藻酸盐分子中，由于 RGD 能够与细胞膜上的受体特异性结合，可有效提高材料的细胞活性，促进软骨细胞的黏附与生长[47]；将海藻酸盐与壳聚糖、聚赖氨酸等通过静电作用形成复合物也是改善海藻酸盐水凝胶性能的方法之一。

2) 光引发聚合交联

光引发聚合交联是自由基聚合中的一种。光引发聚合可注射水凝胶是指利用光引发剂在可见光或紫外线的作用下，在生理环境中原位引发聚合物前驱体聚合而形成的水凝胶[48]。聚合过程中，可见光或紫外线的照射使光敏性引发剂产生自由基，与大分子链上的活性位点相互聚合。其中，含光敏性官能团(如叠氮)的前驱物可在 UV 照射下直接聚合；含双键官能团的前驱物可通过加入光引发剂(如 I2959)后在 UV 照射下聚合[49]。光引发聚合速率相对较快，而且副产物较少，水凝胶形状和性能可通过聚合时间控制，且聚合过程对周围组织或细胞基本不造成伤害。

用于组织工程的光引发聚合水凝胶通常由大分子水凝胶前体产生，这些大分子单体能溶于水；含有两个或多个反应基团。比较常用的有聚乙二醇丙烯酸酯衍生物、聚乙二醇甲基丙烯酸酯衍生物、修饰的多糖(透明质酸衍生物、葡萄糖衍生物)等。Elisseeff 等[50]开发了透皮光引发聚合技术。他们在聚氧化乙烯和聚氧化乙烯二甲基丙烯酸酯的混合溶液中加入 1-环己基苯酮作为光引发剂来制备水凝胶，并使光透过皮肤引发聚合。将此水凝胶包埋软骨细胞，研究了水凝胶的生物力学性能。结果发现，最后形成了具有平衡模量和动态硬度的细胞外基质。该研究证实了光引发聚合水凝胶有应用于组织工程和药物缓控释的可能性。

通常采用光引发聚合交联的水凝胶支架的力学性能比较优异，这正是软骨组织工程应用中所希望的特性之一[51]。采用不同类型、浓度的引发剂及不同交联剂的比例，交联聚合物具有显著不同的特性，其中交联剂的比例影响交联密度，从而影响最终的力学性能。然而，这种方法面临的挑战是固化时间必须符合临床应用的要求，以避免水凝胶固化时间不当引起注射材料周围组织的坏死。

3) 热致相转变交联

热致相转变交联主要是指聚合物溶液通过温度的改变形成水凝胶，当温度变化时，聚合物分子链的物理缠结形成交联网络结构。这种水凝胶的形成不需要其他化学试剂的引发，可以液体的形式注射于体内，原位固化，并且它们的交联温度可通过调节接近体温，大大减弱了外界物质对细胞的影响，因此应用于可注射水凝胶支架具有很大的优越性。热致相转变水凝胶的共同特征是亲/疏水基团共存，疏水基团包括甲基、乙基、丙基等。目前，对热致相转变可注射水凝胶的相转变机理的最普遍的解释为温度改变时，与形成分子内、分子间氢键相关的水化状态发生改变，最终导致水凝胶溶解性的变化[52]。

软骨组织工程中，热致相转变水凝胶的典型代表为 *N-*聚异丙基丙烯酰胺(poly(N-isopropylacrylamide)，PNIPAAm)[53,54]。PNIPAAm 被广泛用于制备热致相转变水凝胶是由于其低临界溶解温度(lower critical solution temperature，LCST)约为 32℃，且相转变迅速[55]。然而线型 PNIPAAm 在生理条件下不稳定，所以需要用其他聚合物对其进行修饰，以改善其稳定性和力学性能。Tan 等[56]将 PNIPAAm-COOH 的羧基末端通过酰胺键相互作用接枝到胺化的海藻酸盐上，制备出一种 LCST 约为 35℃的热致相转变可注射水凝胶。该水凝胶无毒害作用，且能够保持被包埋细胞的生物活性，故其可用于软骨组织工程中。

4) 共轭反应交联

近年来，基于原位共轭反应交联的可注射水凝胶成为研究热点，主要包括迈克尔(Michael)加成和席夫碱(Schiff base)反应[57,58]。因为反应条件温且反应速率快，以及氨基和醛基之间可在没有任何外部刺激或其他试剂的生理条件下生成亚氨基，所以席夫碱反应被广泛用于合成可注射水凝胶。壳聚糖是极适于用席夫碱交联制备可注射水凝胶的生物材料，其主链上有大量氨基。例如，Cao 等[59]采用多苯甲醛功能化的聚乙二醇衍生物聚(乙烯氧化-co-缩水甘油-CHO)[poly(ethylene oxide-co-glycidol-CHO)，poly(EO-co-Gly)-CHO]与乙二醇壳聚糖在生理条件下进行原位席夫碱反应，成功制备出一种用于软骨组织修复的可注射水凝胶系统，制备原理如图 11-6 所示。研究结果表明，该水凝胶在 ICR 小鼠皮下 12 周后仍保持完整性；软骨细胞在该水凝胶中活性很高，体外培养 2 周后没有细胞去分化现象，且包埋细胞保持良好的增殖能力。这些特性都表明该水凝胶有潜力作为软骨组织工程中的人工细胞外基质。

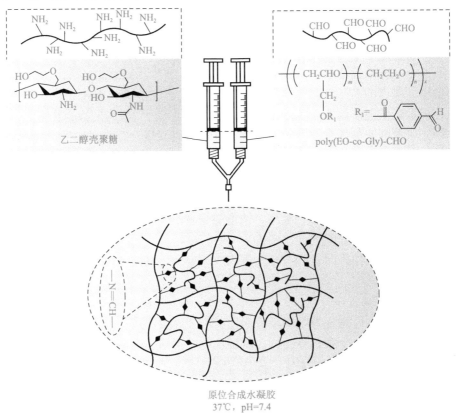

图 11-6　乙二醇壳聚糖和 poly(EO-co-Gly)-CHO 水溶液通过席夫碱反应生成可注射水凝胶的原理示意图

　　Michael 加成反应是一种亲核加成反应，由负碳离子或亲核试剂加成到 α, β-不饱和羰基上。Michael 加成反应是另一种常用的制备可注射水凝胶的方法，其在生理条件下进行，且反应时间可控[60]。其中常用的生物材料有透明质酸、壳聚糖、聚乙二醇等。例如，Fiorica 等[61]采用透明质酸的氨基酸衍生物(hyaluronic acid-Amino acid derivatives，HA-EDA) 和 N-羟乙基丙烯酰胺(N-(2-Hydroxyethyl)acrylamide，HEAA)的二乙烯砜衍生物，通过 Michael 加成反应制备出两种基于透明质酸的可注射水凝胶。对其溶胀性能、降解性能及包覆活性软骨细胞的能力进行测试，结果表明该水凝胶可用于生理条件下治疗关节软骨损伤。

　　3. 水凝胶填充多孔支架在软骨组织工程中的应用

　　有研究表明，软骨细胞经过长时间的体外单层平面培养，会出现明显去分化现象，细胞分泌的胶原类型从正常的 II 型转为 I 型，细胞成纤化或阿米巴化。对于软骨组织工程，这一点是需要格外注意的，只有软骨细胞正常分泌基质，才能达到修复缺损软骨的目的。一旦软骨细胞分泌基质异常，就会引起修复区域软骨的纤维化，修复部位软骨强度降低，严重的会再次出现软骨的缺损，导致软骨修复失败。因此，在提高水凝胶支架一般细胞相容性的同时，维持软骨细胞在支架中的正常功能也是成功构建人工软骨修复物的关键。

　　天然软骨组织如身体中大部分组织一样，在各个尺度层次上都具备有序精细的结构，它在宏观尺度(0.5～15cm)上有独特的天然解剖学外形；在组织结构尺度(10^{-4}～10^{-2}m)上有特殊的生物力学性能；在微观尺度(10^{-7}～10^{-4}m)上细胞呈球形分布于外基质中；在 10^{-8}～10^{-4}m 的超分子尺度上是一个由胶原及蛋白糖胺多糖组成的网状交联结构。因此，仅靠简单的聚合物三维多孔支架很难完全模拟软骨细胞天然的生长环境。要全方位地模拟天然软骨的细胞外基质结构，首先应该模拟软骨细胞在体内分布和生长的方式。

　　迄今为止，有两种结构类型的支架被大量地用于组织工程化器官的构建，即织态结构型(即硬支架[62])和水凝胶型(即软支架[63])。通过对天然软骨结构的分析，发现软骨细胞在水凝胶中的生长状态更接近其自然状态。但是水凝胶支架的一个明显缺陷是它的力学性能普遍不高，不但不宜于手术操作，在软骨修复过程中也易发生形变、碎裂等情况。针对上述两种支架的优缺点，可以采用软-硬支架复合的方式，将生物相容性良好的琼脂水凝胶导入聚乳酸多孔支架中，从而得到在力学性能、细胞生长环境等方面都与天然软骨相似的仿生软骨修复材料(图 11-7[64])。聚乳酸多孔支架具备良好的力学性能，而琼脂水凝胶具有良好的生物相容性和维持软骨细胞正常表型的功能，两者相结合，可以综合两种材料的优点，从而达到模拟天然软骨细胞外基质的目的。如果通过生物大分子明胶和 bFGF 等组分的复合，可以进一步提高软骨细胞在复合支架中的性能。

　　这种材料与传统的多孔支架相比具备以下优点：①可以模拟天然软骨细胞生长的物理环境，这样的环境可以更好地维持软骨细胞的正常表型；②由于水凝胶具有包覆作用，与直接将细胞植入支架相比，细胞与水凝胶混合后植入支架可以防止未黏附的细胞从支架上逃逸到培养基中，进而提高细胞的利用效率；③复合后的支架具备良好的力学性能；④可根据需要在水凝胶中添加水溶性的生物大分子、细胞生长因子或 DNA，由于水凝胶本身具备一定的药物缓释的功能，这类活性物质可以更好地发挥作用，而不需要对支架进行特殊的处理；⑤随水凝胶植入的软骨细胞在水凝胶作用下分布更加均匀，遍布整个支架空间，而传统的多孔支架中软骨细胞仅分布在支架孔壁的表面。

　　软骨组织工程的发展对水凝胶支架材料提出了新挑战。虽然软骨组织工程在细胞支架制备与改性、体外细胞培养及活性因子复合等方面取得了很大的进步，但是细胞体外培养的环境无法完全模拟人体内部的细胞生长环境，细胞在体外培养时很容易丧失其表达功能，不能进行正常的基质分泌、分化和增殖。此外，水凝胶支架材料的普遍缺点是机械强度较小，形状保持能力差。由于人体内的软骨具有特殊的力学性能，如关节软骨具有很好的弹性和韧性，可承受较大的负荷，又具有光滑的表面，使关节活动时的摩擦力极小，至今软骨组织工程仍无法再造与天然软骨具有相同力学性能的软骨组织，这是目前软骨组织工程所面临的主要问题。这些问题归根结底，都是由于细胞在人为模拟环境中构建软骨的能力不足。要解决这些问题，必须从设计软骨细胞生长环境入手，研究促进软骨细胞正常表达功能的环境。水凝胶支架材料应具有能产生所期望的宿主反应的能力，不仅需要为细胞的生长提供支持作用，还需要具备能够诱导细胞增殖和分化的功能。

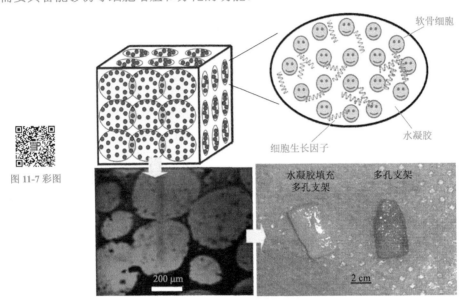

图 11-7 彩图

图 11-7　琼脂水凝胶填充聚乳酸多孔支架材料示意图

11.4　骨组织工程的临床应用及展望

骨组织工程的临床应用尚处于起步阶段。Vacanti 等利用患者自体骨膜成骨细胞与天然珊瑚复合，用于 1 例 36 岁患者左手拇指指骨的再造，术后患者拇指恢复正常的长度和力量，可以完成工作和进行日常生活，术后 10 个月组织学检测显示有新生板状骨形成。Quarto 等用组织工程化骨治疗 3 例长骨缺损的患者，经术后随访 14～26 个月，其中 2 例 5 个多月及 6 个月去除外固定，6～7 个月完全恢复肢体功能；另 1 例由于外固定支架松动，6 个月后改用其他外固定，再经 6 个月后去除外固定，功能恢复。杨志明等应用自体骨髓基质干细胞、同种异体骨膜来源的成骨细胞复合同种异体骨在人体内构建组织工程化骨，并对 52 例患者多个部位的骨缺损、骨不愈合进行了修复。经 10～28 个月的随访，初步证实组织工程化骨具有良好的成骨能力和修复效果，采用同种异体骨膜来源的成骨细胞未发现明显组织排斥反应及其他并发症。沈兵等研究认为组织工程化骨在临床修复四肢骨缺损方面具有与自体髂骨游离移植同样的效果，而在手术时间和出血量方面优于自体髂骨游离移植。尽管组织工程化骨在临床上得到了应用，但是总体来看组织工程化骨在临床的应用非常有限，值得进一步深入研究。

　　对于骨缺损的治疗，目前仍以传统的自体骨移植方法修复效果较佳。异体骨移植因机体排斥反应，易致一系列并发症，其广泛应用有待免疫排异反应等一系列问题的解决。其他替代物移植因不能完全替代原组织功能，故不是理想的修复方法。应用组织工程学原理修复骨缺损是一种全新、具有前景的思路，其涉及生命科学、工程学、细胞生物学、免疫学、材料科学等领域，是目前研究的热点，主要集中在：①细胞的来源、保存和在移植环境下细胞组织的生长；②多聚合物生物材料的研究；③生长因子与种植细胞及可降解材料整合后修复骨缺损组织的研究。现在需要解决的问题是：①明确细胞在体外培养中分化、增殖的调控机制；②加强可降解材料整合后修复缺损组织的研究；③明确诱导因子对成骨细胞的作用，掌握成骨细胞的最佳培养密度使其迅速增殖；④建立成骨细胞库及大规模的成骨细胞培养体系；⑤改善细胞-材料相互作用，研究开发优良的基质材料，解决人工聚合材料远不能满足临床应用要求的问题；⑥解决新生组织不能完全替代原有组织功能的问题；⑦加强新生组织和基因转入的新生组织体内移植方式的研究。

习题与思考题

11-1　概述骨组织工程学及其基本方法。
11-2　阐述骨组织工程三要素。

参 考 文 献

[1]　LANZA R, LANGER R, VACANTI J. Principles of tissue engineering[M]. 3rd ed. London: Elsevier academic press, 2007.

[2]　LANZA R P, LANGER R, VACANTI J. 组织工程原理[M]. 2 版. 杨志明, 张姝江, 林凡, 等, 译. 北京: 化学工业出版社, 2000.

[3]　SILVER F H. Biomaterials, medical devices and tissue engineering: an integrated approach[M]. Boston: Chapman and hall press, 1994.

[4]　李世普. 生物医用材料导论[M]. 武汉: 武汉工业大学出版社, 2000.

[5]　丁国芳. 正常人体结构[M]. 杭州: 浙江科学技术出版社, 2004.

[6]　BENTLEY G, GREER R B. Homotransplantation of isolated epiphyseal and articular cartilage chondrocytes into joint surfaces of rabbits[J]. Nature, 1971, 230(5293): 385-388.

[7]　BRUDER S P, FINK D J, CAPLAN A I. Mesenchymal stem cells in bone development, bone repair, and skeletal regeneration therapy[J]. Journal of cellular biochemistry, 1994, 56(3): 283-294.

[8]　BRUDER S P, HOROWITZ M C, MOSCA J D, et al. Monoclonal antibodies reactive with human osteogenic cell surface antigens[J]. Bone, 1997, 21(3): 225-235.

[9]　牛通. 组织工程学修复骨缺损的研究进展[J]. 医学文选, 2006(2): 306-308.

[10]　王福科, 李彦林, 朱晓松, 等. 骨组织工程支架材料特性比较[J]. 昆明医学院学报, 2006, 27(2): 111-115.

[11]　GREEN W T. Articular cartilage repair: Behavior of rabbit chondrocytes during tissue culture and subsequent allografting[J]. Clinical orthopaedics and related research, 1977(124): 237-250.

[12]　刘克宇, 董金波, 王勇. 组织工程学技术修复关节软骨缺损的研究进展[J]. 农垦医学, 2006, 28(2): 146-149.

[13]　孙铭, 王景云, 孙宏晨, 等. 骨髓间质干细胞人工骨构建的实验研究[J]. 现代口腔医学杂志, 2005, 19(5): 498-500.

[14]　OHGUSHI H, GOLDBERG V M, CAPLAN A I. Repair of bone defects with marrow cells and porous ceramic: experiments in rats[J]. Acta orthopaedica scandinavica, 1989, 60(3): 334-339.

[15]　PUELACHER W C, WISSER J, VACANTI C A, et al. Temporomandibular joint disc replacement made by tissue-engineered growth of cartilage[J]. Journal of oral and maxillofacial surgery, 1994, 52(11): 1172-1178.

[16]　杨四川, 孙晓宇, 汪世龙, 等. 聚肽在骨组织工程领域的研究进展[J]. 生命科学研究, 2005, 9(S1): 31-34.

[17] 邱凯, 万昌秀, 唐昌伟, 等. 骨修复材料多孔聚磷酸钙的制备及细胞相容性研究[J]. 航天医学与医学工程, 2005, 18(6): 461-464.

[18] 孙浩, 郭超, 张娟, 等. 骨组织工程用 PLGA 多孔支架的制备及细胞毒性研究[J]. 化工时刊, 2005, 19(10): 1-4.

[19] NAKAHARA H, BRUDER S P, HAYNESWORTH S E, et al. Bone and cartilage formation in diffusion chambers by subcultured cells derived from the periosteum[J]. Bone, 1990, 11(3): 181-188.

[20] 张英, 周广东, 殷德民. 组织工程化软骨体外构建的相关实验研究[J]. 组织工程与重建外科杂志, 2005, 1(3): 157-160.

[21] HUGHES F J, MCCULLOCH C A. Stimulation of the differentiation of osteogenic rat bone marrow stromal cells by osteoblast cultures[J]. Laboratory investigation: a journal of technical methods and pathology, 1991, 64(5): 617-622.

[22] TABUCHI C, SIMMONS D J, FAUSTO A, et al. Bone deficit in ovariectomized rats: functional contribution of the marrow stromal cell population and the effect of oral dihydrotachysterol treatment[J]. Journal of clinical investigation, 1986, 78(3): 637-642.

[23] 纪经涛, 胡永成, 夏群, 等. 血管内皮生长因子和骨形态发生蛋白在骨组织工程中的作用[J]. 中国组织工程研究, 2015, 19(33): 5356-5363.

[24] LIU P Y, WANG X T, XIN K Q, et al. Application of AAV2-mediated bFGF gene therapy on survival of ischemic flaps: effects of timing of gene transfer[J]. Annals of plastic surgery, 2009, 62(1): 87-91.

[25] NAKAJIMA F, NAKAJIMA A, OGASAWARA A, et al. Effects of a single percutaneous injection of basic fibroblast growth factor on the healing of a closed femoral shaft fracture in the rat[J]. Calcified tissue international, 2007, 81(2): 132-138.

[26] 王微, 米雷, 侯光辉, 等. 新型组织工程化骨材料植入动物体内的成血管效应[J]. 中国组织工程研究与临床康复, 2011, 15(34): 6285-6288.

[27] YAO J F, LI X Y, BAO C Y, et al. Ectopic bone formation in adipose-derived stromal cell-seeded osteoinductive calcium phosphate scaffolds[J]. Journal of biomaterials applications, 2010, 24(7): 607-624.

[28] GIARDINO R, NICOLI ALDINI N, FINI M, et al. Bioabsorbable scaffold for in situ bone regeneration[J]. Biomedicine & pharmacotherapy, 2006, 60(8): 386-392.

[29] KAWAMURA K, YAJIMA H, OHGUSHI H, et al. Experimental study of vascularized tissue-engineered bone grafts[J]. Plastic & reconstructive surgery, 2006, 117(5): 1471-1479.

[30] ROUWKEMA J, RIVRON N C, VAN BLITTERSWIJK C A. Vascularization in tissue engineering[J]. Trends in biotechnology, 2008, 26(8): 434-441.

[31] PELISSIER P, VILLARS F, MATHOULIN-PELISSIER S, et al. Influences of vascularization and osteogenic cells on heterotopic bone formation within a madreporic ceramic in rats[J]. Plastic and reconstructive surgery, 2003, 111(6): 1932-1941.

[32] VÖGELIN E, JONES N F, HUANG J I, et al. Healing of a critical-sized defect in the rat femur with use of a vascularized periosteal flap, a biodegradable matrix, and bone morphogenetic protein[J]. The journal of bone and joint surgery American volume, 2005, 87(6): 1323-1331.

[33] 韩琦, 谭仁林, 李璞钰. 骨组织工程研究的新进展[J]. 医学综述, 2009, 15(11): 1632-1635.

[34] BRITTBERG M. Autologous chondrocyte implantation: technique and long-term follow-up[J]. Injury, 2008, 39(1): 40-49.

[35] GOLDRING M B. Update on the biology of the chondrocyte and new approaches to treating cartilage diseases[J]. Best practice & research clinical rheumatology, 2006, 20(5): 1003-1025.

[36] 陈际达, 曹文灵, 王远亮, 等. 软骨组织工程[J]. 国外医学生物医学工程分册, 2001, 24(1): 16-19.

[37] BALAKRISHNAN B, BANERJEE R. Biopolymer-based hydrogels for cartilage tissue engineering[J]. Chemical reviews, 2011, 111(8): 4453-4474.

[38] VEGA S L, KWON M Y, BURDICK J A. Recent advances in hydrogels for cartilage tissue engineering[J]. European cells & materials, 2017, 33: 59-75.

[39] FANG J J, YONG Q, ZHANG K X, et al. Novel injectable porous poly(γ-benzyl-l-glutamate) microspheres for cartilage tissue engineering: preparation and evaluation[J]. Journal of materials chemistry B, 2015, 3(6): 1020-1031.

[40] LIU M, ZENG X, MA C, et al. Injectable hydrogels for cartilage and bone tissue engineering[J]. Bone research, 2017, 5(2): 17014.

[41] CORRENTE F, ABU AMARA H M, PACELLI S, et al. Novel injectable and in situ cross-linkable hydrogels of dextran methacrylate and scleroglucan derivatives: preparation and characterization[J]. Carbohydrate polymers, 2013, 92(2): 1033-1039.

[42] ZHANG Y, CAO Y, ZHANG L, ZHAO H, et al. Fabrication of an injectiable BMSC-laden double network hydrogel based on silk fibroin/PEG for cartilage repair[J]. Journal of Materials Chemistry B, 2020, 8: 5845-5848.

[43] CHEN F, YU S R, LIU B, et al. An injectable enzymatically crosslinked carboxymethylated pullulan/chondroitin sulfate hydrogel for

cartilage tissue engineering[J]. Scientific reports, 2016, 6: 20014.

[44] 吕少瑜. 降解型可注射水凝胶的合成及其用于药物缓释和细胞培养的研究[D]. 兰州: 兰州大学, 2012.

[45] STEVENS M M, QANADILO H F, LANGER R, et al. A rapid-curing alginate gel system: Utility in periosteum-derived cartilage tissue engineering[J]. Biomaterials, 2004, 25(5): 887-894.

[46] LEROUX M A, GUILAK F, SETTON L A. Compressive and shear properties of alginate gel: effects of sodium ions and alginate concentration[J]. Journal of biomedical materials research, 1999, 47(5): 46-53.

[47] RUVINOV E, LEOR J, COHEN S. The effects of controlled HGF delivery from an affinity-binding alginate biomaterial on angiogenesis and blood perfusion in a hindlimb ischemia model[J]. Biomaterials, 2010, 31(16): 4573-4582.

[48] 魏宏亮, 王连才, 张爱英, 等. 可注射水凝胶的制备与应用[J]. 化学进展, 2004, 16(6): 1008-1016.

[49] IFKOVITS J L, BURDICK J A. Review: photopolymerizable and degradable biomaterials for tissue engineering applications[J]. Tissue engineering, 2007, 13(10): 2369-2385.

[50] ELISSEEFF J, MCINTOSH W, ANSETH K, et al. Photoencapsulation of chondrocytes in poly(ethylene oxide)-based semi-interpenetrating networks[J]. Journal of biomedical materials research, 2000, 51(2): 164-171.

[51] BRYANT S J, ANSETH K S, LEE D A, et al. Crosslinking density influences the morphology of chondrocytes photoencapsulated in PEG hydrogels during the application of compressive strain[J]. Journal of orthopaedic research, 2004, 22(5): 1143-1149.

[52] ASHRAF S, PARK H K, PARK H, et al. Snapshot of phase transition in thermoresponsive hydrogel PNIPAM: role in drug delivery and tissue engineering[J]. Macromolecular research, 2016, 24(4): 297-304.

[53] GAN T T, ZHANG Y J, GUAN Y. In situ gelation of P(NIPAM-HEMA) microgel dispersion and its applications as injectable 3D cell scaffold[J]. Biomacromolecules, 2009, 10(6): 1410-1415.

[54] WANG J Y, CHEN L, ZHAO Y P, et al. Cell adhesion and accelerated detachment on the surface of temperature-sensitive chitosan and poly(N-isopropylacrylamide) hydrogels[J]. Journal of materials science: materials in medicine, 2009, 20(2): 583-590.

[55] VO T N, EKENSEAIR A K, SPICER P P, et al. In vitro and in vivo evaluation of self-mineralization and biocompatibility of injectable, dual-gelling hydrogels for bone tissue engineering[J]. Journal of controlled release, 2015, 205: 25-34.

[56] TAN R W, SHE Z D, WANG M B, et al. Thermo-sensitive alginate-based injectable hydrogel for tissue engineering[J]. Carbohydrate polymers, 2012, 87(2): 1515-1521.

[57] LIN C C, KI C S, SHIH H. Thiol-norbornene photoclick hydrogels for tissue engineering applications[J]. Journal of applied polymer science, 2015, 132(8): e41563.

[58] LI Y L, RODRIGUES J, TOMÁS H. Injectable and biodegradable hydrogels: gelation, biodegradation and biomedical applications[J]. Chemical society reviews, 2012, 41(6): 2193-2221.

[59] CAO L P, CAO B, LU C J, et al. An injectable hydrogel formed by in situ cross-linking of glycol chitosan and multi-benzaldehyde functionalized PEG analogues for cartilage tissue engineering[J]. Journal of materials chemistry B, 2015, 3(7): 1268-1280.

[60] LIN C, ZHAO P, LI F, et al. Thermosensitive in situ-forming dextran-pluronic hydrogels through Michael addition[J]. Materials science and engineering C, 2010, 30(8): 1236-1244.

[61] FIORICA C, PALUMBO F S, PITARRESI G, et al. Injectable in situ forming hydrogels based on natural and synthetic polymers for potential application in cartilage repair[J]. RSC advances, 2015, 5(25): 19715-19723.

[62] ZHAO F, YIN Y J, LU W W, et al. Preparation and histological evaluation of biomimetic three-dimensional hydroxyapatite/chitosan-gelatin network composite scaffolds[J]. Biomaterials, 2002, 23(15): 3227-3234.

[63] RUSTAD K C, WONG V W, SORKIN M, et al. Enhancement of mesenchymal stem cell angiogenic capacity and stemness by a biomimetic hydrogel scaffold[J]. Biomaterials, 2012, 33(1): 80-90.

[64] 龚逸鸿. 聚乳酸多孔支架的制备、改性及组织工程化软骨的构建[D]. 杭州: 浙江大学, 2006.

第12章

肌腱和韧带组织工程

12.1 概　　述

　　膝关节的机械损伤是困扰研究者的一个重大难题，虽然可以采用保护性设施以降低受伤的风险，但是这些设施的安全性有待验证。一旦伤及膝关节的肌腱和韧带，需要采用伤者自身的肌腱移植的方式进行修复，术后恢复的时间很长，而且这种"挖肉补疮"式方法往往会造成第二次损害。医疗工作者也曾经尝试使用人工材料代替，然而没有生命的材料移植进人体后始终无法与人自身的肌腱融为一体[1,2]。

　　肌腱和韧带由束状致密结缔组织组成，能介导正常的关节运动及维持关节的稳定。肌腱及韧带损伤后的瘢痕愈合或根本不愈合常导致明显的关节功能丧失。随着对肌腱及韧带愈合机制的进一步研究，人们发现其愈合方式非常复杂，且有多种细胞及生长因子参与其中。近年来，随着组织工程技术的发展，组织工程化肌腱为修复肌腱缺损开辟了一条新途径。2001年6月5日，世界上首例使用组织工程方法构建的有生命的肌腱"装进"人体，修复肌腱的手术宣告成功。这标志着肌腱和韧带组织工程的研究进入了一个新的阶段[3-5]。

12.2　肌腱和韧带的组织结构

　　膝关节是使得脊椎动物能够自由活动的组织结构，是大量细胞外基质复杂排列的结构组织。膝关节包括三根长骨(股骨、胫骨和腓骨)，以及一根短骨(髌骨)，图 12-1 为膝关节结构示意图。骨由韧带连接，形成可以弯曲的结构，通过肌肉的紧缩和长度的变化为弯曲提供能量，肌肉长度的变化传递给肌腱，从而表现为膝关节的平移和转动[6]。

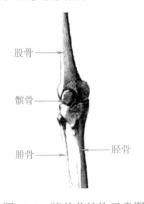

图 12-1　膝关节结构示意图

肌腱和韧带由水、Ⅰ型胶原、Ⅲ型胶原、Ⅳ型胶原、弹性蛋白、细胞和蛋白聚糖组成，如表 12-1 所示。肌腱和韧带的组织结构见图 12-2；肌腱和韧带的结构分布见表 12-2。

表 12-1　肌腱和韧带的主要成分[3]

成分	质量分数/%	成分	质量分数/%
细胞	3～6	弹性蛋白	1～4
Ⅰ型胶原	25～31	蛋白聚糖	1
Ⅲ型胶原	2	水	60～65
Ⅳ型胶原	<1		

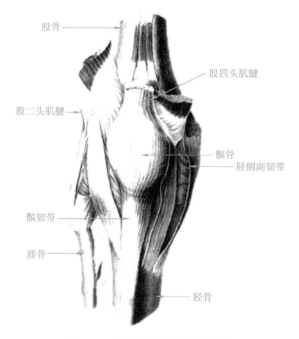

图 12-2　肌腱和韧带的组织结构

12.2.1　肌腱的组织结构

肌腱连接骨和肌肉，由包裹有成纤维细胞的Ⅰ型胶原构成的致密结缔组织组成。这是髌韧带和阔筋膜常被用来修复撕裂的膝关节前交叉韧带的原因。不同种类和部位的肌腱结构是不同的，意味着其功能也存在差异。

表 12-2　肌腱和韧带的结构分布

成分	尺寸	参考资料
尾部肌腱（鼠）	300～500m（直径）	Kastelic 等[7]
伸肌肌腱（马）	5.1mm（直径）	Abrahams[8]
前交叉韧带（人-年龄 48～86 岁）	57.5mm²（面积）	Noyes 和 Grood[9]
前交叉韧带（人-年龄 16～26 岁）	44.4 mm²（面积）	Noyes 和 Grood[9]
肌束	>250m（直径）	Arnoczky 和 Warren[10]
	20～40m（直径）	Rowe[11]
	80～320m（直径）	Kastelic 等[7]

续表

成分	尺寸	参考资料
胶原纤维(原纤维束)	300m(直径)	Bear[12]
	1~20m(直径)	Danylchuk 等[13]
胶原原纤维	20~50nm(直径)	Rowe[11]
	150~250nm(直径)	Danylchuk 等[13]
	0.05~0.5m(直径)	Kastelic 等[7]
	318nm(直径)	Gotoh 和 Sugi[14]
	189nm(直径)	Michna[15]
	40nm 和 280nm(直径)	Parry 和 Craig[16]
	185nm(直径)	Nakagawa 等[17]
透明区域	3.8nm(直径)	Hulmes 等[18]

肌腱胶原纤维的生成由成纤维细胞开始,原纤维以水合形式在蛋白聚糖基质上有序地着床,并通过胶原分子一条或多条 α-链醛醇、Schiff 基管上的乙醛基、相邻链或分子上的乙醛基或氨基而交叉连接。这些交叉连接与胶原纤维的张力有关,它决定了整个肌腱的可拉伸性。乙醛基来源的交叉连接有两种形式:一种在稀酸中不稳定;另一种在稀酸中稳定。其比例因不同组织而异,通常随年龄增长而增大[19,20]。

12.2.2 韧带的组织结构

韧带是连接骨或软骨的一种特殊的致密结缔组织,其功能是支持关节,是各种营养成分的传输媒介和蓄积场所,也是抵抗外界蛋白质(包括抗原)、病毒和细菌的机械屏障。从胚胎学上来说,韧带源自多能间充质细胞,该细胞能分化为成人结缔组织的各类细胞。韧带中主要的细胞类型是成纤维细胞。成纤维细胞的超微结构包括完善的粗糙型内质网和高尔基复合体,它们可以合成大量的蛋白质。韧带主要包含由成纤维细胞产生的非细胞成分。成纤维细胞外周的非细胞基质包括纤维和非晶体基质,韧带中的纤维主要是 I 型胶原(占 90%)以及少量的 III 型胶原,也有网状纤维和弹性纤维。在特定的韧带中,胶原纤维一般沿张力方向分布,因此与韧带的强度有关。但其排列与肌腱纤维不尽相同,可能是韧带所固有的特性,其中有明显的纤维翻转交错。研究发现,前交叉韧带中不单纯是胶原成分,在前交叉韧带的远端 1/3,韧带呈现出典型的纤维软骨组织学特性,股骨和胫骨侧软骨与韧带结合部位有纤维软骨成分。位于韧带中 1/3 的腱细胞具有在凝胶中移行快、表型稳定的特性,使其在细胞学特性上较其他部位细胞更加适合作为未来交叉韧带组织工程的种子细胞[6]。

弹性纤维对在韧带松弛时恢复胶原纤维波状构型有重要作用。韧带基质相对较少,包括糖胺聚糖、透明质酸和硫酸软骨素,它们构成亲水性凝胶,当关节制动时,关节周围结缔组织的透明质酸和硫酸软骨素的水平降低。韧带干重的 0.50%由糖胺多糖组成,这些物质在维持胶原纤维、水电解质平衡的分子调控及组织自身机械支持方面有重要作用。胶原蛋白占韧带干重的 3/4,但应注意,新鲜韧带的 2/3 是水。韧带与组织学上穿透纤维这一特定结构相连,穿透纤维即连接邻近板层骨的胶原纤维,实际上,韧带通过数层的纤维软骨逐步进入骨内部。

韧带的应力-应变曲线显示,韧带具有可复性的弹性区域和不可复性的"临界点"。1500N的负荷可使人前十字交叉韧带损伤,这时韧带已被拉长了静息长度的近 60%。受其他多种因素的影响,很难测出韧带强度的物种相关性差异。与 48~86 岁人尸体的韧带相比,灵长类前十字交叉韧带在与纤维走向平行的略高一些的外力负荷的作用下便发生损伤，青年人的标本显示其韧带强度是灵长类的 2 倍。大量研究证实，青年人的韧带较强健，而且在损伤方式上有所不同，Noyes 报道，青年人的标本趋于发生韧带内自身物质的损伤，老年人尸体标本趋于发生韧带胫骨附丽处撕脱伤，但组织学表明韧带附丽处骨皮质厚度及骨小梁骨质降低，因此，韧带本身不易受到损伤，但随后的牵拉分析揭示，老年人的韧带本身发生损伤的牵拉阈值比青年人低。韧带损伤与施加外力的频率有关，负荷较大，韧带被极度拉长时，前十字交叉韧带易发生损伤，而且快速率变形比慢速率变形消耗更多能量，在慢速率变形中胫骨附着端是最薄弱的一点，易于发生撕脱性骨折。对于较快速率变形，越接近生理状况，撕脱性骨折和韧带内撕裂伤的发生率越接近。快速率负荷引起的撕脱性骨折通常产生较大的骨碎片，这与临床观察相一致：前十字交叉韧带的完全损伤通常并发胫骨撕脱性骨折，少数并发股骨撕脱性骨折。对于韧带、韧带-骨界面、骨三者何为最薄弱的环节争议较大。答案由多因素决定，包括物种和所研究的特定韧带、载荷频率、韧带制备过程、标本年龄和存活水平，以及损伤机理。Kennedy 等测量马膝关节有关的不同韧带强度，发现前十字交叉韧带和胫侧副韧带在快、慢速率运动中具有大致同等的张力强度，而后十字交叉韧带是以上两者的 2 倍，这可以解释为：尽管不同韧带的损伤机理各不相同，但后十字交叉韧带撕裂伤的发生率明显偏低，显微镜下和液体流变学证实的韧带损伤仍可在外观上大体完整。

12.3　组织工程化肌腱和韧带的构建

12.3.1　种子细胞

成熟机体细胞的研究中，肌腱组织工程种子细胞的来源之一为肌腱细胞。但是在体外培养条件下，肌腱细胞增殖相对缓慢，传至 13 代左右形态及功能均发生改变。为了满足组织工程种子细胞量的要求，需要研究促进和调控肌腱细胞生长的方法。研究发现，IGF-1 能促进肌腱细胞分化而不导致细胞肥大，IGF-Ra 对肌腱细胞的生长有明显抑制作用，合成的 IGF-1mRNA 正义寡核苷酸链不抑制肌腱细胞增殖，反义寡核苷酸链则显著抑制肌腱细胞增殖。解慧琪等[21]将 ptsA58H 质粒导入人胚肌腱细胞，经连续传代培养的第 40 代、第 70 代、第 75 代时，发现细胞的形态无明显改变，保持分泌 I 型胶原能力，且无致癌性，有望为组织工程化肌腱研究提供标准细胞。但进一步的研究发现该细胞传代至 70 代以后出现复制衰老现象，说明单纯 ptsA58H 质粒的转染仍不能使肌腱细胞永生化，还需要探索其他方法。

由于目前尚难以获得大量有功能活性的肌腱细胞，探索更广泛的种子细胞来源已成为肌腱组织工程研究的焦点。动物试验表明，皮肤成纤维细胞可以被接种至高分子材料支架上，是一种有效地修复肌腱缺损的替代物。为了有效地扩增细胞，周燕等[22]将皮肤成纤维细胞接种到生物反应器中，结果发现这种方法所培养出的细胞密度比用普通培养瓶培养的要高 9 倍多。将编码人端粒酶反转录酶基因转染到正常人皮肤成纤维细胞，可以使该细胞突破极限，细胞寿命得以延长，细胞可在体外长期传代，无致瘤性，并保持正常的形态和功能。

目前应用于肌腱组织工程研究的干细胞主要是 MSC。它存在于骨髓，可以通过抽取少量骨髓而获得，在体外可大量复制并保持未分化状态；而且它具备潜能，可在体内、体外分化为骨、软骨、肌肉、肌腱、脂肪及骨髓基质等，这使得 MSC 成为组织工程领域非常有价值的种子细胞来源。

　　然而，目前还没有在体外培养条件下使 MSC 向肌腱细胞定向诱导分化的成熟技术手段。近几年研究表明，体外培养扩增的 MSC 在体内可定向向肌腱细胞分化，这可能是体内组织的微环境中含有不同的因子促进 MSC 向肌腱细胞谱系分化。研究均显示出 MSC 与胶原基质混合应用的优点，在肌腱切口处输入 MSC 能够显著提高肌腱愈合强度和修复组织的生物力学性质，并且不会改变组织的微观结构。

12.3.2　支架材料

　　理想的组织工程支架材料能起到临时的细胞外基质的作用，必须具有一定的机械强度、孔隙率及吸水率，可降解，适合种子细胞吸附及细胞增殖，并对种子细胞的目的功能不产生负面影响，具有良好的生物相容性等特性。目前，肌腱组织工程应用的支架材料主要有合成高分子材料和天然高分子材料两大类。

　　目前在肌腱组织工程中应用较多的合成高分子材料是脂肪族聚酯类生物降解高分子，主要有聚羟基乙酸、聚乳酸、聚乳酸-羟基乙酸共聚物。然而，它们普遍存在亲水性差、细胞黏附力弱等问题，这样就使得提高生物材料的细胞亲和性成为肌腱组织工程的另一主要研究领域。

　　细胞亲和性是指材料能使细胞在其表面黏附及生长的能力。材料的表面性质对材料的细胞亲和性有主要影响。目前对材料表面进行的分子生物学设计主要是将一些蛋白质、多肽、酶、细胞因子等用不同方法锚着在材料表面，为细胞发挥生理功能创造条件。

　　来源于自然界的天然高分子材料(如天然成分胶原纤维、采用海藻酸盐类制成的胶体及壳聚糖等)保留了组织正常的网架结构，且组织相容性好，是较为理想的组织工程支架材料。目前，支架材料的另一研究趋势是用人或动物来源的材料，经过去细胞、部分或完全去有机质或无机质、去抗原等处理，形成生物衍生材料(bio-derived material)，用于组织工程研究及临床。它接近人体的网架结构，具有生物力学性能和部分活性因子，有利于细胞的黏附、生长及发挥生理功能。材料本身所保留的成分具有引导或诱导组织再生的能力，因此是很有实用意义的支架材料。

　　经组织工程学的方法处理动物的肌腱并脱去肌腱细胞而获得的天然细胞外基质胶原支架的抗原性大为降低。将异体肌腱进行冷冻干燥处理，明显降低了组织的抗原性，而且经过水合后仍然保留肌腱的基本结构和酶的活性，其力学特性未改变，移植后组织修复能力与自体肌腱相同[22]。

　　小肠黏膜下层(small intestinal submucosa，SIS)由一层致密的结缔组织构成，主要成分为Ⅰ型、Ⅲ型胶原，含有少量细胞及部分血管、淋巴管和神经。它具有无免疫原性、抗微生物活性，且能促进组织再生，所以得到广泛关注。

12.3.3　组织工程化肌腱的构建

　　人工活性肌腱是在种子细胞及细胞外基质的"装配"下得到的。在体外，支架必须有足够的孔隙来附着细胞；在体内，这种复合物必须尽可能少地对细胞及周围组织产生毒性反应。同时，支架必须允许细胞滞留并可以传递有活性的细胞到达修复部位。用葡糖胺聚糖胶原作为支架复合自体肌腱细胞修复跟腱，12 周后无论在大体形态还是生物力学上，都令人满意。Ouyang 等用多聚丙乙交酯复合骨髓干细胞修复兔跟腱，8 周后组织学观察发现修复组织与正常跟腱相似，12 周后修复跟腱的康复率达到正常跟腱的 87%，并且部分多聚丙乙交酯支架已被吸收[23,24]。

目前，鸡的第三趾（最长趾）的缺损、大鼠的跟腱缺损常用作人类屈指肌腱损伤模型，兔的跟腱缺损常用作人类跟腱缺损模型，而羊、牛等大动物的膝关节韧带缺损也常用作人类前后交叉韧带撕裂模型。除了关节活动度，只有很少的方法可以检测到人体肌腱及韧带修复后的功能恢复情况。

天然机体细胞是在机体提供的复杂环境中生长的，其中应力或应变的作用极大地影响这些细胞的结构、形态和功能。三维培养细胞可以增大细胞与支架材料的有效附着面积，增加细胞增殖率，同时保证每个细胞有充分的营养，并使代谢产物排出；而通过细胞附着的支架材料的变形可以使细胞受到应力作用。因此，在特定应力环境下对细胞进行三维培养成为种子细胞培养的一个颇受关注的研究方向[13,25]。

研究发现动态应力对刺激肌腱细胞增殖和细胞外基质排布起重要作用，而且这种作用与应力持续的时间有关。周期性应力可促使肌腱细胞分泌白细胞介素-6（interleukin-6，IL-6），并由此引起细胞的明显增殖。以肌腱细胞和 PGA 支架在体外构建组织工程化肌腱，在试验组施加周期性的应力，在对照组中未施加应力，结果发现试验组胶原纤维束和肌腱细胞排列比对照组规则，残留 PGA 也比对照组少，说明施加周期性的应力更有利于肌腱组织的形成。

将人胚肌腱细胞与材料体外复合培养构建组织工程化肌腱，初步试用于临床，取得了令人满意的疗效，短串联重复位点检测证实植入的组织工程化肌腱存活。随后，在应用组织工程化肌腱修复罗曼鸡趾深屈肌腱缺损的试验中发现，与用自体肌腱移植相比较，早期辅助性 T 细胞（CD4+）、细胞毒性 T 细胞（CD8+）细胞及 T 细胞受体（T cell receptor，TCR）轻度增高，并在 2 周后下降，差异无统计学意义，这说明组织工程化肌腱有良好的组织相容性[26,27]。

12.3.4　组织工程化韧带的构建

在体外构建生物工程组织需要若干步骤，从生产工艺上常需要应用具有生物相容性的材料，尤其是可生物降解材料，用于提供机械应力，并且在移植后可以让活细胞在移植材料上定植并再生。有些肌腱和韧带容易损伤，容易在修补、替代和愈合过程中遇到问题，与内侧副韧带相比，前交叉韧带在体内的再生受到一定的阻碍。容易发生前交叉韧带损伤有其解剖学上的因素，对年轻人和劳动人群来说，重建韧带常是最佳的治疗选择，但为了克服前交叉韧带修复和愈合上的缺点，在 20 世纪学者进行了一些努力来构建生物工程前交叉韧带（anterior cruciate ligament，ACL）。

对合成假体材料而言，基质中纤维的厚度和走向对其机械特性起至关重要的作用。从宏观上看，前交叉韧带可看作合成材料，其上的成纤维细胞分泌胶原和弹性蛋白并构成纤维。人体韧带在低张力牵引时韧性较好与纤维的交联有关[28]。

胶原是结缔组织生物工程领域最基本的蛋白质，1992～1994 年 Dunn 研究小组[29]热衷于生产生物相容性韧带假体材料，他们将交联的胶原假体材料成功地用于修复兔的前交叉韧带，在这之前也有类似研究修复跟腱的报道。该可生物降解假体用 200 根交叉排列的胶原纤维通过原位骨隧道固定，用戊二醛或炭化二亚胺作为胶原交联剂；这样处理过的胶原和正常的前交叉韧带一样具有直径小（20～60mm）、张力强度高（30～60MPa）的特点。合成胶原假体材料植入后发生降解，在骨隧道内很快观察到纤维组织和骨组织的快速生长。由此可见，Dunn 研究小组的前交叉韧带模型是人类韧带修补替代的具有较好前景的生物工程治疗手段。

Auger 研究小组结合组织培养和生物工程学原理，成功构建了一种新型的生物工程韧带。所获得的前交叉韧带已经达到相当高的强度，而且动物体内植入试验证明强度在体内可进一步得到强化。部分研究应用自体同源的髌韧带来修复交叉韧带，骨科医生提出应用骨-髌韧带-骨自体移植重建交叉韧带时，在移植后 6 周内移植物理学性能和功能降低。尽管功能有些降低，但只要移植成骨，移植物在体内 6 周后逐渐再血管化，30 周后将获得大部分交叉韧带的组织和功能特性。移植物在患者逐渐恢复正常活动后血管化并变得坚硬，说明前交叉韧带可以在体内发生塑形。用山羊行自体同源前交叉韧带试验证实该假设，移植 1 个月后的初步观察结果令人振奋。不管怎样，该种方法获得的前交叉韧带与其他韧带相比的主要优越性是它含有活的交叉韧带成纤维细胞，可以不断地组织重排和塑形。种植于前交叉韧带上的成纤维细胞在培养中可以分泌和重排细胞外基质成分，因此它是研究韧带各种细胞成分的作用及其在体外的保存或诱导构建的有力工具[30,31]。

12.4　组织工程化肌腱和韧带的展望

细胞生物学和组织工程学技术相结合可用于构建肌腱和韧带，这些不同的组织工程化组织在进行移植前必须优化。然而，学者还未能将这种生物技术用于该领域，如通过基因转染技术，可以在生物工程组织中引入特定的基团，如生长因子基因、抗炎基团等，以促进组织的生长、修复和减少炎症反应。

尽管在体外构建组织和器官还有很多难题，但组织工程在医学各领域已取得了可喜的成绩，很有可能在不久的将来要受益于组织工程肌腱和韧带的替代物，这些替代物可在实验室构建，最后植入人体。目前研究表明，ACL 损伤后，当膝关节基本达到正常活动度且炎症反应消退后，外科治疗是必要的，而这大概需要 6 周，这段时间可用来在体外构建生物 ACL。首先，工程化自体同源的 ACL 可以避免取患者自体组织的不利因素，同时可减少创伤，在关节镜下将带有骨锚定的生物 ACL 植入。其次，生物工程组织不被人体排斥，它来源于自体同源细胞，这是所有研究者和临床医生认为最重要的一点，认识这一点可帮助我们更加坚定地改进现阶段治疗肌腱和韧带缺损植入方法的决心。

习题与思考题

12-1　简述韧带的定义及其功能。

12-2　简介肌腱组织工程种子细胞的来源及肌腱组织工程研究采用的骨髓间充质干细胞（MSC）。

参 考 文 献

[1]　LANZA R P, LANGER R, VACANTI J P. Principles of tissue engineering[M]. 3rd ed. London: Elsevier academic press, 2007.

[2]　LANZA R P, LANGER R, VACANTI J P. 组织工程原理[M]. 2 版. 杨志明, 张姝江, 林凡, 等, 译. 北京: 化学工业出版社, 2000.

[3]　SILVER F H. Biomaterials, medical devices and tissue engineering: an integrated approach[M]. Boston: Chapman and hall press,

1994.

[4]　DOILLON C J, DUNN M G, BENDER E, et al. Collagen fiber formation in repair tissue: development of strength and toughness[J]. Collagen and related research, 1985, 5(6): 481-492.

[5]　AMIEL D, FRANK C, HARWOOD F, et al. Tendons and ligaments: a morphological and biochemical comparison[J]. Journal of Orthopaedic research, 1983, 1(3): 257-265.

[6]　李世普. 生物医用材料导论[M]. 武汉: 武汉工业大学出版社, 2000.

[7]　KASTELIC J, GALESKI A, BAER E. The multicomposite structure of tendon[J]. Connective tissue research, 1978, 6(1): 11-23.

[8]　ABRAHAMS M. Mechanical behaviour of tendon in vitro[J]. Medical and biological engineering, 1967, 5(5): 433-443.

[9]　NOYES F R, GROOD E S. The strength of the anterior cruciate ligament in humans and rhesus monkeys[J]. Journal of bone and joint surgery American volume, 1976, 58(8): 1074-1082.

[10]　ARNOCZKY S P, WARREN R F. The microvasculature of the meniscus and its response to injury. an experimental study in the dog[J]. American journal of sports medicine, 1983, 11(3): 131-141.

[11]　ROWE R W. The structure of rat tail tendon fascicles[J]. Connective tissue research, 1985, 14(1): 21-30.

[12]　BEAR R S. The structure of collagen fibrils[J]. Advances in protein chemistry, 1952, 7: 69-160.

[13]　DANYLCHUK K D, FINLAY J B, KRCEK J P. Microstructural organization of human and bovine cruciate ligaments[J]. Clinical orthopaedics and related research, 1978, 131: 294-298.

[14]　GOTOH T, SUGI Y. Electron-microscopic study of the collagen fibrils of the rat tail tendon as revealed by freeze-fracture and freeze-etching techniques[J]. Cell and tissue research, 1985, 240(3): 529-534.

[15]　MICHNA H. Morphometric analysis of loading-induced changes in collagen-fibril populations in young tendons[J]. Cell and tissue research, 1984, 236(2): 465-470.

[16]　PARRY D A D, CRAIG A S. Quantitative electron microscope observations of the collagen fibrils in rat-tail tendon[J]. Biopolymers, 1977, 16(5): 1015-1031.

[17]　NAKAGAWA Y, TOTSUKA M, SATO T, et al. Effect of disuse on the ultrastructure of the Achilles tendon in rats[J]. European journal of applied physiology and occupational physiology, 1989, 59(3): 239-242.

[18]　HULMES D J, JESIOR J C, MILLER A, et al. Electron microscopy shows periodic structure in collagen fibril cross sections[J]. Proceedings of the national acadelmy of sciences of the United States of America, 1981, 78(6): 3567-3571.

[19]　丁国芳. 正常人体结构[M]. 杭州: 浙江科学技术出版社, 2004.

[20]　DUNN M G, MAXIAN S H, ZAWADSKY J P. Intraosseous incorporation of composite collagen prostheses designed for ligament reconstruction[J]. Journal of orthopaedic research, 1994, 12(1): 128-137.

[21]　解慧琪, 杨志明, 屈艺, 等. ptsA58H 质粒转染人胚腱细胞的增殖特性及端粒酶活性分析[J]. 中国修复重建外科杂志, 2001, 15(3): 171-175.

[22]　周燕, 邓明安, 华平, 等. 皮肤成纤维细胞在生物反应器中的生长和扩增[J]. 中国修复重建外科杂志, 2003, 17(2): 89-92.

[23]　陈兵, 刘伟, 邓丹, 等. 皮肤成纤维细胞构建组织工程肌腱的实验研究[J]. 中华医学杂志, 2006, 86(6): 416-418.

[24]　张友乐. 异体肌腱移植的研究方向与现状[J]. 中华手外科杂志, 2006, 22(3): 129-130.

[25]　熊燕飞, 黄磊, 杨敏, 等. 组织工程化肌腱[J]. 生物医学工程与临床, 2006, 10(4): 258-261.

[26]　AWAD H A, BUTLER D L, BOIVIN G P, et al. Autologous mesenchymal stem cell-mediated repair of tendon[J]. Tissue engineering, 1999, 5(3): 267-277.

[27]　YOUNG R G, BUTLER D L, WEBER W, et al. Use of mesenchymal stem cells in a collagen matrix for Achilles tendon repair[J]. Journal of orthopaedic research, 1998, 16(4): 406-413.

[28]　刘永涛, 商庆新, 曹谊林, 等. 组织工程技术修复自体肌腱缺损的实验研究[J]. 中华医学杂志, 2001, 81(8): 500-501.

[29]　DUNN J C, TOMPKINS R G, YARMUSH M L. Hepatocytes in collagen sandwich: evidence for transcriptional and translational regulation[J]. The journal of cell biology, 1992, 116(4): 1043-1053.

[30]　TRELSTAD R L, HAYASHI K. Tendon collagen fibrillogenesis: intracellular subassemblies and cell surface changes associated with fibril growth[J]. Developmental biology, 1979, 71(2): 228-242.

[31]　LYON R M, AKESON W H, AMIEL D, et al. Ultrastructural differences between the cells of the medial collateral and the anterior cruciate ligaments[J]. Clinical orthopaedics and related research, 1991, 272: 279-286.

第13章

其他组织工程化组织

13.1 组织工程化心脏瓣膜

心脏瓣膜病是危及人类健康的一种严重疾病，目前对于心脏瓣膜病患者主要采用人工心脏瓣膜置换术治疗。自 1960 年斯塔尔-爱德华兹（Starr-Edwards）球笼瓣应用于临床以来，人工心脏瓣膜置换术作为一种治疗心脏瓣膜病的有效手段已经使用了 64 年。历经 60 余年的发展，人工心脏瓣膜的质量不断完善，极大地改善了广大心脏瓣膜病患者的生存质量，延长了患者的生存寿命。但是目前的人工心脏瓣膜都存在一定的缺陷：机械瓣有血栓形成的危险，患者需要终生抗凝治疗；生物瓣耐久性差，容易退变；同种瓣来源有限，并且容易退变、衰败。另外，现存的人工心脏瓣膜均无生命活性，无法随机体的发育而生长，对于广大的儿童患者来说是非常不利的。因此，可以这样认为，目前为止，尚无一种市场上提供的人工心脏瓣膜能够满足 Harken 所提出的理想心脏瓣膜的标准。1995 年，Shin' oka 成功地在体外培养出组织工程心脏瓣膜并应用于羊体内，给心脏瓣膜的研究带来了新的思路[1,2]。

组织工程化心脏瓣膜利用有生物活性的细胞种植于支架材料之上，使得该心脏瓣膜在植入人体后仍能保持生物活性，能随机体的发育而生长，并且有一定的免疫力，不需要抗凝治疗，能够克服目前市场上所提供的人工心脏瓣膜的缺点，从而更好地改善患者的生存质量，延长患者的生存寿命。

第一批组织工程化心脏瓣膜来自自体或同种异体。为避免排异反应，自体组织工程化心脏瓣膜当然是首选，不过新鲜的未经处理的自体组织，无论是阔筋膜还是心包膜，在应用于修复或置换心脏瓣膜后都会皱缩或增厚。使用自体的和同种异体的组织工程化心脏瓣膜遇到的困难使许多美国和欧洲的医生考虑使用动物或异种组织工程化心脏瓣膜。回顾组织工程化心脏瓣膜的历史，人们不禁对自体-同种异体-异种组织工程化心脏瓣膜的发展过程的逻辑性提出疑问，因为从免疫学的角度看，相反的顺序似乎更合理。法国医生最早记录了动物心脏瓣膜的使用，他采用的是牛的心脏瓣膜，除试图用抗生素灭菌外未进行任何处理。可结果很不满意，绝大多数首先使用者放弃使用动物心脏瓣膜。

目前，组织工程化心脏瓣膜体外培育的理想条件尚不清楚，但尽力营造逼真的仿生环境是各家研究单位的共识。

传统静态环境下培养的心脏瓣膜上的细胞黏附力低，且生理功能、力学性能与正常心脏瓣膜相比明显不足。进一步研究证实，若缺乏体内血流的剪切作用，种植的内皮细胞将会失去原有的细胞结构形态和分化、黏附等功能，最终发生凋亡脱落。内皮细胞的多种功能是依赖于剪切力的，剪切力作为一种复杂的调节因子调节着内皮细胞的基因表达，并作为一种力学信号传入内皮细胞核内调节相关基因的表达，这些基因可作为反式作用因子对其他基因转录起调控作用。因此，Sodian 等提出了"体外预调"的概念：运用脉动流生物细胞反应系统在体外仿真体内流体环境，在体外构建能抵抗血流、生物材料可完全降解、免除宿主反应的纯自体组织且功能完整的组织工程化心脏瓣膜。Hoerstrup 等则设计了一种能给"发育"中的心脏瓣膜以血流剪切力和营养支持双重作用的体外细胞培养系统。该装置内流体的流量、流速及管道压力均可调，由低至高，直至体内最大生理数值，促使细胞逐渐"成熟"。试验证实，与动态环境下培养的组织工程化心脏瓣膜相比，静态环境下培养的组织工程化心脏瓣膜表面的细胞生长无一定的方向性，心脏瓣膜的力学性能也不如前者。将体外培养的内皮、间质细胞混合种植于 PCA/PLA 支架上，植入生物细胞反应器内 8 周后观察，心脏瓣膜支架上的细胞可定向分层，细胞呈伸长性生长，其长轴与流场方向一致，并且细胞产生胶原的能力及增殖能力均明显高于非脉动流培养条件。因此，组织工程化心脏瓣膜植入人体前的"预调"是必不可少的。体外培养的另一关键问题是内环境因素的精确调控。例如，细胞黏附受体内胰源化细胞分泌的扩散因子和黏附因子所介导，体外培养时应适时加入外源性的黏附因子以促进细胞的黏附[3-5]。

尽管对组织工程化心脏瓣膜的研究已经有了很大的进步，但是还需要对理想的细胞源、支架装置和体外条件进行进一步研究，解决诸如人工合成支架的弹性与生物降解性之间的矛盾、去细胞的生物瓣与人类机体的异种性反应等问题，最终的目标是研制出能够耐受循环中的血流动力学应力，能随机体发育而生长、可塑形的人工心脏瓣膜。

13.2 组织工程化血管

血管损伤、阻塞、动脉瘤等疾病都需要合适的血管移植物，全球每年有超过 60 万人需要进行各种血管外科手术。随着多种血管移植手术在外科中的应用，血管移植材料的研究就成为人们关注的重要课题。人体自身非必需血管的长度和直径极为有限，异体血管移植存在严重的免疫排斥反应和其他术后并发症。将种植有内皮细胞的人工血管进行移植，可增加管腔长期通畅率，但它仅能部分模拟人体血管，与人体血管相比较，弹性系数小，顺应性低，作为异物，其组织相容性稍差，可引起机体不同程度的免疫排斥及感染；随移植期延长，管腔通畅率呈下降趋势，采用长期抗凝治疗又有一定的副作用。因此，至今未能找到理想的血管移植物。20 世纪 80 年代末美国提出的组织工程因其高度的生物相容性、可生长性、可塑性、无异物反应、无致血栓形成、无感染等潜在优势日益受到科学工作者的瞩目。1986 年，Weinberg和 Bell 用牛血管内皮细胞、平滑肌细胞、成纤维细胞混合接种于表面包裹有胶原蛋白的涤纶管道内，首次构建了组织工程化血管[6,7]。

组织工程化血管模型有体外和体内两种。体外模型可以检测支架与内皮细胞的黏附、增殖及迁移、材料的细胞毒性、血管化效应和各种生长因子的调节作用。将 I 型胶原作为三维支架并植入内皮细胞来研究其迁移和形态发生，结果在胶原内形成了可以计量的、可重复的、放射生长的内皮细胞。将其在培养基内培养，可以方便地检测各种生长因子对内皮细胞增殖的影响。

最简单的体内模型是用鸡胚绒毛尿囊膜模型，Borges 等将来航鸡受精卵的绒毛尿囊膜组织工程化血管作为研究组织工程化血管的体内模型。来航鸡卵孵化 3 天后先打开鸡卵，再继续孵育 8 天，此时打开绒毛膜尿囊膜（chorioallantoic membrane，CAM）的表面，将脂肪细胞-

支架复合物放置于一个特殊设计的塑料圆柱体内，置于 CAM 处，8 天后分析构建物的血管化情况。结果显示，晶胚接受植入物后 90%存活，组织学证实细胞-支架复合物已血管化，血管内有鸡的内皮细胞。当然，更高等的试验模型是在完整的动物体内进行的[8]。

组织工程化血管的成熟受血流动力学影响较大，体外试验显示动态培养环境构建出的组织工程化血管明显优于静态培养的组织工程化血管。血管生物反应器是应用剪切力和张力等力学因素，模拟人体血管搏动和血管冲刷作用，为体外构建组织工程化血管提供适宜环境的装置，已逐渐成为体外构建组织工程化血管不可缺少的工具之一。Shinoka 等将体外制备的组织工程化血管应用于临床获得成功。他们采集、扩增来源于一单心室、肺动脉闭锁患者自身的静脉细胞，种植到高分子可降解材料支架上作为肺动脉替代血管，用于手术矫治，移植后7 个月仍然保持通畅，这是组织工程化血管的首例临床报道[9,10]。

血管组织工程有良好的应用前景，但目前尚有许多问题等待解决，主要包括体外试验结果与体内自然现象的差异、各类细胞正确排列以形成有生物活性的有效结构、组织工程化血管是否能耐受血流应力等。我们必须掌握细胞生物学、免疫学和分子基因学等相关学科的知识，在基础科学、临床医学和材料工程学中架起桥梁。

随着饮食结构的调整和老龄化社会的到来，血管疾病的发病率逐年上升，严重威胁人们的生活质量。血管组织工程以其特有的高度生物相容性、可生长、可修复、可塑形、三维构造支架的生物可吸收性及不对机体产生损害等优点，为血管的功能恢复和再生提供了重要保证。我们正进入第三代治疗时代，即针对患者疾病进行特异性治疗，应用个体特异的血管细胞进行血管组织工程构建并移植。随着这一新兴学科的完善，它将以其独特优势，在细胞、分子生物学基础研究和疾病治疗中占据举足轻重的地位[11]。

13.3 组织工程化胰腺

据世界卫生组织(World Health Organization，WHO)估计，全世界大约有 14300 万糖尿病患者，至 2025 年这个数字会翻一番。胰岛素依赖型糖尿病(insulin-dependent diabetes mellitus，IDDM)患者的一个显著的标志就是胰腺中产生胰岛素的胰岛数量减少。以前的主要治疗方法是以动物源性或重组的人源性胰岛素作为替代疗法供应这些患者，但是注射胰岛素不能精确地模拟正常胰腺调节血糖浓度的这一过程。血液中胰岛素的浓度与血糖浓度密切相关。依赖于胰岛素复杂的生化通道，由 B 细胞分泌的胰岛素时刻控制着血糖浓度。通过胰岛素的注射来进行这种精确的调节非常困难，甚至是不可能的。糖尿病及并发症控制(diabetes control and complications trial，DCCT)的结果显示：由于胰岛素使用不当而导致生理性血糖控制的失败引起了一系列严重的并发症，包括肾脏、视网膜和神经系统的病变[12-14]。

胰岛移植可以解决每日胰岛素注射的问题，并且可能是预防和阻止糖尿病并发症加重的有效方法。有人已成功采用胰岛移植的方法治疗几名糖尿病患者，并使其最终恢复正常血糖，但多是个案报道，并且移植后免疫抑制剂的使用给这些患者带来了更为严重的并发症。另外，糖皮质激素和环孢素等免疫抑制剂药物的应用使体内葡萄糖的平衡紊乱，并损伤了细胞的功能。在过去的几年中，人们已经发展并精选出几种免疫隔离系统，可将移植组织用选择性通透膜与宿主的免疫系统分离。低分子物质(如营养物质、电解质、氧气、生物活性分泌产物)可自由进出通透膜，而免疫因子、抗体及其他移植排斥因素被隔离在外。这种方法不仅对同种异体的细胞和组织移植有效，不发生免疫抑制，而且对异种组织移植有效[15]。

　　与其他器官一样，供体胰腺数量非常有限。在美国，据估计每年只能提供大约 1000 个胰腺供体，因此胰岛移植将会是一个非常有效的治疗方法。例如，目前可以用猪和牛的胰腺来分离胰岛，这类动物的胰岛素非常丰富，并且被用来治疗糖尿病已有 100 年历史。猪和牛的胰岛是一个非常有吸引力的选择，它们不仅保持了活性，其胰岛素的氨基酸序列与人类的非常相似，而且无病原体特异性的动物可以避免将感染性微生物传播给人类受者。

　　随着对人类免疫系统和免疫排斥认识的进步，人们最终会发明出新的技术和方法克服异种组织移植引起的体液和细胞免疫反应，但是从根本上解决这一问题尚需时日。目前，微囊化技术可能是延长细胞和组织体内存活时间、治疗患者重要代谢功能丧失的一个有效方法。大多数有关微囊化细胞移植的研究围绕胰岛而展开，现已发明了许多微囊化装置，包括与脉管系统吻合、作为动静脉分离和弥散的小室和球形的微囊或大囊。在啮齿动物和狗的糖尿病动物模型中，这个装置能发挥作用长达数月甚至 1 年。目前，球形的微囊和大囊似乎更具有应用潜力[16,17]。

　　聚合物胶囊的免疫隔离作用与膜的通透性密切相关，更准确地说，与膜孔径密切相关，因而必须正确地选择适宜孔径。聚合物膜就像一个门卫(图 13-1)，排除免疫系统的进入，而营养成分、氧气和蛋白质可自由进入。目前聚合物胶囊多根据这一原理进行设计，但是这一模型存在很大缺陷。聚合物本身的孔径并不是均一的，尺寸范围比较广泛，而且有一个非常长的尾部。由于微囊给活细胞提供了完全的免疫隔离，聚合物膜的孔径应小于抗体成分的直径[1,17]。

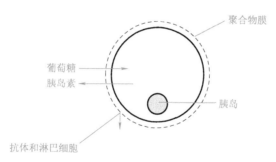

图 13-1　聚合物胶囊的门卫模型

　　试验表明，用人工聚丙烯腈/PVC 膜对胰岛进行长期免疫隔离是可行的，并且膜与移植物和受体之间具有长期的生物相容性。数据表明，胰岛移植物对有高血糖的狗和裸鼠进行了长达数月甚至一年以上的正常的血糖控制，而无须使用免疫抑制药物。将选择性透过的聚丙烯腈膜制备的扩散小室植入糖尿病模型鼠的腹腔内，不引起炎症反应，未观察到脓肿和肠黏连。

　　选择聚合物膜将可使包裹的活细胞被免疫隔离，在动物模型中已取得了可喜的成果。对于免疫隔离新的规划和认知将会有效推动人体临床试验的系统研究。未来将会更具有挑战性，胰岛移植将会变成现实。

13.4　周围神经组织工程

　　1979 年，Aguayo 首先将体外培养的乳鼠施万细胞种植到 5 mm 长的血管段中，用于桥接大鼠坐骨神经缺损，6 周后发现有大量再生神经纤维，这为组织工程化神经的研究奠定了基础。理想的人工神经应具有以下特性：①可接纳神经轴突长入，对轴突再生起机械引导作用；②施万细胞在支架内有序分布，类似于 Bungner 带（一种在神经生物学中的结构），在神经损伤后，原本包裹着神经纤维的施万细胞增殖并排列成一条带状结构，为神经的再生提供指导和支持；③施万细胞具有生物活性，能分泌神经营养因子，表达细胞黏附分子，分泌细胞外基质，支持引导轴突的再生[18-20]。

Hadlock 用 PLA 和 PGA 按 85∶15 的比例聚合成棒状移植物，直径为 2.3mm，其中有 5 条纵向排列的小管腔，小管腔直径为 500μm，管腔经 Laminin 溶液（10μg/mL）表面修饰后，引入浓度为 5×10^5μg/mL 的施万细胞，移植入大鼠坐骨神经 7mm 缺损区。6 周后神经组织通过移植的切面平均面积优于自体神经移植组，其神经纤维的直径也比自体神经移植组的粗。用内有胶原纤维丝的 PGA 导管成功修复 80mm 长的神经缺损，植入 4～16 个月，组织切片显示切口处的再生神经组织已有滋养血管长入。

神经组织工程的研究，尤其是中枢神经组织工程的研究，尚处于起步阶段。理想的神经组织修复材料除了应具备一般医用材料都应具备的生物相容性、可加工性和可消毒性，还应具备下述组成、性能和结构要求：①适时地在体内降解和被机体吸收，即材料的降解速率和代谢吸收速度应与神经再生修复的速度相匹配；②保证神经修复所需的三维空间，具有理想的双层结构（外层为可提供必要的强度、使毛细血管和纤维组织可以长入以提供营养的大孔结构，内层则为可起到防止结缔组织长入的屏障作用的紧密结构）；③保证神经修复所需的营养供应，即提供受损神经再生所需的可调节神经细胞生长、分化并促进神经修复和组织再生的神经生长因子。能否达到以上三个方面要求，是神经组织工程能否取得成功的关键。但迄今，这些材料在生物相容性、理化性能、降解速率和缓释性等，以及神经干细胞的培养、定向分化、增殖等方面有许多问题未能得到满意解决[21,22]。

习题与思考题

13-1　比较人工心脏瓣膜和组织工程化心脏瓣膜的特点及存在的问题。

13-2　简述血管移植存在的问题，以及组织工程化血管的优势及存在的问题。

参 考 文 献

[1] SHIN' OKA T, BREUER C K, TANEL K E. Tissue engineering heart valve leaflet replacement study in a lamb model. Ann Thorac Surg, 1995, 60: 513-516.

[2] LANZA R P, LANGER R, VACANTI J. 组织工程原理[M]. 2 版. 杨志明, 张姝江, 林凡, 等, 译. 北京: 化学工业出版社, 2000.

[3] SILVER F H. Biomaterials, medical devices and tissue engineering: an integrated approach[M]. Boston: Chapman and hall press, 1994.

[4] PAPADAKI M, MCINTIRE L V, ESKIN S G. Effects of shear stress on the growth kinetics of human aortic smooth muscle cells in vitro[J]. Biotechnology and bioengineering, 1996, 50 (5): 555-561.

[5] ZIEGLER T, NEREM R M. Tissue engineering a blood vessel: regulation of vascular biology by mechanical stresses[J]. Journal of cellular biochemistry, 1994, 56 (2): 204-209.

[6] 何峰颖, 张英杰, 刘仁光. 组织工程在心血管病治疗中的应用[J]. 中国心血管研究杂志, 2006 (5): 397-399.

[7] 季亢挺, 张怀勤, 杨德业, 等. 利用内皮祖细胞制备组织工程血管的实验研究[J]. 心脏杂志, 2005, 17 (5): 431-433, 437.

[8]　PATRICK C W, MCINTIRE L V. Bioengineering contributions in vascular biology at the cellular and molecular level[J]. Trends in cardiovascular medicine, 1996, 6(4): 122-129.

[9]　SHINOKA T, SHUM-TIM D, MA P X, et al. Creation of viable pulmonary artery autografts through tissue engineering. Journal of Thoracic and Cardiovascular Surgery, 1998, 115(3): 536-546.

[10]　D. DREWS J, MIYACHI H, SHINOKA T. Tissue-engineered vascular grafts for congenital cardiac disease: clinical experience and current status. Trends in Cardiovascular Medicine, 2017, 27: 521-531.

[11]　STEWART D J, LANGLEBEN D, CERNACEK P, et al. Endothelin release is inhibited by coculture of endothelial cells with cells of vascular media[J]. The American journal of physiology, 1990, 259(6 Pt 2): H1928-H1932.

[12]　XU C B, FALKE P, STAVENOW L. Interactions between cultured bovine arterial smooth muscle cells and endothelial cells: studies on the release of growth inhibiting and growth stimulating factors[J]. Artery, 1990, 17(6): 297-301.

[13]　JONES D A, SMITH C W, MCINTIRE L V. Leucocyte adhesion under flow condition: principles important in tissue engineering[J]. Biomaterials, 1996, 17(3): 337-347.

[14]　DAHL S L M D, CHEN Z Z, SOLAN A K, et al. Feasibility of vitrification as a storage method for tissue-engineered blood vessels[J]. Tissue engineering, 2006, 12(2): 291-300.

[15]　NOMI M, ATALA A, DE COPPI P, et al. Principals of neovascularization for tissue engineering[J]. Molecular aspects of medicine, 2002, 23(6): 463-483.

[16]　LANZA R P, BEYER A M, STARUK J E, et al. Biohybrid artificial pancreas: longterm function of discordant islet xenografts in streptozotocin diabetic rats[J]. Transplantation, 1993, 56(5): 1067.

[17]　NATHAN D M, GENUTH S, LACHIN J, et al. The effect of intensive treatment of diabetes on the development and progression of long-term complications in insulin-dependent diabetes mellitus[J]. The new England journal of medicine, 1993, 329(14): 977-986.

[18]　冯江学, 杨志. 周围神经组织工程种子细胞的研究进展[J]. 医学文选, 2006(2): 304-306.

[19]　KRAUSE D S. Plasticity of marrow-derived stem cells[J]. Gene therapy, 2002, 9(11): 754-758.

[20]　VACANTI C A, VACANTI J P. The science of tissue engineering[J]. Orthopedic clinics of North America, 2000, 31(3): 351-355.

[21]　尚剑, 袁绍辉. 组织工程化神经构建及其修复周围神经缺损的实验研究[J]. 哈尔滨医科大学学报, 2006, 40(3): 223-226, 270.

[22]　兰学文, 杨志. 组织工程化神经研究进展[J]. 医学综述, 2006, 12(6): 330-331.

第14章

生物 3D 打印

14.1　生物 3D 打印原理和种类

生物 3D 打印是指使用基于数字设计的逐层沉积技术制造物理对象，即使用生物材料、生长因子和活细胞来打印组织和器官。生物 3D 打印旨在以原生形式复制人体的各部分及其原生功能，该过程利用来自患者的细胞对定制组织和器官进行生物制造，从而降低移植后的排斥反应。生物 3D 打印的最大优势是能够快速且大规模地制作出等比例的器官和组织，使设计师能够创建复杂的组织形状用于修复丢失或受损的组织和器官。与传统的 2D 单层细胞或动物模型相比，生物 3D 打印的工程组织可以准确提供天然组织的 3D 结构、细胞类型及物理和生化环境，从而为体外组织或器官模型提供更好的生物相关性、可扩展性和可重复性。此外，使用自体细胞开发的生物 3D 打印组织和器官能够缓解与组织和器官供体短缺和免疫排斥相关的问题。生物 3D 打印的最终目标是开发和提供一种合适且经济实惠的组织植入物、器官捐献和动物试验的替代方案。生物 3D 打印是生物制造、增材制造、组织工程和再生医学融合的结果，在改善生物医学领域方面具有巨大的潜力，其包括 3D 组织结构设计、原型制作和制造，可用于再生、修复或建立类似于人类的功能性组织或器官。生物 3D 打印的原理可以定义为使用自动化生物 3D 打印机技术将生物材料中的细胞放置在空间指定的结构中。这个过程最初被命名为细胞划线，其灵感来自经典的二维纸张打印机。1980 年，惠普公司通过热敏按需滴涂的方式，使用细胞划线技术和水凝胶溶液作为生物墨水来沉积细胞，生产出能够精确沉积细胞的绘图仪，在过去的 40 多年中，涌现出各种生物 3D 打印工艺及各种工艺兼容的生物墨水材料。

14.1.1　生物 3D 打印原理

生物 3D 打印机是指使用生物材料在三维空间中制造 3D 功能组织和器官的自动化设备。根据生物 3D 打印方法的不同，其主要分为基于激光、基于挤出的生物打印机和喷墨生物打印机。它们根据所采用生物材料的种类，执行各种机制并运行各种功能以实现 3D 打印的效果。生物 3D 打印机主要由主板、框架、运动控制器、电源单元、生物打印材料、进料器系统、挤出机、生物打印床、连接和接口等组件组成，如图 14-1 所示。主板是生物 3D 打印机的大脑，它根据计算机发送的指令指导运动组件，同时解释来自传感器的信号[1]。框架用于将生物 3D 打印机的所有组件结合在一起，并保持其运行的稳定性。运动控制器接收来自主板的运动指令，该组件由皮带、步进电机、螺纹杆和末端挡块组成。电源单元为生物 3D 打印机组件的平稳运行提供电源。生物打印机组件中最常使用的两个进料器系统分别为 Bowden 系统和直接系统。挤出机或打印头挤出细丝并将其打印在生物打印床上。在生物 3D 打印机连接方面，一些生物 3D 打印机仅提供以太网或 USB 端口进行连接，也有许多带有 Wi-Fi 设置的生物 3D 打印机可用。

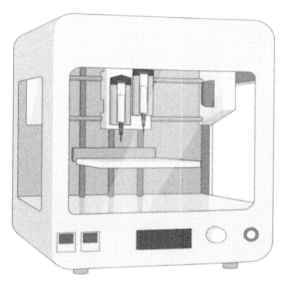

图 14-1　生物 3D 打印机[2]

首先，通过 MRI 或 CT 获得所需器官的图像并加载到计算机中，使用软件程序构建相应的器官 3D 结构。将来自 3D 数据的信息与基于显微分析的组织学信息相结合，以生成器官的逐层模型。其次，将信息输入生物 3D 打印机。此外，关于选择所用材料的其他信息也应被输入生物 3D 打印机中，以便选择相应的打印机制。再次，生物 3D 打印机读取模型，并将生物材料逐层沉积到接收器上，通过打印头在各个方向上的移动来控制所需的深度和厚度。当沉积层到达平台时，它就会通过冷却或化学反应凝固，在凝固层中沉积新层以形成稳定的结构。最后，将形成的器官从生物 3D 打印机中取出并放置在培养箱中，保证结构的稳定。生物 3D 打印的原理是逐层精确放置生物成分、化学成分和活细胞，并对功能成分在生物制造的 3D 结构上进行可控的空间放置。生物 3D 打印的过程分别基于三种方法，即结构的仿生、自主自组装和微型组织构建，据此可将打印过程分为预生物打印、生物打印和后生物打印三大步。

在预生物打印阶段，首先，使用 MRI 或 CT 对目标组织进行活检来获得生物图像，再使用计算机辅助设计软件创建模型。然后，将打印文件转换为打印机可读文件，并使用类似于组织学样本制备的过程创建打印头的路径。需根据生物墨水形状(如液滴或细丝)和所需的层高度和宽度对数据进行转换，以便能够估计需要挤出的材料量。最后，选择细胞并在适当的培养基中保持活力以制备生物墨水。来自组织活检的细胞最初需在体外分离、扩增和分化。此外，细胞的选择取决于应用，可以是患者或器官特异性的原代细胞或干细胞。根据生理温度、pH 和打印结构的要求制备含有分离细胞、生长因子和生物打印材料的生物墨水。在生物打印前，使用活细胞成像系统，以确保有足够的细胞用来成功打印生物组织模型。

在生物打印阶段，将生物墨水放入生物 3D 打印机，并按照软件中设计模型在机床上生物打印成 3D 结构。在生物打印之前，必须保持设备的适当配置，设置生物打印参数，在印刷过程中进行实时观察，对于出现的问题需及时调整。根据要构建的结构，需对多个打印头在适当的位置进行校准，并将充满细胞的生物墨水装入墨盒中，同时保持生理温度和 pH。当生物打印开始时，生物 3D 打印机按照设计路径的指示沉积生物墨水，根据一系列 2D 沉积层系统地构建 3D 组织或器官。另外，生物 3D 打印的分辨率与所使用的生物 3D 打印机和用于生物 3D 打印的生物墨水息息相关。通常分辨率越高，物体制造所需的时间就越长。

在后生物打印阶段，生物打印结构被进一步处理以确保其结构和生物功能的稳定。为了保证生物打印结构的力学性能，通常利用化学交联以增强其稳定性，然后通过显微镜成像技术对其进行检查，提供有关生物 3D 打印支架指定区域或体积中细胞分布的信息，确保构建体系中细胞能正常扩散、重组并维持组织生长。将成功填充细胞的构建体保存在培养箱或生物反应器中进行培育和孵化，最终将所得的人工组织构建体应用于植入或体外研究。

14.1.2 生物 3D 打印种类

迄今为止，用于组织工程的生物 3D 打印技术基本可分为四大类，即基于挤出、基于液滴、激光辅助和基于光聚合的生物 3D 打印，如图 14-2 所示。最常见的生物 3D 打印机是基于挤出的生物 3D 打印机，基于材料逐层沉积的原理，使用气动、活塞或螺旋注射器挤出生物墨水进行结构打印。此外，还有其他生物 3D 打印机可以逐滴沉积生物墨水，如类似传统材料喷射打印机的基于液滴的生物 3D 打印机、使用激光作为能量来源的激光辅助生物 3D 打印机，以及利用光引发剂来增强聚合物交联的基于光聚合的生物 3D 打印机，在打印时可根据需求，选择适合相应生物墨水性质的打印机制，从而构造特定的组织或器官。

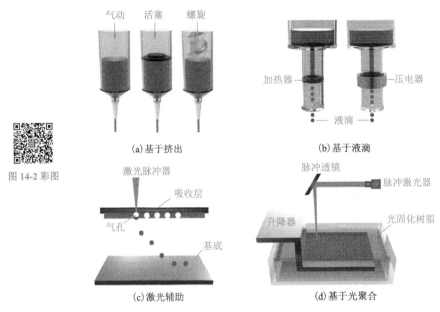

图 14-2 彩图

(a) 基于挤出　　(b) 基于液滴

(c) 激光辅助　　(d) 基于光聚合

图 14-2　四类生物 3D 打印[3]

1. 基于挤出的生物 3D 打印

基于挤出的生物 3D 打印技术包括气动、活塞和螺杆驱动的生物 3D 打印。基于挤出的生物 3D 打印机于 2002 年首次推出，由于在打印过程中存在多功能性、实用性、可负担性及可生成大型的 3D 结构等优点，基于挤出的生物 3D 打印成为使用最广泛的一种打印方式。典型的基于挤出的生物 3D 打印机具有两个或多个打印头，能够通过施加连续压力挤出由细胞、生长因子或生物打印材料组成的生物墨水，从而使生物墨水能够通过微型喷嘴进行分散沉积。一般情况下，生物墨盒固定在沿 z-y 方向移动的打印臂上，而打印臂则位于沿 x 方向移动的收集器上，在移动过程中挤出墨水，实现 3D 结构的构造。与其他生物 3D 打印方法相比，基于挤出的生物 3D 打印相对较低的速度和压力规避了细胞在打印过程中的恶劣条件(剪切、冲击、热等)，但是这种方法也存在许多缺点，如结构易变形、分辨率相对较低、喷嘴堵塞和嵌入细胞的凋亡。基于挤出的生物 3D 打印机占全球生物 3D 打印市场商用生物 3D 打印机的 57%。目前，基于挤出的生物 3D 打印技术已被用于制造多种组织和生物结构，包括肾脏、肝脏、血管、组织工程肌肉、肠道组织、脂肪组织、气管移植物、牙齿组织、血管化软组织、皮肤结构、工程神经组织、脑组织、肾组织、软骨组织、骨组织等其他组织结构。

2. 基于液滴的生物 3D 打印

基于液滴的生物 3D 打印方法于 1988 年推出，可进一步分为电流体动力喷射、喷墨、声波和微阀生物打印，其中喷墨生物打印是第一种基于液滴的生物 3D 打印方法[4]。喷墨生物打印方法可分为连续喷墨生物打印和按需滴涂。连续喷墨生物打印技术需要导电生物墨水，不能很好地适应生物打印，而且油墨再循环的污染风险很高。单个液滴按照指定的路径沉积称为按需滴落技术，其基于三种液滴生成机制：压电、热敏和静电。墨盒中装有含细胞的生物墨水，然后以分布均匀的液滴进行打印，这些液滴由热敏或压电陶瓷促动器控制的打印头滴落，生物墨水液滴也可通过微流体室内的压力脉冲进行喷射。按需滴落方法的主要优点是成本低，且打印头能够并行工作以提高打印效率，但按需滴涂的材料选择性小、打印过程中的温度变化繁复且打印头易堵塞。喷墨生物打印机占全球商用生物 3D 打印机的 10%。迄今为止，喷墨生物打印已被用于制造生物组织和结构，如软骨组织、工程神经组织、脑组织、肾组织、平滑肌组织、皮肤组织、空气-血液组织屏障、人体组织芯片、分支脉管系统、肝脏等其他复杂的异质性组织结构。

3. 激光辅助生物 3D 打印

激光辅助生物 3D 打印包括激光诱导正向转印、吸收膜支持的激光诱导正向转印和直接基质辅助激光蒸发转印。为了将材料转移到基板上，该技术采用脉冲激光能量，典型的激光辅助生物 3D 打印机主要由脉冲激光源、光束传输所需的光学元件、涂有生物墨水的靶材和接收基板组成。由于激光辅助生物 3D 打印的过程不需要生物墨水通过喷嘴，不存在细胞或生物材料产生的堵塞问题，所以激光辅助生物 3D 打印通常被用来打印高细胞密度和高黏度的生物材料。作为一种光学技术，激光辅助生物 3D 打印可以实时直观地识别并定位细胞和生物材料，以便随后沉积构筑组织器官。激光辅助生物打印是一种非接触式、无孔口技术，具有以微尺度精密沉积生物材料的能力，能以接近单细胞分辨率的空间分布进行有序的多细胞结构生物打印，这是其他生物 3D 打印技术所不具备的。在全球生物 3D 打印市场中，激光辅助生物 3D 打印机占商用生物 3D 打印机的 3%。激光辅助生物 3D 打印机适用于制造复杂的组织结构，如中空管状组织结构、皮肤组织、骨组织等其他组织移植物。

4. 基于光聚合的生物 3D 打印

基于光聚合的生物 3D 打印是一种新兴的生物 3D 打印技术，打印过程中使用不同的光引发剂来促进交联，使其能在高分辨率下打印复杂的组织结构。常见的基于光聚合的生物 3D 打印(如立体光刻生物打印、数字光处理生物打印和双光子聚合生物打印)都是将细胞嵌入水凝胶，再进行光成像引发交联构造出复杂的三维组织结构，这些方法均涉及逐层光图案化，旨在对水凝胶前驱体组成的生物墨水进行特定区域的光交联。其中，最具代表性的是立体光刻生物打印技术，这是一种仅与光敏生物墨水兼容的光基技术，也是第一个从数据中打印 3D 物体的方法。立体光刻生物打印也是一种无喷嘴的工艺，不存在生物墨水堵塞的问题，该技术在所有生物 3D 打印技术中分辨率最高。随着基于光聚合的生物 3D 打印技术在组织工程领域的应用，各种含有细胞的材料、生物材料和光引发剂被开发出来，该技术已被用于打印颅骨植入物、心脏瓣膜、耳形植入物和主动脉。

生物 3D 打印可以构筑由生物材料或具有生物学相关性的材料组成的生物工程结构，使用计算机辅助转移和数字程序定位生化物质、生物元素和活细胞，将生物墨水打印在相应的位置以形成不同的组织结构和器官。无溶剂、水基技术的发展使得生物 3D 打印变得更加简单，生物 3D 打印技术、支架和细胞接种对组织结构的再生至关重要。此外，生物 3D 打印是使用生物墨水进行组织结构和器官打印的新技术，因此生物墨水是生物 3D 打印成功与否的关键因素。用于生物 3D 打印的材料需要具有出色的生物打印性能、生物相容性及所需组织结构的力学和降解性能。现有生物 3D 打印结构的性能低于预期，因此还需要从多个角度进行研究和改进，这将对医疗应用、制药行业和食品生产产生重大影响，在各个领域备受关注。

14.2　生物 3D 打印墨水

生物墨水是生物 3D 打印的主要成分，是指生物材料和活细胞的混合物，具有与细胞外基质环境相同的特性，可以在生物 3D 打印中支持细胞黏附、增殖和分化。与传统 3D 打印材料不同，生物墨水必须满足以下条件：①生物墨水的打印温度必须处于活细胞的生理温度；②结构固化的过程应温和，以保证细胞的活性；③生物墨水的成分不应对细胞活组织产生毒性[5-7]。生物 3D 打印严重依赖生物墨水、生物材料和用于组织再生的细胞，所以生物 3D 打印过程中所用材料都必须具有极高的生物相容性。生物 3D 打印可以构建不同的组织器官，但所有打印的第一步都需要进行生物墨水的选择，与 2D 打印机的墨水类似，生物墨水从设计到加工及成分构成都不相同，具体取决于被生物制造的目标组织。目前应用于组织工程和再生医学的生物墨水材料可分为两种：基于支架生物墨水材料和无支架生物墨水材料。无支架生物 3D 打印是一种自组装技术，其中活细胞聚集体(如细胞片、球状体或组织链)充当预制构建块的生物墨水材料，直接打印到 3D 结构中，无须使用基质。打印后细胞聚集体通过分泌细胞外基质分化成熟并融合在一起，其过程与自然环境中的胚胎生长类似。在基于支架的生物 3D 打印中，细胞被封装到水凝胶或类似的外源材料基质中，再将这些生物墨水打印成所需的形状。生物墨水可以由多种材料制成，以满足每种应用的特定要求。

14.2.1　基于支架生物墨水材料

1. 水凝胶

水凝胶是指能够吸收和保留大量水分的交联聚合物。组织工程中的水凝胶分为两类：天然水凝胶，如明胶、纤维蛋白、胶原蛋白、壳聚糖和海藻酸盐，以及合成水凝胶，如聚乙二醇等。天然水凝胶可以根据其来源进一步分类，胶原蛋白、纤维蛋白和明胶等水凝胶通常来源于脊椎动物，具有用于细胞黏附的细胞因子，而海藻酸盐和琼脂糖等水凝胶则来源于其他生物体，如藻类或海草。天然和合成水凝胶都有一些局限性，天然水凝胶的力学性能通常较弱，合成水凝胶则缺乏一些细胞活性成分。水凝胶广泛用于生物制造和组织工程，例如药物递送、角膜接触镜和伤口敷料等，有些水凝胶还能够模拟天然组织环境，促进细胞的黏附生长。水凝胶可以吸收高达自身重量 1000 倍的水性介质而不溶解，使其成为细胞封装的理想选择。水凝胶对氧气、营养物质和其他水溶性化合物具有高度渗透性,因此是制造组织结构的首选材料。水凝胶的生物可打印性是生物 3D 打印成功的关键因素,在生物打印过程中每种水凝胶都具有不同的特性和要求。

1)天然水凝胶

琼脂糖是一种天然衍生的多糖分子,在低温下逐渐凝胶化,并在 20~70℃的温度范围内液化。在固态下,琼脂糖很脆,但在较大的温度范围内可以长时间保持其形状。虽然琼脂糖在进行细胞培养的过程中细胞黏附能力不足,但是它具有优异的稳定性且可以促进细胞聚集,也可以通过与其他水凝胶混合来改善其生物学特性,如图 14-3 所示。此外,琼脂糖具有热可逆性,在支架打印过程中其可以液化和排出,留下中空的、可灌注的结构。琼脂糖已用在哺乳动物细胞的微瓣生物打印中,通常需要控制温度来保持琼脂糖处于液态,以保证高的细胞活性。琼脂糖具有黏弹性和快速凝胶化的机制,它很难使用喷墨生物打印。

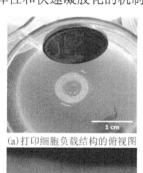
(a)打印细胞负载结构的俯视图

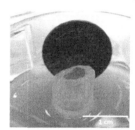
(b)侧视图

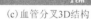
(c)血管分叉3D结构

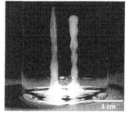
(d)柱状结构

图 14-3 彩图

图 14-3 在碳氟化合物下使用琼脂糖生物墨水进行 3D 结构打印[8]

海藻酸盐具有较高的生物相容性,价格低廉,且交联机制可选性多,易于构筑三维结构,是生物 3D 打印过程中一种常用的水凝胶。海藻酸盐由 β-D-甘露糖醛酸(M)和 C-5 差向异构体 α-l-古洛糖酸(G)单元交替组成,G 亚基负责形成海藻酸盐的凝胶相,随着 G 亚基数量的增加,凝胶化程度增加。海藻酸盐已广泛用于细胞封装,包括神经干细胞、骨骼成肌细胞和关节软骨细胞等,除了细胞封装,海藻酸盐还可以作为类器官和胚胎(即胰岛)体外培养基质。海藻酸盐的特性使其成为组织工程的常用材料,但仍需化学修饰来增强承载细胞的能力,提供更大的力学性能,促进封装因子的受控释放。海藻酸盐的浓度决定了溶液的黏度、孔隙率和交联时间,2%~4%(质量浓度)的海藻酸盐容易挤出且结构稳定,在接触交联剂后,能迅速固化并保持其 3D 形状。通过与低浓度的交联剂混合来形成预交联的海藻酸盐,从而增强生物打印结构,也可以将海藻酸盐与其他功能材料相结合,改善生物打印结构的力学性能,例如,使用 3%低熔点琼脂糖和 3%低黏度海藻酸盐的混合物在碳氟化合物中制造分叉的血管组织结构[9]。生物打印的完成度取决于海藻酸盐的浓度、黏度、表面张力、涂覆层厚度、凝胶时间、润湿性等。

纤维蛋白是由凝血酶和纤维蛋白原之间的酶促反应形成的水凝胶,它能促进细胞的生长和增殖，在伤口愈合中起重要作用，并已用于制造皮肤移植物。纤维蛋白网络由柔软的复合物细丝组成，形变量高但不会断裂。人体脐静脉内皮细胞与纤维蛋白中的成纤维细胞共培时表现出血管生成行为，这是组织结构血管化的重要条件，并为分析血管生成过程的基本原理提供了有效的体外模型。但异源蛋白在应用时可能会发生严重的免疫反应或传染病的传播行为。为了提高纤维蛋白的功效和安全性，必须对其进行细菌和病毒灭活。此外，纤维蛋白容易降解，不利于长期培养。纤维蛋白具有微妙的结构，并不适合单独做生物墨水材料，因此其经常与其他水凝胶如透明质酸混合使用。

壳聚糖是一种由几丁质脱乙酰化获得的线型多糖分子，在组织工程中得到了广泛的应用，如软骨再生、止血、抗菌、海绵支架及伤口敷料等。壳聚糖的力学性能不高，不适合做大型支架结构，但其较高的生物相容性使其成为优异的细胞封装材料。壳聚糖常用于可灌注容器状微流体通道的生物打印，通过氢氧化钠进行离子交联，聚合物和交联剂溶液使用同轴喷嘴同时打印，内芯的交联剂溶液向聚合物扩散，从而形成空心管状结构。

Ⅰ型胶原蛋白是一种天然的三螺旋高生物相容性蛋白质，是结缔组织的主要成分之一。在大多数哺乳动物中约占整个蛋白质质量的 25%，是一种跨物种蛋白质，使用过程中免疫排斥反应最小。胶原基质不仅能促进细胞黏附，还可以增强细胞的附着生长。尽管Ⅰ型胶原已用于生物 3D 打印，但它在低温下为液态，温度升高或中性 pH 下为纤维状。在 37℃时，凝胶化速度缓慢，细胞受重力影响会往底层沉积，使得结构中细胞分布不均匀，一定程度上限制了Ⅰ型胶原蛋白的使用。基于挤出的生物 3D 打印仅利用胶原蛋白作为生物墨水，将其与其他材料混合之后，生物打印的结构细胞存活率显著增加。由于胶原蛋白具有纤维状的微结构，其在基于液滴的生物 3D 打印中的应用受到限制，但在激光辅助生物 3D 打印中，由于胶原蛋白具有黏附性，它可以很容易地通过激光脉冲转移，实现高生物相容性结构的打印。

明胶是胶原蛋白的变性形式，是从动物的骨骼、皮肤和结缔组织中提取的，常用于食品和制药行业。在低温下，明胶链螺旋自缩形成凝胶结构；温度升高，凝胶状构象会重新恢复为随机卷曲构象。明胶保留了其前体的多肽序列，免疫原性较低，并能促进细胞黏附、分化、迁移和增殖。明胶可以在体内成功凝胶化并保持一周时间，且不会在周围组织中引起坏死，封装的细胞具有长期的活力。由于明胶的力学性能较差，很少以天然的形式进行生物 3D 打印，通常需要添加戊二醛等试剂进行化学交联。明胶分子对局部环境 pH 的变化很敏感，能够随着 pH 的增加或降低而接受或失去质子，因此其凝胶化程度取决于培养基的酸碱度。

透明质酸是一种线型非硫酸化糖胺聚糖，由 D-葡萄糖醛酸和 *N*-乙酰基-D-氨基葡萄糖的重复二糖单元组成，其结构类似于Ⅰ型胶原蛋白，在几乎所有结缔组织中普遍存在。其化学活性主要受葡萄糖醛酸羧酸基团、仲羟基和 *N*-乙酰基三个官能团的影响。透明质酸因其优异的生物相容性和组成水凝胶的柔性而广泛应用于组织工程。透明质酸成胶速率较慢，力学性能较差，因此通常需要进行化学修饰以增强其性能。透明质酸为细胞外基质中的天然高分子，有助于细胞迁移、神经再生、神经元和神经胶质发育及伤口愈合。封装在透明质酸中的人类胚胎干细胞还能保持其表型、正常核型和完整的分化能力。此外，透明质酸还具有极强的生物相容性。

2）合成水凝胶

虽然天然水凝胶为组织工程应用提供了类似天然细胞外基质的优异环境，但合成水凝胶可以根据生物 3D 打印工艺的要求进行调整，合成水凝胶不仅可以进行官能团的化学改性，还可以进行结构骨架的设计，增强生物 3D 打印组织的力学性能。

　　甲基丙烯酸明胶是由明胶侧基胺偶联甲基丙烯酸酯基团组成的变性胶原蛋白，具有优异的生物相容能和可调的机械特性，被广泛应用于组织工程领域。虽然甲基丙烯酸明胶中细胞增殖率低，但其机械强度高，溶胀率低，通常需要与其他水凝胶混合以提高细胞的生存率。在 5%甲基丙烯酸明胶中，细胞增殖且与周围细胞互连形成网络结构，随着浓度的增大，细胞会逐渐迁移。甲基丙烯酸明胶在室温下黏度低，易于挤出，其交联速率可通过紫外线的波长来控制，常用于基于挤出生物 3D 打印，如软骨细胞、肝细胞和间充质干细胞。甲基丙烯酸明胶还可以与其他合成水凝胶结合，如聚乙二醇二丙烯酸酯。目前，与可见光的交联、长期的生物相容性、生物打印性和流变性是生物墨水配方的主要改进方向。

　　聚乙二醇是一种线型聚醚亲水化合物，可以与蛋白质、酶、脂质体等其他生物分子偶联，已广泛用于医疗和非医药产品。聚乙二醇通常被认为是一种抗蛋白质吸附的亲水性聚合物，但最近的研究发现，在人血浆中孵育聚乙二醇功能化纳米载体会引起载脂蛋白的吸附，因此，即使不添加生物成分，包裹在聚乙二醇中的一些细胞(特别是软骨细胞和成骨细胞)也能很好地存活，其他类型细胞则需要多肽或纤连蛋白等细胞黏附成分包覆。聚乙二醇是水溶性的，其力学性能可以通过制备工艺来调控。通常通过改变聚乙二醇水凝胶及光引发剂的组成来改善水凝胶组织的结构、功能和力学性能。与天然水凝胶(如海藻酸盐、纤维蛋白、琼脂糖和 I 型胶原蛋白)相比，聚乙二醇因具有更高的机械强度而被广泛应用于喷墨生物 3D 打印。图 14-4 是 PEG-海藻酸盐-纳米黏土混合生物墨水的不同生物 3D 打印结构。

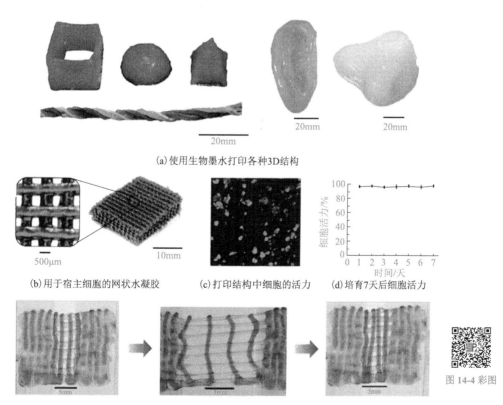

(a) 使用生物墨水打印各种3D结构

(b) 用于宿主细胞的网状水凝胶　　(c) 打印结构中细胞的活力　　(d) 培育7天后细胞活力

图 14-4 彩图

(e) 打印的双层网状结构单轴拉伸可至其初始长度的3倍，且松弛后形状几乎完全恢复

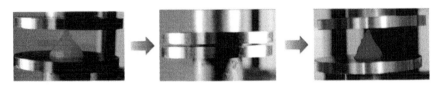

(f) 塔状印刷物可承受95%的压缩应变，松弛后恢复到初始形状

图 14-4　PEG-海藻酸盐-纳米黏土混合生物墨水的不同生物 3D 打印结构[10]

2. 脱细胞基质成分

细胞分泌特定分子以产生 ECM，这是一种促进细胞附着、增殖、信号传导和组织发育的生物环境。研究者通过模拟这种细胞外组织环境，研发了基于脱细胞细胞外基质（decellularized extracellular matrix，dECM）的生物墨水材料。制备 dECM 生物墨水时，需要使用化学、物理和酶促过程去除细胞组织，而不损失 ECM，通过 DNA 定量测定法评估细胞是否完全脱除，将 dECM 进一步溶解至所需浓度，从而产生适合生物 3D 打印的凝胶状物质。dECM 模拟天然的生物成分，是一种优异的同种异体或异种生物材料。其支架微孔中保留了生物活性因子，具有适合细胞增殖和分化的微环境，使其打印结构能够维持长时间的细胞活性，且能促进脂肪生成基因的表达，已广泛应用于组织工程领域。此外有研究表明，dECM 和干细胞的生物打印结构在体内植入后具有极高的生物相容性，不会引发细胞毒性或炎症反应。

3. 微载体

微载体由合成或天然材料制成，具有特定的孔隙率，载体结构中相互连接的微孔表面附着细胞，是细胞生长和增殖的支撑结构，通常被用作生物 3D 打印中的加固结构。微载体可以使大量细胞悬浮在细胞培养基中，1g 微载体的表面相当于 15 个 75cm^2 的培养基，可有效改善构建体的压缩模量，保证高浓度细胞的表型稳定性，有利于提供干细胞分化所需的体系。

14.2.2　无支架生物墨水材料

生物器官的发育基于细胞的自组装机制，因此构建 3D 组织的环境需要模拟天然细胞生理条件，以便细胞维持表型稳定，并建立细胞间相互作用表达组织特异性蛋白。组织形态的分化依赖钙黏蛋白分子结合的多细胞聚集体，钙黏蛋白能增强细胞间黏附，使信号转导和整合素表达增加，且能促进细胞与 ECM 组分中多肽基序的结合。与单层细胞培养相比，三维结构为细胞组织自组装提供了有利的环境。

1. 组织球

组织球结构中细胞以球形组织成直径为 200～400μm 的细胞聚集体，广泛应用于组织工程和制药工程。目前，最常用的组织球制备方法是在琼脂糖、甲基丙烯酸酯、透明质酸和藻酸盐制成的圆润多孔惰性模具上培养细胞，将数千至数百万个细胞接种到微孔阵列中并培养 24～48h 以促进细胞聚集。细胞沉积到微孔的底部并彼此紧密接触，促使细胞自发地相互黏附，最大限度地减少自由能并发育成新组织，孵化培育之后形成组织球，由于钙黏蛋白介导细胞间相互结合，细胞骨架重组组织球还会发生径向收缩。此外，通过微流体辅助技术也可以制备组织球，使用聚二甲基硅氧烷冲压，在倾斜的灌注通道上形成 U 形孔洞，在灌注过程中，细胞被困在 U 形陷阱内，并在接触时聚集，这种方法改善了聚集体周围的氧气和介质流动，从而防止了细胞坏死。使用基于挤出生物 3D 打印机进行组织球的生物打印，凝胶培养基中的组织球可以通过轻微的机械压力加载到尖端中，并逐个挤出以产生精确的空间构象。打印过程中出墨的速度由机械柱塞驱动，该柱塞通过移液器装置挤出组织球生物墨水，除组织球外，还需打印琼脂糖支撑结构，保证组织球的融合和成熟，孵化之后组织球相互融合形成大规模的组织结构。

2. 组织链

组织链可以定义为圆柱形的细胞组织，将高密度的细胞注射并填充到空心海藻酸盐管中。半透性海藻酸盐管允许培养基的营养及氧气交换，由于细胞并不完全附着在海藻酸盐管腔表面，细胞会以给定的形状生长。当细胞聚集成新组织时，使用去交联剂溶液溶解试管，再将形成的组织链放入定制的打印头中并机械挤出打印，组织链必须达到最佳的成熟度，以确保合适的生物打印条件。未完全聚集的未成熟链无法形成所需的形状，会在生物打印过程中崩解，过熟的组织链可能没有足够的延展性进行沉积，链中心部位的低氧区域会造成结构缺陷，但这种缺氧的环境有利于特殊组织(如软骨组织)的生成。

3. 生物活性因子

生物活性因子由不同类型的细胞、组织和腺体产生，是一种能刺激细胞分化、增殖、存活和组织再生的蛋白质或类固醇激素，也可以混合到生物墨水中进行生物打印。特定的生物活性因子作用于特定类型的组织，例如转化生长因子 β 超家族中的多功能生长因子可以刺激骨骼成熟过程，而血管内皮生长因子会刺激血管形成过程，它们被广泛用于组织工程，既可以作为支架材料的直接添加剂，也可以捕获在微球等控释系统中。

血浆是血细胞的 ECM，由各种盐和蛋白质(如纤维蛋白原、白蛋白和球蛋白)组成，这种天然的无机盐和生物蛋白混合溶液具有极高的生物相容性，已被用作生物墨水。血浆机械强度差，通常需要与其他材料结合使用，例如将血浆与海藻酸盐相结合，再使用激光辅助生物 3D 打印制备 3D 多层移植物，打印生成的结构中干细胞的增殖和分化能力得以保留。此外，还有研究使用血浆-海藻酸盐生物墨水混合物进行皮肤组织打印，能够构建分层结构，且其中每一层都具有不同的细胞类型[11]。

除大分子蛋白质外，超短肽包括三聚体、四聚体和六聚体，也可以作为复合生物墨水材料，这些材料即使在低温下也能溶于水，并制成具有刺激响应和自组装特性的凝胶，这种结构具有良好的形状保真度和约 40kPa 的机械刚度，两亲性结构使其可以吸附大量的水，避免了细胞在生物打印过程中脱水[12]。研究发现包裹在肽水凝胶中的人间充质干细胞具有迁移和增殖的能力，并且 3D 打印结构表现出良好的体内生物相容性和稳定性。

4. 细胞

人体由各种类型的细胞组成，如支持细胞、实质细胞和非实质细胞，所以细胞是生物墨水的必要成分，细胞的类型和所选细胞的来源及细胞密度对生物墨水非常重要，选定的细胞应保持其功能，模仿其生理状态，充分增殖，并在生物制造过程中存活，最终打印组织的功能和效率取决于细胞来源，如图 14-5 所示。干细胞具有全能性，能够分化成任何细胞类型，因此许多研究集中在利用干细胞作为原代细胞替代品。细胞密度对细胞活力和增殖能力至关重要，过高的密度会导致不必要的细胞凋亡或增生。通过细胞沉淀技术将细胞集中在锥形管的底部，再将沉淀细胞转移到微量移液器或其他模具中，进一步建立细胞间相互作用以提高内聚力。细胞沉淀是一种无需复杂系统即可创建细胞聚集体的实用方法，需要注意的是，培养基和氧气循环受到限制，细胞活力随时间推移显著降低，但低氧环境能增强 ECM 合成，这对软骨细胞生成Ⅱ型胶原蛋白和软骨蛋白反而是有利的。基于细胞沉淀的生物墨水已用于基于挤出的生物 3D 打印，其中沉淀细胞被挤出到由 3D 打印的琼脂糖模具产生的密闭空间中。

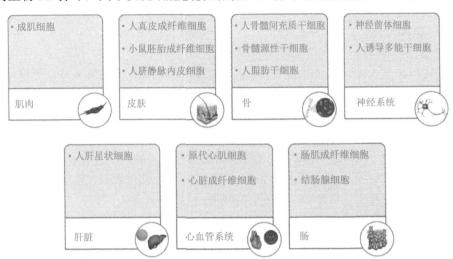

图 14-5　制备生物墨水的细胞类型和来源[2]

组成生物墨水的材料多种多样，在选择生物墨水时要关注所需组织的生理状态和功能。影响组织功能的变量包括细胞形状、密度、类型和机械特性，一些组织的功能很大程度上依赖于其机械特性，如软骨和骨组织，而另一些组织的功能依赖于其复杂的脉管系统网络来发挥作用，如肝组织，生物墨水的特性会影响组织结构及其功能。生物墨水特性包括细胞来源、材料特性、生物相互作用、凝胶化过程、生物墨水流变性和生物墨水刚度等。此外，生物墨水在生物打印后应该能够保持其稳定结构，生物打印前、生物打印中和生物打印后的生物墨水特性都需要进行优化，以确保能打印出所需的组织结构。影响生物墨水生物打印性能的参数包括交联能力、溶液黏度、生物墨水的表面张力和生物打印机喷嘴的表面特性等，这些都需要在打印开始前根据需求做出选择和优化，营养物质运输和透氧性也不可忽视。生物 3D 打印是一项新兴技术，在生物制造和组织器官方面显示出巨大的潜力，这项技术严重依赖生物墨水。尽管应用在组织工程和再生医学的生物材料已经取得了巨大进展，但用于生物打印过程的生物材料还相对较少，可用于复杂结构生物打印的材料及可重复的优质生物墨水还需进一步探索。

14.3　生物 3D 打印的组织和器官

通常，人体由几个器官系统组成，这些器官系统协同工作以维持体内平衡和正常的身体功能。反过来，器官系统由几个器官、组织和解剖结构组成，这些器官、组织和解剖结构一起工作并执行特定的功能。基于生物 3D 打印的生物制造开辟了生产 3D 功能组织等价物的新途径，这些组织等价物可以促进受损组织的再生。利用功能化生物墨水进行组织工程，使医疗保健领域的许多进步成为可能。生物 3D 打印目前正迅速向一个大型的行业发展，其在人体不同器官系统中的应用主要集中在骨骼、软骨、血管、神经及肝脏等方面。

14.3.1　骨科

骨组织是一种僵硬的器官，可以产生血细胞，储存矿物质，并保护身体的许多器官[13]。骨科疾病在现代社会中非常常见，可能导致严重的长期疼痛、活动能力丧失和生活质量下降等并发症。在临床治疗中，自体移植被认为是目前修复损伤的最佳方案，但由于缺乏替代材料、供体部位发病率高和可能的病原体传播等问题，它经常受到限制。目前，生物 3D 打印技术是一种极具吸引力的生产骨组织工程定制支架的方法。研究者已经将重点放在了创新结构的开发上以保持、改善和修复骨功能[14,15]。成功的骨移植的形状和大小应该与替换骨的形状和大小相匹配，以确保新骨形成的必要支撑和方向。制造生物骨支架最常用的生物 3D 打印技术是微挤压。微挤压允许各种生物材料的生物打印，包括天然聚合物、合成聚合物、复合材料及密集的细胞沉积。Lee 等[16]研究了装载 BMP-2 生长因子的聚乳酸-羟基乙酸微球 3D 支架植入大鼠颅骨缺损后，成骨细胞的体外细胞分化及体内骨生长的情况。研究表明，负载 BMP-2 的支架显示碱性磷酸酶和骨钙素的表达水平高，细胞分化能力增强。Li 等[17]通过生物 3D 打印技术使用海藻酸盐水凝胶修复骨损伤和软缺陷。所使用的两种光交联水凝胶可以快速创建精确的 3D 数字模型，并在原位进行生物打印，如图 14-6 所示。研究结果表明，这种方法成功地原位修复了圆柱形、任意形状和立方形的骨软骨缺损。Ojansivu 等使用木质纳米纤维素和生物活性玻璃来增强明胶-海藻酸盐生物墨水用于骨细胞的生物 3D 打印[18]。木质纳米纤维素改善了水凝胶的流动性，提高了水凝胶的打印性能。成骨样细胞的活性证实了改性水凝胶具有良好的细胞相容性。该研究为骨再生工程开发了一种多组分生物链接，是骨生物 3D 打印领域关键的一步。此外，该研究还强调了黏度对基于挤出的生物 3D 打印的重要性，它可以影响细胞的活力和增殖能力。

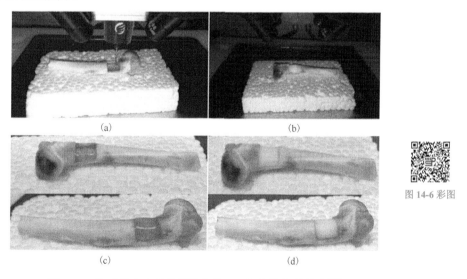

(a)　　　　　　　　　　　　(b)

(c)　　　　　　　　　　　　(d)

图 14-6 彩图

图 14-6　海藻酸盐水凝胶原位生物 3D 打印修复骨缺损[17]

14.3.2　软骨组织

关节损伤导致骨关节炎、外伤性软骨破裂及传统外科手术的有限有效性是一个令人担忧的现实。由于健康软骨细胞在缺损部位供应不足，软骨组织缺损是难以自我修复的[19]。生物 3D 打印技术可以制造出与天然组织结构相似的复杂 3D 支架，因此它非常适合软骨组织工程。

由于它的细胞成分过于简单，软骨很可能是第一个用于组织修复的临床试验的组织，如耳朵。在早期的研究中，通常使用基于挤出的生物 3D 打印将骨髓基质细胞整合到海藻酸盐水凝胶中用于骨和软骨再生。Markstedt 等[20]研究了人类神经干细胞，但他们使用纳米纤维素-海藻酸盐水凝胶来携带细胞，用于生物打印的仿耳结构。7 天后，他们仍可观察到 86%的细胞存活着，这证明了基于纳米纤维的生物墨水用于生物 3D 打印显示出巨大的应用价值。Rhee 等[21]的研究侧重于胶原水凝胶和纤维软骨细胞用于软骨结构的制造。研究结果表明，这种材料具有良好的细胞相容性和稳定的力学性能。Jia 等[22]介绍了一种使用多喷嘴生物打印技术从耳软骨细胞构建生物耳廓等效物的新方法，如图 14-7 所示。这些构建物具有优异的力学性能、精确的形状和低的免疫原性。他们使用可光交联甲基丙烯酸酯修饰的无细胞软骨基质来模拟复杂的软骨特定微环境以获得活跃的细胞活动；使用聚环氧乙烷、甲基丙烯酸酯明胶和聚己内酯来维持生物可打印性和物理特性之间的平衡，期望构建一种微孔结构以进行不间断的营养交换，实现精确和稳定的结构，并为更好的形状保真度提供机械支持。研究结果表明，在体内有效地生产了成熟的耳廓软骨样组织，表现出高的形状保真度、特殊的弹性、显著的软骨陷窝沉积和软骨特有的细胞外基质。

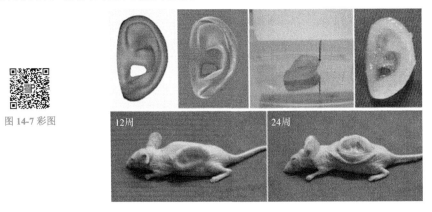

图 14-7 彩图

图 14-7 从 3D 数字模型到生物 3D 打印人耳廓，培养 12 周和 24 周后在裸鼠上再生[22]

14.3.3 血管移植物

血管化在心脏、肝脏、肾脏和骨骼等厚组织的再生中起着至关重要的作用。它需要为细胞提供氧气和营养，并通过网络从组织中去除废物[23]。尽管传统的生物制造方法取得了重大进展，但三维血管网络的发展在组织工程领域仍然是一个巨大的挑战。为了解决这个问题，生物 3D 打印已被引入，作为一种在工程化组织替代品中制造高度组织化的血管结构的有前途的方法[24]。血管工程组织的主要特征是具有多尺度和分支的血管结构及合适的对流-扩散输运机制。用于制造血管化组织支架的生物 3D 打印方法可分为直接方法和间接方法。采用直接的方法，将在支架内制造含有空腔的链，而采用间接的方法，将通过去除牺牲链在支架内形成血管网络。血管网络的直接方法允许生物聚合物或水凝胶以链的形式分配形成支架。形成血管网络水凝胶的基于挤出的生物 3D 打印是由 Li 等首次报道的[25]。他们开发了一种双喷嘴组装方法，根据预先设计的数字模型，用嵌入的杂化水凝胶来制造血管网络，以创建肝脏结构。用明胶/藻酸盐/纤维蛋白原包裹脂肪基质细胞和肝细胞作为生物墨水。凝血酶/$CaCl_2$/$Na_5P_3O_{10}$溶液用于明胶的溶胶-凝胶转变和纤维蛋白原与海藻酸盐的交联。细胞培养 2 周后，肝细胞表现出一定的代谢功能，脂肪干细胞表现出一定的内皮细胞特性。同轴喷嘴组装技术也被用于血管网络的生物 3D 打印。Zhang 等[26]通过同轴 3D 打印负载人脐静脉平滑肌细胞的海藻酸盐水凝胶，再通过交联形成中空纤维，形成血管样细胞微流体通道，评估了细丝的灌注、通透性和细胞活力。已有研究者证明，使用碳纳米管增强海藻酸盐基管道可以有效增强其力学性能和生物可打印性[27]。Gao 等[28]将一种新的结构引入同轴生物打印管道中，该管道具有一个 Z 形平台，用于层层沉积海藻酸盐中控纤维，形成具有内置微通道的 3D 结构。使用这种方法，通过施加较高浓度的海藻酸盐和较小的相邻纤维间距，可以获得高强度的结构。此外，内置的微通道使细胞存活率更高。Pi 等[29]使用数字可调多层同轴喷嘴打印开发了基于甲基丙烯酰化明胶生物墨水的复杂的中空结构。甲基丙烯酰化明胶/海藻酸盐水凝胶以环形多层中空组织结构的形式打印，并使用以三季戊四醇为核心的八臂聚乙二醇丙烯酸酯来提高沉积水凝胶的机械强度和稳定性。图 14-8(a) 为多层同轴挤压系统各部件示意图及空心结构截面图，图中 123 部位是多层同轴打印头。该图还显示了单层管和双层管的壁，呈荧光色。对多种类型的细胞进行的活力和增殖测试显示出良好的细胞生长和成熟能力。在最近的一项研究中，Zhou 等[30]介绍了一种方便高效的技术，称为界面扩散，用于制造血管组织移植物。在这种方法中，水凝胶材料被挤压到另一种介质中，并进行灌注凝胶化过程。通过改变凝胶时间和喷嘴尺寸，可以改变打印管的直径。为了再次增加管内阻力，他们将细菌纤维素纳米纤维加载到水凝胶体系中。对所研制的血管移植物进行了体外和体内试验，证实了移植物在兔颈动脉置换术中的机械稳定性。图 14-8(b) 显示了炎症介导的血管重塑过程和植入 1 个月后血管移植物的宏观观察结果。此外，超声检查清楚地显示植入 1 天后，移植血管内血液以 39.4 cm/s 的速度正常流动。Gao 等[31]已经报道了集成到有机芯片设备中的由宏观通道(用于机械刺激)和微通道(用于营养输送)组成的多集流体通道的设计和开发。他们 3D 打印了海藻酸盐中空纤维，将 L929 小鼠成纤维细胞和平滑肌细胞作为单独的层覆盖在棒子上。图 14-8(c) 显示了长度为 70 mm 的单层结构、长度为 60 mm 的双层结构及单层结构的纵向部分的打印装置。所形成的结构具有相对较强的力学性能和较高的细胞存活率。

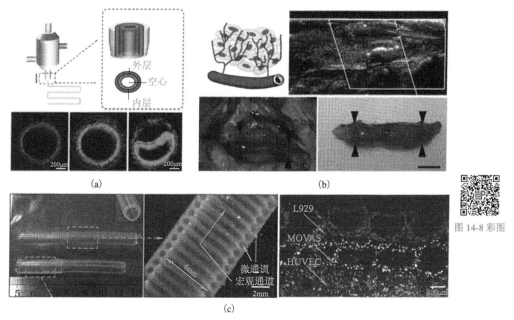

图 14-8 彩图

L929 是小鼠成纤维细胞；MOVAS 是小鼠主动脉血管平滑肌细胞；HUVEC 是人脐静脉内皮细胞

图 14-8　血管组织的生物 3D 打印[29-31]

14.3.4　神经

急性创伤性损伤(包括脑损伤和脊髓损伤)和神经系统疾病(包括中风、帕金森病和多发性硬化症等)等神经缺陷/损伤的再生是世界范围内最具挑战性的临床问题之一[32]。开发模仿天然 ECM 的神经 3D 模型已成为重建缺损性神经组织的一种有前途的策略。通常，神经模型应该具有特定的要求，包括允许神经细胞附着和增殖的神经兼容性、模拟天然神经组织 ECM 的机械/物理化学特征的弹性特性/分层微结构，以及导电性[33]。Hsiao 和 Hsu[34]合成了一种双刺激响应型可生物降解的聚氨酯水凝胶。所开发的水凝胶生物墨水的优点是黏度相对较低，可以避免挤出过程中过大的流体剪切应力和堵塞。此外，适当的水凝胶结构和剪切屈服应力可以承受生物墨水的重量，而不会明显改变堆积纤维的形状。结果还表明，打印的结构有利于神经干细胞的增殖和生长，以及它们向神经细胞的分化。Lozano 等[35]利用手持反应式无浴生物 3D 打印机开发出类似大脑的结构，该结构由神经细胞的离散层包裹着 RGD 肽修饰的结冷胶水凝胶。在生物 3D 打印的水凝胶中成功包裹了原代皮质神经元和神经胶质细胞，且 RGD 偶联的结冷胶比纯结冷胶的细胞存活率和网络性更高。图 14-9(a)为培养 5 天后包裹在 RGD-结冷胶中的脑层结构和皮质神经元的示意图。生物 3D 打印被应用于开发空间细胞培养系统，在该系统中，生物 3D 打印的亚毫米中空海藻酸盐球被神经干细胞包裹，内部涂有几微米厚的基质层。利用同轴流装置，从海藻酸盐水凝胶中形成多层射流。胶囊的内壁装饰一层基质层，固定在海藻酸盐水凝胶上，模拟细胞生态位的基膜[36]。图 14-9(b)是神经元囊的示意图。所开发的生物 3D 打印微流体装置能够在水凝胶内将细胞分化为神经元，同时保持细胞活力。Joung 等[37]开发了一种脊髓形状的生物 3D 打印神经组织结构，其中包含神经元祖细胞和少突胶质细胞。3D 支架是通过依次沉积多细胞生物墨水来制造的，以创建多个通道。这项工作首次尝试通过生物 3D 打印将神经元祖细胞分化为具有延长轴突繁殖的神经元。生物 3D 打印的构建物显示出细胞活性，该细胞活性保持了细胞对打印微环境响应的特定表型属性。

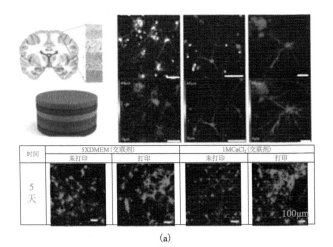

(a)

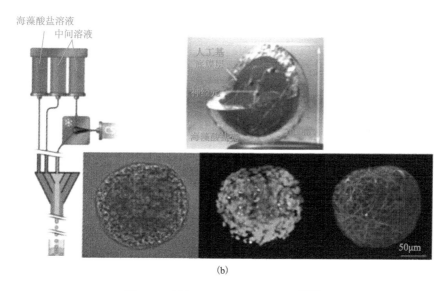

(b)

图 14-9　神经组织的生物 3D 打印[35,36]

14.3.5　肝脏

医疗界对于严重的肝脏疾病（如肝硬化和肝细胞癌）已经有了既定的治疗方法，但没有一种方法是完全有希望治愈的。肝移植是治疗不可逆的肝功能丧失或衰竭的可行方法，但是肝移植的益处在手术并发症、医疗费用、供体来源和排斥风险等方面受到限制[38]。然而，制造人工肝是具有挑战性的。原代肝细胞无法培养数天，这一过程变得更加复杂。近年来，研究者利用生物 3D 打印技术研制了一种体外三维微流控微分析器官装置，用于研究微重力和空间环境对人体对药物及其有毒化学物质暴露反应的影响。该装置嵌入了一个微尺度的肝组织结构（通过分层直接细胞写入生物 3D 打印构建），用于分析药物在行星环境下对打印模型的影响[39]。Faulkner-Jones 等[40]采用基于瓣膜的喷枪生物 3D 打印技术，打印可分化为肝细胞样细胞的人诱导多能干细胞和人胚胎干细胞。打印出来的细胞在核因子 4α 和白蛋白分泌方面呈阳性，可用于制造迷你肝脏作为药物试验模型。这首次表明，人诱导多能干细胞很有可能被打印出来而不会对生物功能（如活性和多能性）产生负面影响。Lee 等[41]利用基于多喷嘴的挤出生物 3D 打印技术对原代干细胞、人脐静脉内皮细胞和人肺成纤维细胞进行了生物打印，用于肝组织细胞。通过将含有胶原生物墨水的细胞注入血管的管道中产生聚己酸内酯框架。由此产生的共培养 3D 环境诱导细胞之间的异型相互作用，从而增强了打印肝脏构建中肝细胞的存活率和功能。这项研究显示了含有毛细血管样网络的生物 3D 打印结构在功能性肝组织再生方面的巨大潜力。基于多喷墨挤压的生物 3D 打印也被用于脂肪干细胞和原代肝细胞，以制造具有分支血管系统的复杂器官前体。他们还证明了四喷嘴低温沉积制造技术可用于生成肝类器官[42]。这种组合技术对于具有预定义内部通道的血管化结构的制造是有利的。

14.4　生物 3D 打印进展与展望

自问世以来，生物 3D 打印朝着功能组织打印的目标取得了长足的进步。生物 3D 打印推动了组织工程和再生医学领域的重大创新，旨在开发一种功能可行的组织结构，为满足患者需求的等效组织替代品开辟新的临床可能性。生物 3D 打印已经实现了从 2D 芯片上的器官到多细胞体外 3D 组织结构的转变，3D 组织结构在培养皿中重建了体内的天然器官[43,44]。一般来说，生物 3D 打印的应用可以分为两大类：①组织再生和再生医学；②生物医学。第一类是关于生物 3D 打印结构的应用，如血管皮肤、神经元、骨骼和肝脏，而药物发现和生物储备则属于第二类。目前，有几家公司正在研究用于组织工程的生物 3D 打印产品，如软骨、肝组织、乳房和骨骼。生物打印公司所开发的聚己内酯基产品，为个别患者定制以修复骨骼缺陷[45]。该解决方案于 2013 年获得美国食品药品监督管理局批准，成为首个通过生物 3D 打印技术进行骨骼重建和再生的植入物。此外，2014 年 Organove 引入了生物 3D 打印的人类肝组织，名为 exVive3DTM 肝脏，旨在评估药物毒性[46]。虽然该产品提供了体外药物筛选功能，但商业上可用的肝组织尚未成功开发。目前还没有使用生物 3D 打印细胞负载骨或软骨结构的临床试验。然而，在使用无细胞 3D 打印技术的情况下，整形外科、矫形装置和牙科领域已经建立了临床试验来评估预制手术模板、矫形装置、骨缺损植入物和假牙的安全性和有效性。

尽管生物 3D 打印取得了重大的进展，但仍面临许多挑战。通过深入探索当前的趋势，可以推测未来的生物 3D 打印将转向设计合理的细胞结构(有机化合物)，这些结构具有特定的生物功能，能够治疗特定的疾病，而不是模仿整个器官的功能。临床应用将需要先进的生物 3D 打印技术，以实现高精度和高分辨率，以及更复杂的活组织系统，包括临床相关规模的功能性生物材料和细胞来源。此外，利用智能水凝胶(响应外部刺激，如温度、pH、光、电场或磁场)的 4D 生物打印也是未来的研究领域。在无法直接复制原生组织的地方，4D 生物打印是有用的，在受到生理条件(如 pH 或温度)的影响时，其可以以特定的形状构建，可以重塑或改变其功能以仿生天然组织。最后，还必须考虑许多问题，如商业化、监管批准、标准化和伦理问题，以确保临床适用的生物打印产品的质量、安全性和有效性。

习题与思考题

14-1 简述生物 3D 打印的定义。

14-2 简述生物 3D 打印的原理。

14-3 简述生物 3D 打印的基本流程。

14-4 介绍生物 3D 打印技术的分类。

14-5 简述生物墨水材料的基本要求。

14-6 生物 3D 打印组织和器官主要集中在哪些领域？并对其作简要介绍。

14-7 分析生物 3D 打印的发展前景。

参 考 文 献

[1] PRIANTO E, SIGIT PRAMONO H, YUCHOFIF. IoT-based 3D printer development for student competence improvement[J]. Journal of physics: conference series, 2021, 2111(1): 012002.

[2] RAEES S, ULLAH F, JAVED F, et al. Classification, processing, and applications of bioink and 3D bioprinting: a detailed review[J]. International journal of biological macromolecules, 2023, 232: 123476.

[3] JEONG H J, NAM H, JANG J, et al. 3D bioprinting Strategies for the regeneration of functional tubular tissues and organs[J]. Bioengineering, 2020, 7(2): 32.

[4] KLEBE R J. Cytoscribing: a method for micropositioning cells and the construction of two- and three-dimensional synthetic tissues[J]. Experimental cell research, 1988, 179(2): 362-373.

[5] GUNGOR-OZKERIM P S, INCI I, ZHANG Y S, et al. Bioinks for 3D bioprinting: an overview[J]. Biomaterials science, 2018, 6(5): 915-946.

[6] ASHAMMAKHI N, AHADIAN S, XU C, et al. Bioinks and bioprinting technologies to make heterogeneous and biomimetic tissue constructs[J]. Materials today bio, 2019, 1: 100008.

[7] PEDROZA-GONZÁLEZ S C, RODRIGUEZ-SALVADOR M, EMET PÉREZ-BENÍTEZ B, et al. Bioinks for 3D bioprinting: a scientometric analysis of two decades of progress[J]. International journal of bioprinting, 2021, 7(2): 333.

[8] DUARTE CAMPOS D F, BLAESER A, WEBER M, et al. Three-dimensional printing of stem cell-laden hydrogels submerged in a hydrophobic high-density fluid[J]. Biofabrication, 2012, 5(1): 015003.

[9] BLAESER A, DUARTE CAMPOS D F, WEBER M, et al. Biofabrication under fluorocarbon: a novel freeform fabrication technique to generate high aspect ratio tissue-engineered constructs[J]. Bioresearch open access, 2013, 2: 374-384.

[10] HONG S, SYCKS D, CHAN H F, et al. 3D printing of highly stretchable and tough hydrogels into complex, cellularized structures[J]. Advanced materials, 2015, 27: 4035-4040.

[11] KOCH L, DEIWICK A, SCHLIE S, et al. Skin tissue generation by laser cell printing[J]. Biotechnology and bioengineering, 2012, 109(7): 1855-1863.

[12] LOO Y, LAKSHMANAN A, NI M, et al. Peptide bioink: self-assembling nanofibrous scaffolds for three-dimensional organotypic cultures[J]. Nano letters, 2015, 15(10): 6919-6925.

[13] BOSE S, VAHABZADEH S, BANDYOPADHYAY A. Bone tissue engineering using 3D printing[J]. Materials today, 2013, 16(12): 496-504.

[14] RAJA N, YUN H. A simultaneous 3D printing process for the fabrication of bioceramic and cell-laden hydrogel core/shell scaffolds with potential application in bone tissue regeneration[J]. Journal of materials chemistry B, 2016, 4: 4707-4716.

[15] SALAH M, TAYEBI L, MOHARAMZADEH K, et al. Three-dimensional bioprinting and bone tissue engineering: technical innovations and potential applications in maxillofacial reconstructive surgery[J]. Maxillofacial plastic and reconstructive surgery, 2020, 42(1): 18.

[16] LEE J W, KANG K S, LEE S H, et al. Bone regeneration using a microstereolithography-produced customized poly(propylene fumarate)/diethyl fumarate photopolymer 3D scaffold incorporating BMP-2 loaded PLGA microspheres[J]. Biomaterials, 2011, 32(3): 744-752.

[17] LI L, YU F, SHI J P, et al. In situ repair of bone and cartilage defects using 3D scanning and 3D printing[J]. Scientific reports, 2017, 7(1): 9416.

[18] OJANSIVU M, RASHAD A, AHLINDER A, et al. Wood-based nanocellulose and bioactive glass modified gelatin-alginate bioinks for 3D bioprinting of bone cells[J]. Biofabrication, 2019, 11(3): 035010.

[19] MATAI I, KAUR G, SEYEDSALEHI A, et al. Progress in 3D bioprinting technology for tissue/organ regenerative engineering[J]. Biomaterials, 2020, 226: 119536.

[20] MARKSTEDT K, MANTAS A, TOURNIER I, et al. 3D bioprinting human chondrocytes with nanocellulose-alginate bioink for cartilage tissue engineering application[J]. Biomacromolecules, 2015, 16(5): 1489-1496.

[21] RHEE S, PUETZER J L, MASON B N, et al. 3D bioprinting of spatially heterogeneous collagen constructs for cartilage tissue engineering[J]. ACS biomaterials science & engineering, 2016, 2(10): 1800-1805.

[22] JIA L T, HUA Y J, ZENG J S, et al. Bioprinting and regeneration of auricular of auricular cartilage using a bioactive bioink based on microporous photocrosslinkable acellular cartilage matrix[J]. Bioactive materials, 2022, 16: 66-81.

[23] LEE V K, LANZI A M, NGO H, et al. Generation of multi-scale vascular network system within 3D hydrogel using 3D bio-printing technology[J]. Cellular and molecular bioengineering, 2104, 7(3): 460-472.

[24] KOLESKY D B, TRUBY R L, GLADMAN A S, et al. 3D bioprinting of vascularized, heterogeneous cell-laden tissue constructs[J]. Advanced materials, 2014, 26(19): 3124-3130.

[25] LI S J, XIONG Z, WANG X H, et al. Direct fabrication of a hybrid cell/hydrogel construct by a double-nozzle assembling technology[J]. Journal of bioactive and compatible polymers, 2009, 24(3): 249-265.

[26] ZHANG Y, YU Y, OZBOLAT I T. Direct bioprinting of vessel-like tubular microfluidic channels[J]. Journal of nanotechnology in engineering and medicine, 2013, 4: 0210011-0210017.

[27] DOLATI F, YU Y, ZHANG Y H, et al. In vitro evaluation of carbon-nanotube-reinforced bioprintable vascular conduits[J].

Nanotechnology, 2014, 25 (14) : 145101.

[28] GAO Q, HE Y, FU J Z, et al. Coaxial nozzle-assisted 3D bioprinting with built-in microchannels for nutrients delivery[J]. Biomaterials, 2015, 61: 203-215.

[29] PI S, MAHARJAN S, YAN X, et al. Digitally tunable microfluidic bioprinting of multilayered cannular tissues[J]. Advanced materials, 2018, 30: 1706913.

[30] ZHOU Y, GUI Q Y, YU W Y, et al. Interfacial diffusion printing: an efficient manufacturing technique for artificial tubular grafts[J]. ACS biomaterials science & engineering, 2019, 5 (11) : 6311-6318.

[31] GAO Q, LIU Z J, LIN Z W, et al. 3D bioprinting of vessel-like structures with multilevel fluidic channels[J]. ACS biomaterials science & engineering, 2017, 3 (3) : 399-408.

[32] LEE S J, ESWORTHY T, STAKE S, et al. Advances in 3D bioprinting for neural tissue engineering[J]. Advance biosystems, 2018, 2 (4) : 1700213.

[33] BINAN L, AJJI A, DE CRESCENZO G, et al. Approaches for neural tissue regeneration[J]. Stem cell reviews and reports, 2014, 10 (1) : 44-59.

[34] HSIAO S H H, HSU S H. Synthesis and characterization of dual stimuli-sensitive biodegradable polyurethane soft hydrogels for 3D cell-laden bioprinting[J]. ACS applied materials & interfaces, 2018, 10: 29273-29287.

[35] LOZANO R, STEVENS L, THOMPSON B C, et al. 3D printing of layered brain-like structure using peptide modified gellan gum substrates[J]. Biomaterials, 2015, 67: 264-273.

[36] ALESSANDRI K, FEYEUX M, GURCHENKOV B, et al. A 3D printed microfluidic device for production of functionalized hydrogel microcapsules for culture and differentiation of human neuronal stem cells (hNSC)[J]. Lab on a chip, 2016, 16 (9) : 1593-1604.

[37] JOUNG D, TRUONG V, NEITZKE C C, et al. 3D printed stem-cell derived neural progenitors generate spinal cord scaffolds[J]. Advanced functional materials, 2018, 28 (39) : 1801850.

[38] TAYYEB A, AZAM F, NISAR R, et al. Regenerative medicine in liver cirrhosis: promises and pitfalls[M]//Liver cirrhosis update and current challenges, 2017.

[39] CHANG R, EMAMI K, WU H L, et al. Biofabrication of a three-dimensional liver micro-organ as an in vitro drug metabolism model[J]. Biofabrication, 2010, 2 (4) : 045004.

[40] Faulkner-Jones A, Fyfe C, Cornelissen D J, et al. Bioprinting of human pluripotent stem cells and their directed differentiation into hepatocyte-like cells for the generation of mini-livers in 3D[J]. Biofabrication, 2015, 7 (4) : 044102.

[41] LEE J W, CHOI Y J, YONG W J, et al. Development of a 3D cell printed construct considering angiogenesis for liver tissue engineering[J]. Biofabrication, 2016, 8 (1) : 015007.

[42] LEI M, WANG X. Biodegradable polymers and stem cells for bioprinting[J]. Molecules, 2016, 21 (5) : E539.

[43] CHAE S, CHO D W. Biomaterial-based 3D bioprinting strategy for orthopedic tissue engineering[J]. Acta biomaterialia, 2023, 156: 4-20.

[44] SKYLAR-SCOTT M A, UZEL S G M, NAM L L, et al. Biomanufacturing of organ-specific tissues with high cellular density and embedded vascular channels[J]. Science advances, 2019, 5 (9) : eaaw2459.

[45] WILLIAMS J M, ADEWUNMI A, SCHEK R M, et al. Bone tissue engineering using polycaprolactone scaffolds fabricated via selective laser sintering[J]. Biomaterials, 2005, 26 (23) : 4817-4827.

[46] VAIDYA M. Startups tout commercially 3D-printed tissue for drug screening[J]. Nature medicine, 2015, 21 (1) : 2.